MEDIZINISCHE PRAXIS
SAMMLUNG FÜR ÄRZTLICHE FORTBILDUNG

Herausgegeben von

Prof. Dr. L. R. Grote, Leitender Arzt der Med.   **Prof. Dr. A. Fromme**, Dir. der Chirurg. Abtlg.
Klinik des Rudolf-Heß-Krankenhauses Dresden   des Stadtkrankenhauses Dresden-Friedrichstadt
Prof. Dr. K. Warnekros, Direktor der Staatl. Frauenklinik Dresden

Bisher erschienen:

Bd. 1: Endokrine Krankheiten. Von Prof. Dr. Hans Curschmann, Direktor der Medizin. Univ.-Kl. Rostock. 2. verbess. Aufl. X, 144 Seiten, 47 Abb. RM. 8,—, geb. RM. 9.—

Bd. 2: Die Magengeschwürskrankheit. Von Pr.-Doz. Dr. Harald Öhnell, Krankenhaus Sabbatsberg, Stockholm. VIII, 82 S. 41 Abb. a. 7 Taf. RM. 4.50, geb. RM. 5.60

Bd. 3: Das Bronchialasthma. Von Prof. Dr. Felix Klewitz, Direktor der Medizinischen Univ.-Poliklinik Marburg. VIII, 81 S. RM. 4.30, geb. RM. 5.40

Bd. 4: Die Erkrankungen der Gallenwege und ihre chirurgische Behandlung. Von Prof. Dr. Werner Körte, Geheimer Sanitätsrat in Berlin. XII, 183 S. 26 Abb. RM. 9.—, geb. RM. 10.30

Bd. 5: Die Radiumtherapie. Von Dr. med. F. Gudzent, Professor an der Universität Berlin. VIII, 106 S. 53 Abb. RM. 5.85, geb. RM. 7.20

Bd. 6: Abrasio u. Probeexzision in der Hand des prakt. Arztes. Von Obermed.-Rat Prof. Dr. W. Lahm-Chemnitz. X, 180 S. 2 Abb. RM. 9.50, geb. RM. 11.—

Bd. 7: Der sogenannte Rheumatismus. Von Dr. med. J. Bauer, Prof. a. d. Univ. Wien. VIII, 142 S. 16 Abb. im Text und auf 6 Tafeln. RM. 8.10, geb. RM. 9.40

Bd. 8: Grundzüge der Neurochirurgie. Von Prof. Dr. Walter Lehmann - Frankfurt a. M. XII, 197 Seiten. 23 Abbildungen. RM. 12.15, geb. RM. 13.50

Bd. 9: Blutung und Fluor. Von Prof. Dr. Hans Runge, Direktor der Univ.-Frauenklinik Heidelberg. 3. verbesserte Aufl. XII, 127 S. 17 Abbildungen. RM. 7.—, geb. RM. 8.—

Bd. 10: Moderne Pharmakotherapie. Grundzüge der klin. Arzneimittellehre. Von Prof. Dr. I. Lipowski, Dir. d. Sanat. Hubertus, Berlin. XII, 166 S. RM. 7.65, geb. RM. 9.—

Bd. 11: Stoffwechselkrankheiten. Von Prof. Dr. med. Erich Leschke, weil. Direktor der Inn. Abt. des Städt. Krankenh. Moabit, Berlin. X, 130 S. RM. 7.20, geb. RM. 8.50

Bd. 12: Herz- und Kreislaufinsuffizienz. Ein kurzes System der Störungen im Kreislaufapparat. Von Prof. Dr. K. F. Wenckebach, em. Vorstand der I. Med. Univ.-Kl., Wien. 3. verbess. Aufl. XII, 128 S. 9 Abb. RM. 8.—, geb. RM. 9.50

Bd. 13: Blutkrankheiten. Von Prof. Dr. H. Schlecht, Leit. Arzt am Sanatorium Altheide. XII, 197 S., 13 Abb. u. 2 farb. Tafeln. RM. 13.80, geb. RM. 15.—

Bd. 14: Elektrokardiographie für die ärztliche Praxis. Von Prof. Dr. Erich Boden. 4. verbesserte und ergänzte Aufl. XVI, 192 Seiten. 104, zum Teil farbige Abbildungen. RM. 10.—, geb. RM. 11.50

Bd. 15: Chirurgische Tuberkulose (exkl. Thoraxchirurgie). Von Dr. M. Flesch-Thebesius, Leit. Arzt der Chir. Abteilung am Privatkrankenhaus Sachsenhausen zu Frankfurt a. M. Mit einem Geleitwort von Prof. Dr. V. Schmieden, Dir. der Chir. Univ.-Klinik, Frankfurt a. M. XIV, 194 S. 58 Abb. RM. 15.—, geb. RM. 16.20

Bd. 16: Syphilis des Herzens und der Gefäße. Von Prof. Dr. Ed. Stadler, Leitender Arzt der Inneren Abt. des Stadtkrankenhauses Plauen i. V. XII, 82 Seiten. 8 Abbildungen auf 4 Tafeln. RM. 6.50, geb. RM. 7.80

Bd. 17: Die Lungentuberkulose. Eine Einführung in ihre Entstehung, ihre Entwicklung und ihre Verlaufsarten. Von Prof. Dr. Hans Dietlen, Leit. Arzt der Inn. Abt. des Landeskrankenh. Homburg (Saar). XIII, 142 S. 1 Abb. RM. 8.—, geb. RM. 9.—

Bd. 18: Erbpathologie. Ein Lehrbuch für Ärzte und Medizinstudierende. Von Prof. Dr. O. Freiherr v. Verschuer, Direktor des Univ.-Instituts für Erblehre und Eugenik Frankfurt a. M. 2. neubearbeitete Auflage. X, 244 Seiten, 35 Abb. RM. 8.—, geb. RM. 9.20

Bd. 19: Kinderkrankheiten (ohne Infektionskrankheiten) **und Ernährungslehre.** Von Prof. Dr. Kurt Scheer, Leitender Arzt des Städt. Kinder-Heims u. -Krankenhauses Frankfurt-Main. VIII, 152 Seiten, 19 Abbildungen. RM. 10.—, geb. RM. 11.—

Bd. 20: Diätetik. Die Ernährung des Gesunden und Kranken. Von Prof. Dr. W. Heupke, Oberarzt der Medizin. Univ.-Poliklinik Frankfurt a. M. XII, 192 Seiten. RM. 9.50, geb. RM. 10.80

Bd. 21: Anleitung zur Schmerzbetäubung. Kurzes Lehrbuch der Lokalanästhesie, Allgemeinnarkose und sonstiger Anwendung der Betäubungsverfahren. Von Prof. Dr. Fritz Härtel, Direktor der Chirurg. Abteil. d. Oskar-Ziethen-Krankenhauses Berlin. Unter Mitarbeit von Dr. H. Jencio. X, 106 Seiten. 17 zum Teil farbige Abbild. RM. 10.—, geb. RM. 11.50

Bd. 22: Infektionskrankheiten. Von Prof. Dr. Werner Schultz, dirig. Arzt der II. Inn. Abt. d. Krankenh. Charlottenburg-Westend. XII, 191 Seit. 12 Abb. RM. 12.—, geb. RM. 13.—

Bd. 23: Das Kropfproblem. Von Dr. Eugen Bircher, Spitaldirektor und chirurg. Chefarzt d. Kantonspitals Aarau. XII, 144 S. 41 Abb. RM. 12.—, geb. RM. 13.—

Bd. 24: Der Vitaminhaushalt in der Schwangerschaft. Mit besonderer Berücksichtigung der Vitamine A und C. Von Dr. Gerhard Gaehtgens, Universitätsfrauenklinik Leipzig. X, 161 Seiten. 21 Abb. RM. 12.—, geb. RM. 13.20

Bd. 25: Physikalische Therapie. Richtlinien für den prakt. Arzt. Von Prof. Dr. H. Lampert-Frankfurt a. M., 240 S., 131 Abb. Preis etwa RM. 13.—

Bd. 26: Chirurgie der Lungen und des Brustfells. Von Dr. Alfred Brunner, Chefarzt am Kantonsspital St. Gallen (Schweiz), 282 S., mit 112 Abbildungen.

Weitere Bände in Vorbereitung   *Ausführliche Prospekte kostenlos*

Springer-Verlag Berlin Heidelberg GmbH

MEDIZINISCHE PRAXIS

MEDIZINISCHE PRAXIS

SAMMLUNG FÜR ÄRZTLICHE FORTBILDUNG

HERAUSGEGEBEN VON

PROF. DR. L. R. GROTE
Leitender Arzt der Medizinischen Klinik des
Rudolf-Heß-Krankenhauses Dresden

PROF. DR. A. FROMME
Direktor der Chirurgischen Abteilung des Stadtkrankenhauses Dresden-Friedrichstadt

PROF. DR. K. WARNEKROS
Direktor der Staatlichen Frauenklinik zu Dresden

BAND 26

CHIRURGIE DER LUNGEN UND DES BRUSTFELLES

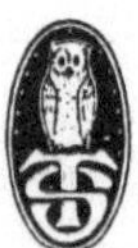

SPRINGER-VERLAG BERLIN HEIDELBERG GMBH

CHIRURGIE DER LUNGEN UND DES BRUSTFELLES

VON

DR. ALFRED BRUNNER

CHIRURG. CHEFARZT AM KANTONSSPITAL ST. GALLEN

FRÜHER PRIVATDOZENT FÜR CHIRURGIE AN DER UNIVERSITÄT MÜNCHEN

MIT 112 ABBILDUNGEN

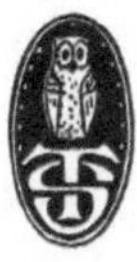

SPRINGER-VERLAG BERLIN HEIDELBERG GMBH

ISBN 978-3-642-53338-9   ISBN 978-3-642-53378-5 (eBook)
DOI 10.1007/978-3-642-53378-5

ZWECK UND ZIEL DER SAMMLUNG

Die Herausgeber haben mit Dank die Anregung des Herrn Verlegers aufgegriffen, eine Sammlung kleiner praktisch gerichteter Einzelschriften aus dem gesamten Gebiet der Heilkunde ins Leben zu rufen. Diese Sammlung ist als Parallelunternehmen gegenüber den im gleichen Verlag erscheinenden „Wissenschaftlichen Forschungsberichten, Naturwissenschaftliche Reihe" anzusehen. Die Ziele unserer Sammlung sind ausgesprochen praktisch. Es sollen in den Büchern nur solche Gebiete behandelt werden, die besonderes praktisches Interesse haben oder ein solches Interesse durch die Erfolge der Forschung in den letzten Jahren gewonnen haben.

Die Fortbildung ist für den Arzt eine unausweichliche Aufgabe. Innerhalb kürzester Zeitabschnitte kann die Forschung Gebiete erschließen oder erweitern, deren die schulmäßigen Darstellungen der Lehrbücher, die dem Studenten zur Verfügung stehen, noch kaum gedachten. Auf dem Gebiet der inneren Medizin haben sich im vergangenen Jahrzehnt in vielen Beziehungen unsere Anschauungen sehr geändert und ungeahnt erweitert. Die Lehre vom Kreislauf und dessen Beziehung zum Stoffwechsel, die Kenntnis des intermediären Stoffwechsels, besonders die Entwicklung der Lehre von den Hormonen und ihrer Wirksamkeit haben sich im raschen Fortschritt entwickelt. Alle diese Erkenntnisse sind nicht ohne Auswirkung auf die anderen Gebiete geblieben, und Frauenheilkunde und Chirurgie können einen reichen Zuwachs an grundlegenden, neuen Erfahrungen und Forschungsergebnissen buchen.

Die Stellung des Arztes verpflichtet ihn dazu, sein bestes Können und Wissen in den Dienst des Volkes, dem er angehört, zu stellen. Aus dieser Verpflichtung folgt die Einsicht, daß kein Arzt aufhören darf, an seiner eigenen wissenschaftlichen Ausbildung ständig weiter zu arbeiten. Mehr als je vorher ist die ärztliche Führung in unserem Vaterlande darauf bedacht, dem einzelnen Arzt eine durchdachte Organisation für die Fortbildung der praktischen Ärzte zur Verfügung zu stellen. Der zufällige Charakter, der in vergangenen Zeiten allem Fortbildungswesen anhaftete, wird durch die neue Gestaltung der ärztlichen Arbeit vermieden, und die Wege zum künftigen, wirksamen Ausbau der deutschen Heilkunde werden gerade durch die Organisation des Fortbildungswesens in weitester Ausdehnung sichtbar und zugänglich.

Unsere Sammlung soll einen kleinen Baustein zu diesem Werk beitragen. Die verhältnismäßig kurzen Monographien stellen auf gedrängter, theoretischer Grundlage die wirklichen, neueren Forschungsergebnisse in den Vordergrund. Besonders erstreben sie eine Herausarbeitung solcher Behandlungsmöglichkeiten, die in den letzten Jahren durch theoretische Untersuchungen befruchtet worden sind. Die Verfasser der einzelnen Bände werden sich gerade zu dieser Frage, die ja immer brennend ist, so einstellen, daß dies Kapitel nicht nur auf eine Aufzählung irgendwelcher neueren, therapeutischen Methodik herauskommt, sondern daß jeder Autor seine eigene, ihm nach seinen persönlichen Erfahrungen gut scheinende Behandlungsweise in den Vordergrund rückt. Demnach werden diese Bücher weniger erschöpfend referierend sein, vielmehr werden sie eine persönliche Note erhalten, wodurch sie vielleicht an theoretischer Bedeutung verlieren, aber an praktischer Tragfähigkeit gewinnen werden.

Wenn die Herausgeber sich bemüht haben, wirklich wichtige Gebiete auszuwählen und gleichzeitig für die einzelnen Aufgaben besonders geeignete Bearbeiter heranzuziehen, deren anerkannte Erfahrung auf dem jeweiligen Fragengebiet außer Zweifel steht, so ist dem Verleger dafür zu danken, daß die einzelnen Bände mit guter Ausstattung den Vorzug des billigen Preises verbinden.

So hoffen wir, daß diese Sammlung ein wenig dazu beiträgt, dem praktischen Arzt die Verbindung mit der Forschung zu erleichtern.

Grote. Fromme. Warnekros.

VORWORT.

Die Chirurgie der Brustorgane ist in rasch fortschreitender Entwicklung begriffen. Die letzten Jahre haben namentlich auf dem Gebiet der operativen Tuberkulosebehandlung und der Lungenlappenexstirpation große Umstellung der Anschauungen gebracht. Wir sind daher der Anregung der Herausgeber sehr gerne gefolgt, im Rahmen der „Medizinischen Praxis" eine Zusammenfassung der heutigen Kenntnisse zu geben. Wir wenden uns mit der „Chirurgie der Lungen und des Brustfelles" in erster Linie an den praktisch tätigen Chirurgen. Wir möchten ihm Helfer sein, wenn Aufgaben aus der Brustchirurgie an ihn herantreten. Wir möchten ihn aber auch anregen, sich näher mit diesem Gebiet zu befassen, indem wir ihm die therapeutischen Möglichkeiten aufzeigen. Weil das Buch vor allem praktischen Zwecken dienen soll, haben wir die Chirurgie des Herzens und des Mittelfellraumes nicht behandelt. Die Erfahrung hat gezeigt, daß auf diesem Gebiete der praktische Chirurg sehr viel seltener helfen kann.

Das Buch stützt sich weitgehend auf eigenes Erleben. Nach einer besonders wertvollen 11jährigen Assistentenzeit bei meinem hochverehrten Lehrer, Herrn Geheimrat Sauerbruch, dem ich auch an dieser Stelle meine große Dankbarkeit bezeugen möchte, wurde mir 1926 die Leitung der chirurgischen Abteilung des Kantonsspitals St. Gallen anvertraut. Ein sehr erfeuliches Zusammenarbeiten mit verschiedenen Leitern großer Lungenheilstätten gab mir die Möglichkeit, mich neben den Aufgaben der allgemeinen Chirurgie weiterhin mit der Chirurgie der Brustorgane zu beschäftigen. Ich möchte es nicht unterlassen, vor allem den Herren Prof. Alexander in Agra, Dr. Stöcklin in Davos und Dr. Steiger in Wallenstadtberg meinen besten Dank auszusprechen für das große Verständnis, das sie während all der Jahre der Chirurgie bezeugt haben, und für die fruchtbaren Anregungen, die ich von ihnen empfangen durfte.

Die mitgeteilten Krankengeschichten und Röntgenaufnahmen stammen mit zwei Ausnahmen von eigenen Beobachtungen, die zum größten Teil im Kantonsspital St. Gallen, einzelne im Sanatorium Agra (Prof. Alexander) und in der Thurgauischen Heilstätte in Davos (Dr. Stöcklin) von mir operiert worden sind.

St. Gallen, im Mai 1938. A. Brunner.

INHALT

Allgemeiner Teil.

1. Einleitung.

Die Chirurgie der Brustorgane ist einer der jüngsten Zweige der modernen Chirurgie. Während in der zweiten Hälfte des vergangenen Jahrhunderts nach der Einführung der Antisepsis und Asepsis namentlich in der Bauchchirurgie in kurzer Zeit gewaltige Fortschritte erzielt wurden, beschränkte sich die Tätigkeit des Chirurgen bei den Erkrankungen der Brusthöhle lange auf die Behandlung von Brustfelleiterungen. Man stand damit immer noch auf der Stufe der hippokratischen Medizin, die schon dem Eiter durch Einschnitt in einen möglichst tiefen Zwischenrippenraum Abfluß zu verschaffen gewußt hatte.

Der Ausbau der Thoraxchirurgie war erst möglich, als gewisse Vorbedingungen erfüllt waren. Dazu gehörte in erster Linie die Verbesserung der Diagnostik. Durch Perkussion und Auskultation war wohl die Erkenntnis der krankhaften Vorgänge im Innern des Brustkorbes in vorher nicht geahnter Weise gefördert worden, aber erst die Röntgenuntersuchung erlaubte schon bei lebendem Körper ein Eindringen in die pathologisch-anatomischen Vorgänge, wie es früher nur am Seziertisch möglich war, und wie es aber für ein zielbewußtes chirurgisches Handeln notwendig ist. Es war jedoch auch eine technische Frage zu lösen, die nur der in ihrer ganzen Tragweite ermessen kann, der einmal einen Verletzten mit breit offenem Pneumothorax unter den Erscheinungen höchster Atemnot hat sterben sehen: die Ausschaltung der Pneumothoraxfolgen. Durch die Einführung des Druckdifferenzverfahrens durch Sauerbruch im Jahre 1904 wurde der eigentliche Grundstein für die moderne Thoraxchirurgie gelegt. Man konnte nun ohne Bedenken die Brusthöhle eröffnen, um Verletzungen zu versorgen, Blutungen zu stillen und Krankheitsherde unmittelbar anzugreifen. Bei unklaren Verhältnissen ist sogar die Probethorakotomie berechtigt. Sowie die Probelaparatomie die Entwicklung der Bauchchirurgie in hohem Maße unterstützte, ist auch sie imstande, unser Erkennen zu fördern und die Grenzen der Operationsmöglichkeiten auszudehnen.

Eine besondere Erweiterung erfuhr die Chirurgie der Brustorgane, nachdem Forlanini durch die Einführung des künstlichen Pneumothorax (1892) gezeigt hatte, daß durch die Verkleinerung und Ruhigstellung der tuberkulös erkrankten Lunge das natürliche Heilbestreben in wirksamer Weise unterstützt wird. Nach ersten Anregungen von Quincke und C. Spengler bewiesen Brauer und Friedrich, daß bei bestehenden Brustfellverwachsungen an Stelle des künstlichen Pneumothorax durch eine weitgehende Entknochung der einen Brustkorbhälfte die gewünschte Einengung der kranken Lunge herbeigeführt werden kann. Die chirurgische Behandlung der Lungentuberkulose wurde neben den genannten Forschern durch Wilms und namentlich Sauerbruch ausgebaut. Er erwarb sich im Laufe der Jahre bei der Behandlung von weit über tausend Lungenkranken eine ganz besondere Erfahrung in diesem chirurgischen Neuland, die auch die andern Gebiete der Thoraxchirurgie in hohem Maße befruchtete.

2. Röntgenuntersuchung.

Bei der Erkennung und Behandlung der Erkrankungen der Brusthöhle kommt der Röntgenuntersuchung eine ganz besondere Rolle zu. Sie ist für die Lagebestimmung umschriebener Krankheitsherde unentbehrlich. Dabei darf aber nie übersehen werden, daß die Röntgenaufnahme nur in Verbindung mit genauer klinischer Untersuchung imstande ist, eine einwandfreie Diagnose zu verschaffen. Die Unterscheidung eines größeren Brustfellergusses von einer ausgedehnteren pneumonischen Infiltration der Lunge ist z. B. nur durch Beklopfung und Behorchung möglich.

Die Röntgendurchleuchtung ist bei der Untersuchung der Brustorgane von besonderer Wichtigkeit. Sie sollte unseres Erachtens in keinem Falle unterlassen werden. Sehr oft vermag sie allein schon über das vorliegende krankhafte Geschehen genügenden Aufschluß zu geben. Nur sie läßt die Beweglichkeit des Zwerchfelles oder Verschiebungen des Mittelfelles während der Atmung genau erkennen oder ermöglicht die Abgrenzung einer pulsierenden Gefäßerweiterung von einer Geschwulstbildung. Wenn man den Kranken hinter dem Durchleuchtungsschirm dreht, gewinnt man in der Regel weitgehend Aufschluß über Ausdehnung und Lage der Krankheitsherde. Man kann die Stellung bestimmen, in der nachher die Röntgenaufnahme den besten Befund ergibt. Auf die nachherige bildliche Festhaltung des Befundes soll man aber in keinem Falle verzichten. Die Röntgenaufnahmen sind als objektive Zustandsbilder für die Beurteilung späterer Veränderungen von großem Wert. Sie geben oft Feinheiten des Befundes wieder, die bei der Durchleuchtung leicht übersehen werden, namentlich dann, wenn sich die Augen des Untersuchers nicht durch langes Verweilen im Dunkelzimmer genau angepaßt haben.

Man muß auch darauf achten, daß die aufnehmenden Strahlen die richtige Härte besitzen. Handelt es sich darum, in einer tuberkulös erkrankten Lunge auch kleine Infiltrate und wenig scharf begrenzte Kavernen zur Darstellung zu bringen, so ist dazu eine verhältnismäßig weiche Aufnahme nötig. Als Maßstab diene der Hinweis, daß der Herzschatten noch sichtbar, eine genaue Begrenzung der Zwischenwirbelscheiben und scharfe Zeichnung der Knochenstruktur der Wirbel aber nicht erkennbar sein sollen. Andererseits sind zur Darstellung gewisser Neubildungen und dick verschwarteter Empyemhöhlen harte Strahlen notwendig.

Die Deutung der Röntgenaufnahmen kann oft sehr schwierig sein, da mannigfache Krankheitsvorgänge ganz ähnliche Bilder hervorrufen können. Neben der genauen Kenntnis der Vorgeschichte und des klinischen Befundes ist eine gewisse Erfahrung unbedingt notwendig. Wer sie nicht an Kranken selbst erwerben kann, findet eine wertvolle Unterstützung in den mit zahlreichen Abbildungen versehenen neueren Erscheinungen des Schrifttums, die sich mit der Röntgendiagnostik der Brustorgane befassen. Zu nennen sind die Werke von Chaoul, Aßmann, Schinz, Baensch und Friedl, Alexander und Beekmann, P. G. Schmidt u. a.

Im allgemeinen begnügt man sich mit dorsoventralen Aufnahmen. Wenn es sich aber darum handelt, die genaue Lage von Krankheitsherden oder Fremdkörpern festzustellen, müssen unbedingt Aufnahmen in zwei Ebenen gemacht werden. Zur Darstellung mittelfellnaher Veränderungen eignet sich vor allem die Aufnahme in einem schrägen Durchmesser. Interlobäre Erkrankungen zeichnen sich am schärfsten, wenn die Strahlenrichtung mit dem Verlauf des Interlobärspaltes zusammenfällt. Gerade hier wird man immer vor der Aufnahme durch Durchleuchtung die beste Stellung aussuchen.

Für besondere Fragestellungen sind stereoskopische Aufnahmen unentbehrlich. Wir erinnern an die genaue Lagebestimmung von Fremdkörpern, umschriebener Eiterhöhlen und strangförmiger Brustfellvorwachsungen im künstlichen Pneumothorax. Die Aufnahmen sind wesentlich erleichtert worden, seitdem es der Technik gelungen ist, Geräte anzufertigen, die die für die stereoskopische Betrachtung notwendigen zwei Aufnahmen in ganz kurzen Zeitabständen herstellen lassen. Uns hat sich das Röntgenstereogerät der Firma C. Rompel in München bestens bewährt.

Kassettenwechsel und Verschiebung der Röntgenröhre werden automatisch ausgelöst, so daß man 2 Aufnahmen hintereinander in Bruchteilen einer Sekunde machen kann. Bei leistungsfähigem Röntgenapparat benötigt man dazu im ganzen 6—8 Zehntel Sekunden. Es gelingt auf diese Weise, während der gleichen Atempause 2 vollkommen scharfe Bilder zu erzielen, die allen Ansprüchen gerecht werden.

Ratig hat gezeigt, daß man schon mit ganz bescheidenen Mitteln behelfsmäßig ein Stereo-Röntgengerät herstellen kann, mit dem man bei einiger Übung die beiden Aufnahmen in einem Abstand von 1—1,5 Sekunden zu machen imstande ist.

Die Aufnahmen lassen sich vor einem gewöhnlichen Leuchtschirm mit dem Stereobinokel nach Stumpf betrachten. Benützt man aber die Geräte von Hasselwander oder Beyerlen, so kann man im Raumbild z. B. die Lage von Fremdkörpern in Beziehung zu einer äußeren Markierung oder einem bestimmten Knochenpunkt genau abmessen.

Die eindruckvollsten Bilder geben die stereoskopischen Aufnahmen in Verbindung mit der Kontrastfüllung der Luftwege. Das Verfahren hat sich seit der Einführung durch Sicard und Forestier bestens bewährt. Neben der Darstellung bronchektatischer Erweiterungen der Luftwege ist es namentlich zur Lagebestimmung vereinzelter oder mehrfacher Eiterhöhlen in den Lungen unentbehrlich geworden.

Die technische Ausführung ist nicht schwierig. Die Schleimhaut von Rachen, Kehlkopf und Luftröhre wird mit Pantocain 2% oder Percain 1% gefühllos gemacht. Als Kontrastmittel verwendet man eine der schwer resorbierbaren Jodöllösungen Lipiodol oder Jodipin. Das dickflüssige Öl muß im Wasserbad auf Körperwärme gebracht werden; es empfiehlt sich auch, die Spritze entsprechend vorzuwärmen. Am einfachsten führt man einen dünnen Gummischlauch, dessen Ende nach dem Vorschlag von Lorey mit einer Metallolive beschwert ist, durch die Nase ein. Wenn man den Kranken phonieren läßt, kann man ihn meist ohne Schwierigkeit durch den unempfindlich gemachten Kehlkopf in die Luftröhre vorschieben. Kommt man damit nicht zum Ziel, so führt man den Schlauch unter Kontrolle des Kehlkopfspiegels mittels einer Pinzette durch die Stimmritze in die Tiefe. Mit Hilfe einer aufgesetzten Spritze läßt man noch einige Tropfen Pantocain oder Percain unmittelbar in die Luftröhre einfließen, bevor man langsam 10—20 ccm Jodöl einfüllt. In der Regel genügen 15 ccm; über 30 ccm sollte man auch in Ausnahmefällen doppelseitiger Füllung nie gehen.

Durch entsprechende Seitenlage des Kranken sorgt man dafür, daß in erster Linie der Lungenabschnitt erreicht wird, dessen Hohlwege man zur Darstellung bringen will. Den beschwerten Schlauch kann man meist ohne Schwierigkeit bis in einen Hauptbronchus vorschieben. Bei aufrechter Haltung gelangt man in der Regel in den rechten Unterlappenbronchus; bei leichter Neigung nach rechts wird er sicher erreicht. Um in den linken Hauptbronchus zu kommen, muß der Kranke stark nach links geneigt werden.

Man kann das Kontrastmittel aber bei Bedarf auch in den Oberlappenbronchus einfließen lassen. Nachdem der Schlauch bei aufrechter Stellung unter entsprechender Seitenneigung in den gewünschten Hauptbronchus vorgeschoben worden ist, wird der Kranke hinter dem Röntgenschirm in Seitenlage gebracht. Uns hat sich eine schmale Lagerungsvorrichtung bewährt, mit der der Kranke in Seitenlage in jede gewünschte Schräglage eingestellt werden kann. Den Oberlappenbronchus erreicht man bei Seitenlage mit tiefer liegendem Kopf. Man füllt das Öl unter Kontrolle hinter dem Leuchtschirm ein. Lag das Ende des Schlauches im Unterlappenbronchus, so wird er langsam bis in den Hauptbronchus zurückgezogen. Füllt man jetzt bei Tieflage des Kopfes Öl ein, so fließt es in die obersten Verzweigungen der Luftwege.

Mit dem Nachlassen der Anästhesie wird das Kontrastmittel zum größten Teil wieder ausgehustet. Ein kleiner Teil kann aber noch lange Zeit in den Luftwegen verbleiben. Bei der schweren Resorbierbarkeit des Jodes bedingt dies in der Regel keine Schädigung des Kranken. Im Gegenteil, man hat bei sehr hartnäckiger Bronchitis auf Grund bronchektatischer Erweiterung mehrfach von der Lipiodoleinfüllung auffallend günstige Beeinflussung der chronischen Krankheitszustände gesehen.

Beim Bestehen einer Lungenfistel gestaltet sich die Kontrastfüllung besonders einfach. Nach der Eröffnung von Gangränhöhlen sahen wir mehrfach kein befriedigendes Zurückgehen der Auswurfmenge. Man mußte annehmen, daß neben dem freigelegten Hohlraum noch andere vorhanden waren. Bei entsprechender Lage ließ man von der Wunde aus Jodöl in die Bronchen einfließen. Es gelang dadurch sehr leicht, Nebenhöhlen zur Darstellung zu bringen und durch stereoskopische Aufnahmen zu lokalisieren.

Die Röntgenkymographie nach Stumpf bedeutet sicher auch eine willkommene Erweiterung unseres diagnostischen Rüstzeuges. Auf ihren besonderen Wert zur Verfeinerung der Anzeigestellung der künstlichen Zwerchfellähmung wird mit Nachdruck hingewiesen (s. S. 95). Das Bewegungsbild kann ohne Zweifel auch bei differential-diagnostischen Überlegungen z. B. zur Unterscheidung einer pulsierenden Gefäßgeschwulst von einer soliden Neubildung von Wichtigkeit sein. Sehr oft ist es wünschenswert, die Verschiebungen des Mittelfelles während der Atmung objektiv festzuhalten.

Mit der Röntgenstereoskopie ist in neuester Zeit die Tomographie in Wettstreit getreten, wie sie von Chaoul und Großmann ausgebaut worden ist. Wir haben den Eindruck, daß die beiden Verfahren einander nicht ersetzen können; jedes hat offenbar seine umschriebene Anzeigestellung. Wenn es sich darum handelt, dem Chirurgen eine genaue räumliche Vorstellung von der Lage einer Veränderung im Brustraum und ihrer Beziehungen zu benachbarten Organen, Rippen oder willkürlich angebrachten Orientierungspunkten (Bleimarken auf der Brustwand oder in bereits operativ zugänglich gemachter tieferer Lage) zu verschaffen, dürfte die Stereoskopie den Vorzug verdienen. Sie hat auch den Vorteil, daß sie ohne allzu große Kosten improvisiert werden kann, während die Tomographie noch sehr kostspielige Geräte erfordert. Die Schichtuntersuchung scheint aber nach einer Mitteilung von Chaoul und Greineder namentlich in der Geschwulstdiagnose Fortschritte zu versprechen, da sie den Tumorkernschatten von der begleitenden Atelektase abgrenzen und die für Geschwulstbildung kennzeichnende Bronchuseinengung erkennen läßt. Sie bildet ohne Zweifel ein wichtiges Hilfsmittel zur Unterscheidung des Lungenabszesses von Geschwulstzerfallshöhlen. Ganz besonders wertvoll sind Schichtaufnahmen zum Nachweis von Restkavernen nach thorakoplastischen Eingriffen. Sie lassen sogar Höhlen auch hinter Plomben und Brustfellergüssen erkennen.

Eine Besprechung der röntgenologischen Differentialdiagnose der Erkrankungen der Brustorgane gehört nicht in den Rahmen dieses Buches. Es wurde auf S. 3 bereits auf das einschlägige Schrifttum hingewiesen. Nach unserer Erfahrung sind für den Chirurgen Lungenlappenanomalien praktisch von großer Bedeutung. Da sie in den genannten Werken gar nicht oder nur kurz erwähnt sind, scheint uns eine zusammenfassende Darstellung willkommen zu sein.

Überzählige Lungenlappen sind unter normalen Verhältnissen nur schwer zu erkennen, da ihre Begrenzung bei lufthaltiger Lunge und unveränderter Pleura nicht sichtbar zu sein braucht. Unter günstigen Bedingungen ist die Lappenspalte als feine Linie entsprechend der sogenannten Haarlinie zwischen rechtem Ober- und Mittellappen zu sehen. Die überzähligen Lappen scheinen aber gar nicht so selten von pneumonischen Prozessen befallen oder atelektatisch zu werden. Die umschriebenen Schatten können dann mit Geschwülsten oder abgesackten Eiteransammlungen verwechselt werden und unter Umständen zu unnötigen Eingriffen Veranlassung geben. Der Chirurg muß deshalb über ihre Lage unterrichtet sein.

Der zuerst von Rectorzik beschriebene Lobus accessorius inferior (Lobus cardiacus), der nach Schaffner in 45 % der Leichen einseitig oder beidseitig wenigstens angedeutet gefunden wird, bildet im Röntgenbild basale paramediastinale Dreieckschatten (Abb. 1 ai). Sie wurden früher irrtümlicherweise öfter als costomediastinale Pleuritiden gedeutet. Ihr Aussehen im Röntgenbild wurde zuerst von Fleischner und Gråberger beschrieben (1931).

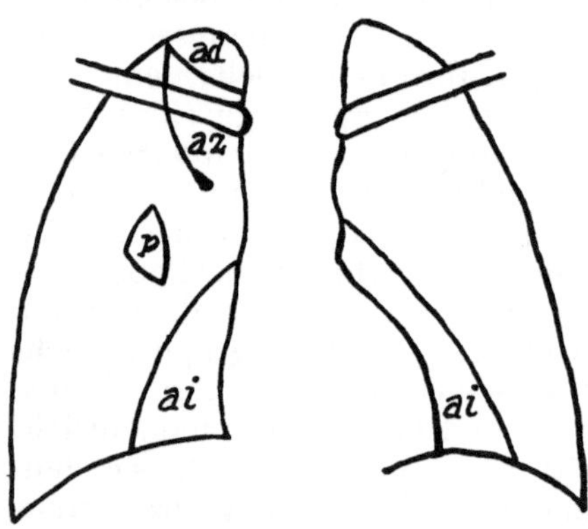

Abb. 1. Schematische Darstellung der Lage überzähliger Lungenlappen. *ai* Lobus accessorius inferior, *az* Lobus azygos, *ad* Lobus apicodorsalis, *p* Lobus posterior.

Der Lobus azygos, der mit einem abwegigen Verlauf der Vena azygos in Zusammenhang gebracht wird, wurde 1927 von Velde im Röntgenbild erkannt. Er wird begrenzt von einem feinen Schattenstreifen im rechten Oberfeld, der seitlich konvex von der Spitze her bis in die Höhe des 4. oder 5. Rippenansatzes sich hinabzieht (Abb. 1 az) und dort mit einer Verbreiterung endigt, die mit einer Glasträne verglichen worden ist. Barsony und Koppenstein beschrieben eine besondere Lokalisation des Azygoslappens als Lobus apicodorsalis, der durch einen das Spitzenfeld quer durchziehenden, nach unten konvexen Schattenstreifen begrenzt wird (Abb. 1 ad).

Der Lobus posterior kommt dadurch zustande, daß der waagrechte Spalt zwischen Ober- und Mittellappen sich nach rückwärts fortsetzt und den Spitzenteil des Unterlappens abtrennt. Pohl hat ihn 1932 im Röntgenbild beschrieben als dreieckförmigen Schatten etwa in der Mitte des Lungenfeldes gegen die Hilusgegend zu (Abb. 1 p). Er ist der Erkennung und Darstellung nur zugänglich, wenn der Lappen selbst oder die benachbarten Lappenspalten krankhaft verändert sind.

Aus dem Schrifttum muß man den Eindruck gewinnen, daß die überzähligen Lappen ganz besonders zu krankhaften Veränderungen disponiert sind. Im Lobus azygos beschrieben Velde Tuberkulose, Müller Bronchektasien und Vollmar Pneumonie mit Abszedierung. Der von Pohl abgebildete Lobus posterior war tuberkulös infiltriert. Bei den zahlreichen Beobachtungen des Lobus accessorius inferior handelt es sich in der Mehrzahl der Fälle um Pneumonien. Regenbogen hat darauf hingewiesen, daß es infolge der Eigentümlichkeiten der Lage des Lappens und der Bronchen bei Entzündung zu erschwertem Abfluß des Eiters kommen kann. Die dadurch hervorgerufene Stauung führt zu Entartung des Lungengewebes und zu Bronchenerweiterung.

A. Brunner teilte eine Beobachtung mit, bei der es offenbar zuerst zu einer tuberkulösen Aussaat in dem überzähligen Lappen gekommen war (Abb. 2). Sekundär entstanden Bronchektasien und eine eigentümliche Geschwulstbildung, die vom Pathologen als Adenom bezeichnet wurde (Abb. 3). Der Kranke wurde durch Exstirpation des überzähligen Lappens geheilt. Bei einer zweiten Beobachtung fand sich in einem Lobus accessorius inferior eine wohl

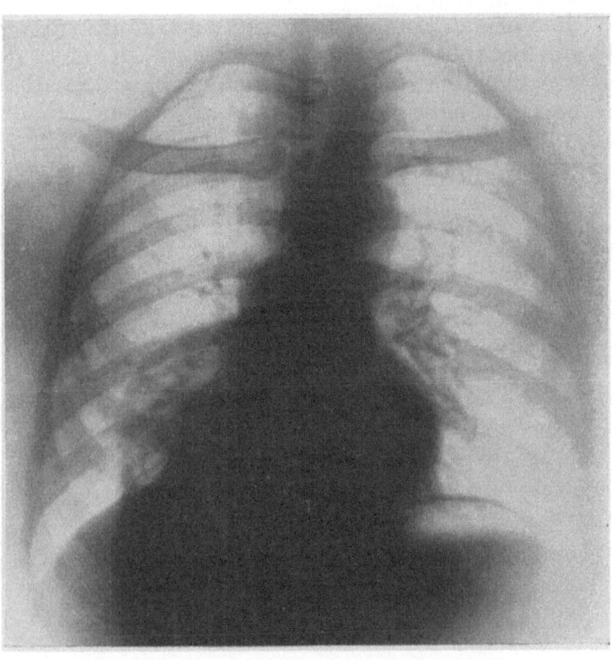

Abb. 2. Lobus accessorius inferior tuberkulös infiltriert.

angeborene Bronchuszyste, die auf metastatischem Wege infiziert worden war (Abb. 4). Erst nach radikaler Entfernung der Zyste trat Heilung ein.

3. Der offene Pneumothorax und seine Bekämpfung durch das Druckdifferenzverfahren.

Wird die Brustwand so weit eröffnet, daß Luft zwischen Brustwandinnen- und Lungenoberfläche eindringen kann, so lösen sich die beiden Brustfellblätter, das Rippenfell und das Lungenfell, voneinander. Die Elastizität des Lungengewebes, die das Bestreben hat, die Lunge konzentrisch von der Oberfläche gegen die Lungenwurzel hin zusammenzuziehen, kann in Erscheinung treten. In kurzer Zeit, bei breiter Brustwandbresche schon nach wenigen Atemzügen, ist die Lunge der eröffneten Seite ganz zusammengefallen. Nach vorübergehendem reflektorischen Atemstillstand stellt sich starke Atemnot ein. Alle Atemmuskeln arbeiten unter sichtlicher Anstrengung. Zunehmende Blaufärbung des Gesichtes zeigt den wachsenden Sauerstoffmangel, der auch durch starke Beschleunigung der Herztätigkeit nicht behoben werden kann. Unter Umständen tritt der Tod durch Erstickung ein.

Die Verkleinerung der atmenden Lunge trägt nicht die Schuld an diesem bedrohlichen Zustand; wissen wir doch, daß die Ausschaltung einer Lungenhälfte durch einen großen künstlichen Pneumothorax, ja die Zerstörung von drei Vierteln beider Lungen durch ausgedehnte tuberkulöse Erkrankung mit dem Leben sehr wohl vereinbar ist.

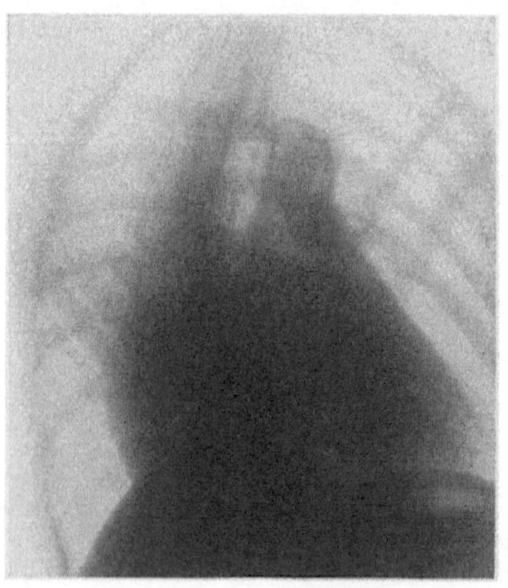

Abb. 3. Lobus accessorius inferior mit sekundärer Adenom- und Bronchektasienbildung in Schrägaufnahme.

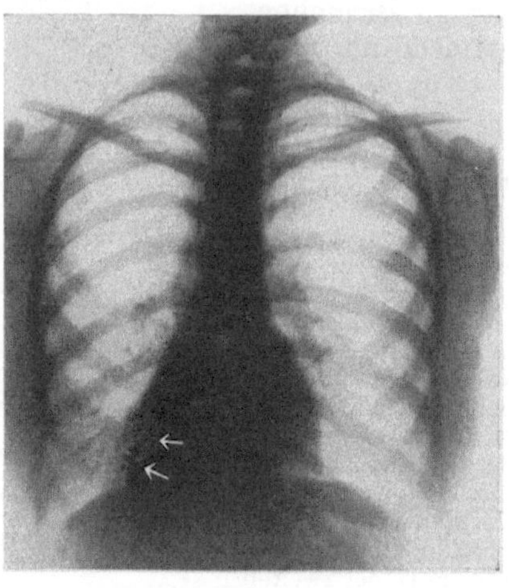

Abb. 4. Lobus accessorius inferior rechts mit Bronchialerweiterung (nach Lipiodolfüllung).

Wird der weit offene Pneumothorax durch raschen Verschluß der Wunde z. B. durch Zuhalten mit der Hand oder durch feste Tamponade, wie es schon Larrey, der Chirurg Napoleons, anfangs des vergangenen Jahrhunderts gelehrt hatte, in einen geschlossenen verwandelt, so ändert sich sofort das ungemein schwere Bild. Atmung und Herztätigkeit beruhigen sich und die Zyanose bildet sich zurück.

Der weit offene Pneumothorax hat bedeutungsvolle Rückwirkungen auf den Gaswechsel der anderen Lunge und auf die Herztätigkeit. Dehnt sich der Brustkorb bei der Einatmung aus, so kommt es durch die Erweiterung der noch atmenden Lunge der gesunden Seite in ihr zu einer Herabsetzung des Druckes. Normalerweise sollte nun durch Luftröhre und kleinere Luftwege von außen so viel Luft nachströmen, bis Druckausgleich erfolgt ist. Bei beweglichem Mittelfell und weit offenem Pneumothorax der anderen Seite entsteht Druckausgleich in einfacherer Weise dadurch, daß das Mittelfell durch den Druckunterschied zwischen dem leicht negativen Druck in der atmenden Lunge und dem äußeren Luftdruck im offenen Pneumothorax so weit nach der gesunden Seite verlagert wird, bis Druckgleichgewicht erreicht ist. Wird bei der folgenden Ausatmung durch Senkung der Rippen und Hochtreten des Zwerchfelles der Innendruck in der atmenden Lunge erhöht, so bewirkt er nur zum kleinsten Teil ein Abfließen von Luft durch die Luftwege nach außen. Der Druckausgleich tritt schneller dadurch ein, daß das Mittelfell nach der Pneumothoraxseite verschoben wird. Diese Hin- und Herbewegung des Mittelfelles, die Garrè treffend Mediastinalflattern genannt hat, erschwert naturgemäß auch die Tätigkeit des Herzens und die Entleerung der großen Blutgefäße.

Hinzukommt die Tatsache, daß bei der exspiratorischen Druckerhöhung in der gesunden Lunge ein Teil der Ausatmungsluft in die Bronchen der Pneumothoraxlunge hinüberfließt, anstatt durch die Luftröhre nach außen zu entweichen. Bei der folgenden Einatmung wird die Luft wieder in die atmende Lunge zurückgesaugt. Diese Pendelluft (Brauer) kommt für die Arterialisation des Blutes natürlich nicht in Frage, da ihr Sauerstoffgehalt erschöpft ist.

Es ist verständlich, daß durch Mediastinalflattern und Pendelluft der normale Gasaustausch in der äußerlich scheinbar noch atmenden gesunden Lunge fast ganz unterbrochen wird. Die paradoxe Atmung der Pneumothoraxlunge, die bei der Ausatmung durch die Pendelluft gebläht wird, um in der folgenden Einatmung wieder zusammenzufallen, führt dem Blut auch keinen Sauerstoff zu. Die rasche Vermehrung des Kohlensäuregehaltes des Blutes tritt durch zunehmende Blauverfärbung der Haut eindrucksvoll in Erscheinung.

Es wurde oben schon darauf hingewiesen, daß die schädliche Einwirkung des offenen Pneumothorax ausgeschaltet werden kann, wenn die Bresche in der Brustwand verschlossen wird. Diese Vorschrift läßt sich natürlich nicht durchführen, wenn der Chirurg im Innern der Brusthöhle operieren soll. Sie ist auch wirkungslos, wenn neben der äußeren Wunde eine Lungenverletzung vorliegt, die als solche ebenfalls Luft in den Brustraum austreten läßt, wenn also auch ein nach innen offener Pneumothorax besteht. Im letzteren Fall würde bei Verschluß der äußeren Öffnung unter Umständen in kurzer Zeit ein bedrohlicher Spannungspneumothorax auftreten.

Die nachteiligen Folgen des weit offenen Pneumothorax lassen sich zum Teil wenigstens durch den sog. Müllerschen Handgriff ausschalten. Er besteht darin, daß man mit der Hand oder einem geeigneten Instrument in die Brusthöhle eindringt, die zusammengefallene Lunge erfaßt und in die Brustwandlücke herauszieht. Durch das Vorziehen der Lunge wird das Mittelfell angespannt. Das schädliche Mittelfellflattern hört auf und die gesundseitige Lunge kann wieder atmen.

Eine Anspannung des Mittelfelles und dadurch eine Verbesserung der behinderten Atmung wird auch dadurch erreicht, daß man nach dem Vorschlag von Garrè den Kranken so lagert, daß das Brustwandfenster die tiefste Stelle einnimmt. Die Schwere des Herzens strafft das Mittelfell und ermöglicht genügenden Gasaustausch in der gesunden Lunge. Handelt es sich um eine Brustwandverletzung, so wird man die Lunge in die Wunde einnähen und dadurch den offenen Pneumothorax in einen geschlossenen verwandeln. Beim Fehlen geeigneter Geräte und namentlich in der Verletzungschirurgie wird man auch heute noch unter Umständen diese Hilfsmittel anwenden. Der praktisch tätige Chirurg muß sie daher kennen.

Das Druckdifferenzverfahren, das 1904 von Sauerbruch eingeführt worden ist, beseitigt die Folgen des offenen Pneumothorax in vollkommener Weise. Es wurde oben auseinandergesetzt, daß sich die Lunge nach Eröffnung der Brusthöhle dank ihrer Elastizität gegen den Hilus zusammenzieht. Dieses Zusammenfallen kann verhindert werden, wenn die Lunge durch ein Druckgefälle zwischen Lungeninnerem und Pneumothorax aufgebläht wird. Sauerbruch stellte ursprünglich diese Druckdifferenz dadurch her, daß mit Hilfe einer großen pneumatischen Kammer, in der der Körper des zu Operierenden mit den beschäftigten Ärzten bequem Platz hatte, in der Umgebung des Kranken und damit auch im Innern des offenen Pneumothorax ein in bezug auf den äußeren Luftdruck leicht negativer Druck erzeugt wurde. Da sich der Kopf des Kranken außerhalb der Kammer befand, konnte durch die Luftwege der äußere Luftdruck sich bis in die Lungen fortsetzen. Wurde der Druck in der pneumatischen Kammer um 8—10 cm Wassersäule herabgesetzt — im allgemeinen Sprachgebrauch redet man von einem Drucke von —8 bis —10 cm H_2O = —6 bis —8 mm Hg[1]) — so genügt dieser Druckunterschied zwischen Lungeninnerem und offenem Pneumothorax, um die Lunge am Zusammensinken zu verhindern oder sie wieder zu blähen, wenn sie bereits kollabiert war (Unterdruckverfahren).

Die Druckdifferenz kann in einfacherer Weise auch dadurch erzeugt werden, daß mit Hilfe geeigneter Geräte der Druck in den Luftwegen und damit in der Lunge erhöht wird, während der Pneumothorax mit dem äußeren Luftdruck in Verbindung bleibt (Über-

---

[1]) Genau physikalisch gesprochen handelt es sich nicht um einen negativen Druck, sondern um einen Druck, der um 7 mm Hg kleiner ist als der äußere Luftdruck. Man sollte daher eigentlich sagen: In der Lunge herrscht Atmosphärendruck, d. h. an einem Ort auf Meereshöhe z. B. 760 mm; in der Unterdruckkammer müßte ein Druck von 760—7 = 753 mm Hg erzeugt werden. An einem Ort auf 400 m über Meer würden die entsprechenden Zahlen 720 und 713 betragen. Da für die uns beschäftigende Frage der eigentliche Luftdruck keine Rolle spielt, sondern nur die Unterschiede gegenüber dem Atmosphärendruck, bezeichnet man diesen mit Null und bestimmt allein die Druckunterschiede, die man mit negativen oder positiven Zeichen versieht, je nachdem sie niedriger oder höher sind als der herrschende Luftdruck.

druckverfahren). Es genügt natürlich auch hier der gleiche Druckunterschied von 8—10 cm Wassersäule, um die Lunge zu blähen. Da der Druck aber höher ist als der äußere Luftdruck, sprechen wir von einem Druck von +8 bis +10 cm H_2O.

Die Druckdifferenz beseitigt die Folgen des offenen Pneumothorax. Die Lungenblähung bewirkt, daß das Mittelfell nicht mehr aus seiner Lage verdrängt wird. Da die beiden Lungen mit Luft gefüllt werden, fallen paradoxe Atmung der Pneumothoraxlunge und Pendelluft weg. Soweit die Lunge der eröffneten Seite wieder mit der Brustwand in Berührung kommt, kann sie aktiv an der Atmung teilnehmen.

Ein grundsätzlicher Unterschied besteht nicht zwischen den beiden Verfahren. Ob der zur Blähung der Lunge notwendige Druckunterschied durch Erhöhung des Druckes in der Lunge oder durch Senkung des Luftdruckes außerhalb erzeugt wird, spielt theoretisch keine Rolle.

Früher wurde auf Grund experimenteller Arbeiten als Nachteil des Überdruckverfahrens Erschwerung der Lungendurchblutung beim Überdruck hervorgehoben, während man dem Unterdruckverfahren eine verstärkte Ansaugung des Venenblutes und eine Verminderung der Gefäßwiderstände in den peripheren Lungenkapillaren zuschreibt. Die Widersprüche rühren davon her, daß man die Einwirkung des Überdruckes zum Teil bei geschlossenem Brustkorb, die Verhältnisse bei Unterdruckatmung aber beim offenen Pneumothorax prüft.

Für den Kranken liegt ein Vorteil des Unterdruckverfahrens darin, daß der Mund freibleibt und die Atmung daher ungezwungener vor sich geht. Dafür bringt die um den Hals eng angelegte, luftdicht abschließende Manschette eine gewisse Unbequemlichkeit mit sich. Beim Überdruckverfahren erzeugen die in der Umgebung von Mund und Nase eng aufsitzende Maske und die Ausatmung gegen erhöhten Luftwiderstand gewisses Beklemmungsgefühl. Da aber in der Regel die Druckdifferenzatmung erst eingeschaltet wird, wenn der Kranke wenigstens zum Teil narkotisiert ist, so können diese kleinen Belästigungen keine ausschlaggebende Rolle spielen. Für die praktische Chirurgie gibt bei der Wahl des Verfahrens die Einfachheit der Ausführung den Ausschlag. Da die Unterdruckatmung pneumatische Kammern zur Voraussetzung hat, hat sie sich nicht durchsetzen können. Für Überdruckatmung ist eine ganze Reihe zweckmäßiger Geräte im Handel, die auch von kleineren Krankenhäusern beschafft werden können, zumal sie sich meist auch für gewöhnliche Narkosen verwenden lassen und daher nicht monatelang unbenützt herumstehen.

Das Gerät von Tiegel-Henle[1]) führt der Maske Sauerstoff unter erhöhtem Druck zu. Die Ausatmung erfolgt gegen einen Wasserwiderstand, der durch höheres oder tieferes Eintauchen eines Rohres

---

[1]) Hersteller F. Härtel, Berlin.

nach Belieben geändert werden kann. Nach dem gleichen Prinzip ist der Apparat von Jehn-Brunner[1]) gebaut.

Er unterscheidet sich dadurch, daß auf die Narkosevorrichtung ganz besondere Sorgfalt verwendet wurde. Es hat sich gezeigt, daß bei langdauernden Überdrucknarkosen die für tiefe Betäubung notwendige Sättigung der Einatmungsgase mit Ätherdampf nicht immer erreicht oder beibehalten werden kann. Die Äthertropfvorrichtung mußte verbessert werden.

Jede Flüssigkeit, die in Gasform übergeht, braucht dazu eine gewisse Wärmemenge, die sie ihrer Umgebung entzieht. Der fallende Äthertropfen entnimmt sie der Luft oder dem Sauerstoff, durch die er fällt, und den festen Körpern, mit denen er in Berührung kommt. Wird nicht Wärme von außen zugeführt, so tritt zunehmende Abkühlung ein. Können die Metall- und Glasbestandteile des Apparates keine Wärme mehr abgeben, so entzieht das Narkotikum die ganze Verdunstungswärme dem durchströmenden Gas.

Um diese schädliche Abkühlung zu verhindern und die Verdunstung zu fördern, läßt man das Narkotikum auf einen Metallkörper tropfen, dessen Oberfläche durch bienenkorbartige Gestaltung nach Möglichkeit vergrößert worden ist. Da das Metall ein guter Wärmeleiter ist, wird dadurch allein schon die Verdunstung erleichtert. Es wird aber außerdem erwärmt durch heißes Wasser, das aus einem irrigatorähnlichen Gefäß durch sein Inneres geleitet und in beliebig zu ändernder Menge unten wieder abfließt. Es wurde heißes Wasser an Stelle einer elektrischen Wärmevorrichtung gewählt, weil bei seiner Verwendung eine Überhitzung des Äthers, die zu Zersetzungen führt, nicht zu befürchten ist.

Bei dem Überdruckapparat von Roth-Dräger wird die Lunge durch ein Luft-Sauerstoffgemisch gebläht, indem der durch eine feine Düse ausstrahlende Sauerstoff in einer Sauerstoffstrahlpumpe Luft mit sich reißt. Da der Lunge dadurch meist ziemlich reichlich Gasgemisch zugeführt wird, kann bei tiefen Narkosen die Sättigung mit Äther auf Schwierigkeiten stoßen.

Steinmann erzeugte den Überdruck durch eine Wasserstrahlluftpumpe, Schoemaker durch einen elektrisch betriebenen Ventilator. Wie beim Roth-Drägerschen Apparat wird auch hier der Druck in der Lunge dadurch erhöht, daß mehr Luft eingepreßt wird. Es ist verständlich, daß mit der zunehmenden Luftmenge die Sättigung mit Äther immer schwieriger wird.

In Betrieben, in denen ein Sauerstoffnarkose-Apparat zur Verfügung steht, kann ein Überdruckapparat behelfsmäßig in folgender Weise hergestellt werden. An die Maske, die womöglich mit Gummi gegen das Gesicht abgedichtet sein soll, wird an Stelle des Ausatmungsventils ein zweiter Rohransatz angebracht. Ein fester Gummischlauch leitet die Ausatmungsgase in ein Gefäß mit Wasser. Durch mehr oder weniger tiefes Eintauchen dieses Rohres wird der Überdruck nach Belieben eingestellt.

In den letzten Jahren hat sich uns zur Vornahme intrathorakaler Eingriffe in Allgemeinbetäubung Lachgasnarkose vielfach bewährt.

---

[1]) Hersteller C. Stiefenhofer, München.

Der Vorteil gegenüber der Äthernarkose liegt darin, daß die Kranken rasch einschlafen und nach Beendigung der Operation sofort wieder erwachen. Außerdem besteht bei Verzicht auf Ätherzusatz bei Anwendung des elektrischen Messers keine Explosionsgefahr. Es gelingt leicht, die Narkose so wenig tief zu halten, daß Hustenreflexe nicht ganz unterdrückt sind. Bei Lungeneiterungen und Tuberkulosen ist solch oberflächliche Betäubung meist erwünscht. Da für eine wirksame Lachgasbetäubung immer ein gewisser Überdruck notwendig ist, sind die gebräuchlichen Geräte so gebaut, daß sie ohne weiteres für die Brustchirurgie verwendet werden können. Wir gebrauchen den Apparat von Stiefenhofer in München.

Praktische Durchführung einer Überdrucknarkose. Soll eine Brusthöhle z. B. zur Entfernung einer Geschwulst aus der Lunge eröffnet werden, so wird der Kranke zunächst in der gewöhnlichen Weise tief narkotisiert. Dies ist unbedingt notwendig, weil sonst beim Berühren der Pleura oder beim Einströmen der Außenluft störende Reflexe auftreten können. Muß ein größerer Bronchus durchgeschnitten werden, so tritt beim nicht allgemein betäubten Kranken lästiger Hustenreiz auf. Der Eingriff wird erst begonnen, wenn der Kranke genügend tief schläft. Unmittelbar vor Einschneiden in das Rippenfell wird etwas Überdruck gegeben. Es genügen 4—6 cm H_2O, um das Entstehen eines großen Pneumothorax zu verhüten. Muß man die ganze Brusthöhle übersehen können, so läßt man durch langsames Nachlassen des Druckes die Lunge allmählich zusammenfallen. Es genügt ein Überdruck von 2—3 cm, um die schädlichen Pneumothoraxfolgen zu vermeiden. Er erlaubt ein ungestörtes Arbeiten innerhalb der Brusthöhle. Ist der intrapleurale Eingriff beendigt, so wird die Lunge durch Steigerung des Druckes gebläht, bis sie mit dem Rippenfell wieder in Berührung kommt. In der Regel sind dazu 8—12 cm H_2O notwendig. Der Druck muß bis zum luftdichten Verschluß der Brustwand unterhalten werden.

Namentlich im ausländischen Schrifttum wird von Zeit zu Zeit immer wieder behauptet, daß für Eingriffe im Innern der Brusthöhle besondere Überdruckapparate nicht notwendig seien. Auf Grund von Kriegserfahrungen will man wissen, daß der langsam entstehende einseitige operative Pneumothorax unschädlich ist, da er weder die Tätigkeit von Herz noch Lunge beeinträchtige, sofern sie gesund sind. Handelt es sich um keine Notoperation, so kann man vor der Operation einen künstlichen Pneumothorax anlegen und dann einige Tage später den Eingriff ausführen. Es hat sich gezeigt, daß nach dieser Vorbehandlung der offene Pneumothorax etwas besser vertragen wird. Nach sorgfältigem Verschluß der Brustwand wird man die zurückgebliebene Luft mit einem Pneumothoraxapparat oder mit einer Saugvorrichtung nach Potain oder Dieulafoy möglichst vollständig wieder entfernen.

Die Erfahrung hat gelehrt, daß man unter besonderen Verhältnissen auf diese Weise tatsächlich zum Ziele kommen kann. Handelt es sich aber um ein sehr zartes, nachgiebiges Mittelfell, so wird die kurze mehrtägige Vorbehandlung nicht genügen, um es starrer zu machen.

Das Druckdifferenzverfahren kann unseres Erachtens auch bei Brustwandresektion nicht entbehrt werden. Unter entsprechender Behandlung der Lunge können z. B. bei bösartigen Geschwülsten mehrere Rippen mit dem darunterliegenden Rippenfell ohne Bedenken reseziert werden, wenn man in der Lage ist, die entstehende Lücke unter Herbeiziehung plastischer Verschiebung der umgebenden Weichteile luftdicht wieder zu verschließen. Man braucht sogar vor einer vorübergehenden Eröffnung beider Pleurahöhlen nicht zurückzuschrecken. Die Sauerbruchsche Klinik verfügt über mehrere einschlägige Erfahrungen.

Das Überdruckverfahren ist aber auch ein wertvolles Hilfsmittel zur Verhütung der in der Thoraxchirurgie mit Recht so gefürchteten Luftembolie. Während der Einatmung sinkt der Druck in den Lungenvenen bis gegen Null. Werden die Blutadern in infiltriertem Gewebe klaffend gehalten, so kann bei tiefen Atemzügen der Druck sogar negativ werden. Wird eine solche Vene eröffnet, so kann Luft angesaugt werden, die je nach der Menge die Herztätigkeit schädigt oder unterbricht, oder, in den großen Kreislauf geworfen, u. a. alle möglichen Erscheinungen zerebraler Embolie hervorruft. Man weiß heute, daß eine Reihe plötzlicher Todesfälle, die nach Punktionen oder Pneumothoraxnachfüllungen aufgetreten sind, auf solche Luftembolien zurückgeführt werden müssen.

Bei Überdruck entsteht eine gewisse Drosselung der Venen. Es kommt auch bei tiefer Einatmung nicht mehr zu einem negativen Druck. Man wird daher Überdruckatmung überall dort einleiten, wo auch nur geringe Gefahr der Eröffnung klaffender Lungenvenen besteht.

Da die Druckerhöhung aber nicht nur auf die Blutadern des Lungenkreislaufes beschränkt ist, sondern auch über das rechte Herz sich auf die Venen des großen Kreislaufes fortpflanzt, so ist das einfache Mittel auch bei emboliegefährdeten Eingriffen in Brustnähe anzuwenden. Es empfiehlt sich, bei tiefgelegenen Kröpfen oder bei Eingriffen an den großen Venenstämmen der oberen Brustapertur das Überdruckgerät bereitzuhalten, damit es bei der geringsten Blutung sofort in Betrieb gesetzt werden kann.

Spezieller Teil.

I. Verletzungen der Lunge und des Brustfelles.

Da bei Verletzungen der Lunge fast immer zum mindesten das viszerale Blatt des Brustfelles mitverletzt ist, und weil bei der Anzeigestellung die gleichen Gesichtspunkte maßgebend sind, werden die Verletzungen der Lunge und des Brustfelles sinngemäß miteinander besprochen.

Durch starke Quetschung des Brustkorbes, Verschüttung, Fall aus größerer Höhe kommen stumpfe Brustverletzungen zustande.

Als Commotio thoracis bezeichnet man einen schockartigen Zustand, der unter Umständen zum Tode führen kann, ohne daß schwere Organveränderungen sich nachweisen lassen. Blässe und Kälte der Haut und Kleinheit des Pulses weisen auf reflektorische Vorgänge im Gebiet von Vagus und Sympathicus hin. Die Behandlung hat für Besserung des Blutumlaufes und Bekämpfung der Hirnblutleere zu sorgen. Flachlagerung und Einspritzung von Kampfer, Coramin und Koffein sind in erster Linie zu erwähnen.

Wirkt die zusammendrückende Gewalt länger ein, so entsteht das eindrucksvolle Krankheitsbild, das Perthes und Braun als Compressio thoracis beschrieben haben. Beim Zusammenpressen der Lunge kommt es in den Lungenschlagadern und rückläufig im rechten Herzen zu einer Stauung, die sich über die obere Hohlvene namentlich in die Blutadern des Halses und Kopfes fortsetzt. Kapilläre Blutungen in der Haut, in den Bindehäuten der Augen und in der Mundschleimhaut sind äußerlich sichtbar. Die Verletzten haben ein stark entstelltes, mächtig gedunsenes, blau-schwarz verfärbtes Gesicht mit hervorquellenden Augen. Die Verfärbung befällt in der Regel auch den Hals und die oberen Teile der Brust. Anfangs herrscht meist Bewußtlosigkeit.

Wenn keine komplizierenden Verletzungen vorliegen, ist die Vorhersage nicht schlecht. Das durch die Entstellung und Verfärbung ungemein eindrucksvolle Bild geht in kurzer Zeit zurück. Bei älteren Leuten mit wenig nachgiebigem Brustkorb treten meist Rippenbrüche auf, die nach ihrer Zahl und Ausdehnung die weitere Vorhersage bestimmen.

Die Kriegserfahrungen haben gezeigt, daß auch eine Contusio thoracis vorkommt. Sie wurde namentlich nach Streifschüssen der Brustwand und Explosionen beobachtet. Durch den plötzlichen heftigen Schlag kommt es nach den Berichten von Beitzke zu Kontusionsblutungen, und zwar in dem geringsten Grade nur im Bereiche des Rippen- und Lungenfelles, häufiger aber noch in dem darunter gelegenen Lungengewebe. Man findet neben leichteren blutigen Infiltrationen ganz derbe, mit völliger Luftleere verbundene Infarzierungen. Diese Quetschungsherde haben eine sehr ernste Bedeutung, weil sie leicht in Nekrose und Gangrän übergehen.

Subkutane Lungenverletzungen entstehen häufig im Anschluß an Rippenbrüche. Bluthusten und Emphysem der Brustwand weisen auf die meist harmlose Komplikation hin. Größere Blutungen sind selten.

War die äußere Gewalteinwirkung aber erheblich, so ist genaue Überwachung notwendig, da auch hier Spannungspneumothorax und Blutung rasches Handeln erfordern können.

Die offenen Verletzungen kommen zustande durch Hieb, Stich, Schuß, Quetschung und Pfählung. Die Wunden der Brustwand werden nach den allgemein geltenden Grundsätzen der Verletzungschirurgie behandelt, wobei auch hier bei allen frischen Verletzungen die grundsätzliche Ausschneidung mit primärer Naht zu fordern ist.

Bei glatten Schuß- und Stichwunden mit engem Wundkanal begnügt man sich mit Jodanstrich und keimfreiem Deckverband. Bei strenger Bettruhe wird der Verletzte genau beobachtet, damit man bei Verschlechterung des Allgemeinzustandes sofort eingreifen kann.

Von ausschlaggebender Bedeutung ist die Frage, ob man sich mit der Versorgung der äußeren Wunde begnügen kann, oder ob man die Brusthöhle eröffnen muß. Gerade hier ist genaues Abwägen der Anzeigestellung von ganz besonderer Wichtigkeit. Man kann zu wenig, man kann aber auch zu viel operieren. Eine unnötige Thorakotomie ist wesentlich ernster zu bewerten als eine Probelaparotomie. Sie ist auch bei Anwendung des Druckdifferenzverfahrens meist eingreifender und wird fast immer von Ergußbildung gefolgt, die nicht bedeutungslos ist.

Die Anzeigestellung wird beherrscht von der Frage der inneren Blutung und der Pneumothoraxbildung.

Blutung.

Bei jeder Brustverletzung wird man in erster Linie auf Blutung untersuchen. Dämpfung weist, namentlich wenn ein Pneumothorax vorhanden ist, schon auf einen größeren Blutaustritt hin. Man darf seine Entschlüsse aber nicht von dem Nachweis der Dämpfung abhängig machen, da sie über die Menge der ausgetretenen Flüssigkeit unter Umständen sehr täuschen kann. Blässe des Gesichts, Kälte der

Haut, Zahl und Größe der Pulsschläge und namentlich Unruhe und Durstgefühl geben besonders wichtige Hinweise auf drohende Gefahr.

Blutspucken ist weniger bedeutungsvoll. Es kann schon bei verhältnismäßig harmlosen Lungenverletzungen auftreten. Ist aber ein größeres Gefäß neben einem weiteren Bronchus verletzt, so wird in kurzer Zeit Tod durch Ersticken erfolgen.

Es läßt sich selbstverständlich keine Regel aufstellen, bei welchem Blutungsmaß eingegriffen werden muß. Diese wichtige Entscheidung muß dem Gefühl des Arztes überlassen werden. Man darf nicht vergessen, daß der Schock die gleichen Erscheinungen hervorruft wie eine schwere Blutung. Eine wenn auch nur kurze Beobachtung kann zur Klärung der Frage erheblich beitragen. Man zögere nicht, bei schlechtem Puls mit Kampfer und Koffein anzuregen. Er wird beim Schock darauf ansprechen, bei der Blutung aber rasch wieder nachlassen. Ist der Allgemeinzustand des Kranken auch bei vorhandener Dämpfung gut, so warte man ab und greife nur ein, wenn genaue Beobachtung eine gewisse Verschlechterung zeigt.

Allmähliche Zunahme der Dämpfung allein bildet dabei noch keine Anzeige zu operativem Vorgehen, sofern keine Zeichen der inneren Verblutung vorliegen. Auch wenn die Blutung zum Stillstand gekommen ist, kann die Dämpfung in den nächsten Tagen noch größer werden, weil das Blut durch Reizung des Brustfelles zu seröser Exsudation führt. Hat der blutige oder blutig-seröse Erguß eine gewisse Größe erreicht, so kann er rein mechanisch Herztätigkeit und Atmung erschweren. Durch entlastende große Punktionen in der auf S. 199 angegebenen Weise wird man die Gefahr beseitigen.

Im allgemeinen sei man aber beim Hämothorax mit Punktionen eher zurückhaltend. In den ersten Tagen kann dadurch die thrombosierte Verletzungsstelle wieder aufgerissen werden. Zeigt der blutige Erguß in der zweiten und dritten Woche noch keine Neigung, durch Aufsaugung kleiner zu werden, so sind wiederholte größere Punktionen empfehlenswert. Baldige Wiederentfaltung der Lunge ist wünschenswert, weil sonst gerade nach Hämothorax starke Schwartenbildung im Brustfell auftritt.

Foster und Prey empfehlen beim akuten traumatischen Hämothorax aktive Behandlung durch schrittweises Abpunktieren des Blutes und Einfüllen einer um 25 % größeren Luftmenge. Sie wollen damit eine wesentliche Abkürzung der Behandlung erreichen. Nach unserer Auffassung ist ein Bluterguß besser imstande, die Lungenwunde zu komprimieren als ein Pneumothorax. Wenn der Erguß sich aber nicht rasch aufsaugt, beschleunigt Entleerung die Heilung. Wir halten es nicht für vorteilhaft, die Wiederentfaltung der Lunge durch Lufteinfüllung hintanzuhalten.

Entschließt man sich wegen bedrohlicher Blutung zur Operation, so muß man die Blutung stillen. Man darf dabei nicht mit unzulänglichen Mitteln vorgehen, wenn man dem Kranken nicht schaden will.

Das Verletzungsgebiet muß so zugänglich gemacht werden, daß man es richtig übersehen kann. Man wird dabei nur in ganz besonderen Notfällen unter ungünstigen äußeren Verhältnissen auf einen vielleicht nur improvisierten Überdruckapparat verzichten wollen. Auf S. 9 wurde der Müllersche Handgriff als Notbehelf erwähnt.

Bei Lungenverletzungen ist in der Regel breite Eröffnung der Brusthöhle notwendig. Namentlich bei Schußverletzungen muß der ganze Weg der verletzenden Gewalt verfolgt werden, damit nicht eine blutende Wunde übersehen wird. Ort und Art des Vorgehens werden von den äußeren Wunden bestimmt. Sie werden rasch ausgeschnitten; die Wunde wird in der Verlaufsrichtung der Rippen erweitert. Im allgemeinen wird man eine oder zwei der darunterliegenden Rippen auf 8—12 cm Länge resezieren, das Rippenfell einschneiden und die Wunde durch einen Rippensperrer breit zum Klaffen bringen. Mit einem einfachen Zwischenrippenschnitt ist der Zugang nicht so gut, es sei denn, daß man ihn sehr lang anlegt. Bei stumpfen Lungenverletzungen legt man den Schnitt seitlich im Bereich der 5. bis 7. Rippe an und verschafft sich dadurch einen guten Überblick über die ganze Brusthöhle.

Die Blutungsstellen werden sinngemäß versorgt. Lungenwunden werden mit runden Nadeln und Katgut genäht, blutende Gefäße gefaßt und unterbunden. Ist ein ganzer Lungenlappen weitgehend zerrissen, so kann die Blutung nur durch entsprechende Resektion zuverlässig gestillt werden. Gefäße und Bronchus werden gegen die Lungenwurzel zu unterbunden. Es darf aber dabei nicht übersehen werden, daß die Versorgung des Bronchus erfahrungsgemäß Schwierigkeiten bereiten kann.

Nach den neuesten Erfahrungen bei der Lungenlappenexstirpation läßt sich die Entstehung einer Bronchialfistel vermeiden, wenn man den Stumpf nach fester Umschnürung durch Umstechungsnähte möglichst zuverlässig unterbindet. Er wird außerdem an den benachbarten Lappen festgenäht. Es genügt nicht, die Lunge beim Verschluß der Wunde maximal zu blähen, sondern man legt nach dem Vorschlag von Brunn außerdem ein Gummirohr ein, in dem andauernd negativer Druck erzeugt wird, so daß Absonderungen und unter Umständen austretende Luft sofort abgesaugt werden.

Muß kein großer Bronchus unterbunden werden, so wird man die Brusthöhle grundsätzlich ohne Drainage oder Tamponade verschließen, wobei während der Naht die Lunge ganz gebläht werden muß. Dazu ist ein Überdruck von 8—12 cm H_2O notwendig.

Bildete innere Blutung die Anzeige zur Operation, so muß unbedingt für Blutersatz gesorgt werden. Liegt die Verletzung nur kurze Zeit

zurück, wird man das Blut mit Schöpfern auffangen und durch einige
Gazelagen in einem Gefäß mit Natriumzitratlösung sammeln. Man
rechnet 10 ccm einer 2proz. Natriumzitratlösung auf 100 ccm Blut.
Womöglich schon während oder unmittelbar nach dem Eingriff läßt
man die Mischung aus einem Irrigator in eine Armvene einfließen.

Ist eine Reinfusion nicht möglich, so gibt man ebenfalls möglichst
früh 500—1000 ccm Tutofusin intravenös. Es ist der Kochsalzlösung
unbedingt vorzuziehen. Bei großem Blutverlust kann unter Umständen nur eine Blutübertragung den Kranken retten, die unter Beachtung der notwendigen Vorsichtsmaßregeln nach einem der bewährten
Verfahren ausgeführt wird.

Der Kranke muß nach dem Eingriff genau überwacht werden.
Man wird nur ausnahmsweise eine Lungenwunde so nähen können,
daß nachher gar keine Luft mehr austritt. Man achte daher auf die
Entstehung eines Pneumothorax. Wird er allmählich groß oder treten
sogar die Zeichen eines Spannungspneumothorax auf, so muß in der
auf S. 252 besprochenen Weise vorgegangen werden.

Jeder Eröffnung der Brusthöhle folgt in der Regel Ergußbildung.
Handelt es sich um einen kleineren Erguß, der bei nicht erhöhter
Körperwärme als wäßrig oder wäßrig-blutig angesprochen werden
darf, so kann man ruhig abwarten. Tritt aber Fieber auf, so muß unbedingt ein Probeeinstich vorgenommen werden. Wird die Flüssigkeitsansammlung rasch groß, oder weisen sogar Beschleunigung des
Pulses oder Erschwerung der Atmung auf zunehmenden Druck hin,
so muß durch Absaugung für Entlastung gesorgt werden. (Technik
siehe S. 199.) Ist der Erguß eitrig geworden, so ist die Behandlung die
gleiche, wie bei der eitrigen Brustfellentzündung (siehe S. 202), wobei man aber ganz besonders schonend vorzugehen hat. Man versucht
immer zunächst mit großen entlastenden Punktionen zum Ziele zu
kommen und greift erst bei ihrem Versagen zu Heber-Drainage
oder sogar Rippenresektion.

Pneumothorax.

Neben der Blutung ist der Pneumothorax die wichtigste Ver-
letzungsfolge. Das Bild ist ein ganz anderes, je nachdem der Pneumothorax offen oder geschlossen ist. Der nach außen offene Pneumothorax entsteht namentlich bei Tangentialschüssen und Granat-
splitterverletzungen der Brustwand. Bei jedem Atemzug wird die
Luft durch die Wunde eingesaugt, um bei der folgenden Ausatmung
meist mit Blut vermischt zum Teil wieder nach außen entleert zu
werden. Bei großer Wunde kann der Verletzte in kurzer Zeit unter
den Zeichen größter Atemnot sterben. Die schädlichen Rückwirkungen des offenen Pneumothorax auf Atmung und Herztätigkeit
sind auf S. 7 besprochen. Es wurde auch dort bereits erwähnt, wie
durch Verschluß der Wunde z. B. durch Tamponade nach dem Vor-

schlage Larreys der offene Pneumothorax in einen geschlossenen umgewandelt wird.

Die Behandlung macht sich diese Erfahrung zunutze. Man wird sich aber nur im Notfall mit der einfachen Tamponade begnügen, sondern wenn immer möglich operativen Verschluß der Brustwandwunde anstreben. Unter dem Schutze des Überdruckverfahrens kann die Wunde sorgfältig ausgeschnitten werden. Man wird die Öffnung im Rippenfell erweitern, bis man das Brustkorbinnere genügend übersehen und allfällige Lungenverletzungen ebenfalls versorgen kann. Dann wird die Lunge durch Steigerung des Überdruckes vollkommen gebläht. Rippenfell und darüberliegende Muskulatur werden ein- oder mehrschichtig nach Möglichkeit luftdicht vernäht. Auch die Hautnaht ist sehr sorgfältig anzulegen. Ist durch die verletzende Gewalt ein größerer Weichteildefekt entstanden, so wird man durch plastische Verschiebung geeigneter Hautlappen oder bei Frauen der benachbarten Brustdrüse den notwendigen Verschluß zu erreichen suchen. Nur bei ganz großen Wunden und schlechtem Allgemeinzustand darf man sich mit breiter Tamponade als Notbehelf begnügen.

Ein ganz ähnliches Krankheitsbild, wie beim nach außen offenen Pneumothorax, wird hervorgerufen durch den selteneren nach innen offenen Pneumothorax. Die Erscheinungen sind allerdings in der Regel weniger stürmisch. Wenn bei einer penetrierenden oder perforierenden Lungenverletzung die äußeren Wunden verkleben, so kann aus einer Lungen- oder Bronchialwunde weiterhin Luft in die Brusthöhle austreten. Durch Absaugen der Luft kann der Zustand nicht behoben werden, da immer wieder neue Luft durch die innere Wunde einströmt. Ist die Öffnung groß, so herrscht auf der verletzten Seite bald äußerer Luftdruck, der durch Verschiebung des Mittelfelles Atmung auf der gesunden Seite und Herztätigkeit erschwert. Zunehmende Atemnot verlangt auch hier chirurgisches Eingreifen. Man wird durch breite Brustkorberöffnung die Verletzungsstelle freilegen und verschließen.

Ist die Öffnung, aus der Luft von innen her entweicht, nur klein, so entsteht ein Spannungspneumothorax der unten besprochen wird.

Ein geschlossener Pneumothorax entsteht, wenn die äußere oder innere Wunde, die eine gewisse Menge Luft in die Brusthöhle eintreten ließ, früher oder später durch Aneinanderliegen und Verkleben der Wundränder sich von selbst schließt. Man weiß heute von der Tuberkulosebehandlung, daß ein geschlossener Pneumothorax an und für sich das Leben nicht gefährdet, wenn er nicht allzu groß ist. Entlastung durch Absaugen von Luft ist nur angezeigt, wenn durch Verdrängung des Mittelfelles die Atmung der anderen Seite und die Herztätigkeit erschwert werden. Ist dies nicht der Fall, so sei man mit Punktionen zurückhaltend, weil bei starker Druckentlastung die verklebten Wunden wieder aufgerissen werden könnten. Die ausgetretene Luft wird in verhältnismäßig kurzer Zeit von selbst aufgesaugt.

Ganz anders liegen die Verhältnisse beim Spannungspneumothorax. Dabei nimmt der Druck in der Brusthöhle infolge eines gewissen Ventilmechanismus der Verletzungsstelle langsam aber stetig zu. Man unterscheidet auch hier einen äußeren und einen inneren Spannungspneumothorax. Bei einem durch die Brustwand schräg verlaufenden Wundkanal kann es vorkommen, daß bei jeder Einatmung Luft von außen nach innen eingesaugt wird, während bei der Ausatmung durch die Senkung und Annäherung der Rippen der Kanal sich schließt. In ähnlicher Weise kann eine Lungenwunde wirken. Wir haben früher schon darauf hingewiesen, daß eine besondere lippenförmige Gestaltung der Lungenwunde zum Zustandekommen eines Spannungspneumothorax nicht notwendig ist. Voraussetzung ist nur, daß der Wundkanal durch weiches Lungengewebe verläuft und nicht ein größerer Bronchus breit mit der Brusthöhle in Verbindung steht. Das elastische Gewebe der Lunge erlaubt der Luft den Durchtritt vom Bronchus nach außen, solange ein Druckgefälle in dieser Richtung besteht. Wird der Druck in der Brusthöhle aber höher als derjenige in den durch Knorpelringe offengehaltenen Luftwegen, so wird der weiche Parenchymmantel der Lunge gegen die starren Rohre der Bronchen so zusammengepreßt, daß die Lungenwunde sich schließt. Da ein Druckgefälle von Bronchusinneren nach dem Pleuraraum immer nur in der Einatmungszeit zustande kommen kann, so ist der Spannungspneumothorax immer inspiratorisch.

Es gibt unseres Erachtens keinen exspiratorischen Spannungspneumothorax. Die Annahme, daß bei Preßatmung z. B. durch Wundschmerz wie beim Valsalvaschen Versuch Luft in den Pneumothorax ausgepreßt werden könne, besteht kaum zu Recht. Auch bei geschlossener Stimmritze kommt die Druckerhöhung in Luftröhre und Bronchen nur dadurch zustande, daß die Rippen gesenkt und das Zwerchfell durch Anspannung der Bauchpresse ruckartig nach oben gedrängt werden. Die Verkleinerung des Brustkorbinneren bewirkt die Druckerhöhung, die im Pneumothorax so gut wie in der noch atmenden Lunge der anderen Seite in Erscheinung treten muß. Ein Druckgefälle von atmender Lunge zum Pneumothorax kann dabei nicht zustande kommen.

Man wurde allerdings zu der Annahme eines exspiratorischen Spannungspneumothorax gedrängt, weil man oft stark positive Druckwerte bis zu 10 und mehr cm Wassersäule feststellen kann. Ihr Zustandekommen läßt sich in folgender Weise erklären. Es kann nur Luft in den Pneumothorax austreten, solange in ihm leicht negativer Druck besteht. Man weiß aus den Erfahrungen mit dem künstlichen Pneumothorax, daß bei zartem nachgiebigen Mittelfell schon eine bedeutende Verlagerung des Herzens und der großen Gefäße nach der gesunden Seite eintritt, solange im Pneumothorax noch ein deutlich negativer Druck besteht. Mit dem durch den Ausfall der atmenden Lungenteile zunehmenden Lufthunger wird der Kranke kompensatorisch immer tiefer und krampfhafter einatmen, um das Sauerstoffbedürfnis zu decken. Der Brustkorb wird während der Einatmung maximal erweitert. Auf diese Weise kann der Druck im Pneumothorax auf der Höhe der Einatmung immer wieder einmal bis zu einem negativen Wert zurückgehen: es wird sofort etwas Luft aus der Lunge bis zum Druckausgleich nachströmen, während bei den folgenden, weniger tiefen Atemzügen der Druck im Pneumothorax auch während der Einatmung dauernd positiv bleibt. Man darf auch nicht übersehen, daß die plötzliche Berührung des empfindlichen Rippenfelles mit der Atmungsluft in der Regel einen heftigen Hustenreiz auslöst. Nach kräftigen Hustenstößen folgt aber immer eine möglichst ausgiebige Einatmungsbewegung.

Die Entstehungsweise des Spannungspneumothorax wird so eingehend besprochen, weil ihr Verständnis für die Behandlung von großer Bedeutung ist. Es muß immer wieder betont werden, daß der Pneumothorax sich nur vergrößern kann, solange in ihm während der Einatmung noch ein, wenn auch noch so geringer negativer Druck entsteht. Werden tiefe Einatmungen vermieden, so wird von einem bestimmten Zeitpunkt an keine Luft mehr austreten. Es muß daher das Atmungsbedürfnis nach Möglichkeit herabgesetzt werden. Dies wird neben strenger Bettruhe vor allem durch Morphin erreicht. Dieses Alkaloid lindert nicht nur Wundschmerz und Hustenreiz, die zu Preßatmung und dadurch zu ruckartigen Inspirationen führen können, sondern setzt auch die Erregbarkeit des Atemzentrums und damit das Sauerstoffbedürfnis herab.

Bleibt die innere oder äußere Fistel bei diesen Maßnahmen längere Zeit geschlossen, so verklebt sie und wird dann auch bei langsamer Herabsetzung des Druckes infolge Aufsaugung der Luft sich nicht mehr öffnen. Um diesen natürlichen Heilungsvorgang nicht zu stören, sei man mit Druckentlastungen zurückhaltend. Sie sind nur erlaubt, wenn ernste Verdrängungserscheinungen bestehen.

Bestehen alle Zeichen zunehmender Atemnot mit starker Erweiterung der verletzten Brustseite und deutlicher Verlagerung des Herzens, so verlangt der bedrohliche Zustand sofortiges Eingreifen. Im dringenden Notfall wird man einfach eine Hohlnadel durch die Brustwand einstechen und die unter Druck stehende Luft entweichen lassen. Damit ist die unmittelbare Gefahr beseitigt.

Bei nach innen offenem Pneumothorax wird man nur in ganz schweren Fällen oder bei gleichzeitigem Bestehen einer größeren Blutung thorakotomieren, die Verletzungsstelle aufsuchen und vernähen. Wenn die Lage nicht so dringlich ist, ist ein Versuch mit konservativer Behandlung angezeigt. Darunter ist in erster Linie eine Regelung des Druckes im Pneumothorax zu verstehen. Man wird die Luft mit einem Pneumothoraxapparat, der zugleich genaue Druckprüfung erlaubt, absaugen. Wenn man den Druck nur bis gegen Null herabsetzt, so bleibt die Fistel geschlossen. Auf diese Weise gelingt es in günstigen Fällen, im Laufe einiger Tage einen festen Fistelverschluß herbeizuführen.

Ist aber nach einer entlastenden Punktion nach wenigen Atemzügen wieder ein schädlicher Überdruck vorhanden, oder sind die Beschwerden auch bei nur leicht positivem Druck noch unerträglich, so wird die Thorakotomie nicht zu umgehen sein. Von einer Dauerdrainage, wie sie beim Spontanpneumothorax unter Umständen angezeigt ist (s. S. 253), kann man beim traumatischen Spannungspneumothorax nicht viel erwarten.

Ein geschlossener Spannungspneumothorax entsteht, wenn in einem Hämo-, Sero- oder Pyopneumothorax durch Zunahme der Flüssigkeit die darüber sich befindende Luft unter erhöhten Druck gesetzt wird. Man wird nur ausnahmsweise Luft absaugen. In der Regel ist die Punktion der Flüssigkeit vorzuziehen, da die zurückgelassene Luft sich von selbst resorbiert.

Der traumatische Spannungspneumothorax tritt ab und zu in Verbindung mit Mediastinalemphysem auf. Ist das mediastinale Brustfell verletzt oder wird die Luft von der Lungenwunde aus entlang den Bronchen und Gefäßen über die Lungenwurzeln nach dem lockeren Zellgewebe des Mittelfelles gepreßt, so wird es kissenartig aufgebläht. Durch die Erschwerung des Blutumlaufes werden namentlich die Blutadern des Halses gestaut, das Gesicht wird blau verfärbt und der Puls wird klein und unregelmäßig. Frühzeitig macht sich in der Kehlgrube charakteristisches Knistern bemerkbar.

Wenn neben Luft in dem weitmaschigen Gewebe auch Blut oder Exsudat vorhanden sind, die durch den Herzschlag bewegt werden, so kann sog. Mühlengeräusch zustande kommen. Das gleiche unheimliche Geräusch entsteht aber auch im Innern des Herzens, wenn durch die Blutadern Luft eingedrungen ist und nun mit Blut gemischt wird und Wirbel erzeugt. Es zeigt Luftemboliegefahr an, da die Luft zu jeder Zeit mit dem Blutstrom aus dem Herzen herausgeschleudert werden kann (s. S. 44).

Bei Mediastinalemphysem kann durch Einschnitt in der Kehlgrube unter Umständen in Verbindung mit Absaugung durch eine Saugglocke der größten Gefahr begegnet werden. Man wird aber daneben eine Versorgung der Lungen- bzw. Bronchuswunde anstreben.

Das Hautemphysem, die Ansammlung von Luft in dem lockern Unterhautzellgewebe, die man bei vielen Brustverletzungen beobachten kann, ist nicht gefährlich, sofern sie das Mittelfell freiläßt. Auch ausgedehnte und sehr entstellende Luftansammlungen gehen in kurzer Zeit wieder von selbst zurück. Sie haben aber doch eine gewisse Bedeutung, weil sie Perkussion und Auskultation unter Umständen sehr erschweren. Die Luftkissen unter der Haut geben einen lauten Schachtelton und machen die Erkennung darunterliegender Dämpfung unmöglich; das feine Knistern verhindert eine richtige Behorchung. Man kann gezwungen werden, zur einfachen Feststellung eines Pneumothorax oder einer Blutansammlung in der Brusthöhle das Röntgenverfahren heranzuziehen.

Lungensteckschüsse.

Unter den Verletzungsfolgen erfordern die Lungensteckschüsse besondere Besprechung. Man weiß, daß namentlich Gewehr- und Revolverkugeln reizlos einheilen können. Sie werden durch eine bindegewebige Schwiele eingekapselt. Es liegt deshalb kein Grund vor, solche Fremdkörper aus der Lunge zu entfernen. Die Anzeige ändert sich aber, wenn sie wiederholte Blutungen oder Eiterungen hervorrufen. Granatsplitter sind besonders gefährlich. Sie können noch nach Jahren tödliche Blutungen verursachen. Hat sich in der Umgebung des Geschosses durch Nekrose und Gangrän eine Eiterhöhle gebildet, so kann spontane Ausheilung nicht mehr erwartet werden.

Vorbedingung für schonende operative Entfernung ist möglichst genaue Lagebestimmung. Sie wird am besten durch stereoskopische Röntgenaufnahmen erreicht (s. S. 3). Die Art des Vorgehens richtet sich nach dem zu erwartenden Befund. Hat eine Kugel nur Blutungen verursacht, und kann man deshalb ein keimfreies Geschoßbett erwarten, so wird man unter Resektion von einer oder zwei Rippen bei Überdruckatmung in die Brusthöhle eingehen. Die tastende Hand wird den Fremdkörper in dem weichen Lungengewebe verhältnismäßig leicht fühlen können. Am besten umgreift man ihn mit zwei oder drei Fingern und drängt ihn gegen die Lungenoberfläche. Darüber wird das Lungenfell mit dem elektrischen Messer durchtrennt, bis man das Geschoß mit Kornzange oder stumpfer Klemme fassen und herausziehen kann. Die Finger der linken Hand drücken die Lungenwunde zusammen, bis man sie durch einige Knopfnähte verschlossen hat. Bei sauberen Wundverhältnissen kann man ohne Bedenken die Lunge blähen und die Brustwand luftdicht schließen. Man muß natürlich auch hier nachher mit Ergußbildung rechnen (s. S. 19).

Gibt aber chronische Eiterung Veranlassung zur Fremdkörperentfernung, so muß die Infektion eines freien Brustfellspaltes vermieden werden. Man wird daher, wie bei den Lungeneiterungen, unter Umständen in zwei Zeiten vorgehen. Ist der Pleuraspalt aber bereits verwachsen, so eröffnet man in einer Sitzung die oft ziemlich starrwandige Höhle, entfernt das Geschoß und hält die Wunde durch Drainage offen.

II. Lungenabszeß und Lungengangrän.

Vom praktisch-chirurgischen Standpunkt aus hat es keinen Sinn, die beiden Erscheinungsformen der eitrigen Entzündung der Lunge zu trennen. Der einzige Unterschied liegt darin, daß beim Lungenbrand anaerobe Mikroorganismen beteiligt sind, die die Fäulnis der Gangrän bedingen. Wenn auch weitgehende Übereinstimmung im Krankheitsbild besteht, so muß doch betont werden, daß im allgemeinen die Gangrän anatomisch und klinisch schwerere Veränderungen hervorruft als der durch Kokken hervorgerufene Abszeß.

Die Lungeneiterungen entstehen auf verschiedene Weise:

1. Die Aspiration von Fremdkörpern verursacht verhältnismäßig häufig umschriebene Lungenentzündungen, die bald eitrig einschmelzen. Zu erwähnen sind in erster Linie kleine Fremdkörper, die spielende Kinder im Mund herumtragen, und die bei irgendeiner plötzlichen tiefen Einatmung durch die Luftröhre bis in einen größeren oder kleineren Bronchus angesaugt werden. Bei Erwachsenen können z. B. bei hastigem Essen Knochenstücke, Fischgräten, Gebißteile usw. verschluckt werden. Aber auch die Aspiration von Flüssigkeit bedingt verhältnismäßig häufig Abszeß oder Gangrän. Namentlich die Lungenentzündungen, die sich an Aspiration erbrochener Massen bei Narkotisierten oder Berauschten anschließen, führen leicht zu brandigen Einschmelzungen. In gleichem Sinne sind Epileptiker in ihren Anfällen gefährdet.

Ob die verhältnismäßig häufigen Lungenabszesse nach Eingriffen in der Mundhöhle, vor allem nach Mandeloperationen auf die Aspiration von Blut und Eiter zurückgeführt werden müssen, erscheint etwas fraglich. Man müßte sie dann in erster Linie in den Unterlappen erwarten. Die Tatsache, daß sie nicht selten in den Oberlappen auftreten, weist wohl eher auf Übertragung durch Lymph- oder Blutweg hin.

2. Verschiedene Lungenkrankheiten können in Eiterung übergehen. Man sieht Abszeßbildungen nach Lungenentzündungen; besonders häufig wurden sie nach Grippe beobachtet. Aber auch Infarkte oder schwerere Kontusionsherde können eitrig zerfallen. Die eitrige Einschmelzung wird namentlich begünstigt, wenn die allgemeine Widerstandskraft des Kranken von vornherein durch schwere Erkrankungen, Alkoholismus und chronische Nierenentzündungen geschwächt war. Ganz besonders gefürchtet ist die Zuckerkrankheit.

3. Durch die Fortleitung einer eitrigen Erkrankung aus den Nachbarorganen auf die Lunge können ebenfalls Lungeneiterungen entstehen. An erster Stelle wäre der Durchbruch von Krebsen oder Traktionsdivertikeln der Speiseröhre zu erwähnen. Weniger häufig brechen Eiterungen im subphrenischen Raum oder in der Leber durch das Zwerchfell nach oben in die Lunge ein. Selten sind Lungenabszesse nach Brustfelleiterungen, während der umgekehrte Weg der Eiterung wesentlich häufiger beobachtet wird.

4. Von großer klinischer Bedeutung sind auch die metastatischen Lungenabszesse, die bei allgemeiner Pyämie oder aber schon nach umschriebenen Eiterungen, z. B. schweren Furunkeln auftreten können. Da die Eitererreger auf dem Blutwege in die Lungen verschleppt werden, so entsteht meist zu gleicher Zeit eine größere Anzahl kleinerer Abszesse, die wegen ihrer Zahl und Kleinheit der chirurgischen Behandlung nicht zugänglich sind. Sie sind aber als prognostisch sehr ungünstiges Zeichen besonders bedeutungsvoll.

Bei Abszeß und Gangrän finden sich in der Lunge umgeben von infiltriertem Gewebe eine oder mehrere Höhlen, die durch Einschmelzung entstanden sind. Der Brand unterscheidet sich vom Abszeß dadurch, daß die Höhlen mißfarbig, grau-grünlich oder schmutzigbraun aussehen. Das umgebende Gewebe ist namentlich am Anfang weich zerfließend, während der Abszeß meist schon bei Beginn schärfer abgegrenzt ist. Mit der Zeit bilden sich aber auch beim Brand durch fortschreitende Demarkierung scharf begrenzte Höhlen, die sich bei langem Bestand von den Abszeßhöhlen nur durch den übelriechenden Inhalt unterscheiden. Auch bei langem Bestehen kann man in ihrem Innern noch kleine brandige Lungenfetzen feststellen.

Das klinische Bild wird beherrscht durch den eitrigen Auswurf, der in verschieden großen Mengen ausgehustet wird. 200 bis 500 ccm täglich bilden keine Seltenheit. Beim Abszeß ist der Eiter gelblich oder gelblich-grün verfärbt und weist einen fad-süßlichen Geruch auf. Beim Brand kann er bräunlich-rot sein; besonders auffallend ist der aashaft stinkende Geruch, der meist schon beim Betreten des Krankenzimmers auffällt. Die Kranken werden selbst sehr oft durch üblen Geruch geplagt. Der Auswurf kann dreischichtig sein. Es hat aber keinen Sinn, auf dieses Merkmal allzu großes Gewicht zu legen, da die gleiche Beschaffenheit auch bei Bronchektasien und bei kavernöser Lungentuberkulose beobachtet wird. Der bakteriologische Befund bringt uns in der Diagnose kaum weiter. Es werden alle möglichen Keime gefunden. Man findet fast regelmäßig Stäbchen, Kokken und Spirillen.

Kennzeichnend ist meist die Entleerung des Auswurfes. In der Regel werfen die Kranken zu bestimmten Tageszeiten, meist am Morgen, den Großteil ihrer Tagesmenge aus und haben dann stundenlang mehr oder weniger Ruhe. Oft wird die Entleerung durch die Einnahme einer besonderen Körperstellung gefördert.

Die äußere Untersuchung ergibt je nach Sitz und Größe der Eiterherde ganz verschiedenen Befund. Bei brustfellnahen Abszessen ist größere Dämpfung mit den physikalischen Zeichen der Lungeninfiltration zu erwarten. Höhlen-Symptome können vorhanden sein; sie fehlen aber bei stark gefüllten Eiterhöhlen und sind daher für die Diagnose nicht ausschlaggebend. Bei tiefliegenden Abszessen können Dämpfung und Veränderung des Atemgeräusches sehr wenig ausgesprochen sein.

Fast bei allen Lungeneiterungen besteht über dem Abszeßgebiet eine gewisse Druckempfindlichkeit des Brustfelles, die nicht nur diagnostisch von großer Bedeutung ist, sondern auch ein zuverlässiger Wegweiser ist bei der Lagebestimmung der Krankheitsherde. Die Schmerzhaftigkeit kommt dadurch zustande, daß die entzündlichen Vorgänge in der Lunge auch auf das Lungenfell übergreifen und von dort aus durch entsprechende Reizung des Rippenfells Schmerzen verursachen. Nur bei ganz zentral gelegenen Eiterhöhlen wird man dieses wichtige Krankheitszeichen vermissen.

Die Körperwärme ist namentlich anfangs immer erhöht; später kann sie aber sehr wechselnd sein. Wir beobachten in der Regel zu Zeiten, in denen eine gewisse Sekretstauung in den Höhlen stattfindet, Temperatursteigerung, während bei ungestörtem Eiterabfluß aus chronischen Abszessen Fieber ganz fehlen kann. Schüttelfröste weisen auf akute Verhaltung, rasche Ausbreitung der Eiterung oder Einbruch in die Blutbahn hin und sind immer sehr ernst zu bewerten.

Das Allgemeinbefinden ist bei frischen Eiterungen immer sehr beeinträchtigt. Die stärkste Rückwirkung beobachtet man bei rasch fortschreitendem Brand. Bei chronischen Abszessen kann das Befinden verhältnismäßig wenig gestört sein, solange der eitrige Inhalt aus den Höhlen täglich ausgehustet wird. Verschlechterungen im Befinden sind auch hier eine ernste Mahnung und weisen auf Verhaltung hin.

Bei chronischen Lungeneiterungen werden ab und zu Trommelschlegelfinger beobachtet. Sie sind allerdings hier nicht so häufig wie bei den Bronchektasien. Die Art ihrer Entstehung ist noch nicht geklärt. Offenbar spielen toxische Stoffe, die in den Kreislauf kommen, eine Rolle; denn nach der Beseitigung der chronischen Eiterung bildet sich die charakteristische Auftreibung der Fingerenden von selbst wieder zurück.

Ganz besondere Bedeutung kommt der Röntgenuntersuchung zu. Sie ergibt mehr oder weniger ausgedehnte Schattenbildung in der Lunge, die selbstverständlich nach Größe und Lage wechseln kann. Meist zeigt Aufhellung im Innern der Verschattung Höhlenbildung an. Bei schlechter Entleerung des eitrigen Inhaltes und starker Infiltrierung der Umgebung kann aber jede Aufhellung fehlen. Bei deutlichen Höhlen wird eine waagrechte Linie auf den flüssigen Inhalt hinweisen. Stereoskopische Aufnahmen ermöglichen genaue Lagebestimmung (s. S. 3).

Bronchographische Darstellung der Höhle ist im allgemeinen nicht notwendig. Sie wäre nur erwünscht bei Höhlen, die infolge der Infiltrierung der Umgebung mit gewöhnlichen Röntgenaufnahmen nicht zur Darstellung gebracht werden können. Nach unserer Erfahrung ist es oft nicht möglich, Lungenabszesse vom Bronchus aus zu füllen. Die Verbindung mit den Luftwegen ist offenbar zu eng, um das dickflüssige Öl durchtreten zu lassen. In solchen Fällen sind Schichtaufnahmen ohne Zweifel zuverlässiger.

Der Verlauf der Lungeneiterung ist ganz verschieden. Nach Lungenentzündungen kann plötzlich vermehrter eitriger Auswurf auf die Abszeßbildung hinweisen. In mehr oder weniger kurzer Zeit kann die Auswurfmenge von selbst wieder zurückgehen; der Abszeß heilt nach genügender Entleerung von selbst aus. In anderen Fällen aber geht die Eiterung nicht zurück, sondern nimmt sogar mit der Zeit zu. Besonders wichtig ist auch die Erfahrung, daß Lungenabszesse rückfällig werden können.

Wir haben einen Kranken gesehen, bei dem klinisch und röntgenologisch ein einwandfreier Lungenabszeß vorhanden war, und der nach Aushusten so verschwand, daß er nicht einmal im Röntgenbild mehr festgestellt werden konnte. Nach einem Jahr trat unerwartet an der alten Stelle wieder ein Abszeß auf, so daß wir annehmen müssen, daß eine bindegewebige Vernarbung der Abszeßhöhle auch in der langen anfallsfreien Zwischenzeit nicht zustande gekommen war. Bei der Stellung der Vorhersage muß diese wichtige Beobachtung berücksichtigt werden.

Es darf auch nicht übersehen werden, daß bei chronischen Eiterungen durch die jeden Tag ausgeworfenen großen Eitermengen andere, noch gesunde Lungenteile gefährdet werden. Einesteils können in der Umgebung des ursprünglichen Herdes durch Aspiration neue entstehen, andernteils kann beim Husten Auswurf in die andere, gesunde Lunge hineingeschleudert werden und dort sog. Hustenmetastasen erzeugen, wie wir sie von der Lungenphthise her kennen.

Eine eindrucksvolle eigene Beobachtung wird durch Abb. 5 wiedergegeben. Bei einer 26jährigen Frau ging der Beginn der Lungeneiterung auf 11 Jahre zurück. Trotz Beratung von berufenster Seite blieb die wahre Natur der Erkrankung lange Zeit unerkannt. Man nahm immer wieder Bronchektasien an. Etwa ein Jahr vor Krankenhausaufnahme war die Diagnose auf Lungenbrand gestellt und die Operation vorgeschlagen worden. Die Kranke konnte sich vorerst nicht dazu entschließen, sondern suchte im Süden Heilung. Dort traten mehrfach Fieberschübe auf. Nach einem solchen kam sie im Kantonsspital St. Gallen zur Aufnahme.

Die Röntgenaufnahme zeigte eine große unregelmäßige Höhle mit breitem Flüssigkeitsspiegel im rechten Unterlappen und eine ganze Reihe kleinerer Herdschatten in der linken Lunge, die an Geschwulstmetastasen hätten denken lassen können. Durch Pneumotomie wurden eine über faustgroße, stark gebuchtete und mehrere kleinere Gangränhöhlen im rechten Unterlappen eröffnet. Der übelriechende Auswurf, der vorher 300 ccm täglich betragen hatte, verschwand.

Die Herdschatten in der linken Lunge waren auf einer späteren Aufnahme nach 2 Wochen nicht mehr zu sehen. Es hatte sich um bronchopneumonische Herde gehandelt,

die nach ihrer Lage um den Hilus herum darauf schließen lassen, daß sie durch Sputum-
infektion entstanden sind. Die kleineren Höhlen in der rechten Lunge, die mit der
Haupthöhle keinen unmittelbaren Zusammenhang hatten, waren offenbar auch auf
Sekretverschleppung zurückzuführen. Die Ausbreitung der Erkrankung hatte sich
klinisch jeweils durch hohes Fieber bemerkbar gemacht.

Differentialdiagnose. Die mehr oder weniger plötzliche Entleerung größerer Eitermengen ist für Lungeneiterung kennzeichnend.
Sie kommt aber in ähnlicher Weise auch vor beim Durchbruch einer
Brustfelleiterung in den Bronchialbaum. Große Schwierigkeiten kann
namentlich die Abgrenzung eines Lungenabszesses von einem durchgebrochenen interlo-
bären Empyem berei-
ten. Die typische Lage
der Höhle und oft eine
scharfe Begrenzung in
der Richtung des Inter-
lobärspaltes weisen auf
die richtige Diagnose
hin. Stark vermehrter
Auswurf bildet sich
auch bei Bronchek-
tasien. Die Vorge-
schichte wird die bei-
den Krankheiten meist
voneinander abgren-
zen lassen, da die Bron-
chialerweiterungen
sehr oft in ihrem Be-
ginn schon auf die
Jugend zurückgehen
oder sich wenigstens
ganz allmählich ent-
wickeln; entscheidend
kann die Röntgen-
untersuchung sein.

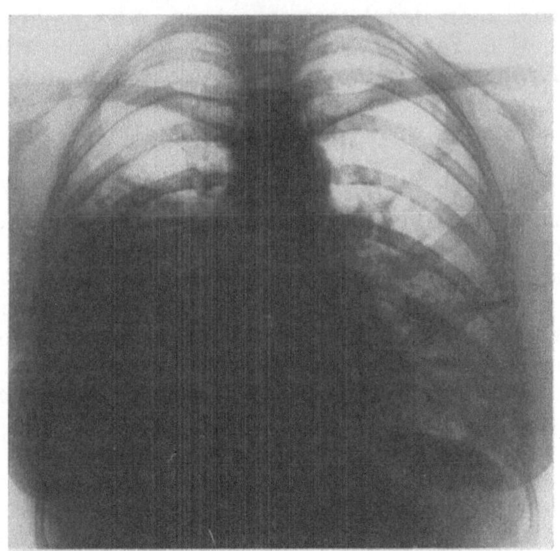

Abb. 5. Gangrän des rechten Unterlappens mit un-
regelmäßiger Höhlenbildung. Ausgedehnte bronchopneumonische Herde im linken Unterfeld durch Aus-
wurfverschleppung entstanden.

Sehr schwierig ist unter Umständen die Abgrenzung einer Lungeneiterung von einer eitrig eingeschmolzenen Geschwulstbildung. Verwechslungen mit tuberkulösen Kavernen dürften bei genauer, wieder-
holter Untersuchung des Auswurfes nur selten vorkommen.

Konservative Behandlung.

Da Lungeneiterungen ohne Zweifel durch genügende Entleerung
auf natürlichem Wege von selbst ausheilen können, so ist selbstverständlich nicht in jedem Falle operative Behandlung notwendig. Die
innere Medizin verfügt über eine ganze Reihe von Mitteln, die die

Selbstheilung einleiten und fördern können. Auch der Chirurg steht deshalb auf dem Standpunkt, daß in jedem Falle zuerst konservative Behandlung angezeigt ist. Gar nicht so selten wird durch die einfache Quinckesche Lagerung mit Hochstellen des Fußendes des Bettes die Entleerung und damit die Reinigung der Eiterhöhlen gefördert. Es empfiehlt sich außerdem, wenigstens zeitweise den Kranken auf die gesunde Seite zu lagern. Man wird ihn aber selbstverständlich mit dieser Lagerungsdrainage nicht quälen, sondern nach genügender Entleerung wieder eine Körperlage einnehmen lassen, bei der der Hustenreiz vermindert ist. Je nach der Menge des Auswurfes wird man den Lagewechsel ein- oder mehrmal am Tage wiederholen.

Von Singer wurde 1913 flüssigkeitsarme Diät empfohlen. Die Kranken erhalten neben guter Ernährung nur 200 g Flüssigkeit im Tag. Außerdem werden täglich 10—20 ccm einer 10—20proz. Kochsalzlösung intravenös eingespritzt. Die Behandlung kann über einen Monat fortgesetzt werden.

Der Hustenreiz darf nur soweit unterdrückt werden, als er quält, ohne daß die notwendige Entleerung gehindert wird. Feuchthaltung der Luft mit einem Bronchitiskessel wird von den Kranken meist angenehm empfunden.

Unter den spezifisch wirkenden Mitteln ist an erster Stelle Neosalvarsan zu nennen. Erfolge sind namentlich zu erwarten, wenn im eitrigen Auswurf Spirillen nachgewiesen werden. Es scheint aber, daß man, namentlich bei Gangrän, auch bei anderen Erregern günstige Wirkung sehen kann. Man spritzt alle 3—4 Tage Neosalvarsan ein und geht bis zu Gaben von 0,45 und 0,6 g. Spezifisch wirkt wahrscheinlich auch das Emetin. Es ist wohl kein Zufall, daß Erfolge namentlich von italienischen Autoren mitgeteilt werden. Sorge und Blasi konnten bei 10 Kranken 8mal Entamoeba histolytica nachweisen. Wamsteker empfiehlt, Emetin. hydrochloric. in steigenden Mengen von 10 zu 10 mg bis zur Höchstgabe von 50 mg jeden 2. Tag unter die Haut einzuspritzen. Diese Menge wird 8mal wiederholt, so daß die Gesamtbehandlung 24 Tage dauert. Die Nierentätigkeit muß überwacht werden. Günstige Wirkung darf wohl nur erwartet werden, wenn Amöben vorhanden sind. Die Behandlung ist aber auch ohne Amöbennachweis erlaubt bei Kranken, die früher einwandfrei an Amöbenruhr gelitten haben.

In letzter Zeit hört man Gutes von der Alkoholbehandlung der Lungeneiterungen, die von Thursz ausging. Nach Landau, Fejgin und Bauer soll der Alkohol unmittelbar auf das Retikuloendothel der Lunge einwirken, während andere Organe und Gewebe unbeeinflußt bleiben. Man spritzt 15—33proz. Lösung von absolutem Alkohol in sterilem destillierten Wasser, Kochsalz- oder Traubenzuckerlösung intravenös in täglichen Gaben von 20—50 ccm ein. Nach 12—14 Tagen soll eine gleichlange Pause eingeschaltet werden.

Magnus-Alsleben empfiehlt noch größere Gaben. Er spritzt alle 4—5 Tage 100—200 ccm der 33proz. Lösung in destilliertem Wasser ein. Der Einspritzung folgt meist ein kurzer rauschähnlicher Zustand, der bald in ruhigen Schlaf übergeht. Wir konnten uns mehrfach davon überzeugen, daß diese großen Gaben gut vertragen werden. Es treten aber leichter Thrombosen auf als bei Verwendung einer 20proz. Lösung.

Landau empfiehlt, um jede Leberschädigung durch den Alkohol zu verhüten, zugleich eine Insulinkur mit 2mal täglich 5 oder 10 Einheiten.

Auch mit Omnadineinspritzungen will man die Abwehrkräfte des Retikuloendothels fördern.

Vorteilhafte Wirkung wird dem Anastil, einem wasserlöslichen Guajakolpräparat nachgerühmt, das unverdünnt in den Muskel, oder mit Kochsalz- oder Traubenzuckerlösung verdünnt in die Blutbahn eingespritzt wird. Auch Urotropin kann in 40proz. Lösung intravenös verabreicht werden; die Gaben können 10—12 Tage täglich wiederholt werden. Vorübergehende Besserung sahen wir auch durch Transpulmin, einer sterilen Lösung von basischem Chinin und Kampfer in ätherischen Ölen, die in die Muskeln eingespritzt wird, und durch Supersan, einer Mentholeukalyptolverbindung.

W. Frey sah Gutes von der Verabreichung von Natrium benzoicum nach Goldkorn; es werden am besten 10—20 ccm einer 10proz. Lösung intravenös eingespritzt.

Lucherini empfiehlt Diathermiebehandlung; der Brustkorb wird zuerst täglich 10—20, später 30 Minuten durchwärmt. Bei ganz akuten Fällen und bei Neigung zu Blutung ist aber Vorsicht geboten. Vorteilhafter ist wohl zweifellos Kurzwellenbehandlung. Namentlich die Erfolge von Schliephake und Liebesny sind ermutigend.

Bei der kritischen Bewertung all dieser konservativen Maßnahmen darf man nie vergessen, daß Lungenabszesse namentlich in den ersten Krankheitswochen auch ohne jede Behandlung von selbst ausheilen können. Als eindrucksvolles Beispiel geben wir kurz eine Krankengeschichte wieder.

Bei einem 15jährigen Knaben trat im Anschluß an eine Mandeloperation hohes Fieber auf. Es zeigte sich eine Bronchopneumonie rechts. Nach etwa 4 Wochen stellte sich übelriechender Auswurf ein. Röntgenaufnahme (Abb. 6) zeigte im rechten Mittelfeld eine apfelgroße Aufhellung mit Flüssigkeitsspiegel. Mit dem Auftreten des Auswurfes besserte sich das Allgemeinbefinden, das Fieber ging sofort zurück. Der Knabe erhielt dann noch einige Ampullen Solvochin. Die Höhle verkleinerte sich rasch; auf einer neuen Röntgenaufnahme nach 13 Tagen (Abb. 7) war sie vollständig verschwunden. Der Knabe blieb geheilt.[1]

Von interner Seite wird auch immer wieder Abszeßpunktion als Behandlungsverfahren vorgeschlagen. Stark will bei vielen Punk-

---

[1] Die Krankengeschichte wurde mir freundlicherweise mit den Abbildungen von meinem früheren Assistenten, Herrn Dr. Leder in Rheinfelden, zur Verfügung gestellt.

tionen nie eine vom Stichkanal ausgehende Infektion der Lunge und nie eine Pleurainfektion gesehen haben. Tal punktiert nicht nur die Abszesse, sondern spült sie auch mit 0,1 proz. Rivanollösung. Das Vorgehen ist sicher zu gefährlich, als daß es in dieser allgemeinen Form empfohlen werden könnte. Die Gefahr der Verschleppung der Infektion aus der Lunge ins Brustfell darf nicht unterschätzt werden. Punktion des Lungengewebes ist an und für sich wegen der Gefahr der Luftembolie gefährlich. Der Chirurg hält sie nur für erlaubt, wenn die Lunge operativ so freigelegt ist, daß sie sorgfältig abgetastet werden kann. Die Lage der Eiterhöhle läßt sich auf diese Weise zuverlässiger annähernd feststellen als durch physikalische und Röntgenuntersuchung bei geschlossener Brustwand. Die Punktionen können bei freigelegter Lunge auf das nötige Mindestmaß eingeschränkt werden; bei Punktionen von außen kommt man eher in Versuchung, die Einstiche in unnötiger Weise zu vermehren; mit jedem neuen Einstich wächst aber die Gefahr der Luftembolie.

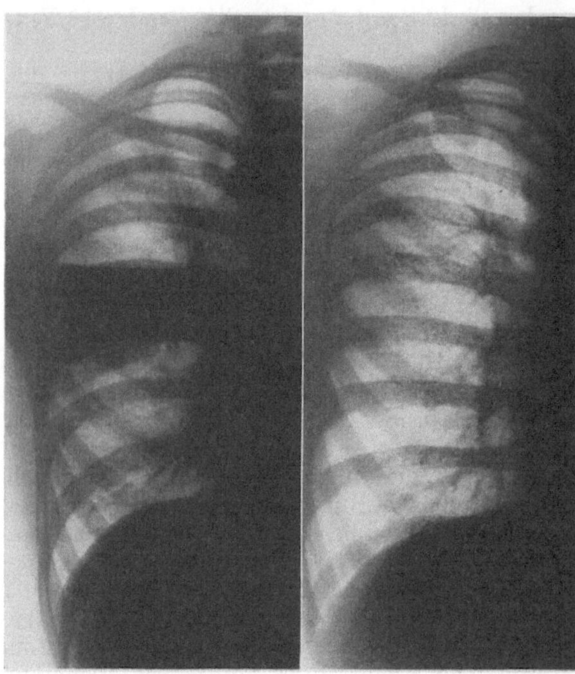

Abb. 6. Apfelgroßer Lungenabszeß im rechten Mittelfeld.

Abb. 7. Aufnahme der gleichen Lunge 13 Tage später. Der Abszeß ist nach Aushusten verschwunden und geheilt geblieben.

Zu den konservativen Maßnahmen gehört auch noch die bronchoskopische Behandlung, die namentlich in Amerika und Frankreich nach der Technik von Chevalier Jackson geübt wird. Mit Hilfe eines Bronchoskopes wird der Eiter abgesaugt. Die Höhlen können gespült werden; nachher werden sie mit geeigneten Flüssigkeiten wie Gomenol, Argyrol, Lipiodol u. a. behandelt. Im allgemeinen wird die Behandlung erst nach 3—6 Wochen eingeleitet. Bei veralteten Abszessen zwischen dem 3. und 6. Monat führt sie kaum mehr zur Heilung, kann aber durch die Entleerung der Eiterhöhle und zum Teil auch desinfizierend die Operation vorbereiten. Nach den Erfolgen, die aus Amerika und aus Frankreich namentlich von Soulas mitgeteilt worden sind, ist in geeigneten Fällen ein Versuch mit dieser Behandlung sicher gerechtfertigt, sofern man die Technik beherrscht. Wenn aber nach mehreren Sitzungen keine wesentliche Besserung sich einstellt, so kommt auch nach Soulas chirurgische Behandlung in Frage.

Da die Bronchoskopie technische Fertigkeiten voraussetzt, die nicht immer vorhanden sind, empfiehlt Vaccarezza an ihrer Stelle einfache Lungenspülung. Nach Anästhesierung der Kehlkopfschleimhaut wird ein Gummikatheter in den Bronchus der erkrankten Lunge eingeführt. Es werden 1—3 Liter Kochsalzlösung durchgespült, bis die Flüssigkeit klar zum Mund herauskommt. Zum Schluß werden 20 ccm 20proz. Gomenolöl oder 10 ccm 5proz. unterschwefligsaures Natron eingegossen. Die Behandlung wird alle 5—6 Tage wiederholt.

Man wird diese etwas heroische Behandlung nicht bedingungslos empfehlen können.

Im allgemeinen gilt die Regel, daß man die Behandlung mit inneren Mitteln nicht länger als 6 oder höchstens 8 Wochen ausdehnen soll. Die Ausnahmen dieser Regel werden im folgenden Abschnitt einleitend besprochen. Zeigt nach dieser Zeit der Auswurf keine weitere Neigung zurückzugehen, so wird man operativen Eingriff in Erwägung ziehen müssen.

Chirurgische Behandlung.

Sofortiges chirurgisches Vorgehen ist notwendig:

1. Bei Aspiration von Fremdkörpern. Bei der heutigen Entwicklung der bronchoskopischen Technik ist es der geübten Hand möglich, auch verhältnismäßig kleine Fremdkörper aus tiefliegenden Luftwegen endoskopisch zu entfernen. Dadurch kann die Abszeßbildung verhütet oder zur Rückbildung gebracht werden.

2. Bei fortgeleiteten Lungenabszessen muß der ursprüngliche Krankheitsherd angegangen werden, wenn nicht technisch ganz besondere Schwierigkeiten dieses Vorgehen unmöglich machen. Beim Durchbruch eines Speiseröhrenkrebses wird man wegen der Aussichtslosigkeit der Grundkrankheit von weiteren Maßnahmen Abstand nehmen.

3. Ist die Lungeneiterung in die Brusthöhle durchgebrochen, so muß unbedingt eröffnet werden, um eine schwere Pleuraeiterung im Beginn zu bekämpfen.

4. Sind die Lungenhöhlen so groß, daß auch im günstigsten Falle nach ihrer Reinigung durch Schrumpfung der Umgebung eine Verödung der Hohlräume von vornherein unwahrscheinlich ist, so wird man ebenfalls frühzeitig eingreifen.

5. Bei akutem Lungenbrand, der durch die schwere Vergiftung des Körpers das Allgemeinbefinden in hohem Maße beeinträchtigt, wird man unter Umständen ebenfalls durch sofortiges Eröffnen versuchen, eine weitere Schädigung des Körpers hintanzuhalten. Man muß sich dabei selbstverständlich von vornherein darüber klar sein, daß auch ein kleiner chirurgischer Eingriff für die Schwerkranken eine große Belastung bedeutet.

Nach den Erfahrungen von Woytek aus der Sauerbruchschen Klinik ist namentlich auch rasche Eröffnung geboten, wenn als Erreger des Lungenbrandes Streptothrix nachgewiesen ist.

Bei allen chronischen Eiterungen, bei denen der Zustand unter Umständen monate- oder jahrelang mit gewissen Schwankungen mehr oder weniger unverändert fortbesteht, kann selbstverständlich nur chirurgische Behandlung Heilung herbeiführen.

Nicht angezeigt ist chirurgisches Vorgehen bei den metastatischen Lungenabszessen, wie sie als Ausdruck einer allgemeinen Pyämie nicht selten beobachtet werden. Da die Keimverschleppung auf dem Blutweg immer zu einer Mehrzahl von Abszessen führt, die in der Regel verhältnismäßig klein bleiben, ist operatives Vorgehen aussichtslos.

Ziel der operativen Behandlung ist in der Regel Eröffnung des Eiterherdes mit Drainage nach außen. Sie ist namentlich bei Lungenbrand unbedingt zu fordern. Bei Lungenabszessen kann man unter Umständen durch Einengungsbehandlung allein Heilung herbeiführen, sofern sie tief liegen und nach den Luftwegen guten Abfluß haben. Nach unserer Erfahrung ist aber dieser günstige Ausgang nur bei einer ganz beschränkten Zahl von Erkrankungen zu erwarten.

Immer noch umstritten ist die Frage des künstlichen Pneumothorax. Die Mehrzahl der Chirurgen steht auf dem Standpunkt, daß er grundsätzlich abzulehnen sei. Wer mehrfach die undankbare Aufgabe hatte, schwere Brustfelleiterungen nach Pneumothoraxanlegung bei Lungenabszessen zu behandeln, wird diese entschiedene Stellungnahme verstehen.

Die fast bei allen Lungeneiterungen vorhandene umschriebene Druckempfindlichkeit weist darauf hin, daß die Entzündungsvorgänge in der Lunge bis an die Oberfläche heranreichen. Im Gegensatz zu den Bronchektasien bilden sich deshalb bei Lungenabszeß und Gangrän meist bald Brustfellverwachsungen, die ja an und für sich schon wirksame Pneumothoraxbehandlung unmöglich machen. Bestehen aber keine Adhäsionen und läßt sich ein künstlicher Pneumothorax anlegen, besteht große Gefahr, daß die eitrig einschmelzende Lungenentzündung früher oder später die Pleura pulmonalis erreicht und in den Pneumothorax einbricht. Stürmisch verlaufende Brustfelleiterungen sind die Folge.

Auf der anderen Seite müssen uns die zahlreichen Mitteilungen günstiger Erfahrungen aber doch veranlassen, die unbedingte Ablehnung des Pneumothorax aufzugeben. Er kann bei frischer, tiefgelegener Eiterung namentlich in der Nähe der Lungenwurzel und bei freiem Abfluß in einen Bronchus Erfolg versprechen.

Von der künstlichen Zwerchfellähmung kann man ausnahmsweise eine Unterstützung der Lungenschrumpfung erwarten. Bei tiefgelegenen Eiterhöhlen im Unterlappen genügt in günstigem Falle der Zwerchfellhochstand, um Entleerung auf natürlichem Wege und Vernarbung zu ermöglichen. Die Phrenikusunterbrechung kommt aber bei großen, bereits eröffneten Abszeßhöhlen in Frage, um ihre Verkleinerung zu unterstützen.

Von der extrapleuralen Thorakoplastik darf man auch nicht zu viel erwarten. Sie ist aber, wie die Zwerchfellähmung, zur Einengung großer Höhlen als Vorbereitung zu deren operativem Verschluß durchaus in Erwägung zu ziehen. Als selbständige Operation kommt sie auch nur bei nicht fieberhaften, gut abgegrenzten, nach dem Bronchus frei drainierten Höhlenbildungen in Frage.

Eine Sonderstellung nimmt die extrapleurale Plombierung ein. Wir werden auf S. 40 eingehend darauf zu sprechen kommen.

Vorbedingung für erfolgreiche Eröffnung einer Lungeneiterung ist selbstverständlich eine möglichst genaue Lagebestimmung. Von der physikalischen Untersuchung allein darf man nicht allzuviel erwarten, da die Lungeneiterungen nur ausnahmsweise charakteristische Höhlenzeichen aufweisen. Sehr viel wertvoller ist der schon oben erwähnte Druckschmerz. Man wird sorgfältig alle Zwischenrippenräume der erkrankten Seite abtasten. Umschriebener Druckschmerz ist ein wichtiger Fingerzeig für eine darunterliegende Eiterung, vor allem, wenn er mit Dämpfung einhergeht.

Das zuverlässigste Mittel zur Lagebestimmung ist auch hier die Röntgenuntersuchung. Man darf sich aber selbstverständlich nicht mit einer gewöhnlichen Lungenaufnahme begnügen, sondern muß den Kranken vor dem Durchleuchtungsschirm nach allen Seiten drehen, um zu bestimmen, an welcher Stelle der Eiterherd der Brustwand am meisten genähert ist. Gerade für diese Untersuchungen bilden stereoskopische Lungenaufnahmen ein unübertreffliches Hilfsmittel. Füllung der Höhle mit Lipiodol oder Jodipin darf nur erwogen werden, wenn die Auswurfmenge nicht zu groß ist, um die Aspirationsgefahr, die bei großen Eitermengen an und für sich schon besteht, nicht zu vergrößern. Auf den beschränkten Wert dieser Untersuchungen wurde auf S. 28 hingewiesen. Wie auf S. 4 bereits mitgeteilt ist, hat sich uns die Lipiodolfüllung aber zur Lagebestimmung von Nebenhöhlen nach Eröffnung des hauptsächlichen Eiterherdes mehrfach bewährt.

Auf alle Fälle ist Probepunktion von außen her abzulehnen. Die Gefahr, bei nicht verwachsener Pleura Keime in den Brustfellspalt zu verschleppen, darf nicht unterschätzt werden. Auch wenn die Möglichkeit besteht, unmittelbar nach der Punktion operativ vorzugehen, soll man darauf verzichten. Sie ist erst erlaubt, wenn durch Rippenresektion das Brustfell freigelegt ist. Lassen sich von außen her schon einwandfrei feste Verwachsungen der beiden Brustfellblätter nachweisen, so ist gegen ein vorsichtiges Einstechen mit einer Hohlnadel nichts mehr einzuwenden. Liegt die gesuchte Höhle aber vermutlich ganz in der Nähe, so wird man besser sofort die Lunge mit dem elektrischen Messer oder Glühbrenner eröffnen.

Die Eröffnung von Lungeneiterungen kann in örtlicher Betäubung ausgeführt werden. Durch Leitungsunterbrechung der entsprechenden Zwischenrippennerven und Unterspritzung des Hautschnittes mit ½proz. Novokainlösung (s. S. 113) läßt sich die Brustwand unempfindlich machen. Man kann auch ohne Bedenken die Herde eröffnen, da das Lungengewebe selbst nicht schmerzempfindlich ist. Bei guter Leitungsanästhesie ist das Rippenfell so betäubt, daß man es ohne Bedenken schneiden oder brennen kann.

Allgemeinnarkose ist bei allen Lungenerkrankungen, die mit großen Auswurfmengen einhergehen, in der Regel nicht zu empfehlen. Die Aspirationsgefahr kann nicht hoch genug eingeschätzt werden. Haben die Kranken aber nicht viel Auswurf oder handelt es sich darum, tiefgelegene Abszesse zu eröffnen, wobei dickere Lungenschichten mit dem elektrischen Messer durchtrennt werden müssen, so geben wir der Überdrucknarkose mit Lachgas den Vorzug, da sie einen gewissen Schutz gegen die gefürchtete Luftembolie bietet. Der Aspirationsgefahr kann dadurch begegnet werden, daß die Kranken in Beckenhochlagerung operiert werden. Der Kopf muß so tief liegen, daß die Absonderungen aus den Luftwegen ungehindert herausfließen können.

Die Schnittführung richtet sich nach der Lage der Eiterhöhle. Bei Herden im Unterlappen, die von hinten zu erreichen sind, empfehlen sich bogen- oder hakenförmige Schnitte, die paravertebral senkrecht verlaufen und dann in der Höhe des unteren Schulterblattwinkels oder tiefer nach außen geführt werden. In der gleichen Schnittebene wird die Muskulatur durchtrennt. Durch Anheben des auf diese Weise gebildeten Weichteillappens kann man mehrere Rippen in genügender Ausdehnung freilegen. Bei seitlichen Abszessen in Unteroder Mittellappen legt man den Schnitt in die mittlere Achsellinie und gelangt unter weitgehender Schonung der Muskulatur leicht an die knöcherne Brustwand. Dieser Zugang ist auch bei größeren Eiterhöhlen im Oberlappen zu empfehlen. Bei kleinen, hochgelegenen Abszessen des Oberlappens geht man von vorn in der Höhe der zweiten Rippe schonend in der Faserrichtung des großen Brustmuskels ein.

Je nach der Ausdehnung der erwarteten Veränderungen reseziert man 2—3 Rippen in der üblichen Weise subperiostal auf eine Länge von 6—10 cm. Man sei im allgemeinen mit der Entfernung der Knochen nicht zu sparsam. Breite Übersicht erleichtert das weitere Vorgehen. Ausgedehntere Entknochung der Brustwand unterstützt aber auch die spätere Heilung. Größere Höhlen können nach der Eröffnung nur vernarben, wenn dem umgebenden Gewebe die Möglichkeit gegeben wurde, in genügender Weise zu schrumpfen.

Die zwischen den Rippen gelegene Muskulatur wird am besten stumpf von dem darunterliegenden Rippenfell abgelöst und nach Unterbindung der Zwischenrippengefäße mit Hilfe einer Deschampsschen Nadel soweit weggeschnitten, daß das Rippenfell in größerer Ausdehnung freiliegt. Man kann nun in der Regel sofort erkennen, ob Pleuraverwachsungen vorhanden sind. Ist der Brustfellspalt frei, so sieht man die gleitenden Bewegungen der Lungenoberfläche. Bei Verwachsungen ist das Rippenfell meist gelblich verfärbt, undurchsichtig und verdickt. Unter Umständen tastet der untersuchende Finger einen ganz derben, lederartigen Widerstand. Das weitere Vorgehen richtet sich nach dem Verhalten des Brustfellspaltes.

a) **Vorgehen bei verwachsener Pleura.** Ergibt die Untersuchung des freigelegten Rippenfelles, daß ein freier Brustfellspalt nicht mehr erwartet werden muß, so wird man in der gleichen Sitzung den Eiterherd eröffnen. In der Regel weist eine gewisse Infiltration der Lunge, die bei der Betastung zu fühlen ist, auf die Nähe des Herdes hin. Am besten brennt man ohne weiteres mit dem elektrischen Messer oder Glühbrenner in der Richtung der vermuteten Höhle langsam in die Tiefe, bis sich Eiter entleert. Auf diese Weise vermeidet man am sichersten die bei allen Eingriffen an der Lunge gefürchtete Luftembolie. Weil unter der Hitzewirkung die eröffneten Gefäße sofort durch Schorf verschlossen werden, kann auch bei tiefer Einatmung keine Luft in die Lungenvenen eingesaugt werden; außerdem wird die Blutung auf ein Mindestmaß eingeschränkt.

Hat man die Höhle gefunden, so muß sie soweit eröffnet werden, daß der eitrige Inhalt genügend Abfluß bekommt. Am besten trägt man ihre äußere Wand mit der Diathermieschlinge möglichst weit ab. Unter Umständen empfiehlt sich die keilförmige Herausschneidung des ganzen Erkrankungsgebietes mit dem elektrischen Messer. Bei Blutung, die nicht durch Verkochung gestillt werden kann, muß umstochen oder tamponiert werden. Man kann dann beim nächsten Verbandwechsel bei Bedarf noch eine Erweiterung der Lungenwunde vornehmen.

Man tupft mit einem durch Kochsalzlösung befeuchteten Mullstreifen Eiter und brandige Lungenfetzen sorgfältig aus. Oft sieht man im Innern der Hohlräume Gefäße auf größere Entfernung freiliegen, weil das ganze umgebende Lungengewebe zerstört ist. Um nachträgliche Blutungen zu vermeiden, empfiehlt es sich, solche Gefäße doppelt zu unterbinden und zu durchtrennen.

Wenn keine Gefäßarrosion zu befürchten ist, legt man ein Gummirohr, das man mit Gaze umwickeln kann, ein; sonst begnügt man sich mit feuchten Mullstreifen, um die Wunde offen zu halten.

Nur wenn man die Höhle nicht bald findet, darf die Lunge punktiert werden. Man vermeide aber ein unnötiges Herumstochern, da namentlich in infiltriertem Gewebe die Gefahr der Blutung und Luftembolie besonders groß ist. Entleert sich aus der Hohlnadel Eiter, so läßt man sie liegen, bringt sie mit einer Diathermieelektrode in Berührung und schaltet Strom ein. Die Hohlnadel dient auf diese Weise selbst als Elektrode. Das den Stichkanal umgebende Gewebe wird verkocht. Durch Hin- und Herbewegen der Nadel läßt sich der Kanal nach Belieben erweitern.

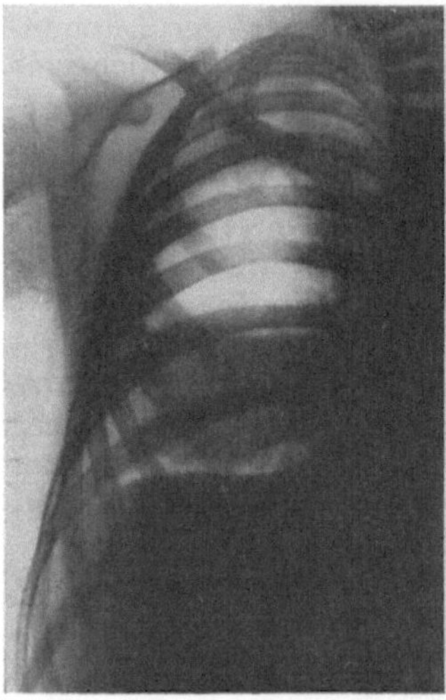

Als Beispiel einer solchen Behandlung diene folgende Krankengeschichte:

Bei einem 6 jährigen Mädchen war im Anschluß an eine Blinddarmoperation eine Lungenentzündung aufgetreten. Nach zwei stärkeren Blutungen trat eitriger Auswurf auf. Im rechten Mittel- und Oberfeld zeigten sich Aufhellungen, die bald zu einer einheitlichen großen Höhle sich vereinigten (Abb. 8). Da mit innerer Behandlung im Laufe von 2 Monaten keine wesentliche Besserung

Abb. 8. Große Abszeßhöhle in der rechten Lunge.

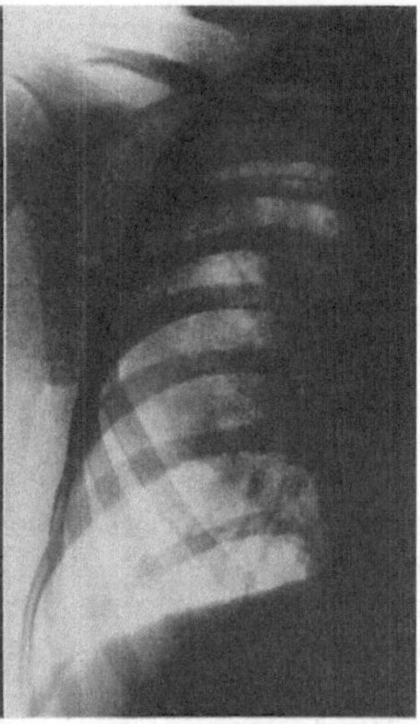

Abb. 9. Lungenabszeß durch Pneumotomie geheilt.

erzielt wurde, wurde die kleine Kranke dem Chirurgen zugeführt.

Weil durch stereoskopische Aufnahmen festgestellt werden konnte, daß die große Höhle vorn in der Achselhöhle nahe an die Brustwand heranreichte, wurden in Lachgasnarkose bei hängendem Kopfe in der vorderen Achsellinie die 3. bis 5. Rippe auf etwa 5 cm reseziert und die dazwischenliegende Muskulatur abgetragen. Da die Brustfellblätter verwachsen waren, wurde die Lunge punktiert. Man gewann sofort Eiter. Von der liegenden Nadel aus wurde die Höhle mit dem elektrischen Messer breit eröffnet und locker mit Gaze ausgelegt. Abb. 9 zeigt den Befund nach der Heilung.

Sind mehrere Eiterhöhlen vorhanden, so kann man Heilung erst erwarten, wenn alle eröffnet sind. Geht nach einer Abszeßfreilegung der Auswurf nicht in kurzer Zeit zurück, oder behält er bei Lungenbrand seinen üblen Geruch, so muß nach weiteren Höhlen gesucht werden. Gerade hier hat sich die Kontrastfüllung von der Höhle aus mehrfach bewährt. Sie ist meist sehr einfach. Man wird immer eine Bronchusöffnung finden, in die man mit einem feinen Gummikatheter das gewärmte Jodöl mit einer Spritze einfüllen kann. Den besten Aufschluß über die Lage der Nebenhöhlen erhält man durch stereoskopische Aufnahmen.

Man wird womöglich von der alten Wunde aus wieder mit dem elektrischen Messer oder Glühbrenner in die Lunge vordringen, bis alle Höhlen eröffnet sind. Wenn die äußere Wunde durch Tamponade genügend offen gehalten wird, kann man ohne Bedenken in mehreren Sitzungen vorgehen.

Zeigt es sich aber von vornherein auf Grund der Röntgenuntersuchung oder erst im Verlauf der Behandlung nach Eröffnung eines oder mehrerer Abszesse, daß der ganze Lungenlappen von einer großen Zahl kleinerer Höhlen durchsetzt ist, so wird man auf dem beschriebenen Wege kaum zum Ziele kommen können. Hier erleichtert die Auslösung des Lungenlappens nach Nissen die Durchführung der Behandlung.

Von einem bogenförmigen Weichteilschnitt aus werden mehrere Rippen in großer Ausdehnung reseziert. Sind die Höhlen bereits zum Teil eröffnet, so wird die Wunde umschnitten und die Resektion auf die benachbarten Rippen ausgedehnt. Dann geht man in den verwachsenen Brustfellspalt ein und löst den kranken Unterlappen stumpf mit dem Finger von der Brustwand, im Interlobärspalt vom Mittel- bzw. Oberlappen und schließlich vom Zwerchfell ab, bis er gegen die Lungenwurzel zu ganz frei ist. Trifft man wider Erwarten auf freie Pleura, so bricht man den Eingriff ab und wiederholt ihn nach einigen Wochen. In dem gestielten Lungenlappen lassen sich auch kleine Eiterherde durchfühlen. Sie werden der Reihe nach eröffnet und tamponiert. In die Umgebung des ausgeschälten Lappens wird auch Mull eingelegt. Durch Schrumpfung der Umgebung und durch Wiederausdehnung der erkrankten Lunge schließen sich große Wundhöhlen.

Sind die Abszesse aber so zahlreich, daß man zu ihrer Eröffnung einen ganzen Lungenlappen aufteilen müßte, so ist die Exstirpation des Lappens in Erwägung zu ziehen. Nachdem er in der geschilderten Weise ausgelöst ist, wird er an seinem Stiel mit einem Gummischlauch umschnürt, der unter Spannung geknotet und mit kräftigen Umstechungsnähten fixiert wird. Die Wunde wird tamponiert. Der von seiner Ernährung abgetrennte Lappen stirbt ab und wird nach etwa einer Woche abgestoßen. Eine Zeitlang wird eine Bronchialfistel bestehen, die sich aber in der Regel bei der fortschreitenden Wundverkleinerung von selbst schließt. Nur ausnahmsweise wird sie durch eine Nachoperation beseitigt werden müssen; man wartet aber damit mindestens einige Monate, da die Selbstheilung noch nach langer Zeit eintreten kann.

b) **Vorgehen bei freiem Brustfellspalt.** Zeigt es sich nach der Freilegung des Rippenfelles, daß die beiden Brustfellblätter nicht miteinander verwachsen sind, so wird man ohne ganz besondere Anzeige die Eiterhöhle nicht in der gleichen Sitzung eröffnen. Man sorgt durch verschiedene Maßnahmen dafür, daß unter äußerem Reiz die Pleuren verkleben und verwachsen, so daß man bei einer späteren Operation ohne Gefahr die Eröffnung vornehmen kann.

Man kann das Rippenfell mit Jodtinktur bestreichen und darüber ein Gazepolster einlegen. Die Wunde kann durch lockere Nähte ganz geschlossen werden. Nach 8—10 Tagen wird sie wieder geöffnet; die Gaze wird entfernt. In der Regel sind die Verklebungen der beiden Brustfellblätter in der Zwischenzeit so fest geworden, daß man nun ohne Gefahr mit dem elektrischen Messer in die Lunge eingehen kann.

Plombierung.

In neuester Zeit wird an Stelle der Tamponade wieder gern die extrapleurale Plombierung vorgenommen. Schon Tuffier hatte die breite Ablösung des Rippenfelles von der Brustwand und die Ausfüllung des dadurch geschaffenen Hohlraumes mit Fett empfohlen. Das Verfahren ist seither namentlich in Frankreich immer wieder zur Abszeßbehandlung benutzt worden. In Deutschland wurde es von Lexer bevorzugt (Wustmann). Aus eigener Erfahrung können wir die Plombierung mit Paraffin empfehlen, wie sie Baer für die kavernöse Lungentuberkulose angegeben hatte, und die von Sauerbruch auch zur Behandlung der Lungeneiterungen herangezogen worden ist.

Die technische Ausführung der Plombierung ist einfach. In örtlicher Betäubung werden in der auf S. 113 angegebenen Weise über dem Abszeßgebiet 2—3 Rippen auf eine Entfernung von 6—10 cm reseziert und die dazwischen gelegene Zwischenrippenmuskulatur bis an den Rand der Brustwandbresche abgetragen. Während man bei der extrapleuralen Plombierung tuberkulöser Kavernen nur ganz kleine Rippenstücke entfernt oder die Ablösung des Rippenfelles sogar nach einfacher Durchtrennung einer Rippe vorzunehmen versucht, ist dieses Vorgehen bei den Lungeneiterungen nicht zu empfehlen. Nur in Ausnahmefällen genügt der durch die Plombe ausgeübte Druck, um die Lungeneiterung endgültig zum Versiegen zu bringen. Fast immer bildet die Plombierung die Voroperation für die später auszuführende Pneumotomie. Dieser zweite Eingriff wird wesentlich erleichtert, wenn die Brustwand bereits genügend entknocht ist.

Hat man sich nach der Freilegung des Rippenfelles davon überzeugt, daß noch keine Verwachsungen zwischen den beiden Pleurablättern vorhanden sind, so löst man rings um die Brustwandlücke die Pleura costalis sorgfältig von der Unterfläche der benachbarten Rippen ab. Man geht am besten mit dem Finger zwischen Rippen und Pleura ein und schiebt durch sanften Druck das Rippenfell so weit ab, daß die einzuführende Plombe auf allen Seiten hinter den benachbarten und den Stümpfen der resezierten Rippen ein sicheres Widerlager findet. Die in den hinteren Abschnitten der Brusthöhle nur schwach entwickelte Fascia endothoracica wird dabei oft mit dem Rippenfell zusammen abgelöst. Infolge des elastischen Lungenzuges entsteht auf diese Weise eine flache Mulde, die zur Aufnahme des Fremdkörpers bestimmt ist.

Die Plombenmasse wird folgenderweise hergestellt. Man benützt Paraffin von einem Schmelzpunkt von 52⁰. Wir verzichten in letzter Zeit auf die von Baer vorgeschlagene Beigabe von Vioform und Wismut. Wir glauben nicht, daß das antiseptische Mittel große Wirkung entfalten kann. Es hat keinen Sinn, die Plombe möglichst röntgenundurchsichtig zu machen. Ihre Ausdehnung läßt sich schon bei reinem Paraffin im Röntgenbild genügend beurteilen. Die gewisse Durchsichtigkeit erlaubt unter Umständen wertvolle Einblicke in Lage und Größe der dahinterliegenden Lungenhöhlen. Das Paraffin wird in weithalsigen Glasflaschen von 250 ccm Inhalt mit eingeschliffenem Deckel abgefüllt. Sie werden zweimal eine Stunde im Dampfsterilisator keimfrei gemacht und dann aufbewahrt.

Vor Gebrauch werden 1—2 Flaschen im Wasserbad vorsichtig erwärmt. Das geschmolzene Paraffin wird unmittelbar vor der Verwendung in sterile Porzellanschalen gegossen. Durch Umrühren mit einem Löffel wird es soweit abgekühlt, daß es gut knetbar ist.

Aus der plastischen Paraffinmasse formt man durch Zusammensetzung aus mehr oder weniger großen Stücken, die man mit einem Löffel der Porzellanschale entnimmt, eine Plombe von 4—6 cm Dicke. Sie soll die vorgebildete Mulde ganz ausfüllen und dabei durch die benachbarten Rippen einen gewissen Halt bekommen. Darüber werden die Weichteile schichtweise durch Knopfnähte geschlossen.

Der weitere Verlauf der Erkrankung kann sich ganz verschieden gestalten.

1. Der extrapleural eingelegte Fremdkörper bewirkt eine solche Entspannung und Einengung des Eiterherdes in der Lunge, daß der Auswurf in kurzer Zeit zurückgeht. Unter Reinigung der Abszeßhöhle kommt es schließlich zu Schrumpfung und Vernarbung.

Größere Paraffinplomben von mehr als 200—250 ccm werden in der Regel auf die Dauer nicht reizlos vertragen, namentlich dann nicht, wenn sie bei ausgedehnterer Resektion mehrerer Rippen nach außen verhältnismäßig wenig Halt haben. Es empfiehlt sich daher, sie nicht zurückzulassen, bis sie sich früher oder später selbst störend bemerkbar machen. Kann man 2—3 Monate nach Verschwinden des Auswurfes annehmen, daß die Heilung gesichert ist, so wird man von dem alten Schnitt aus das Paraffin herausholen und die Wunde wieder schließen. Man wird vorsichtshalber für 2 Tage ein dünnes Gummirohr einlegen.

2. Einige Tage nach der Plombierung weist Schmerzhaftigkeit im Operationsgebiet darauf hin, daß unter der Druckwirkung des Fremdkörpers durch Gewebszerfall der Eiterherd in das Plombenbett durchgebrochen ist. Die Narbe rötet sich und wird meist durch Exsudat vorgewölbt. Oft zeigt bei der Betastung ein deutliches Knistern, daß neben dem eitrigen Abszeßinhalt auch Luft ausgetreten ist. Selbstverständlich muß die Wunde sofort geöffnet werden. Die Plombe

wird herausgenommen. Eine mehr oder weniger große Durchbruchs-
öffnung weist den Weg zur Eiterhöhle in der Lunge. Man wird sie
mit dem elektrischen Messer so erweitern, bis die gewünschte Abfluß-
möglichkeit besteht. Man wird auch hier je nach der Lage ein Gummirohr oder einige feuchte Mullstreifen einlegen. Die äußere Wunde
muß selbstverständlich durch lockere Tamponade offen gehalten
werden, da sie durch den Höhleninhalt infiziert ist.

3. Bewirkt die Plombierung weder ein auffallendes Zurückgehen
des eitrigen Auswurfes noch den Durchbruch nach außen, so muß
die Höhle in einer 2. Sitzung eröffnet werden. Nach Ablauf von
10—14 Tagen kann man genügende Verklebung der beiden Brustfellblätter erwarten. Man wird wieder in örtlicher Betäubung die alte
Wunde öffnen und das Paraffin entfernen. Das weitere Vorgehen
ist das gleiche wie bei der Abszeßeröffnung in einer Sitzung bei verwachsener Pleura (s. S. 37).

Die Plombierung hat bei zweizeitigem Vorgehen vor der Tamponade
gewisse Vorzüge. Auch beim Einlegen eines großen Tampons verkleinert er sich doch in der Regel, wenn er sich allmählich mit Flüssigkeit vollsaugt. Läßt man ihn länger als eine Woche liegen, so haftet
er so fest an der Wunde, daß bei seiner Entfernung Blutungen
entstehen, die die Übersicht stören. Die Paraffinplombe hingegen
läßt sich auch nach längerer Zeit noch sauber entfernen. Das Rippenfell liegt wieder genau so weit frei, wie es bei der ersten Sitzung
abgelöst worden ist, und erlaubt ungehinderte Betastung der darunterliegenden Lunge, die für die Auffindung der Höhlen von großem Wert
sein kann.

Es muß allerdings auch erwähnt werden, daß die Plombierung nach unserer Erfahrung kein ganz sicheres Mittel zur Erzeugung von Brustfellverwachsungen ist.
Wir haben mehrfach Fehlschläge beobachtet, wenn zwischen Abszeßhöhle und der
extrapleuralen Plombe eine dicke Schicht gesunden Lungengewebes lag. Es bildete
sich nur etwas seröses Reizexsudat, aber keine Verklebung. Nach Absaugen des Ergusses wurde das Rippenfell mit Jodtinktur bestrichen und ein großer Mullbausch eingelegt. Nach 8 Tagen waren genügend feste Verwachsungen vorhanden.

Nissen benützt die Plombierung nicht nur als vorbereitenden Eingriff bei freiem
Brustfellspalt, sondern zieht sie in vermehrtem Maße zur dauernden Einengungsbehandlung der Lungeneiterungen heran. Um ihre Kompressionswirkung zu sichern,
begnügt er sich, wie bei der Tuberkulosebehandlung, mit einer schmalen Rippenresektion, legt aber trotzdem verhältnismäßig große Plomben ein. Wenn unter ihrer
Wirkung der Auswurf zurückgeht oder sogar verschwindet, so bleibt das Paraffin
als versenkte Plombe dauernd liegen. Nur wenn die Abszeßzeichen nach der
4. Woche in unveränderter Weise fortbestehen, läßt er die Pneumotomie folgen.

Wir können uns mit diesen versenkten Plomben bei Lungeneiterungen noch nicht
befreunden. Die Gefahr, daß diese großen Fremdkörper früher oder später Störungen
verursachen, ist doch sehr groß.

Drängt bei fehlenden Verwachsungen schwerer fieberhafter Allgemeinzustand ausnahmsweise zu sofortiger Eröffnung der Eiterhöhlen, so muß die Entstehung eines größeren Pneumothorax nach
Möglichkeit vermieden werden. Man schneidet unter dem Schutze

der Überdruckatmung eine genügend große Öffnung in das Rippenfell und näht die Lunge mit feinen Seidenfäden rings in die Lücke ein. Es empfiehlt sich, kein Katgut zu verwenden, damit sich die Knoten nicht lösen, bevor feste Verwachsungen entstanden sind. Abstopfen mit Mull genügt nicht zur Verhütung des Pneumothorax, da sich die Lunge zu stark zurückzieht. Man legt aber zweckmäßigerweise über die Nähte rings einen Mullstreifen. Dann kann man ohne Bedenken den Herd eröffnen.

c) **Nachbehandlung.** Die Nachbehandlung eröffneter Eiterhöhlen der Lunge ist verhältnismäßig einfach. Bei starker Absonderung muß der Verband täglich gewechselt werden. Die Wunde muß soweit offen bleiben, daß genügender Sekretabfluß gewährleistet ist. Man verwende dazu aber keine trockene Tamponade. Die Mullstreifen verkleben mit der frischen Lungenwunde und erzeugen dann beim gewaltsamen Lösen Blutungen, die gefährlich werden können. Wir verwenden namentlich gern mit Kochsalz angefeuchteten Mull, da er kaum festklebt und außerdem die Reinigung der meist schmierigen Wunde vorteilhaft unterstützt. Bei engen und tiefen Wundkanälen können Gummirohre nicht entbehrt werden.

Selbstverständlich muß starker Wundschmerz durch Morphium und seine Ersatzmittel ausgeschaltet werden, weil sonst die Kranken nicht richtig aushusten. Wenn der Auswurf auch meist mit der Eröffnung der Höhle fast schlagartig zurückgeht, so sind doch auch zur Entfernung des Abszeßinhaltes nach außen etwas Hustenstöße notwendig. Werden sie aus Furcht vor Schmerz unterdrückt, so kann es zu einer schädlichen Sekretstauung kommen. Die Kranken müssen ganz besonders zum Aushusten angehalten werden, wenn in der ersten Sitzung nur eine Plombe eingelegt werden konnte.

Die Nachbehandlungszeit bringt leider verschiedene Gefahren mit sich, die nach geglückter Eröffnung noch verhältnismäßig spät den Erfolg in Frage stellen können.

Bei den eitrigen und brandigen Entzündungen muß mit Nachblutungen gerechnet werden. In dem infizierten Lungengewebe können noch verhältnismäßig spät Gefäße arrodiert werden. Die Verwendung des elektrischen Messers oder Glühbrenners erzeugt in den Schlagadern nur wenig fest haftende Gerinnsel. Muß eine dickere Schicht Lungengewebe durchtrennt werden, so hat man auf größere Gefäße sorgsam zu achten und sie durch Umstechungen zuverlässig zu versorgen. Sieht man in den Höhlen Gefäße wie pulsierende Stränge freiliegen, so werden sie am besten doppelt unterbunden und durchtrennt. Aber trotz dieser Vorsichtsmaßregeln ist man vor einer Arrosionsblutung nicht sicher, bis alle Höhlen durch demarkierende Entzündung sich ganz gereinigt haben. Das Wartpersonal muß entsprechend unterrichtet werden, damit bei der geringsten Blutung der Arzt gerufen wird. Bei bedrohlicher Blutung muß sofort die Wunde fest mit Mull ausgestopft werden, bis der Arzt durch Revision der Wunde die sachgemäße Blutstillung vornehmen kann.

Luftembolie.

Hand in Hand mit der Blutung droht die Luftembolie. Sind Venen in infiltriertem Lungengewebe eröffnet, so kann bei einer tiefen Einatmung leicht Luft eingesaugt werden. Es kann schon bei einer scheinbar geringen venösen Blutung soviel Luft eintreten, daß die Embolie tödlich wirkt, wenn die eingedrungene Luft durch das Herz hindurchgeht und zufällig in ein wichtiges Gehirngefäß geworfen wird.

Wir erlebten bei einer Empyemkranken einen plötzlichen Todesfall, als nach dem Herausfallen des Gummirohrs der enge und kurze Fistelgang vorsichtig mit einer Knopfsonde ausgetastet wurde. Die Leichenöffnung ergab feine Luftblasen im Gebiet der A. basilaris cerebri. — Bei einer Lungengangrän trat beim vorsichtigen Austasten einer Wundtasche eine leichte Blutung auf. Obwohl die Wunde sofort mit Mull ausgestopft wurde, verlor der Kranke das Bewußtsein, wurde leichenblaß und der Puls setzte aus. Glücklicherweise ging dann aber der äußerst bedrohliche Zustand ohne Schaden vorüber.

Das klinische Bild der Luftembolie kann sehr mannigfaltig sein. Größere Luftmengen rufen unmittelbaren Herzstillstand hervor, kleinere werden vom Herzen vertragen. Sie können unter Umständen längere Zeit im Herzen zurückgehalten werden. Durch die Wirbelbildung, die bei der Bewegung des mit Luft vermischten Blutes entsteht, kommt das sog. Mühlengeräusch zustande (s. S. 23). Es ist unter Umständen laut hörbar und ein Zeichen höchster Lebensgefahr. Es wäre denkbar, die Luft durch Herzpunktion zu entfernen und damit die Gefahr abzuwenden. Meist wird aber wohl zum mindesten ein Teil der Luft rasch mit dem Blutstrom in den großen Kreislauf geworfen; von diesem Augenblick an verspricht Herzpunktion keinen Erfolg mehr. Das ganze weitere Geschehen hängt davon ab, ob Luft in die Gehirngefäße gelangt. Die erwähnte Beobachtung zeigt, daß schon vereinzelte Luftblasen tödlich wirken können, wenn sie wichtige Hirnteile, wie das verlängerte Mark, von der Ernährung abschließen. Je nach dem Hirnteil, dessen Blutversorgung für kürzere oder längere Zeit gestört wird, können die mannigfachsten Erscheinungen auftreten: kurzer Ohnmachtsanfall, längere Bewußtlosigkeit, epileptiforme Anfälle, Lähmungen einzelner Muskelgruppen, Halbseitenlähmungen und vollständige Lähmungen, Sprachstörungen und Erblindung. Die Erscheinungen können ganz kurzdauernd sein, schon nach Stunden oder Tagen wieder verschwinden. Wir haben Lähmungen der großen Gliedmaßen noch nach 3 Monaten sich zurückbilden sehen. Wenn sie aber nach drei oder höchstens vier Monaten keine Neigung zu Besserung mehr zeigen, so muß man damit rechnen, daß die entsprechenden Gehirnteile unrettbar zerstört sind.

Eine sehr eindrucksvolle Beobachtung verdient in verschiedener Beziehung mitgeteilt zu werden. Bei einem Kranken mit Bronchektasien im rechten Unterlappen, der durch sein Leiden sehr gequält wurde, hatten weder Zwerchfellähmung noch ausgedehnte thorakoplastische Einengung eine Besserung erzielt. In Lachgasnarkose wurde der stark verwachsene Unterlappen ausgelöst. Bei der Durchtrennung eines Gewebstranges gegen das Mittelfell wurde plötzlich lautes Mühlengeräusch hörbar. Blutung wurde kaum beobachtet; die durchtrennte Stelle wurde sofort gefaßt und unterbunden. Nach kurzer Zeit verschwand das unheimliche Herzgeräusch, ohne daß der Narkotisierende etwas Besonderes bemerkte. Der Eingriff konnte ohne Störung zu Ende geführt werden. Der Unterlappen wurde vollständig gestielt und gegen die Lungenwurzel mit einem Gummischlauch und einigen Umstechungen zuverlässig abgebunden, so daß er nachträglich sich durch Nekrose abstoßen konnte.

Als der Kranke ins Bett gebracht wurde, fiel konjugierte Ablenkung der Augen nach links auf. Der Kranke wurde sehr erregt. Es traten dann klonische Zuckungen der Glieder auf, denen allmählich Lähmung folgte. Schließlich waren alle Glieder mit Ausnahme des rechten Beines gelähmt. Der Kranke konnte nicht sprechen und war blind. Eine rechtsseitige Fazialislähmung war nach einigen Tagen verschwunden. Die Sprache besserte sich rasch. Nach etwa 10 Tagen konnte der Kranke wieder richtig sprechen. Eine Zeitlang war er psychisch stark verändert. Er zeigte Echolalie und Perseveration und machte den Eindruck zunehmender Verblödung. In den nächsten Monaten besserte sich aber der seelische Zustand, so daß er nach 4 Monaten wieder ganz normal erschien. Die Lähmung des rechten Armes war nach 3 Monaten behoben; nach 6 Monaten konnte auch das linke Bein frei bewegt werden; es bestand aber spastischer Spitzfuß. Der linke Arm blieb wenigstens teilweise spastisch gelähmt. Nach 7 Monaten stellte sich auch das Sehvermögen wieder schrittweise ein. Zuerst wurden nur hell und dunkel, später aber auch Farben unterschieden. Schließlich konnte der Kranke wieder lesen und gehen.

Nach dem Ablauf der Erscheinungen müssen wir annehmen, daß die Luft nicht schon während der Operation ins Gehirn gelangte, sondern erst nachdem der Kranke im Bett in halbsitzende Lage gebracht worden war. Während des Eingriffes war er zur Verhütung von Aspiration mit tiefliegendem Kopf gelagert. Es läßt sich natürlich nicht sagen, ob die Luft bei dieser Stellung so lange im Herzen oder in irgendeinem Teil des großen Kreislaufes zurückgehalten wurde. Auf alle Fälle traten die zerebralen Erscheinungen erst auf, als der Oberkörper aufgerichtet worden war.

Für die **Embolieverhütung** ergibt sich aus dieser Beobachtung die Lehre, daß die in die Blutbahn eingedrungene Luft offenbar schwer den Weg ins Gehirn findet, solange der Kopf tief gelagert ist. In den übrigen Teilen des großen Kreislaufes richtet sie kaum Schaden an. Bei entsprechenden Eingriffen bringt man deshalb die Kranken von vornherein in Kopftieflage. Wenn man irgendwie den Verdacht hat, daß bei der Operation Luft in eine Lungenvene eingedrungen ist, so halte man auch nachher den Kranken noch einige Stunden in dieser Stellung, bis man annehmen kann, daß die freie Luft aus dem Blute verschwunden ist.

Es wurde auf S. 14 auseinandergesetzt, daß wir in der Überdruckatmung ein wirksames Mittel zur Bekämpfung der Luftembolie besitzen. Man wird deshalb bei allen intrapulmonalen Eingriffen das entsprechende Gerät bereit halten.

Bei der erwähnten Beobachtung genügte der geringe Überdruck, der bei jeder Lachgasnarkose angewendet wird, allerdings nicht, um die Katastrophe zu verhüten. Stärkerer Überdruck war nicht notwendig, weil der Brustfellspalt größtenteils verwachsen und das Mittelfell dementsprechend starr war.

Wichtig ist auch die größtmögliche Einschränkung der Blutung aus der Lunge. Tritt trotzdem eine Blutung auf, so muß sie fast reflektorisch sofort durch Kompression gestillt werden.

Als dritte Komplikation fürchten wir den Hirnabszeß, der durch Verschleppung von Keimen über den Blutweg entstehen kann. Erfahrungsgemäß wird er bei chronischen Lungeneiterungen ab und zu beobachtet. Hartnäckige Kopfschmerzen sind meist das erste Zeichen. Die Diagnose wird durch Nachweis von Herderscheinungen oder Stauungspapille gesichert. Die Vorhersage ist ganz schlecht. Man wird auch bei Freilegung des Hirnherdes den ungünstigen Ausgang kaum hintanstellen können. Besonders betrüblich ist, daß diese metastatischen Abszesse nach der operativen Eröffnung von Lungeneiterungen, die vorher unter Umständen jahrelang bestanden hatten, auftreten können, wenn die Heilung schon gesichert zu sein scheint.

Wir verloren auf diese Weise einen Studenten 2 Wochen nach der Eröffnung eines Abszesses, der mit wechselndem Befund schon mehrere Jahre bestanden hatte.

Bleiben diese Zwischenfälle aus, so verkleinert sich die Eiterhöhle mit der zunehmenden Reinigung. Wenig ausgedehnte Abszesse schrumpfen so, daß solide Vernarbung zustande kommen kann. Der Wundkanal schließt sich früher oder später von selbst.

Bei chronischen Abszessen sind die Verhältnisse oft viel ungünstiger. Es bleibt eine Höhle zurück, deren Innenfläche mit Epithel ausgekleidet ist, das im Laufe der Zeit von den Bronchusstümpfen aus die Granulationen überdeckt hat.

Verschluß von Bronchialfisteln und Gitterlungen.

Da die Wand der Höhlen meist durch ein Gitterwerk von verschieden dicken Strängen, die zum Teil pulsieren, ein eigenartiges Aussehen bekommt, sprechen Sauerbruch und Nissen von Gitterlunge.

Selbstverständlich können die Wandungen einer solchen Höhle auch bei vollkommener Entspannung der Umgebung nicht mehr miteinander verkleben. Bei oberflächlicher Lage gewinnt dieses Höhlenepithel früher oder später auch Anschluß an die von der Haut abstammende Oberhaut der äußeren Wunde. Es entsteht eine richtige Lippenfistel, die wohl mit der Zeit durch Narbenschrumpfung sich verkleinert, aber oft ohne chirurgische Hilfe sich nicht mehr schließt.

Im allgemeinen sei man mit dem operativen Fistelverschluß eher zurückhaltend. Handelt es sich um kleine Öffnungen, so bedeuten sie für den Träger nur eine geringe Belästigung. Die schleimige Absonderung ist oft so spärlich, daß nicht einmal mehr ein kleiner Heftpflasterschutzverband notwendig ist. Wenn hinter der Fistel noch eine größere Höhle zurückgeblieben ist, so erblicken wir in der Öffnung nach außen ein Sicherheitsventil, das den Träger vor Verhaltung schützt. Man wartet ruhig ein halbes Jahr oder noch länger, bis man annehmen kann, daß Fistel und Höhle sich nicht mehr durch weitere Schrumpfung verkleinern.

Ist die Fistelöffnung groß, so kann sie starke Belästigung mit sich bringen, wenn sie mit großen Luftwegen in Verbindung steht. Unter Umständen entweicht soviel Luft auf dem falschen Wege, daß die Kranken nicht mehr laut sprechen können und kurzatmig werden. Ab und zu werden sie auch durch unangenehm blasende Geräusche beim Husten oder Niesen erheblich gestört. Ist operativer Fistelverschluß noch nicht ratsam, so muß die Öffnung durch entsprechende Verbände oder Bandagen möglichst luftdicht verschlossen werden.

Der Fistelverschluß gestaltet sich verschieden, je nach der Größe der Öffnung und der dahinter gelegenen Höhle. Handelt es sich um eine längere kanalförmige, enge Fistel, die sich nur nicht schließen kann, weil sie epithelisiert ist, und ist dahinter keine Höhle mehr vorhanden, so kann die Zerstörung der Oberhaut mit Höllensteinätzung oder durch Verschorfung genügen, um die Vernarbung in die Wege zu leiten.

Liegt aber eine richtige Bronchialfistel vor, bei der die Schleimhaut des Bronchus unmittelbar Anschluß an die äußere Haut gewonnen hat, so ist ein kleinerer Eingriff nicht zu umgehen. Man wird den Bronchus umschneiden und ein Stückweit freilegen. Bei größeren Bronchen kommt Abbindung und Einstülpung des Stumpfes in die eigene Lichtung nach W. Meyer in Frage. Da die Verhältnisse aber in der Regel für kompliziertere Verfahren zu klein sind, empfiehlt es sich, nach Garrè die Schleimhaut des Bronchus soweit mit dem Messer oder scharfen Löffel oder noch besser mit Diathermie zu zerstören, daß die darübergelegte kräftige Unterbindung hinter angefrischtes Gewebe zu liegen kommt. Darüber werden Lungengewebe, Brustfellschwarte oder ein Hautmuskellappen zur weiteren Sicherung gelegt.

Unter Umständen genügt tiefe Umschneidung des Bronchus mit Diathermie und Abtragung im Grund der Wunde, um einen langen frischen Wundkanal zu erzeugen, der durch Narbenschrumpfung nach einiger Zeit von selbst sich schließt.

Mündet die Fistel aber in eine mehr oder weniger große, mit Epithel ausgekleidete Höhle, so darf man sich nicht mit dem Verschluß der äußeren Öffnung begnügen, wenn man nachträgliche Verhaltung vermeiden will. Man kann ganz erhebliche Verkleinerung von Gitterlungen erreichen, indem man das neugebildete Epithel durch Bepinseln mit 30 proz. Silbernitratlösung oder mit Diathermie zerstört. Sie verkleinern sich dann durch Narbenschrumpfung. Trägt man die parietale Wand der Höhle mit dem elektrischen Messer ab und zerstört im übrigen das Epithel, so legen sich bei der Vernarbung die Weichteile von außen so ein, daß die Höhle weitgehend verschwindet. Richtige Heilung der Gitterlunge kann man erreichen, wenn man die ganze starre Höhlenwandung nach dem Vorschlage von Perthes und Garrè exstirpiert. Das Verfahren ist von Lebsche aufgenommen, erweitert und in mehreren Fällen erprobt worden.

Das Fistelgebiet wird umschnitten. Durch Nachresektion benachbarter Rippen wird dafür gesorgt, daß nach Beseitigung der Höhle die Weichteile genügend in die Tiefe eingelegt werden können. Die schwartig verdickte Pleura wird aber nach dem Rate Garrès nach Möglichkeit erhalten, weil sie wertvolles Verschlußmaterial bilden kann. Die Lunge muß aber ein Stückweit im Sinne der Dekortikation vom verdickten Brustfell abgelöst werden. Von der Fistel aus wird die epithelisierte Höhle, deren Schleimhaut in der Regel durch eine Bindegewebsschicht von dem übrigen Lungengewebe getrennt ist, so ausgeschält, daß schließlich der Schleimhautmantel gegen einen Bronchus zu gestielt ist. Er wird so nah dem Bronchus abgetrennt,daß der Schleimhautrest durch extramuköse Nähte gerade noch eingestülpt werden kann. Darüber wird die durch die Entrindung beweglich gemachte Lunge in einer zweiten Nahtreihe gelegt. Hat man genügend Pleuraschwarte zur Verfügung, so wird sie als dritte sehr widerstandsfähige Lage verwendet. Sonst sorgt man durch Verschiebung benachbarter Faszie oder Muskellappen für eine weitere Nahtsicherung. Für die ersten Tage wird man ein kleines Gummirohr unter das Brustfell einlegen.

Man kann aber von diesem Vorgehen nur Erfolg erwarten, wenn es sich um wirklich gereinigte, vollkommen epithelisierte Lungenhöhlen handelt. Ist dies nicht der Fall oder besteht noch eitrige Bronchitis erheblichen Grades, so kann man ernste Störungen des Wundverlaufes erleben. Erscheinen die Verhältnisse noch unsicher, so verschiebe man besser diesen verhältnismäßig großen Eingriff.

Nissen hat gezeigt, daß man nicht nur Bronchialfisteln, sondern auch richtige Gitterlungen durch gestielte Muskelüberpflanzung auf verhältnismäßig einfache Weise zur Heilung bringen kann.

Der Eingriff läßt sich in örtlicher Betäubung ausführen. Die entsprechenden Zwischenrippennerven werden unterbrochen. Das ganze Operationsgebiet wird sorgfältig umspritzt. Durch die Fistelöffnung wird die Schleimhaut der Gitterlunge mit 2proz. Pantocainlösung bepinselt.

Die äußere Fistel wird so erweitert, daß sie dem Muskellappen ungestörten Durchtritt gestattet. Man wird meist die der Fistel anliegende äußere Lungenwand zwischen Umstechungsnähten spalten müssen. Benachbarte Rippenstümpfe werden nach Bedarf gekürzt. Durch ergänzende Schnitte wird der Muskel, der zur Überpflanzung vorgesehen ist, freigelegt; vorn wird man in erster Linie den großen Brustmuskel, hinten die langen Rückenstrecker benützen. Entsprechend der Größe der Höhle wird ein hinreichend dicker und genügend langer gestielter Muskellappen gebildet, der ohne Spannung in die Höhle eingeschlagen und an der äußeren Wand durch einige Nähte festgehalten wird. Es empfiehlt sich, daneben ein dünneres Drain einzuführen, das einige Tage liegen bleibt. Bei der Hautnaht ist besonders darauf zu achten, daß das ganze Gebiet der äußeren Fistel durch breite Hautlappen überdeckt wird.

Die von Nissen mitgeteilten Erfolge sind sehr ermutigend. Auffallend ist, daß die Muskellappen in dem Hohlraum, der zum größten Teil mit Epithel ausgekleidet ist, überhaupt zur Anheilung kommt. Nissen denkt daran, daß der Reiz des überpflanzten Muskelgewebes, der immer zu Fiebersteigerung und starker Absonderung führt, Epithelabschilferung bewirkt, die dann eine organische Verbindung von Implantat und Lungengewebe ermöglicht.

Ist als Folge ausgedehnter brandiger Zerstörung der Lunge eine

große, unregelmäßige Höhle zurückgeblieben, die fast einen ganzen
Lungenlappen einnimmt, so kann nur die Exstirpation des Lappens
den Zustand beseitigen (s. S. 60).

Die Erfolge der operativen Behandlung der Lungeneiterungen sind
immer noch nicht glänzend. Man versteht diese Tatsache, wenn man
bedenkt, daß es sich sehr oft um Schwerkranke handelt, die durch
die ernste Infektion in ihrem Allgemeinbefinden hochgradig geschädigt
sind. Nach großen Zusammenstellungen von Garrè und der Sauerbruchschen Klinik schwankt die Sterblichkeit der operierten Ab-
szeß- und Gangränfälle zwischen 25 und 50 %. Blumberger errechnet
bei einer Zusammenstellung von 94 Kranken, die von 9 verschiedenen
Ärzten nur mit inneren Mitteln behandelt worden sind, eine Sterblichkeit von 25,5 % gegenüber 70,2 % Heilungen. Es wäre sicher ganz
verfehlt, wenn man aus diesen Zahlen eine Überlegenheit der inneren
Behandlung vor der chirurgischen ableiten wollte. Man darf nicht
übersehen, daß die meisten Kranken erst in die Hände des Chirurgen
kommen, wenn sie vorher ohne Erfolg medikamentös behandelt
worden sind. Auch der Chirurg ist durchaus damit einverstanden, daß,
von den erwähnten Ausnahmen abgesehen, immer zuerst innere Behandlung versucht werden soll. Wir wollen ihre Leistungsfähigkeit
sicher nicht unterschätzen. Wenn die Krankheit darauf anspricht,
wird sich ein Erfolg in kurzer Zeit feststellen lassen. Macht sich aber
die günstige Wirkung der inneren Behandlung nicht bald bemerkbar,
so hat es keinen Sinn, fruchtlose Versuche wochenlang fortzusetzen,
bis der Allgemeinzustand ganz schlecht geworden ist. Die Erfolge
der chirurgischen Behandlung lassen sich sicher noch verbessern,
wenn beim Versagen der medikamentösen Behandlung die Kranken
möglichst rasch der Operation zugeführt werden.

III. Bronchektasien.

Vom praktisch-chirurgischen Standpunkt aus verstehen wir unter Bronchektasien eine chronische Lungenerkrankung, die durch große Mengen eitrigen Auswurfes gekennzeichnet ist, der beim Fehlen umschriebener größerer Höhlenbildungen nur aus erweiterten Luftwegen selbst stammen kann. Durch diese Definition soll das Krankheitsbild von den eitrig einschmelzenden Erkrankungen des eigentlichen Lungengewebes, von Abszeß, Gangrän und der tuberkulösen Kaverne abgegrenzt werden. Man muß sich allerdings darüber klar sein, daß es sich nicht um eine eigentliche Krankheit im wahren Sinne des Wortes handelt. Bronchektasie bezeichnet nur einen Zustand, der infolge ähnlicher pathologisch-anatomischer Vorgänge aus verschiedensten Ursachen entstehen kann.

Nach der Ansicht von Sauerbruch ist die Mehrzahl der Bronchialerweiterungen angeboren. Diese Auffassung wird in erster Linie unterstützt durch familiäres Vorkommen, auf das namentlich Löffler und Kartagener hingewiesen haben. Besonders wertvoll sind Beobachtungen bei Zwillingen (v. Lossow). Kartagener hat gezeigt, daß Bronchialerweiterungen sehr oft mit anderen Mißbildungen der Lunge oder mit Mißbildungen anderer Organe zugleich angetroffen werden. Am häufigsten befallen wird der linke Unterlappen. Löffler nennt als weitere Prädilektionsstellen den rechten Oberlappen und den parakardialen Abschnitt des rechten Unterlappens, die von Bronchen versorgt werden, die infolge asymmetrischer Anlage in ihrer Entwicklung minder begünstigt sind und deshalb eher zu Mißbildungen neigen sollen.

Die Bronchialerweiterungen können klinisch unbemerkt bleiben, bis hinzutretende Katarrhe das Bild der Lungeneiterung hervorrufen. In der Vorgeschichte wird meist angegeben, daß die Kranken schon von frühester Jugend auf an häufigen Erkältungen gelitten haben. Mehrfache Lungenentzündungen hinterließen jeweils eine deutliche Verschlechterung. In den erweiterten Luftwegen können wegen Sekretstauung Bronchitiden schlecht ausheilen. Es bleiben hartnäckige, eitrige Katarrhe mit nicht nur reichlichem, sondern auch übelriechendem Auswurf zurück. Gewisse Remissionen können scheinbare Besserung vortäuschen.

Vom praktischen Standpunkt aus ist bedeutungsvoll, daß bei

diesen sog. primären Formen der Brustfellspalt in der Regel nicht verwachsen und das Mittelfell zart ist.

Daneben gibt es aber auch sekundäre, erworbene Bronchektasien; unter ihnen sind die zirrhotischen Formen die bedeutungsvollsten. Wenn entzündliche Vorgänge in der Lunge sich nicht durch vollständige Aufsaugung des Exsudates lösen, sondern durch bindegewebige Umwandlung Narben hinterlassen, so kommt es zu Schrumpfung. Hat der Bronchus durch entzündliche Vorgänge in seiner Wand seine Elastizität verloren, so unterliegt er dem von außen auf ihn einwirkenden Narbenzug und wird allmählich erweitert. Namentlich die Bronchopneumonien bei Masern, Keuchhusten und Grippe sollen auf diese Weise zu Bronchektasiebildung führen können. Auch bei schrumpfenden Formen der Tuberkulose werden solche Arten der Bronchialerweiterung beobachtet. Wir haben sie mehrfach bei Phthisikern gesehen, bei denen kavernöse Lungenerkrankungen mit Erfolg chirurgisch behandelt worden waren. Unter Umständen erst nach vielen Jahren stellte sich reichlich eitriger Auswurf ein, in dem nie mehr Tuberkelbazillen nachgewiesen werden konnten. Durch Bronchographie ließen sich in der stark geschrumpften Lunge einwandfreie Bronchialerweiterungen nachweisen.

Die Unterscheidung in zylindrische und sackförmige Bronchektasien hat praktisch keine große Bedeutung.

Das klinische Bild wird auch hier beherrscht durch den eitrigen Auswurf, der unter Umständen in sehr großen Mengen bis zu einem halben Liter und mehr ausgehustet wird. Er ist meist dreischichtig, gelblichgrün gefärbt und sehr übelriechend. Der Geruch ist ähnlich wie beim Lungenbrand auffallend durchdringend, so daß er meist schon aus großer Entfernung wahrgenommen werden kann.

Die bakteriologische Untersuchung ergibt meist eine sehr bunte Flora. Wichtig ist der Nachweis von Streptothrix, da dann Behandlung mit Jodkali Erfolg verspricht.

Blutungen aus den erweiterten und entzündeten Luftwegen können zu Verwechslungen mit Tuberkulose Veranlassung geben.

Die physikalische Untersuchung läßt allein keine sichere Diagnose stellen; die Behorchung ergibt die Zeichen einer mehr oder weniger ausgedehnten Bronchitis.

Von der gewöhnlichen Röntgenuntersuchung darf man nicht zu viel erwarten. Es gehört zu den großen Seltenheiten, daß Bronchialerweiterungen als streifenförmige oder längliche Aufhellungen auf dem Film sichtbar werden; sie lassen sich öfter zwischen Strängen verdichteten Lungengewebes ahnen. Ihr Nachweis ist sicher, wenn in bronchektatischen Kavernen kleine, begrenzte Flüssigkeitsspiegel zur Darstellung kommen.

Von ausschlaggebender Bedeutung ist die Bronchographie (S. 4). Wird sie mit stereoskopischen Lungenaufnahmen verbunden, so erhält man ein geradezu vollkommenes Bild von Größe, Form und genauer Lage der Erweiterungen. Wer sich mit chirurgischer Behandlung der Bronchektasie beschäftigt, sollte auf dieses ideale Untersuchungsmittel nicht verzichten. Die durch Abb. 10 wiedergegebene Aufnahme z. B. zeigte bei stereoskopischer Betrachtung der Doppelaufnahmen, daß die Erweiterungen vorwiegend hinter der Zwerchfellkuppe gegen den Sinus zu gelagert waren.

Neben der Lungenuntersuchung ist beim Bronchektatiker die Beurteilung des Allgemeinzustandes von großer Bedeutung; infolge der chronisch putriden Eiterung kommt es schließlich zu einer richtigen Intoxikationskachexie. Die abgemagerten Kranken machen mit ihrer trockenen, fahlen Haut einen schwerleidenden Eindruck. Eiweißgehalt des Harnes und häufige Durchfälle weisen auf Amyloidose hin. Es ist verständlich, daß man bei diesen Zuständen mit operativen Eingriffen äußerst zurückhaltend sein muß.

Auch die sehr häufig beobachtete uhrglasförmige Krümmung der Fingernägel und die Trommelschlegelfinger sind der Ausdruck einer Allgemeinintoxikation.

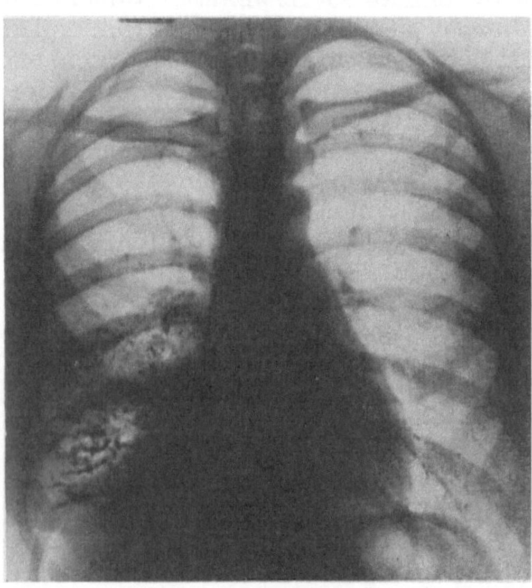

Abb. 10. Bronchektasien im rechten Unterlappen.

Die Differentialdiagnose gegenüber den umschriebenen Lungeneiterungen und der Tuberkulose bereitet bei einwandfreier Röntgenuntersuchung und genauem bakteriologischen Befund in der Regel keine Schwierigkeiten. Wir haben aber mehrfach Verwechslungen gesehen, wenn bei starker Schrumpfung mit Verziehung des Mittelfelles nach der kranken Seite das ganze Lungenfeld mehr oder weniger verschattet war, so daß Einzelheiten kaum zu erkennen waren. Wenn nach der Vorgeschichte früher einmal ein größerer Erguß oder sogar ein richtiges Empyem vorhanden waren, so drängte sich die Diagnose Schrumpfungsbronchektasie bei Pleuraverschwartung auf. Wenn auch der Brustfellerguß mehrere Jahre zurückliegt und anscheinend schon längst aufgesaugt sein muß, so denke man an ein Restempyem mit Durchbruch in die Lunge. Sehr oft wird eine genau aufgenommene Vorgeschichte ergeben, daß der eitrige Auswurf nicht ganz allmählich, sondern eines Tages ziemlich unvermittelt mit reichlicher Eiterentleerung in Erscheinung getreten ist. Pleurapunktion an der Stelle der stärksten „Verschwartung" hat in unseren Fällen jeweils rasch Klarheit verschafft. Die Unterscheidung der beiden Krankheitsbilder ist sehr wichtig, da die Behandlung und übrigens auch die Vorhersage ganz andere sind (vergl. S. 219).

Konservative Behandlung.

Die Behandlung der Bronchektasien gehört im allgemeinen nicht gerade zu den dankbaren Aufgaben der Chirurgie. Ein Grund liegt allerdings darin, daß die Kranken sehr oft erst dann in Behandlung kommen, wenn der Allgemeinzustand durch die langdauernde Eiterung schon so gelitten hat, daß die Widerstandskraft gegenüber jedem operativen Eingriff bereits sehr herabgesetzt ist. Es soll damit aber keineswegs gesagt sein, daß nicht in jedem Falle der operativen eine zielbewußte innere Behandlung vorauszugehen hat. Sie ist im wesentlichen die gleiche wie bei Lungenabszeß und -gangrän (vergl. S. 29).

Genaue bakteriologische Untersuchung des Auswurfes kann unter Umständen wichtige Fingerzeige geben. Bei der Anwesenheit von Spirillen verspricht Neosalvarsan guten Erfolg; ein Versuch mit diesem Mittel ist auch bei der bunten Mischflora gerechtfertigt. Bei Streptothrix wirkt Jodkali spezifisch. Die innere Verabreichung von balsamischen Mitteln und die Einspritzung von Anastil, Supersan und Transpulmin, die beim Lungenabszeß schon erwähnt worden sind, schaffen meist nur eine gewisse, oft rasch vorübergehende Besserung. Auch die intravenösen Alkoholeinspritzungen sollen vorteilhafte Wirkung entfalten. Inhalationskuren vermögen die Infektion der Luftwege zu dämpfen; Staehelin empfiehlt Terpentininhalation mit der alten Curschmannschen Maske.

In gewissen Fällen genügt die regelmäßige Entleerung der Luftwege durch systematisch durchgeführte Lagerungsdrainage, um die Entzündungserscheinungen in den Bronchen günstig zu beeinflussen. Brauer weist mit Recht darauf hin, daß die Quinckesche Lagerung aber richtig durchgeführt werden muß. Man muß bei hängendem Kopf zu einer wirklichen Hochlagerung des Beckens kommen. Diese Lagerung muß täglich 2—3mal für 10—15 Minuten wiederholt werden (S. 30). Große Auswurfmengen können durch strenge Durstkur erheblich vermindert werden.

Auch die Autovakzinebehandlung stellt nach unserer Erfahrung ein nicht zu unterschätzendes Hilfsmittel dar. Sie hat sich namentlich bei sekundären Bronchektasien der Phthisiker bewährt. Gerade bei Lungenkranken, die nach einer Thorakoplastik hartnäckigen Auswurf behalten, in dem oft kaum mehr Tuberkelbazillen nachzuweisen sind, kann der mit den aus dem Auswurf gezüchteten Keimen hergestellte Impfstoff eine merkliche Hemmung der bronchitischen Erscheinungen und damit eine deutliche Verminderung der Auswurfmenge herbeiführen.

Wenn man bedenkt, welch schwere anatomische Veränderungen bei Bronchektasien vorhanden sein können, ist es verständlich, daß die Erfolge der inneren Behandlung oft wenig ermutigend sind. Die Kranken werden durch das lästige Husten und namentlich durch den übeln Geruch des Auswurfes, der auf die ganze Umgebung abstoßend wirken kann, so gequält, daß sie früher oder später selbst Hilfe beim Chirurgen suchen.

Die auf S. 32 erwähnte bronchoskopische Behandlung ist ohne Zweifel imstande, die Beschwerden in hohem Maße zu lindern, da die Auswurfmenge vermindert und der üble Geruch verbessert werden. Man kann ja schon nach Lipiodoleinfüllung zur Bronchographie vorübergehende Erleichterung beobachten. Wirkliche Heilungen wird man aber kaum erwarten können. Das Verfahren empfiehlt sich auch ganz besonders als Vorbehandlung vor größeren chirurgischen Eingriffen, da durch die Hemmung der Absonderung und die Bekämpfung der Mischinfektion die Operationsgefahren herabgesetzt werden.

Operative Behandlung.

Für die operative Behandlung, die im Prinzip immer die mehr oder weniger vollständige Ausschaltung des erkrankten Lungengebietes zum Ziele hat, gelten im wesentlichen die gleichen Einschränkungen wie bei der Chirurgie der Lungentuberkulose. Im allgemeinen ist gewisse Einseitigkeit der Erkrankung immer noch Vorbedingung. Es besteht allerdings theoretisch die Möglichkeit, gewisse Verfahren, wie die Plombierung, auch doppelseitig auszuführen. Größere Erfahrungen liegen hier aber noch nicht vor.

Es kann kein Zweifel darüber bestehen, daß die schönsten Erfolge erzielt werden, wenn die Erkrankung auf den Unterlappen beschränkt ist; hier ist die Exstirpation des erkrankten Lungenlappens unbedingt das Verfahren der Wahl. Die Technik dieses großen Eingriffes ist in den letzten Jahren so verbessert worden, daß er namentlich jugendlichen Kranken in gutem Allgemeinzustand zugemutet werden darf (s. S. 60). Bei älteren Kranken und bei sonst ungünstigen Heilungsbedingungen wird man aber auch heute noch versuchen müssen, auf weniger eingreifendem Wege möglichst weitgehende Besserung zu erzielen.

Handelt es sich ausnahmsweise um wenig zahlreiche, aber dafür verhältnismäßig große bronchektatische Höhlen, so kommt Pneumotomie in Frage. Die Behandlung, die natürlich genaue Lokalisation zur Voraussetzung hat, erfolgt nach den Grundsätzen, die im Abschnitt „Lungenabszeß und -gangrän" auseinandergesetzt sind.

Kommen aber diese Verfahren nicht in Frage, so werden die Methoden in Erwägung zu ziehen sein, die durch Einengung des erkrankten Lungengebietes eine Verkleinerung der erweiterten Luftwege und damit eine günstige Beeinflussung der sich dort abspielenden infektiösen Vorgänge herbeiführen sollen. Es sind die gleichen Eingriffe, die bei der operativen Behandlung der Lungentuberkulose ausschließlich in Anwendung kommen und deren Technik im IV. Abschnitt eingehend besprochen wird.

Der künstliche Pneumothorax wird auch bei Bronchektasien immer wieder versucht. Die Tatsache, daß gerade bei den primären Formen der Brustfellspalt meist nicht verwachsen ist, fordert geradezu zu dieser Behandlung auf. Sie ist hier sicher nicht so gefährlich wie beim Lungenabszeß, da die entzündlichen Vorgänge in der Regel nicht bis an die Lungenoberfläche vordringen; das lange Freibleiben des Brustfellspaltes beweist diese Tatsache. Wir haben selbst einmal von einem Pneumothorax, der wegen hartnäckiger Blutung angewendet werden mußte, guten Erfolg gesehen. Man muß sich aber darüber klar sein, daß man hier die Behandlung in der Regel viel länger fortsetzen muß als bei der Lungentuberkulose. Rist konnte bei 37 Kranken einen Pneumothorax anlegen und erreichte damit in 20 Fällen vollen Erfolg. Bei 7 Kranken war aber die dauernde Aufrechterhaltung des Lungenkollapses notwendig.

Wir kennen selbst einen Kranken, bei dem durch 10jährige Nachfüllungen die Bronchektasien klinisch vollkommen ausheilten. Er erkrankte aber nach weiteren 10 Jahren an Brustfelleiterung, da ein Pneumothoraxrestexsudat, das sich während der ganzen Zeit ruhig verhalten hatte, nachträglich wahrscheinlich auf dem Blutwege sich infiziert hat. Der Kranke konnte durch Thorakotomie und spätere ausgedehnte Thorakoplastik geheilt werden.

Um die Behandlung abzukürzen und die Gefahren der langen Unterhaltung des Pneumothorax zu vermeiden, empfiehlt A. Brunner Ersatz des Pneumothorax durch eine entsprechend ausgedehnte extrapleurale Thorakoplastik, sobald die Kranken unter dem Einfluß der Pneumothoraxbehandlung ihren Auswurf verloren und sich so erholt haben, daß man ihnen einen operativen Eingriff zumuten darf.

Der diagnostische Pneumothorax hat praktische Bedeutung, um sich vor der Vornahme größerer Eingriffe über die Beschaffenheit des Brustfellspaltes und die Nachgiebigkeit des Mittelfelles Klarheit zu verschaffen. Es genügt dazu die Anlegung eines Mantelpneumothorax mit etwa 500 ccm Luft. Genaue Röntgenuntersuchung wird Lage und Ausdehnung von Verwachsungen ergeben. Die Beobachtung des Mittelfelles auf dem Durchleuchtungsschirm bei tiefen Ein- und Ausatmungen ergibt bei zarter Beschaffenheit pendelnde Bewegungen. Verschiedene Chirurgen empfehlen vor der

Lappenexstirpation für kurze Zeit als Vorbereitung den Pneumothorax, weil dadurch der Operationsschock herabgesetzt werden soll.

Die künstliche Zwerchfellähmung durch Exairese des N.
phrenicus (Technik S. 100) bewirkt Einengung der Lunge von unten
her. Der Eingriff kann nur wirksam sein, wenn das Parenchym des
Unterlappens noch nachgiebig und nicht durch starre Brustfellverwachsungen fixiert ist. Wenn auch von verschiedenen Seiten eindeutige Erfolge mit diesem kleinen Eingriff allein mitgeteilt worden
sind, können wir auf Grund unserer eigenen Erfahrung nicht allzuviel davon erwarten. Er kann am ehesten bei beginnenden Bronchektasien eines Unterlappens bei Kindern und Jugendlichen wirksam sein.
Handelt es sich jedoch um weit vorgeschrittene Erkrankungen älterer
Leute mit emphysematisch erweitertem, starrem Brustkorb, so muß
man sich genau überlegen, ob man den Kranken die Ausschaltung
der halben Zwerchfellatmung zumuten darf, ohne daß nachher lästige
Kurzatmigkeit auftritt.

Die Phrenikusunterbrechung namentlich durch Quetschung kommt
aber als Voroperation bei der Lappenexstirpation in Frage. Bei
ruhiggestelltem Zwerchfell lassen sich die intrathorakalen Eingriffe
leichter ausführen, und die Verödung der zurückbleibenden großen
Wundhöhle geht rascher vor sich.

Die extrapleurale Thorakoplastik hat immer noch Anhänger.
Es kann kein Zweifel darüber bestehen, daß man damit in gewissen
günstigen Fällen recht gute Erfolge erreichen kann. Sie sind am
ehesten bei sekundären Schrumpfungsbronchektasien zu erwarten.
Die durch die Rippenresektion bewirkte Entspannung des narbig
veränderten Lungengewebes kann durch Schrumpfung zur Verkleinerung der erweiterten Luftwege und damit zur Rückbildung der
katarrhalischen Veränderungen führen. Die Aussichten sind wie bei
der Tuberkulose am besten, wenn schon vor der Operation Abflachung
der kranken Brustseite, Verschmälerung der Zwischenrippenräume
und Verlagerung des Mittelfelles und des Herzens nach der betroffenen
Seite auf starken Narbenzug hinweisen.

Der Eingriff wird grundsätzlich wie bei der Tuberkulose ausgeführt
(S. 136). Wir verwenden ausschließlich örtliche Betäubung. Stereoskopische, bronchographische Lungenaufnahmen dienen als Unter-
lage für die notwendige Ausdehnung des Eingriffes. Müssen nicht nur
die unteren 5 oder 6 Rippen reseziert werden, wie es bei umschriebenen
Unterlappenbronchektasien genügen kann, wird man den Eingriff
je nach dem Allgemeinzustand auf zwei oder drei Sitzungen verteilen
und die Entknochung von unten her beginnen. Bei der Nachbehandlung muß man hier selbstverständlich, wie bei der Tuberkulose, durch
genaue Überwachung der Kranken dafür sorgen, daß die eitrigen
Absonderungen aus den Luftwegen möglichst gründlich ausgehustet
werden.

Handelt es sich aber mehr um primäre Formen mit zartem Brustfell oder sogar mit freiem Brustfellspalt, so liegen die Verhältnisse wesentlich anders. Wir müssen dringend warnen, hier in einer Sitzung ausgedehnte Brustwandentknochung vorzunehmen. Wenn sich nachher bei jedem Hustenstoß infolge der intrapulmonalen Druckerhöhung in der großen nachgiebigen Brustwandlücke die Lunge nach außen drängt, um bei der folgenden Einatmung in paradoxem Sinne wieder angesaugt zu werden, und wenn das zarte Mittelfell in entsprechendem Sinne hin und her flattert, so wird richtiges Aushusten unmöglich. Die Sekretstauung führt zu Lungenentzündungen, die sehr oft den Erfolg der Operation schon in den ersten Tagen zunichte machen.

In neuerer Zeit erfreut sich bei der Behandlung der Bronchektasien die von Sauerbruch empfohlene Plombierung zunehmender Beachtung. Wie bei den bereits besprochenen Verfahren erreichen wir damit eine Einengung und teilweise sogar eine Kompression der erkrankten Lungenabschnitte. Das technische Vorgehen ist etwas verschieden, je nachdem man von der Plombe eine dauernde Einwirkung auf die Erkrankung oder nur die Vorbereitung anschließender Eingriffe erwartet.

Soll die Plombe zeitlich unbegrenzt liegenbleiben, so unterscheidet sich das Verfahren grundsätzlich nicht von demjenigen, das von Baer für die Behandlung der tuberkulösen Kaverne angegeben worden ist (S. 155). Man wird auch hier vorher die genaue Lage der Haupterkrankungsherde feststellen, um sich einen Plan über Sitz und Ausdehnung des einzuführenden Fremdkörpers machen zu können. An günstigster, möglichst zentraler Stelle wird in üblicher Weise von einem Schrägschnitt aus eine Rippe freigelegt. Bei typischen Unterlappenbronchektasien wird es sich meist um die 7. oder 8. Rippe zwischen Schulterblatt- und hinterer Achsellinie handeln. Es empfiehlt sich, von vornherein auf eine nachträgliche Wiederherstellung der Rippenkontinuität bedacht zu sein. Wir sind nach Abschieben der Knochenhaut meist mit der einfachen, linearen Durchtrennung der Rippe ausgekommen, wobei die Schnittebene von lateral-außen nach medial-innen gelegt wurde. Da das seitliche Rippenstück Neigung hat, nach außen zu federn, kann es nachher so unter das innere geschoben werden, daß es ohne weitere Fixierung festhält. Werden die beiden Rippenenden nach genügender Abschiebung der Knochenhaut mit je einem einzinkigen Knochenhaken in entgegengesetzter Richtung verzogen, so gewinnt man meist genügend Platz für die nachfolgende Pleuraablösung.

Man erleichtert sich das Vorgehen, wenn man ein Rippenstück von einigen Zentimetern Länge reseziert. Es empfiehlt sich aber nach dem Vorschlage von Krampf, auch hier die Resektionsschnitte schräg anzulegen, so daß man nach vollendeter Plombierung das Knochen-

stück wieder einlegen und mit Hilfe von 4 Bohrlöchern durch Seiden-
oder Drahtschlingen fixieren kann.

Das Rippenfell wird soweit von der Innenfläche des Brustkorbes
abgelöst, als die Ausdehnung der Erkrankung es erfordert. Der Hohlraum wird mit Paraffin, das nach den auf S. 41 angegebenen Vorschriften vorbereitet ist, vollständig ausgefüllt. Weichteile und Haut
werden durch Naht verschlossen.

Die Plombierung hat gegenüber der Thorakoplastik ohne Zweifel
gewisse Vorteile, die ihre zunehmende Beliebtheit erklären. Der operative Eingriff als solcher ist auf keinen Fall größer; im Gegenteil,
seine Rückwirkungen sind im allgemeinen sicher kleiner als bei der
ausgedehnteren Entknochung der Brustwand. Der Hauptvorteil liegt
darin, daß durch die Plombierung das Aushusten nicht erschwert ist,
wenn der Wundschmerz in richtiger Weise bekämpft wird. Es wurde
oben auseinandergesetzt, daß die bei ausgedehnter Entknochung
auftretende paradoxe Atmung der Brustwand und das meist Hand
in Hand gehende Mittelfellflattern das Aushusten hochgradig hemmen,
ja sogar unmöglich machen können. Da bei der Plombierung das
Gitterwerk des Brustkorbes praktisch nicht unterbrochen wird, sondern nur der Innenraum durch eine starre, nicht nachgiebige Masse
verkleinert wird, können die Kranken von Anfang an die durch den
Eingriff verkleinerten und zum Teil unter Druck gesetzten erweiterten
Bronchen gehörig entleeren. Die Pneumoniegefahr wird dadurch
wesentlich herabgesetzt. Sauerbruch und Nissen haben namentlich
auch bei Kindern von der Plombierung Gutes gesehen.

Ein ideales Behandlungsverfahren stellt sie aber auch nicht dar.
Man darf nicht vergessen, daß man einen Fremdkörper einführt,
von dem man nie mit Sicherheit voraussagen kann, ob er ganz ungestört einheilt und für alle Zeiten reizlos bleiben wird. Da man bei den
Bronchektasien sehr oft nicht mit den verhältnismäßig kleinen
Plomben auskommt, die zur Behandlung tuberkulöser Kavernen notwendig sind, und die in der Regel eine Ausdehnung von 150—250 ccm
nicht überschreiten, sondern gezwungen ist, Plomben von 600
bis 800 ccm einzulegen, wächst die Gefahr sekundärer Störungen.
Hinzukommt, daß bei den schweren Entzündungsvorgängen, die in
den erweiterten Luftwegen sich abspielen, und die zum Teil auch auf
das benachbarte Lungengewebe übergreifen, die Gefahr besteht, daß
auf dem Lymphwege oder durch unmittelbare Fortleitung das Plombenbett früher oder später infiziert wird.

Tritt diese Komplikation auf, die nicht nur in der ersten Zeit nach der
Operation, sondern auch nach vielen Jahren scheinbarer Ruhe wie ein
Blitz aus heiterem Himmel eintreffen kann, so wird dadurch erfahrungsgemäß die Vorhersage ungemein getrübt. Die Komplikation macht sich
meist durch hohes Fieber und Druckgefühl bemerkbar. Die Plombe
muß unbedingt entfernt und die eiternde Höhle drainiert werden.

Wird die Infektion überstanden, und tritt keine Lungenentzündung auf, weil nun ein Teil der Lungenoberfläche seinen Halt verloren hat und dadurch das Aushusten erschwert ist, so muß durch eine Nachoperation mit weitgehender Entknochung der Brustwand über der ganzen extrapleuralen Höhle der Hohlraum beseitigt werden.

Eine besondere Form stellt die von Nissen mehrfach geübte intrapleurale Plombierung dar, die bei Unterlappenbronchektasien in Frage kommt, wenn Pleuraverwachsungen vorhanden sind.

Es wird in der mittleren Achsellinie sowohl aus der 7. wie aus der 10. Rippe ein Stück reseziert. Von der oberen Lücke aus läßt sich der Unterlappen stumpf mit langen Stieltupfern im Interlobärspalt und dem angrenzenden Pleuraspalt frei machen. Das zweite Fenster verschafft Zugang zum Sinus und der Lungenunterfläche. Wenn der Unterlappen stumpf aus seinen Verwachsungen befreit und hiluswärts zusammengepreßt ist, wird der in seiner Umgebung entstandene Hohlraum von den beiden Öffnungen aus mit Paraffin oder paraffingetränkten Mullstreifen ausgelegt. Die Rippenstücke werden nach dem Krampfschen Vorschlag wieder in die Lücken eingefügt. Nach den Angaben von Nissen sind bei diesen Verfahren bis zu 1400 ccm Paraffin notwendig, die erstaunlich gut vertragen werden sollen.

Die Plombierung ist sicher ein Verfahren, das bei Kranken, bei denen die wirksamere Lappenexstirpation nicht in Frage kommt, in jedem Falle ernstlich erwogen werden darf, und das ohne Zweifel oft der Thorakoplastik vorzuziehen ist. Wir möchten aber doch davor warnen, die Anzeigestellung zu weit zu fassen. Wir können mit Nissen nicht einig gehen, wenn er die Plombierung geradezu als die ideale Behandlungsmethode kindlicher Bronchektasien bezeichnen möchte. Gerade bei Jugendlichen, die noch ein langes Leben vor sich haben sollten, soll man sich die Anzeigestellung besonders überlegen. Wer gibt Gewähr, daß die Plomben viele Jahre vollkommen stumm bleiben? Wenn man erlebt hat, daß bei Tuberkulosen die Plomben noch nach 10 und mehr Jahren scheinbarer Gesundheit plötzlich sich infizierten und die Kranken, bei denen die Grundkrankheit längst ausgeheilt war, ins Grab brachten, muß man vor allzu großer Begeisterung warnen. Die Plombierung wird bei den Bronchektasien noch nicht so lange ausgeführt, daß man über wirkliche Dauererfolge sprechen kann.

Ist bei Jugendlichen unter dem Einfluß extrapleuraler Plombierung die Bronchektasienkrankheit klinisch ausgeheilt, so ist nach vielen Jahren ernstlich die Wiederentfernung der Plombe zu erwägen, um Spätstörungen zu verhüten. Wenn die Plombe nicht infiziert ist, kann der Eingriff bei gutem Allgemeinzustand dem Kranken ohne Bedenken zugemutet werden. Man darf sich aber selbstverständlich nicht mit der Herausnahme des Fremdkörpers begnügen, sondern muß durch entsprechende Entknochung der Brustwand die extrapleurale Höhle so verkleinern, daß sie durch allmähliche Verwachsung der beiden Brustfellblätter sich nach entsprechender Zeit vollständig schließen kann.

Der Plombierung kommt besondere Bedeutung als Voroperation für weitere Eingriffe zu. Bei freiem Brustfellspalt ist sie das gegebene Verfahren, um spätere Pneumotomie einzuleiten (S. 40).

Die Lungenlappenexstirpation.

Wenn die Erkrankung auf einen Unterlappen beschränkt ist, und wenn der Allgemeinzustand größeren Eingriff erlaubt, so ist ohne Zweifel die Lappenexstirpation das Verfahren der Wahl. Früher war dieser Eingriff namentlich bei einzeitigem Vorgehen mit großer Sterblichkeit belastet. Der Erfolg wurde gefährdet durch die Unzuverlässigkeit des Bronchusverschlusses. Man muß damit rechnen, daß bei noch so festem Unterbinden des Bronchus und bei allen möglichen Sicherungen, die meist auf Grund von Tierversuchen in mannigfacher Weise angegeben worden sind, durch Nekrose des Stumpfes der Verschluß nach 7—8 Tagen wieder aufgeht. Der infektiöse Inhalt der Luftwege ergießt sich in die Wunde. Wenn nicht feste Verwachsungen vorhanden sind, zieht sich der Bronchusstumpf gegen den Mittelfellraum zurück, und meist tödlich verlaufende Mediastinitis oder zum mindesten eine schwere Pleuraphlegmone sind die Folge.

Bis vor kurzer Zeit begegnete man der Gefahr durch mehrzeitiges Operieren. Sauerbruch hat ein Verfahren ausgearbeitet, das sich durch hohe Erfolgsicherheit auszeichnet. Er konnte 1934 über 58 Lungenlappenexstirpationen berichten einschließlich 2 Entfernungen einer ganzen Lunge mit 6 Todesfällen. Eine Sterblichkeit von etwa 10 % ist für einen so großen Eingriff bei einer an und für sich recht schweren Erkrankung ohne Zweifel sehr gering.

Sauerbruch empfiehlt in der ersten Sitzung Probethorakotomie zur Klärung des Befundes. Bei freiem Brustfellspalt wird eine große Plombe eingelegt. Nach zwei Wochen wird sie in der zweiten Sitzung entfernt. Bei ausreichenden Verwachsungen wird in Ätherüberdrucknarkose ausgedehnte Rippenresektion unter Kürzung der Stümpfe bis zur Wirbelsäule vorgenommen. Es wird die Zwischenlappenspalte aufgesucht; der Lungenlappen wird ringsum ausgelöst und gestielt. Umschnürung des Stieles mit einem Gummischlauch, der unter Spannung geknotet und mit Seidenfäden befestigt wird. Die Wunde wird tamponiert. In der Regel stößt sich der abgestorbene Lappen nach 8—12 Tagen ab. Bleibt eine Bronchialfistel zurück, so wird sie nicht vor Ablauf eines halben Jahres und erst nach völligem Verschwinden des Auswurfes verschlossen. Bei sehr großer Auswurfmenge und schlechtem Allgemeinzustand werden zunächst nur die Höhlen mit dem Glühbrenner eröffnet und wird der Lappen erst nach Erholung des Kranken herausgenommen.

Uns hat sich folgendes Vorgehen bewährt: Der Kranke wird angehalten, vor der Operation möglichst gründlich auszuhusten. Unter Umständen wird die Entleerung durch Lagerung auf die gesunde Seite oder durch Senkung des oberen Körperendes erleichtert. Eine Stunde vor dem Eingriff werden 1—2 ctg Morphium oder die entsprechende Menge Pantopon und 0,5—1 mgr Atropin gegeben, um die Absonderung in den Luftwegen hintanzuhalten.

Der Kranke wird auf die gesunde Seite auf den Operationstisch gelagert. Durch eine untergeschobene flache Rolle werden die Zwischenrippenräume der zu operierenden Seite nach Möglichkeit erweitert. Durch Unterstützung der gesunden Schulter und Befestigen der Beine wird der Körper so fixiert, daß Schrägstellung des Rumpfes und Kopftieflagerung möglich sind. Da der intrapleurale Eingriff in Allgemeinnarkose ausgeführt werden muß, ist dafür zu sorgen, daß der aus der kranken Lunge ausfließende Bronchialinhalt ungehemmten Abfluß bekommt und nicht in die gesunde Lunge überfließen und von dort aspiriert werden kann. Wir verwenden Lachgasüberdrucknarkose.

Von einem leicht gebogenen Schrägschnitt entsprechend dem Rippenverlauf werden die 7. bis 10. Rippe freigelegt und in möglichst großer Ausdehnung von ihrem Halse bis weit nach vorne subperiostal reseziert. Die Pleura wird unter Überdruckatmung entsprechend der entfernten 9. Rippe eröffnet. Durch Einsetzen eines geeigneten Rippensperrers gewinnt man genügend Zugang zum Unterlappen. Finden sich keine oder nur verhältnismäßig zarte Verwachsungen, so daß der Lappen leicht gestielt werden kann, so empfiehlt es sich, die Pulmonalarterie des Unterlappens zu unterbinden, wie es Bruns und Sauerbruch angegeben haben. Wir erwarten von diesem Eingriff allein keine wesentliche Lungenschrumpfung, sind aber überzeugt, daß er die spätere Exstirpation auf alle Fälle einfacher und ungefährlicher gestaltet. Wenn keine starren Verwachsungen vorhanden sind, läßt sich das Gefäß im Stiel des Unterlappens deutlich fühlen und nach stumpfer Isolierung mit einer Deschampsschen Nadel unterbinden. Der intrapleurale Eingriff wird erleichtert, wenn das Zwerchfell durch Phrenikusquetschung gelähmt worden ist.

Um in der Umgebung des zu entfernenden Lappens einerseits genügende Verwachsungen zu erzeugen und aber andererseits den Zugang zum Lappenstiel nach Möglichkeit frei zu halten, wird der Lappen rings mit Gaze eingehüllt, die unmittelbar vorher in flüssiges Paraffin, wie wir es sonst zur Plombenherstellung brauchen, eingetaucht worden ist. Das Verfahren bildet einen Mittelweg zwischen der Einhüllung des erkrankten Lungenlappens in einen Seide- oder Zwirnbeutel nach Nissen und der intrapleuralen Tamponkompression nach Zaaijer. Es hat vor der ersteren den Vorteil, daß die paraffinierte Gaze mit der Lunge selbst kaum verklebt und in der Umgebung durch ihren Reiz trotzdem genügende Verwachsungen anregt. Wir ziehen sie der Tamponkompression vor, weil nach der Umhüllung des Lappens unter Überdruck Pleura und Weichteilwunde vollkommen geschlossen werden können.

Wie nach jedem intrapleuralen Eingriff, ist auch hier Exsudatbildung möglich. Der Kranke ist daraufhin zu überwachen. Tritt stärkere Dämpfung auf, so wird man die Flüssigkeit durch Punktion entfernen. Man muß mit dem 2. Eingriff warten, bis das Exsudat ganz aufgesaugt oder höchstens noch in der unmittelbaren Umgebung der paraffinierten Gaze vorhanden ist. Wir haben dazu 2½ Wochen warten müssen.

Bei dem 2. Eingriff wird die Pleura wieder eröffnet. Die paraffinierte Lappenhülle läßt sich leicht entfernen. Wenn die Verwachsungen in der Umgebung in der gewünschten Ausdehnung vorhanden und wenn namentlich Ober- bzw. Mittellappen mit der Pleura parietalis fest verwachsen sind, so wird der Stiel des Unterlappens unter schrittweiser Umstechung durchtrennt. Nach Möglichkeit wird der Hauptbronchus gesondert unterbunden. Sein Stumpf darf nicht allzu kurz sein. In die Wundhöhle wird ein Beuteltampon eingelegt. Wenn die äußere Begrenzung der Höhle noch nicht genügend entknocht ist, um ihre nachträgliche Verödung zu ermöglichen, so werden entsprechende Rippenstücke nachreseziert.

Der Inhalt des Beutels wird vom 5. Tage an, der Beutel selbst nach 8—10 Tagen entfernt. Die große Wundhöhle wird rasch kleiner. Ihre Verkleinerung wird durch die unter Umständen auch erst nachträglich vorgenommene künstliche Zwerchfelllähmung in vorteilhafter Weise unterstützt.

Die Bronchialfistel, die in der Regel nach einigen Tagen auftritt, schließt sich früher oder später von selbst, so daß sie keine besonderen Maßnahmen erfordert.

Trotz des großen Eingriffes hinterläßt er keine wesentliche Entstellung. Auch der Ausfall von atmendem Lungengewebe ist nach der Röntgenaufnahme nicht so groß, wie man erwarten würde (Abb. 11).

Konnte in der ersten Sitzung die Lungenschlagader nicht unterbunden werden oder schienen bei der zweiten Operation nach der Entfernung der paraffinierten Lappenhülle die Verwachsungen noch nicht zuverlässig zu sein, so wird man sich mit der elastischen Umschnürung des Lungenstieles nach Sauerbruch begnügen und die Selbstabstoßung des ausgeschalteten Lungenlappens abwarten.

Zeigt es sich nach Freilegen des Rippenfelles, daß kein freier Pleuraspalt mehr vorhanden ist, so wird man nach Möglichkeit in der ersten Sitzung den Lungenlappen teils stumpf, teils scharf aus den Verwachsungen auslösen. Das Vorgehen wird erleichtert, wenn man zuerst den Interlobärspalt aufsucht. Verletzungen des Zwerchfelles und namentlich des Herzbeutels sind nach Möglichkeit zu vermeiden. Im weiteren wird man nach den Vorschriften von Sauerbruch für die zweite Sitzung den Eingriff zu Ende führen. Sind aber nur zarte Verwachsungen vorhanden, so daß man verhältnismäßig leicht an den Lungenstiel herankommt, so empfiehlt es sich auch hier, in der ersten Sitzung die A. pulmonalis zu unterbinden und den Unterlappen mit paraffinierter Gaze einzuhüllen. In der zweiten Sitzung wird, wie oben geschildert, der Lungenlappen exstirpiert.

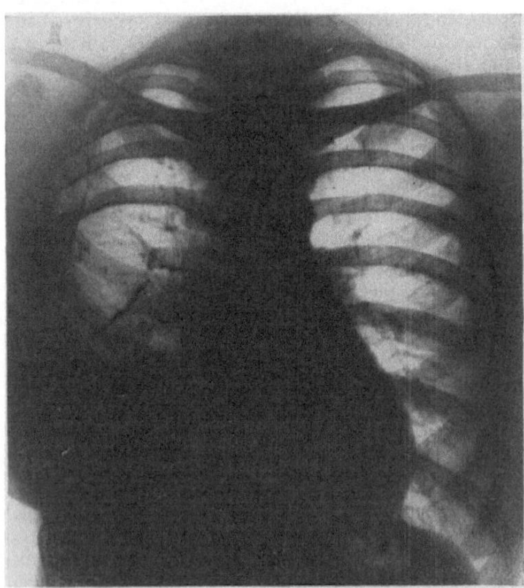

Abb. 11. Zustand nach Exstirpation des rechten Unterlappens. (Kranke von Abb. 10, S. 52).

In den letzten Jahren hat sich unter der Führung amerikanischer Chirurgen eine überraschende Wendung zur Bevorzugung der einzeitigen Lungenlappenexstirpation vollzogen. Harold Brunn hat 1929 darauf hingewiesen, daß ernste Pleurainfektion bei einzeitiger Operation nicht eintritt, wenn die zurückbleibende Lunge zu frühzeitiger Ausdehnung veranlaßt wird. Dichter Verschluß der Brusthöhle und Anwendung negativen Druckes bringen den Lappen zur Verwachsung, bevor die Absonderungen eitrig werden. Wichtig ist aber, daß die sich immer einstellenden Absonderungen von Anfang an durch geeignete Drainage fortlaufend abgesaugt werden. Die

Technik wurde von Shenstone und Janes etwas abgeändert; der Unterschied gegenüber dem Brunnschen Verfahren besteht nur in der Behandlung des Lappenstumpfes.

Von großer Bedeutung ist sorgfältige Vorbereitung der Kranken. Bei reichlicher Auswurfmenge ist die Gefahr der Aspirationspneumonie auf der Gegenseite groß und bildet die hauptsächliche Todesursache. Roberts und Nelson empfehlen deshalb bronchoskopische Absaugung zweimal wöchentlich während zwei bis drei Monaten und dauernde Lagerungsdrainage. Tudor Edwards legt während der Operation zur Absaugung des Sekretes einen Katheter tief in den Bronchus. Während die einen zur Verminderung des Operationsschocks schon 10—14 Tage vor dem Eingriff einen Pneumothorax anlegen, genügt es nach anderen, wenn man die Luft bei der Operation ganz langsam einfließen läßt. Übereinstimmend wird Zwerchfellähmung empfohlen. In der Regel genügt es, den Nerven im eröffneten Brustkorb durch Quetschung zu unterbrechen. Nur bei Verwachsungen wird man ihn einige Tage vor dem Haupteingriff in der bekannten Weise am Halse aufsuchen und ebenfalls vorübergehend unterbrechen (Technik S. 100). Dauernde Ausschaltung durch Exairese ist nicht notwendig. Janes operiert in Spinalanästhesie, Roberts und Nelson verwenden Lachgassauerstoff nach vorausgegangener Einspritzung von Morphium,

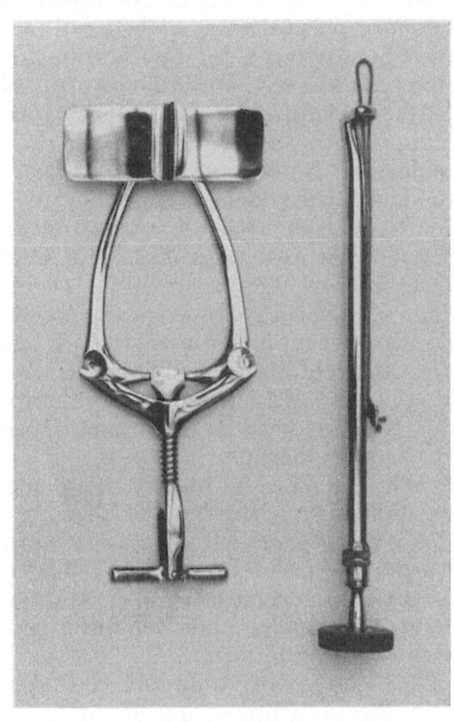

Abb. 12. Rippensperrer nach Sauerbruch. Tourniquet nach Lambret

Skopolamin und Atropin. Avertin hat sich ihnen wegen der sehr flachen Atmung, die dauernde Anwendung von Sauerstoff erforderte, nicht bewährt.

Janes schildert die Technik der Lobektomie in folgender Weise: Schnitt entsprechend dem Rippenverlauf in der Gegend des unteren Schulterblattwinkels; meist geht man im 6. Zwischenrippenraum ein. Die oben und unten anstoßenden Rippen werden möglichst nahe den Querfortsätzen unter Schonung der Knochenhaut durchtrennt, um den Zugang zu verbessern. Das Brustfell wird eingeschnitten und mit Hilfe eines Rippensperrers (s. Abb. 12) offen gehalten. Der zu entfernende Lungenlappen wird möglichst nahe dem Mittelfell mittels eines mit starkem Faden armierten, tourniquetähnlichen Unterbindungsinstrumentes abgeschnürt. Diese Maßnahme schützt nicht nur gegen Blutung und Verunreinigung mit Eiter, sondern gestattet auch, Mittelfellverschiebungen vorzubeugen. Wenn die Lunge nicht zu starr ist, wird 4—5 cm distal der ersten eine zweite Abbindung vorgenommen. Nachdem die ganze Brusthöhle mit feuchten Tüchern sorgfältig ausgelegt ist, wird der zu entfernende Lungenteil zwischen den beiden Abbindungen so abgetrennt, daß am Stumpf eine konkave Schnittfläche übrigbleibt. Sie wird mit Acriflavin 1:1000 betupft und dann durch fortlaufende Katgutnaht und weitere Knopfnähte unter Mitfassen des Pleurarandes einstülpend verschlossen. Beim Lockern der Umschnürung werden blutende Stellen sichtbar, die noch besonders zu umstechen sind. Nach Verschluß des Stumpfes wird die Umschnürung entfernt. Der Stumpf wird an den Oberlappen angenäht. Ein Gummirohr wird der Oberfläche des Zwerchfelles entsprechend etwa in der mittleren Achsellinie durch den 9. Zwischenrippenraum nach außen geleitet. Es wird einige Zentimeter vom Lungenstumpf entfernt durch eine Katgutnaht an der Zwerchfellkuppe befestigt. Verschluß der Wunde durch perikostale und Schichtnaht. Das Gummirohr wird unter Wasser geleitet; der Kranke wird aufgefordert, durch Hustenstöße die Luft aus dem Brustraum herauszupressen.

Für die Nachbehandlung legt Brunn größten Wert darauf, daß alle paar Stunden bei Tag und Nacht aus dem eingelegten Rohr die Absonderungen abgesaugt werden. Wenn sie anfangen eitrig zu werden, aber nicht vor 5—7 Tagen, wird Spülung mit Dakinscher Lösung angeschlossen. Bei sekundärem Fieberanstieg empfiehlt er Rippenresektion und Behandlung wie bei der gewöhnlichen eitrigen Brustfellentzündung.

J. Alexander teilt mit, daß postoperative Zwischenfälle, namentlich Nachblutungen gar nicht so selten sind. Er verwendet deshalb die besonders kräftige Verweilklemme von Carr, die er mit langen Fäden versehen zurückläßt und nach etwa 2 Wochen durch einen neuen Einschnitt in die verheilte Wunde entfernt.

Tudor Ewards konnte 1934 über 48 einzeitige Lobektomien berichten mit 4 Frühtodesfällen; 3 Kranke starben später an Komplikationen. Diese überraschend guten Ergebnisse sind sicher geeignet, das bisherige Mißtrauen gegen die einzeitige Lappenentfernung zu zerstreuen.

Kirschner berichtete am Chirurgenkongreß 1936 über eine nach der gleichen Technik erfolgreich ausgeführte einzeitige Lungenlappenexstirpation. Er zeigte ein sehr zweckmäßiges Schnürinstrument zur Abdrosselung des Lungenlappenstieles.

Wir haben einen überzähligen Lungenlappen, einen Lobus accessorius inferior mit vereiterten Bronchektasien bei freiem Brustfellraum einzeitig exstirpiert. Der Stiel war verhältnismäßig breit, so
daß er nur einmal präliminär abgeschnürt werden konnte. Wir verwenden das Tourniquet von Lambret (Abb. 12). Es hat den Vorteil, daß die Schlinge frei um den Stiel gelegt werden kann, ohne daß
man durch das Instrument behindert wird. Erst wenn die Schlinge
geknotet ist, wird das Instrument angesetzt.

Beim Abtragen des Lappens entleerte sich reichlich Eiter aus den eröffneten
Luftwegen. Nach der üblichen Versorgung des Stumpfes wagten wir nicht, die Brusthöhle bis auf das Gummirohr zu schließen. Wir legten auf das beschmutzte Brustfell einige Mullstreifen ein. In den freien Brustfellraum wurde ein Gummirohr eingeführt. Die Wunde wurde schichtweise bis auf die
Tampons geschlossen. Darüber wurde ein luftdichter
Verband angelegt, indem die Umgebung dick mit
Zinkpaste bestrichen und darüber ein Stück Billroth-Batist gelegt wurde. Das Gummirohr wurde
mit einer Wasserstrahlluftpumpe in Verbindung
gebracht. Die Gazestreifen wurden erst entfernt,
als der Unterlappen sich ganz entfaltet und Verklebungen mit der Brustwand sich gebildet hatten.

Um möglichst rasche und vollständige
Wiederentfaltung der zurückgebliebenen
Lungenlappen zu erzielen, muß der Brustfellraum dauernd unter negativen Druck
gesetzt werden. Das sich bildende Exsudat muß fortlaufend abgesaugt werden.
Am einfachsten ist es, wenn man das in
die Brusthöhle eingelegte Gummirohr
nach wasserdichtem Verschluß der Wunde
mit einer Wasserstrahlpumpe oder einer
elektrischen Saugvorrichtung in Verbindung bringt. Es muß aber Vorsorge getroffen werden, daß kein zu starker negativer Druck erzeugt wird, der zu unliebsamer Steigerung der Exsudation und
sogar zu parenchymatöser Blutung führen

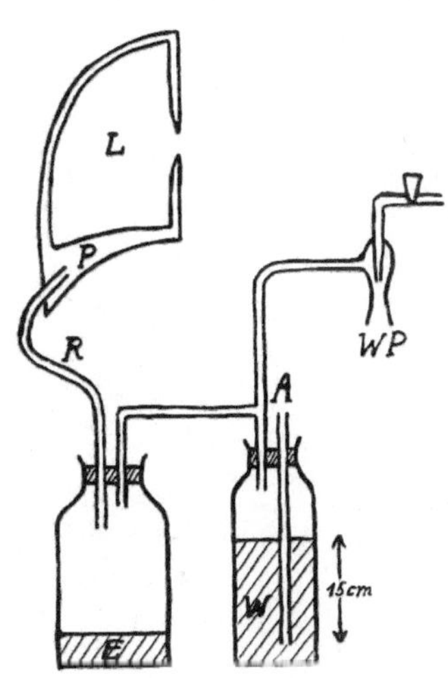

Abb. 13. Schematische Darstellung der Lungenblähung und Ex-
sudatabsaugung mittels Wasserstrahlpumpe mit Dosierung des
Unterdruckes.

könnte. Uns hat sich folgende Anordnung bewährt (Abb. 13).

Zwischen das Gummirohr R, das im Pleuraraum P liegt, und die Wasserstrahlpumpe WP sind zwei Glasgefäße mit doppelt durchbohrtem Kork eingeschaltet.
Das erste Gefäß dient zur Aufnahme des Exsudates E, das zweite dient als Druck-
regler. Es enthält das Ausgleichsrohr A, das je nach Bedarf mehr oder weniger tief in
Wasser W eingetaucht wird. In der Skizze ist angenommen, daß sein unteres Ende
15 cm unter dem Wasserspiegel liegt. Wird nun mit der Wasserstrahlpumpe Luft aus
dem geschlossenen Röhrensystem abgesaugt, so wird durch das Ausgleichsrohr A Luft
von außen eintreten, sobald der Druck unter 15 cm H_2O sinkt. Man kann also durch
das verschieden tiefe Eintauchen des Ausgleichsrohres den maximalen negativen
Druck einstellen. Entsprechend den physiologischen Verhältnissen wird man ihn am

besten zwischen 12 und 15 cm H$_2$O halten. Auch bei unberechenbarer Saugkraft der Pumpe kann nie schädlicher Unterdruck entstehen.

Die Erfahrungen von J. Alexander, der eher wieder der zweizeitigen Operation den Vorzug gibt, zeigen, daß bei der Auswahl der Kranken für die einzeitige Operation aber immer noch Vorsicht geboten ist.

Die großen Fortschritte, die in den letzten Jahren in der chirurgischen Behandlung der Bronchektasien erzielt worden sind, sollten aber dazu beitragen, daß die Kranken frühzeitig, in noch gutem Allgemeinzustand dem Chirurgen überwiesen werden, damit womöglich die Operation in Erwägung gezogen werden darf, die wirklich Dauerheilung in Aussicht stellt: die Lappenentfernung.

IV. Die chirurgische Behandlung
der Lungentuberkulose.

Die chirurgische Behandlung der Lungentuberkulose, die durch die
Einführung des künstlichen Pneumothorax durch Forlanini im
Jahre 1892 ihren Anfang genommen und namentlich durch den Ausbau der Thorakoplastik durch Brauer und Friedrich und dann in
allererster Linie durch Sauerbruch allgemeine Anerkennung gefunden hat, ist gerade in der heutigen Zeit berufen, die bisherigen
Behandlungsverfahren weitgehend zu ersetzen. Die wirtschaftlichen
Verhältnisse machen es den meisten Lungenkranken unmöglich, bei
jahrelangen Liegekuren auf die Heilung einer Kaverne zu warten.
Die sog. soziale Anzeigestellung nimmt einen viel breiteren Raum ein
als früher. Man hat erkannt, wie große Nachteile allzu lange klima-
tische Kuren für die seelische Verfassung der Kranken haben. Man
muß der „Zauberbergstimmung" durch aktive Behandlung entgegen-
treten und die Kranken möglichst rasch wieder einer vernünftigen
Beschäftigung zuführen. Es hat sich gezeigt, daß sehr viele Berufe
mit einem künstlichen Pneumothorax ausgeübt werden können.
Es ist keineswegs mehr notwendig, die Pneumothoraxträger auf
2—3 Jahre von jeder Betätigung fernzuhalten, wie man es früher
gern getan hat. Im Gegenteil, je eher sie ihre Arbeit wieder aufnehmen
können, um so zuversichtlicher werden sie sein und um so leichter
werden sie ihre Krankheit ertragen können. Selbstverständlich muß
das erste akute Stadium überwunden, und die Kranken müssen seit
einiger Zeit fieberfrei sein, bevor man sie wieder arbeiten läßt.

Durch zahlreiche pathologisch-anatomische Untersuchungen ist
erwiesen, daß spontane Kavernenheilung zu den Ausnahmen
gehört. Es hat sicher keinen Sinn, wegen der wenig und prozentual
sicher seltenen Ausnahmen bei der großen Mehrzahl der ungünstigen
Kavernen durch langes Warten kostbare Zeit zu verlieren. Schon
das Frühinfiltrat, das deutliche Einschmelzung zeigt, macht die Anlegung eines Pneumothorax wünschenswert. Die Krankheitsdauer
wird dadurch in den meisten Fällen ganz erheblich abgekürzt.

Im allgemeinen gilt als Regel, daß jede tuberkulöse
Kaverne von mindestens Haselnußgröße, die bei einer
kürzeren Beobachtungszeit keine Neigung zu Verkleinerung zeigt, chirurgisch behandelt werden soll, wenn

keine besonderen Gegenanzeigen bestehen. Selbstverständlich wird immer zuerst ein Pneumothoraxversuch gemacht.

Während man früher großen Wert auf relative Einseitigkeit der Krankheit legte, haben sich die Ansichten in den letzten Jahren gründlich geändert. Die günstigen Erfahrungen mit dem doppelseitigen Pneumothorax haben gezeigt, daß man auch bei Erkrankung beider Lungenflügel aktiv vorgehen kann, wenn man die Einengung beider Seiten genau dosiert. Natürlich wird man in der Regel nicht beide Seiten zugleich teilweise ruhigstellen. Meist wird die Behandlung auf der erst erkrankten Seite begonnen. Ist hier eine gewisse Beruhigung eingetreten, so kann man auch an die Einengung der anderen Seite denken. Die große Zahl von doppelseitigem Pneumothorax, die schon mitgeteilt worden ist, gibt insofern zu denken, als sie darauf hinweist, daß die Erkrankung oft nicht auf eine Seite beschränkt bleibt. Man darf diese Erkenntnis bei der eigentlich operativen, verstümmelnden Behandlung nicht außer acht lassen. Es ist sicher nicht gleichgültig, ob man eine Lunge durch eine ausgedehnte Thorakoplastik dauernd zum größten Teil von der Atmung ausschließt, oder ob man jeden Phrenikus, bei dem man die Exairese mehr oder weniger verantworten kann, herauszieht. Man soll nie ohne strenge Notwendigkeit in größerer Ausdehnung gesundes Lungengewebe für alle Zeiten aus der Atmung ausschalten. Wir werden bei der Besprechung der Anzeigestellung der künstlichen Zwerchfellähmung und der totalen Thorakoplastik darauf zurückkommen.

Alle Verfahren, die zur chirurgischen Behandlung der Lungentuberkulose zur Verfügung stehen, haben übereinstimmend Einengung und damit Entspannung und Ruhigstellung des erkrankten Lungengewebes zum Ziel. Dieser Zweck wird ohne Zweifel am besten und vollkommensten durch den künstlichen Pneumothorax erreicht. Er hat den großen Vorteil, daß er wieder rückgängig gemacht werden kann, wenn er seinen Zweck erfüllt hat, oder wenn seine Weiterführung aus dem einen oder anderen Grunde unerwünscht werden sollte. In jedem Falle, in dem aktive Behandlung der Lungentuberkulose angezeigt ist, soll daher immer zuerst ein Pneumothoraxversuch gemacht werden.

Man wird von dieser Regel höchstens einmal bei einer älteren, gut abgegrenzten kleineren Spitzenkaverne abgehen, die voraussichtlich durch eine umschriebene Spitzenplastik ohne erhebliche Gefährdung des Kranken in kürzerer Zeit endgültig zur Ausheilung gebracht werden kann (s. S. 106).

Der künstliche Pneumothorax hat aber zur Voraussetzung, daß noch ein freier Brustfellspalt vorhanden ist. Ist seine Anlegung wegen

Pleuraverwachsung nicht mehr möglich, so kommen die anderen Verfahren einzeln oder in sinngemäßer Verbindung in Frage. In ihrer Wirkung steht die extrapleurale Thorakoplastik dem Pneumothorax am nächsten. Man kann damit bei Bedarf eine ganze Lungenhälfte weitgehend aus der Atmung ausschalten. Durch entsprechende Bemessung der Zahl und Ausdehnung der zu resezierenden Rippenstücke läßt sich ihre Wirkung aber auch den Besonderheiten des Einzelfalles anpassen.

Bei Frühkavernen, die nach Lage und Größe geeignet erscheinen, kann der gewöhnliche, intrapleurale Pneumothorax bei verwachsenem Brustfellspalt unter Umständen durch die extrapleurale Pneumolyse mit extrapleuralem Pneumothorax ersetzt werden. Das Verfahren ist auch nach unseren Erfahrungen noch ausbaufähig.

Bei der künstlichen Zwerchfellähmung durch Unterbrechung des Nervus phrenicus wird durch die Ausschaltung der Zwerchfellatmung die Lunge teilweise ruhiggestellt und in erster Linie von unten her entspannt. Durch die extrapleurale Pneumolyse und Plombierung wird eine ganz umschriebene Einengung tuberkulöser Kavernen herbeigeführt.

Jeder der genannten Eingriffe hat seine besonderen Anzeigen, die in den betreffenden Abschnitten eingehend besprochen werden. Sie lassen sich nicht mehr in der einfachen Formel zusammenfassen, daß beim Mißlingen der Pneumothoraxbehandlung wegen Verwachsungen zuerst die künstliche Zwerchfellähmung durch Phrenikusexairese und bei ihrem Versagen eine Thorakoplastik auszuführen sei. Man sollte bestrebt sein, in jedem Einzelfall das Verfahren anzuwenden, das bei weitgehender Schonung des atmenden Lungengewebes möglichst vollständige Einengung des Kavernengebietes gewährleistet.

A. Der künstliche Pneumothorax.

Im heutigen Sprachgebrauch rechnet man zur chirurgischen Behandlung der Lungentuberkulose im allgemeinen nur die eigentlich operativen Verfahren, während der künstliche Pneumothorax den Hilfsmitteln der inneren Medizin zugezählt wird. Wir halten seine eingehende Besprechung an dieser Stelle aber doch für wünschenswert, da jeder Chirurg, der sich mit operativer Behandlung der Lungentuberkulose beschäftigt, seine Technik beherrschen muß. Gar nicht so selten wird bei bestehendem Pneumothorax ergänzende Zwerchfellähmung oder Spitzenthorakoplastik notwendig, oder man ist gezwungen, auf der einen Seite zu operieren, während auf der Gegenseite ein Pneumothorax unterhalten werden muß. Leider kommt der Chirurg auch ab und zu in die Lage, Komplikationen des Pneumothorax zu behandeln.

a) **Anzeigestellung.**

1. Der künstliche Pneumothorax ist bei allen kavernösen Tuberkulosen angezeigt, bei denen deutliche Höhlenbildung von mindestens Haselnußgröße besteht, sofern die Kaverne bei einer Ruhekur von einigen Wochen oder Monaten keine Neigung zur Verkleinerung oder sogar eindeutiges Größerwerden zeigt. Hierher gehört namentlich auch die Kaverne des Frühinfiltrates. Die andere Lunge braucht nicht gesund zu sein; die Ausdehnung der dortigen Erkrankung darf aber auch nicht so groß sein, daß sie eine weitere Einengung der Atmungsoberfläche nicht mehr erträgt.

2. Der Pneumothorax ist besonders angezeigt, wenn eine schwere, fast unstillbare, oder mehrere, sich rasch wiederholende Lungenblutungen eintreten.

3. Ein Pneumothoraxversuch ist auch gerechtfertigt bei bronchopneumonischen, exsudativen, meist hoch fieberhaften Erkrankungen. Er kann unter Umständen die tuberkulotoxischen Allgemeinerscheinungen rasch zum Verschwinden bringen. Er kann aber nur wirksam sein, wenn die Lunge zwischen dem infiltrierten noch so viel lufthaltiges Gewebe enthält, daß Kollaps überhaupt möglich ist. Die Vorhersage ist allerdings bei diesen Formen mit großer Vorsicht zu stellen. Zeigt sich nicht bald eine günstige Einwirkung auf den Krankheitsverlauf, so verzichtet man lieber auf weitere Nachfüllungen, da bei den exsudativen Tuberkulosen unliebsame Exsudate besonders gern auftreten.

4. Bei tuberkulöser, eitriger Rippenfellentzündung wird das durch Punktion entleerte Exsudat vorteilhaft durch Luft ersetzt und der Pneumothorax unterhalten, um rasche Wiederentfaltung der Lunge zu verhindern in der Annahme, daß die Pleuratuberkulose Folgeerscheinung einer primären Lungentuberkulose ist.

5. Beim Spontanpneumothorax sind regelmäßige Luftnachfüllungen angezeigt, um ein Absinken des intrapleuralen Druckes auf negative Werte und damit ein Wiederöffnen der Lungenfistel nach Möglichkeit zu verhüten.

Die Gegenanzeigen des künstlichen Pneumothorax sind in neuerer Zeit wesentlich eingeschränkt worden. Eigentlich verbietet nur eine ganz schwere Erkrankung der anderen Seite, die bereits zu hochgradiger Verkleinerung des atmenden Lungengewebes geführt hat, die Anlegung eines auch nur mantelförmigen Pneumothorax. Bei schweren tuberkulösen Erkrankungen des Darmes oder ernsten Nierenschädigungen wird in jedem einzelnen Fall zu prüfen sein, ob ein Behandlungsversuch der Lungenerkrankung noch gerechtfertigt ist. Da der künstliche Pneumothorax zu jeder Zeit rückgängig gemacht werden kann, wenn er sich als wirkungslos oder sogar als schädlich erweist, so ist auch in Zweifelsfällen ein Versuch gerechtfertigt. Da man meist schon in ganz kurzer Zeit, oft schon nach wenigen Tagen, erkennen kann, ob er wirksam werden wird, soll man auf keinen Fall seine Durchführung erzwingen wollen, wenn man sich nicht bald von ihrem Nutzen überzeugen kann.

b) **Anlegung des künstlichen Pneumothorax und Nachfüllungen.**

Allgemeines. Die Anlage eines künstlichen Pneumothorax ist nur möglich, wenn ein sog. freier Pleuraspalt vorhanden ist. In vielen Fällen gestattet schon die klinische Untersuchung ein Urteil darüber, ob ausgedehntere Verwachsungen bestehen. Abgelaufene exsudative Pleuritiden führen erfahrungsgemäß regelmäßig zu flächenhafter Vereinigung der beiden Brustfellblätter; entsprechende Angaben in der Vorgeschichte lassen daher von vornherein einen Pneumothoraxversuch als aussichtslos erscheinen. Verminderte oder aufgehobene Verschieblichkeit der Lungenränder, starke Verschmälerung und Einziehung der Zwischenrippenräume, ausgesprochene Verlagerung des Herzens und oberflächlicher Sitz der Krankheitsherde sprechen gegen freien Pleuraspalt. Geringe Verkürzung des Klopfschalles und abgeschwächtes Atemgeräusch können auf Verwachsungen hinweisen. Die Röntgendurchleuchtung läßt die Verschieblichkeit der Lungenoberfläche gegenüber der Brustwand weitgehend erkennen. Fehlen Adhäsionen, so stellt der Sinus phrenicocostalis einen spitzen Winkel dar und entfaltet sich deutlich bei tiefer Einatmung. Spitzwinklige Ausbuchtungen des Zwerchfelles nach oben im Sinne einer sog. Zeltbildung brauchen nicht unbedingt durch strangförmige Verwachsungen nach Pleuritis diaphragmatica hervorgerufen zu sein; nach Ranke beweisen sie nur, daß die Elastizität der Lunge zwischen der veränderten Stelle und dem Hilus vermindert ist.

Die endgültige Entscheidung, ob die Anlage eines künstlichen Pneumothorax möglich ist, wird erst der Pneumothoraxversuch geben.

Um die Veränderungen der mechanischen Verhältnisse im Brustkorb bei der Entstehung eines Pneumothorax und den Sinn der zu besprechenden Vorsichtsmaßregeln zu verstehen, muß man sich über einige anatomische und physiologische Fragen klar sein.

Die Lunge ist in den Brustraum in der Weise eingefügt, daß ihre Oberfläche, das Lungenfell, mit dem die Brusthöhle auskleidenden Rippenfell überall in inniger Berührung steht. Zwischen den beiden Pleurablättern findet sich ein kapillärer Spaltraum, die Brustfellspalte, welche eine geringe Menge Flüssigkeit enthält. Der Liquor pleurae verbindet einerseits durch die Adhäsionskraft die beiden serösen Häute innig miteinander, erlaubt aber andererseits als natürliches Gleitmittel ihre weitgehende Verschiebung gegeneinander.

Beim ersten Atemzug des neugeborenen Kindes erweitert sich der Brustkorb durch die Hebung der Rippen und durch das Tiefertreten des Zwerchfelles. Die Lungenoberfläche folgt der Brustwand wegen der erwähnten Adhäsion, und es kommt dadurch zu einer Erweiterung der bisher atelektatischen Lunge. Da ein luftleerer Raum nicht entstehen kann, strömt unter der Einwirkung des äußeren Luftdruckes durch die Luftwege soviel Luft in die sich zum erstenmal entfaltende Lunge ein, bis Druckausgleich entstanden ist: die Lunge saugt gleichsam die Luft an. Bei der ersten Ausatmung verkleinert sich die Brusthöhle durch die Senkung des Brustkorbes und durch das Hochtreten des Zwerchfelles. Die in der Lunge enthaltene Luft wird auf ein kleineres Volumen zusammengedrängt. Es kommt infolgedessen nach bekannten physikalischen Gesetzen zu einer Drucksteigerung, die ihrerseits wieder zu einem Abströmen der Luft von dem Ort des höheren Druckes nach außen führt, bis das Druckgleichgewicht erreicht ist. Es geht aus diesen Überlegungen hervor, daß der intrapulmonale Druck gewissen Schwankungen unterworfen ist, die sich bei freien Luftwegen während den Atembewegungen zwischen—1 und +2 cm Wassersäule halten. Wird der Atem angehalten, so stellt sich bei offener Stimmritze der Druck stets auf 0, d. h. genau gesprochen auf Atmosphärendruck ein.

Bei der ersten Ausatmung kann sich nun aber die Lunge nicht mehr vollständig entleeren, da nach dem Entweichen einer gewissen Luftmenge die Bronchioli an ihrer engsten Stelle am Übergang ins Infundibulum zusammenfallen und gleichsam ventilartig den weiteren Austritt von Luft aus den Alveolen sperren. Die Lunge kehrt nicht mehr in den Zustand der Atelektase zurück. Daraus ergibt sich eine Volumenvergrößerung des Organes, die eine stärkere Beanspruchung der elastischen Elemente nach sich zieht. Es kommt dadurch zu einer Zugspannung zwischen Lungenoberfläche und Hilus. Dieser Zug setzt sich infolge der Adhäsionskraft zwischen den beiden Brustfellblättern auch auf die Brustwand fort. Die im Brustkorb in entgegengesetzter Richtung nach außen wirkenden elastischen Kräfte und der Zug der Lunge halten sich das Gleichgewicht. Auf diese Weise entsteht der sog. negative Druck zwischen den beiden Pleurablättern.[1]

Der negative Druck kann erst gemessen werden, wenn man die beiden Brustfellblätter durch eine kleine Gasblase oder Flüssigkeitsansammlung voneinander trennt. Die in sie eintauchende Hohlnadel wird durch einen luftdicht schließenden Schlauch mit einem Manometer verbunden. Der negative Druck ist nicht überall im Innern der Brusthöhle der gleiche. Da er eine Funktion des elastischen Zuges der Lunge darstellt, wird er da am stärksten sein, wo die elastischen Elemente am meisten belastet sind, d. h. dort, wo die Entfernung der Lungenoberfläche vom Hilus am größten ist. Die höchsten Werte werden daher über den seitlichen, unteren und hinteren Teilen der Lunge gemessen. Bekanntlich ist die Ellis-Damoiseausche Linie der Exsudatbegrenzung ein Ausdruck des seitlich vermehrten negativen Druckes, der die Flüssigkeit dort am höchsten in den Brustkorb gleichsam hinaufsaugt. Da bei der Einatmung die Lunge erweitert und infolgedessen die elastische Spannung vergrößert wird, so nimmt der negative Druck zu, während er bei der Ausatmung kleiner wird. Die Druckwerte schwanken bei fehlenden Verwachsungen zwischen —12 und —8 cm bei der Einatmung und —10 und —4 cm H_2O bei der Ausatmung.[2] Sie sind unter physiologischen Verhältnissen stets negativ und unterscheiden sich dadurch wesentlich vom intrapulmonalen Druck.

Die Ausführung der Erstanlage.

Technik. Während man früher unter der Führung von Brauer den Pneumothorax an vielen Orten mit der sog. Schnittmethode anlegte, ist dieses Verfahren heute wohl allgemein aufgegeben. Man verwendet ausschließlich die Stichmethode, die schon von Forlanini geübt und dann namentlich von Saugman ausgebaut worden

---

[1] Vergleiche Fußnote S. 10.
[2] Der Druck wird aus praktischen Gründen mit dem Wassermanometer gemessen.

ist. Man sticht eine feine Hohlnadel, die durch einen Schlauch mit einem Manometer verbunden ist, durch die Brustwand ein, bis man in den freien Brustfellspalt kommt. Zeigt das Manometer negative Ausschläge zwischen —4 und —12 cm Wassersäule, so weiß man mit Sicherheit, daß die Nadelspitze sich in der freien Pleura und nicht in der Lunge befindet. Schwankt der Druck aber um Null, z. B. von —1 bis +1, so ist die Nadelspitze in der Lunge und muß unbedingt zurückgezogen werden.

Das Anstechen des Lungengewebes ist keineswegs gleichgültig. Wird dabei ein Blutgefäß eröffnet, so kann bei der inspiratorischen Drucksenkung Luft in das Gefäß angesaugt oder bei der exspiratorischen, intrapulmonalen Druckerhöhung in dasselbe eingepreßt werden. Ist eine bestimmte Menge Luft, die unter Umständen gar nicht besonders groß sein muß, in die Blutbahn gekommen, so können die Erscheinungen der mit Recht so gefürchteten Gasembolie auftreten. Größere Luftmengen rufen unmittelbaren Herzstillstand hervor, kleinere werden vom Herzen vertragen, in den großen Kreislauf geschleudert und gelangen dann wenigstens zum Teil ins Gehirn. Sie können ganz verschiedene nervöse Erscheinungen von der einfachen, kurz dauernden Ohnmacht bis zur vorübergehenden oder anhaltenden Halbseitenlähmung hervorrufen. Wenn die kleinen Luftblasen aber die lebenswichtigsten Teile im verlängerten Mark auch nur kurze Zeit von der Ernährung durch den Blutstrom ausschalten, kommt es zu plötzlichem Stillstand der Atmung und Herztätigkeit (vergleiche auch S. 44).

Früher hat man die plötzlichen Todesfälle, die schon in der zweiten Hälfte des vergangenen Jahrhunderts öfter nach Pleurapunktionen beobachtet worden sind, als Pleurareflexe aufgefaßt. Durch eine ganze Reihe von Untersuchungen ist die Richtigkeit dieser Annahme widerlegt worden. (Brauer, Wever, A. Brunner, Schlaepfer u. a.)

Jeder, der sich mit der Pneumothoraxbehandlung der Lungentuberkulose beschäftigt, muß die Luftembolie kennen und muß sich seiner großen Verantwortung stets bewußt sein. Schon die leisesten Klagen der Kranken über Unwohlsein, Schwindelgefühl und Schwarzwerden vor den Augen seien eine ernste Mahnung, die zum mindesten fast reflektorisch sofortiges Zurückziehen der Nadel zur Folge haben soll. Wer einmal eine Luftembolie erlebt hat, fürchtet sie wie ein Gespenst, das bei jeder noch so einfachen Nachfüllung auf der Lauer steht. Auch mit allen Vorsichtsmaßregeln läßt sie sich nie mit absoluter Sicherheit ganz vermeiden. Mancher Lungenarzt, der jahrelang ohne geringste Störung Tausende von Nachfüllungen vorgenommen hat, wird plötzlich wie von einem Blitz aus heiterem Himmel davon betroffen, daß ihm ein Kranker unerwartet ohnmächtig wird oder sogar stirbt.

Die Technik der Pneumothoraxanlage und -nachfüllung muß so ausgedacht sein, daß die Möglichkeit einer Luftembolie auf ein Mindestmaß herabgedrückt ist. Vorbeugung ist auch hier die Hauptsache, da wir bei der Behandlung dieser Komplikation, wenn sie einmal eingetreten ist, ziemlich machtlos sind.

Für die Durchführung der Pneumothoraxbehandlung braucht man einen Apparat und geeignete Nadeln. Die Wahl des Gerätes ist Nebensache. Es ist eine große Zahl sehr brauchbarer Modelle im Handel. Wir stellen zwei Anforderungen an das Gerät, um es als gut und zweckmäßig zu bezeichnen:

1. Jeder Apparat muß mit einem Wassermanometer versehen sein, das zu jeder Zeit den intrapleuralen Druck feststellen läßt. Beim Quecksilbermanometer sind die Ausschläge so klein, daß sie sich nicht so sicher ablesen lassen.

2. Der Apparat muß so gebaut sein, daß der Druck, unter welchem das Gas in die Brusthöhle einfließt, kontrolliert werden kann. Er muß gegebenenfalls auf Null herabgesetzt werden können, so daß kein aktives Einpressen durch den Überdruck im Gasbehälter, sondern ein passives Ansaugen durch den negativen Druck im Brustfellraum zustande kommt.

Wir verwenden den Pneumothoraxapparat nach v. Muralt von der Firma Hausmann in St. Gallen.

Früher hat man für die Pneumothoraxbehandlung fast ausschließlich Stickstoff verwendet, da er etwas langsamer resorbiert wird als gewöhnliche Luft. Die Erfahrung hat aber gezeigt, daß der Unterschied nicht so groß ist, um praktisch eine Rolle spielen zu können. Man kann ohne Bedenken Luft verwenden. Eine besondere Sterilisation ist nicht notwendig; wir lassen sie einfach durch ein Wattefilter streichen.

Deneke hat als erster die Anwendung von Sauerstoff für die Erstpunktion empfohlen. Er nahm an, daß die üblen Folgen einer Gasaspiration dadurch verhindert werden können, weil der Sauerstoff im Blut rascher resorbiert werde. Man darf nicht übersehen, daß das Gas in die Lungenvenen eingesaugt wird. Eine rasche Resorption dürfte in ihrem arterialisierten Blut fraglich sein, wissen wir doch von Wiedemann, daß 95% des Sauerstoffbindungsvermögens mit Sauerstoff gesättigt sind.

Theoretisch viel besser begründet ist die von Wiedemann und Grass empfohlene Verwendung von Kohlensäure für die Erstanlegung des Pneumothorax, da das Lungenblut das Dreißigfache seines Volumens an Kohlensäure aufnehmen kann.

Wir gebrauchen zu Erstanlage und Nachfüllungen eine Pneumothoraxnadel nach Saugman mit kurzgeschliffener Spitze und Mandrin, der sich im Innern sehr leicht hin und her schieben läßt und der die Nadelspitze um mindestens 2 cm überragt. Die Nadel ist außerdem mit einem beweglichen, durch kleine Schraube feststellbaren Reiter versehen, mit dem die Nadel gegen die Haut so festgehalten werden kann, daß sie nicht unbemerkt weiter in die Tiefe vorgestochen wird (Abb. 14).

Früher haben wir zur Erstpunktion auch gerne die seitlich geschlitzte, stumpfe Nadel von Deneke verwendet. Da man mit ihr aber beim Vorstoßen die einzelnen Schichten weniger sicher fühlen kann, und da Sondierung mit Mandrin nicht möglich ist, haben wir sie wieder aufgegeben.

Die Ausführung der Erstanlage des Pneumothorax. Eine besondere Vorbereitung ist nicht notwendig. Bei aufgeregten Kranken oder solchen, die leicht husten, geben wir eine halbe Stunde vorher etwas Pantopon oder Kodein. Nur bei ängstlichen und empfindlichen Kranken betäuben wir die vorgesehene Einstichstelle mit etwas Novokainlösung, die wir durch eine dünne Injektionsnadel einspritzen. Wenn man die scharfe Pneumothoraxnadel mit einem kurzen, ruckartigen Stich einführt, kommt man ohne Betäubung aus, ohne den Kranken unnötig zu quälen.

Wenn wir nicht nach der klinischen Untersuchung teilweise Verwachsungen annehmen müssen, so punktieren wir dort, wo der negative Druck am stärksten und die Muskulatur der Brustwand am wenigsten entwickelt ist: der Ort der Wahl findet sich im 6.—8. Zwischenrippenraum in mittlerer Achsellinie. Zu vermeiden ist der Einstich über schwererkrankten Lungenteilen, da dort erfahrungsgemäß die Verwachsungen zuerst auftreten und außerdem bei der Verletzung von infiltriertem Gewebe die Gefahr der Luftaspiration größer ist, weil die Venen klaffend gehalten werden. Kommen wir vorn und seitlich nicht zum Ziele, so gehen wir in der Schulterblattlinie ein.

Der Kranke muß so gelagert werden, daß die Einstichstelle den höchsten Punkt des Brustkorbes darstellt. Er kommt dabei meist auf die gesunde Seite zu liegen; die dadurch unter Umständen hervorgerufene Vermehrung des Hustenreizes wird durch die genannten

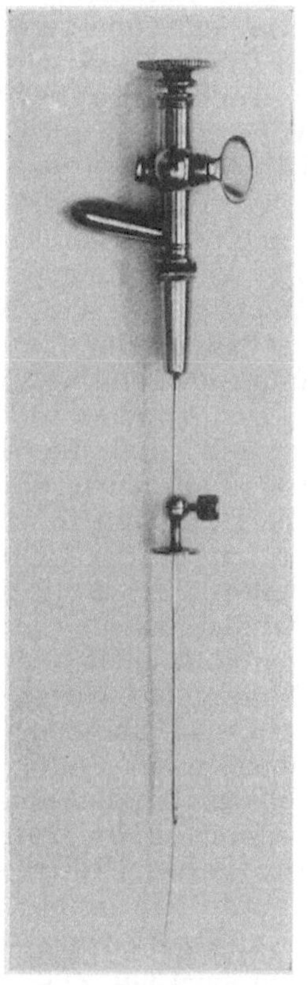

Abb. 14. Pneumothoraxnadel.

narkotischen Mittel bekämpft. Durch Unterschieben von Kissen sorgen wir dafür, daß die gewünschte Stellung und Lage vom Kranken ohne Anstrengung innegehalten werden können. Der Arm wird nach oben gehalten oder durch Kissen gestützt. Wie bei der Wasserwaage die Luftblase immer den höchsten Punkt aufsucht, so sammelt sich auch in der Brusthöhle die Gasblase an der obersten Stelle. Wir wollen durch unsere

Lagerung erreichen, daß sie in unmittelbarer Umgebung der Nadelspitze zuerst entsteht und dadurch sofort die Lungenoberfläche von
der gefährlichen Nadelspitze abdrängt. Eine kleine Gasmenge macht
auf diese Weise schon eine spätere Verletzung des Lungenfelles unmöglich.

Man läßt aus dem gefüllten Apparat vor jeder Erstanlage so viel
Gas entweichen, daß die Flüssigkeitsspiegel in beiden Zylindern in
gleicher Höhe stehen. Wir legen sehr großen Wert darauf,
daß das Gas nicht unter erhöhtem Druck in den Pleuraraum eingepreßt, sondern nach dem Vorschlage von
Wuertzen und Kjer Petersen durch den negativen Druck
langsam eingesaugt wird.

Wir machen die Haut durch Abreiben mit Jodbenzin keimfrei.
Die Pneumothoraxnadel ist im strömenden Dampf sterilisiert worden.
Der Verbindungsschlauch wird von Zeit zu Zeit ebenfalls sterilisiert.
Wichtig ist, daß Nadel und Schlauch keinen Tropfen Flüssigkeit
enthalten, da dadurch das Durchströmen des Gases gehemmt und
infolgedessen das freie Spiel des Manometers gestört werden könnte.

Der Apparat ist durch Drehung des einen Dreiwegehahnes so eingestellt, daß die Schlauchleitung mit dem Manometer verbunden
ist. Man sticht die Nadel senkrecht mit einem kleinen Ruck durch
die Haut und führt sie dann dem oberen Rand der unteren Rippe
entlang in die Tiefe. Man spürt deutlich den Widerstand der Fascia
endothoracica mit dem darunterliegenden Rippenfell, der leicht überwunden wird.

Man schiebt dann den Mandrin etwas vor, um die Lunge von der
Nadelspitze wegzudrängen, was ohne erheblichen Widerstand möglich
sein muß. Man zieht dann den Mandrin zurück und schließt den Hahn
oben an der Nadel, so daß nur noch die Verbindung zwischen Brustfellspalt und Apparat besteht. Die Beobachtung des Manometers gibt den sicheren Hinweis, daß die Nadelspitze
im freien Pleuraspalt angelangt ist. Wir erwarten entsprechend
den früher besprochenen physiologischen Verhältnissen einen negativen Druck von —4 bis —12 cm Wassersäule mit Atemschwankungen
von 2—4 cm. Zeigt das Manometer z. B. —10 cm bei der Einatmung
und —7 cm bei der Ausatmung, so ist man sicher im Brustfellspalt
und darf ohne Besorgnis Gas ansaugen lassen. Bewegen sich die
Ausschläge des Manometers aber um Null, so wissen wir in Erinnerung
an die oben angeführten intrapulmonalen Druckschwankungen, daß
die Nadel in die Lunge hineinragt. Treten keine Ausschläge ein, so
steckt die Nadel in einer dicken Schwarte oder in einem derben
Lungeninfiltrat. Man wird dann mit dem Mandrin einen stärkeren
Widerstand fühlen können. Will man die Nadel weiter vorschieben,
so wird man immer zuerst den Mandrin wieder einführen, da sich die
Lichtung sonst leicht verstopfen kann; beim Zurückziehen ist dies

nicht nötig. Erreicht man unter vorsichtigem Vorschieben und Zurückziehen nicht den gewünschten negativen Druck, so zieht man die Nadel ganz heraus und macht an einer anderen Stelle einen neuen Versuch.

Zeigt das Manometer die gewünschten negativen Ausschläge, so wird durch Hahnumstellung die Verbindung zwischen Pleurahöhle und Gaszylinder hergestellt. Die Flüssigkeitsspiegel in den beiden Zylindern sind so eingestellt worden, daß sie genau gleichhoch stehen. Unter dem Einfluß des negativen Druckes steigt namentlich während der Einatmung die Flüssigkeitssäule langsam höher, bis 50—100 ccm Gas eingesaugt sind. Wenn der Apparat nicht eine fortlaufende Kontrolle des Druckes gestattet, so wird jetzt der Hahn zur Druckbestimmung umgestellt. Der Druck wird zum mindesten nach dem Einfließen von je 100 ccm Luft kontrolliert. Aus dem Vergleich der Druckwerte können wir uns ein ungefähres Bild machen von der Größe des zu erwartenden Pneumothorax. Sinkt der Druck nur ganz langsam, so ist ein großer Pneumothorax im Entstehen; rasche Druckabnahme weist auf ausgedehnte Verwachsungen hin, welche nur eine kleine Gasblase sich bilden lassen.

Das eingefüllte Gas stellt für das Brustfell einen Fremdkörper dar, der als solcher eine gewisse Reizwirkung ausübt. Um unangenehme Reaktion zu vermeiden, ist dafür zu sorgen, daß die empfindliche seröse Haut sich langsam an den neuen Reiz gewöhnt. Wir lassen daher bei der Erstanlage nicht mehr als 300—500 ccm Gas einfließen. Der Druck muß auf jeden Fall, auch während der Ausatmung, negativ bleiben.

Nachfüllung.

Die Nachfüllungen werden die erste Zeit täglich, später in langsam zu vergrößernden Abständen ausgeführt. Öftere Füllungen mit kleinen Gasmengen sind selteneren, großen Einblasungen vorzuziehen, damit stärkere Druckschwankungen vermieden werden; eine möglichst gleichmäßige Entspannung ist für die Lunge selbstverständlich am vorteilhaftesten. Je länger der Pneumothorax besteht, um so mehr verkleinert sich mit der zunehmenden Verdickung des Brustfelles unter dem Reiz des körperfremden Gases die Menge des resorbierten Inhaltes.

Es empfiehlt sich, vor der ersten Nachfüllung grundsätzlich den Kranken zu durchleuchten. Das Röntgenbild gibt sichere Aufklärung über die Größe der Gasblase, über ihre Lage und Verwachsungen. Man wird für die weiteren Einstiche eine Stelle bevorzugen, an welcher sich die Lungenoberfläche möglichst weit von der Brustwand zurückgezogen hat. Sind die unteren Teile der Lunge nicht am Zwerchfell angewachsen, so wähle man für die Nachfüllungen eine möglichst tiefe Stelle in der mittleren Achsellinie unten im Sinus phrenicocostalis. Wenn man hier einmal zu fällig die Lunge ansticht, so ist die Gefahr, ein Gefäß zu treffen, sehr viel kleiner als über höher gelegenen Teilen.

Wir lassen auch bei den Nachfüllungen in der ersten Zeit nicht mehr als 400—500 ccm Gas auf einmal einströmen. Die Entstehung der entzündlichen Pleuraexsudate wird dadurch sicherlich hintangehalten. Das Verhalten des intrapleuralen Druckes ist der zuverlässigste Wegweiser bei der Pneumothoraxtherapie. Finden sich keine Verwachsungen, so kann sich ein vollständiger Pneumothorax bilden, ohne daß der Druck bis Null ansteigt.

Wir füllen Luft ein, bis der Pneumothorax nach der Röntgendurchleuchtung die gewünschte Größe erreicht hat. Bei jeder Nachfüllung werden Anfang- und Schlußdruck während Einatmung und Ausatmung mit der eingeführten Luftmenge schriftlich niedergelegt. Wenn man bei jeder folgenden Nachfüllung so viel Luft einfüllt, bis der Schlußdruck der vorhergehenden Nachfüllung erreicht ist, so darf man annehmen, daß damit auch der Pneumothorax wieder seine frühere Größe erlangt hat.

Die Menge des Gases spielt bei den Nachfüllungen eine nebensächliche Rolle; die Hauptsache ist, daß immer wieder der als optimal erprobte Druck erzielt wird. Die Zwischenräume zwischen den einzelnen Nachfüllungen werden im ersten Vierteljahr vorteilhafterweise nicht über eine Woche ausgedehnt. Später kann man sie allmählich auf zwei Wochen verlängern. Nur bei jahrelang unterhaltenen, ziemlich starrwandigen Gasblasen mit geringer Resorption dürfen die Pausen auf drei bis vier Wochen vergrößert werden.

Bestehen Verwachsungen, welche vollständigen Kollaps der Lunge hindern, so kann der Druck allmählich auch auf leicht positive Werte gesteigert werden, ohne daß dadurch Verdrängungserscheinungen hervorgerufen werden. Wir lehnen es aber grundsätzlich ab, durch starke Drucksteigerung solche Verwachsungen zu sprengen. Die Gefahr, daß in der Nähe von Adhäsionen unter dem Einfluß stark positiver Druckwerte Kavernen einreißen, ist nicht gering einzuschätzen. Ranke ging so weit zu sagen, daß überall dort, wo der Durchbruch einer Kaverne eintritt, der Pneumothorax zu lange, meist auch mit zu hohem Druck unterhalten worden ist. Wenn man sich vor Unannehmlichkeiten bewahren will, so erhöhe man auch bei unnachgiebiger Pleura den Druck grundsätzlich nie über +10 cm. In der Regel wird man mit kleineren Werten zum Ziele kommen. Ist es nicht möglich, so verzichtet man besser auf ein Erzwingenwollen; der gewünschte Kollaps wird auf operativem Wege zuverlässiger erreicht werden können.

Die Nachfüllungen werden unter den gleichen Vorsichtsmaßregeln ausgeführt wie die Erstanlage. Der Kranke wird in gleicher Weise gelagert. Besondere Schmerzstillung ist nicht notwendig, da man die

Nadel mit einem raschen Ruck durch die Brustwand führen kann, ohne darunterliegendes Gewebe zu gefährden. Man wird auch hier erst Gas einfließen lassen, wenn die Nadel sich im freien Pleuraraum befindet. Wenn der Mandrin keinen Widerstand fühlt und das Manometer die erwarteten negativen Ausschläge zeigt, darf man beruhigt sein. Man wird die Nadel ebenfalls mit dem beweglichen Reiter feststellen, damit man sie nicht unbemerkt weiter in die Tiefe vorschiebt. Nach dem Herausziehen mißt man die Entfernung von Reiter bzw. Haut zu Nadelspitze und schreibt sie auf. Wenn man bei der nächsten Nachfüllung den Reiter von vornherein in gleicher Entfernung feststellt, ist man vor zu tiefem Einstechen sicher. Es ist bei den Nachfüllungen von Anfang an gestattet, das Gas unter leichtem Druck, sei es durch das Gewicht der Wassersäule im zweiten Zylinder, sei es durch Betätigung eines Gebläses, einzublasen.

c) **Komplikationen.**

Es kann bei der Pneumothoraxbehandlung eine Reihe von Zwischenfällen eintreten, deren Bedeutung man kennen muß. Der gefährlichste ist ohne Zweifel die Luftembolie. Wir haben auf ihre große Bedeutung bereits oben hingewiesen und betont, wie ungemein wichtig die Vorbeugung ist (S. 73). Ist sie einmal eingetreten, so hat sich die Behandlung nach den klinischen Erscheinungen zu richten. Selbstverständlich wird man zuallererst die Pneumothoraxnadel, die ohne Zweifel ein Gefäß eröffnet hat, herausziehen. Klagt der Kranke nur über leichtes Unwohlsein, so wird man ihn flach lagern und die Herztätigkeit überwachen. Bei Bedarf werden Kampfer, Coramin und Koffein verabreicht. Sie sind namentlich bei tiefer Bewußtlosigkeit angezeigt. Ist plötzlicher Herzstillstand eingetreten, so wird man Adrenalin intrakardial einspritzen. Jessen empfiehlt ausgiebigen Aderlaß. Bei schlagartigem Aussetzen der Herz- und Atemtätigkeit werden allerdings leider oft alle Bemühungen versagen.

Ist es zu ein- oder doppelseitigen Lähmungen gekommen, kann ihre Rückbildung Tage oder sogar Wochen in Anspruch nehmen. Von Forlanini u. a. sind dauernde Schädigungen durch Hemiplegie beschrieben worden.

Namentlich im Anschluß an die Erstanlage tritt bei Kranken, die viel husten müssen, ab und zu Hautemphysem auf, das an dem feinen, leicht fühlbaren Knistern zu erkennen ist. Es verschwindet meist rasch wieder, wenn der Hustenreiz durch entsprechende Mittel unterdrückt wird. Ist viel Luft ausgetreten, so muß man bald nachfüllen, damit der Pneumothorax nicht wieder eingeht. Tiefes Emphysem zwischen Rippenfell und Fascia endothoracica, interstitielles Lungenemphysem oder sogar mediastinales Emphysem lassen sich verhüten, wenn man die Luft nicht unter hohem

Druck einfüllt, und wenn man durch die oben erwähnten Vorsichtsmaßregeln Anstechen der Lunge vermeidet.

Sobald der Druck im künstlichen Pneumothorax sich dem äußeren Luftdruck nähert, können Verdrängungserscheinungen auftreten, die unter Umständen schwerwiegende Folgen haben. Bei zartem, nachgiebigem Mittelfell kann schon unter noch negativem Druck auf der kranken Seite die Druckdifferenz gegenüber dem stärker negativen Druck auf der gesunden Seite ausreichen, um mäßige Verschiebung des Herzens nach der letzteren Seite hervorzurufen. Die Verdrängung wird ausgesprochen, sobald der Druck auf Null oder sogar auf positive Werte gesteigert wird. Unter Umständen genügt im Anschluß an eine größere Nachfüllung die durch die allmähliche Erwärmung des eingefüllten Gases auf Körpertemperatur bewirkte Ausdehnung für unvorhergesehene Druckerhöhung. Sie kann in ähnlicher Weise zustande kommen, wenn der Kranke unmittelbar nach der Einfüllung an einen höher gelegenen Ort reist; mit der Abnahme des äußeren Luftdruckes steigt relativ der Druck im Pneumothorax.

Der Überdruck macht sich auf zwei Arten bemerkbar: entweder wird das Mittelfell als Ganzes mit seinen Organen nach der gesunden Seite hinübergedrängt, oder es kommt zu einem Nachgeben nur seiner schwachen Stellen, zu der Entstehung einer sog. Mediastinalhernie.

Die Verdrängung des Mittelfelles äußert sich durch Druckgefühl, Kurzatmigkeit und Herzklopfen. Objektiv wird sie an der veränderten Lage der Herzdämpfung und des Spitzenstoßes oder vor dem Röntgenschirm zu erkennen sein.

Die schwachen Stellen des Mediastinums finden sich nach den Untersuchungen von Nitsch erstens unter dem oberen Sternum, entsprechend dem Thymusrest in der Höhe der 2. bis 4. Rippe und zweitens hinten unten vor der Wirbelsäule zwischen Aorta und Speiseröhre. Hier kann es zu einer sog. Überblähung kommen. Mäßige Hernienbildungen bleiben unbemerkt, wenn sie nicht zufällig bei einer Durchleuchtung gefunden werden. Vordere Überblähungen können aber bei der lockeren Beschaffenheit des retrosternalen Gewebes größere Ausdehnung gewinnen und verursachen dann Beklemmungsgefühl, Reizhusten und Kurzatmigkeit. Die sichere Diagnose wird nur röntgenologisch zu stellen sein. Man erkennt neben dem Brustbein einen feinen Schattenstreifen, der bei wenig ausgesprochenen Fällen während der Einatmung im Wirbelsäulenschatten verschwindet, bei der Ausatmung aber sich ins Lungenfeld der gesunden Seite hinüberschiebt. Der Schatten wird gebildet durch die mediastinalen Brustfellblätter der beiden Seiten, die zwischen sich spärliches Bindegewebe des Mittelfellraumes einschließen.

Verdrängungserscheinungen mit stärkeren subjektiven Beschwerden oder ernster Störung der Herz- und Atemtätigkeit verlangen therapeutische Hilfe. Sie ist namentlich auch dann geboten, wenn die sog. gesunde Lunge durch die Überblähung geschädigt wird, sei es, daß Temperatursteigerungen sich einstellen oder bisher inaktive Herde sich sonst erneut bemerkbar machen. In der Regel genügt das Absaugen von Pneumothoraxinhalt, bis wieder ein deutlich negativer Druckwert erreicht ist, um mit einem Schlage alle Beschwerden und Symptome zum Verschwinden zu bringen.

Eine wichtige Pneumothoraxkomplikation stellen die Ergüsse dar. Sie werden im VI. Abschnitt eingehend besprochen (S. 239).

Eine besondere Erschwerung der Pneumothoraxbehandlung bedeuten Verwachsungen. Wir müssen unterscheiden zwischen breiten, flächenhaften Adhäsionen, die sich unter Umständen über die Oberfläche eines ganzen Lappens ausdehnen und nur einen unvollständigen Pneumothorax entstehen lassen, und mehr oder weniger strangförmigen, umschriebenen Adhäsionen. Wenn breite Verwachsungen namentlich die Lungenspitze, in der sich in der Mehrzahl der Fälle die schwersten Veränderungen finden, an der Brustwand ausgespannt halten, so daß die Kavernen gar nicht oder wenig durch den Teilpneumothorax beeinflußt werden, so hat seine Fortsetzung keinen Sinn. Durch Erhöhung des intrapleuralen Druckes wird man nur in den wenigsten Fällen eine allmähliche Lockerung und Lösung der Verwachsungen herbeiführen können.

Ganz anders verhält es sich mit den strangförmigen Adhäsionen. Auch hier darf man auf keinen Fall durch wahllose Drucksteigerung den Versuch machen, die Stränge zu dehnen und schließlich zu zerreißen. Da sie meist weniger nachgiebig sind als das umgebende Lungengewebe, so besteht die große Gefahr, daß an ihrer Basis Kavernen einreißen. Wenn die Stränge bei mäßigem Druck unter röntgenologischer Beobachtung während einiger Wochen nicht nachgeben, so kommt die thorakoskopische Durchtrennung nach Jacobaeus in Frage. Wir können das Verfahren auf Grund eigener Erfahrung bestens empfehlen. Wenn man sich darauf beschränkt, nur eigentliche Stränge von höchstens Bleistiftdicke oder von den breiten Verwachsungen nur die dünnen, segelförmigen zu durchtrennen, so braucht man keine unangenehmen Komplikationen, wie bedrohliche Blutungen und Empyembildung zu befürchten.

Mit der offenen Strangdurchtrennung von einem Zwischenrippenschnitt aus haben wir uns nicht befreunden können. Wenn man die Thorakoskopie beherrscht, hat man keine Veranlassung, diesen Weg zu wählen, der ohne Zweifel eingreifender ist. Da während der Dauer der Operation breit offener Pneumothorax besteht, ist die Gefahr unmittelbarer als auch mittelbarer Spätstörungen durch Ergußbildung usw. sicher größer als bei dem Vorgehen nach Jacobaeus.

d) **Technik der Thorakoskopie.**

Es ist eine ganze Reihe guter Instrumente im Handel. Zu nennen ist in erster Linie die zweckmäßige Zusammenstellung von Unverricht. Wir verwenden sehr gerne das sehr lichtstarke Thorakoskop von Gullbring mit schrägem Blick. In letzter Zeit arbeiten wir aber auch mit dem Thorakoskop nach Graf, das wie ein Zystoskop im gleichen Instrument Thorakoskop und Brenner vereinigt. Es bietet namentlich dem Anfänger große Vorteile dadurch, daß der Brenner sich immer im Gesichtsfeld befindet. Sehr brauchbar ist auch das Thorakoskop nach Kremer, mit geradem Ausblick. Es erleichtert die Orientierung im Innern des Brustkorbes ungemein.

G. Maurer verwendet zum Durchtrennen der Stränge nicht den einfachen elektrischen Glühbrenner, sondern koaguliert sie vorher mit Diathermie. Die Blutungsgefahr wird auf diese Weise ohne Zweifel herabgesetzt. Er ist in der Lage, verhältnismäßig breite Verwachsungen aus der Brustwand heraus abzulösen. Da selbstverständlich die Gefahr späterer Komplikationen zunimmt, je breitere Adhäsionen durchtrennt werden, beschränken wir uns auf die Unterbrechung eigentlich strangförmiger Verwachsungen und geben bei flächenhaften Anheftungen der Teilthorakoplastik oder Apicolyse den Vorzug.

Besonders wertvoll ist eine Voruntersuchung mit stereoskopischen Lungenaufnahmen (S. 3). Bei guter Aufnahmetechnik lassen sich auch dünne Stränge so zur Darstellung bringen, daß man über ihren Verlauf im Raume eine genaue Vorstellung bekommt. Es ist namentlich Wert zu legen auf genaue Lagebestimmung ihrer Anheftung an der Brustwand.

Nach der stereoskopischen Orientierung bestimmen wir die Punkte, die uns für die Einführung der Instrumente am geeignetsten erscheinen, wobei man darauf bedacht sein muß, daß namentlich das Thorakoskop möglichst senkrecht und keineswegs parallel zum Verlauf der Stränge gerichtet ist, weil sonst das Sehen wegen der optischen Verzeichnung erschwert ist. Andererseits soll der Brenner so eingeführt werden, daß auch er möglichst senkrecht zur Blickrichtung gerichtet ist, weil man ihn sonst nur schwer ins Gesichtsfeld bringt. Man muß deshalb vermeiden, die beiden Einstiche zu nahe aneinander zu wählen. Wenn wir z. B. das optische Instrument in der mittleren Achsellinie einführen, stechen wir den Brennertrokar weiter vorn in der Brustwarzenlinie oder hinten näher der Schulterblattlinie ein. Wenn man sich an Hand der stereoskopischen Lungenaufnahmen eine genaue Vorstellung vom Verlauf der Stränge gemacht hat, kann man an einem Brustkorbskelett Einstichstelle und Richtung der Instrumente vor der Operation genau festlegen. Bei der Anwendung des Grafschen Thorakoskopes vereinfacht sich die Sache, indem man nur einen Einstich wählen muß. Es empfiehlt sich auch hier, das Instrument möglichst senkrecht zum Verlauf der Stränge einzuführen.

Der Kranke erhält eine Stunde vor dem Eingriff 1 ctg Morphium. Er wird auf die gesunde Seite auf den Operationstisch gelagert, sofern man mit dem optischen Instrument von der Achselhöhle aus eingehen will. Ein Helfer hält den krankseitigen Arm nach oben. Mit dem Pneumothoraxapparat wird der intrapleurale Druck bestimmt und je nach Bedarf durch Einfließenlassen oder Absaugen von Luft auf Werte um Null eingestellt. Die Einstichstellen, die man sich vorher an Hand der stereoskopischen Aufnahmen und des Skelettes genau zurechtgelegt hat, werden nach Desinfektion mit Jodtinktur und Alkohol durch Einspritzung von 0,5proz. Novokainlösung mit Adrenalinzusatz zunächst unempfindlich gemacht, indem man die Nadel senkrecht an einem oberen Rippenrand vorbei bis in die Gegend des Rippenfelles einsticht. Die Haut wird mit einem spitzen Messer so weit eingeschnitten, daß sich der Trokar leicht in die Tiefe vorschieben läßt. Nach der Entfernung des Stachels wird die Optik vorgeschoben. Da sie sich zuerst wegen des Wärmeunterschiedes etwas mit Feuchtigkeit beschlägt, wartet man ab, bis der Blick nach kurzer Zeit klar geworden ist. Man verzichtet besser auf Vorwärmen über einer Spiritusflamme, weil durch die Hitze die Optik leiden kann. Man orientiert sich in der Brusthöhle nach Zahl und Ort der verschiedenen Verwachsungen und stellt dann den Strang ein, den man zuerst durchtrennen will. Während ein Helfer das Instrument festhält, sticht man ebenfalls nach Anlegung eines kleinen Hautschnittes den Trokar für den Brenner ein und schiebt nach Entfernung des Stachels den Brenner vor, bis er im Gesichtsfeld der Optik erscheint. Er wird nahe der Brustwand mit dem Strang in Berührung gebracht. Unter Kontrolle des Auges läßt man den Strom einschalten. Handelt es sich um einen kurzen Strang, so weicht er meist nach kurzer Zeit mit einem hörbaren Ruck auseinander. Oft empfiehlt es sich, den Brenner unter den Strang zu führen und diesen über die Glühschlinge reiten zu lassen, weil er auf diese Weise beim Brennen weniger ausweichen kann.

In der Pleurakuppel und am Mediastinum muß man beim Durchbrennen vorsichtig sein, damit man nicht zu nahe an die großen Gefäße herankommt. Man sei hier namentlich mit dem Durchtrennen breiter Verwachsungen sehr zurückhaltend.

Nachdem alle Stränge beseitigt sind, zieht man die Instrumente zurück und verschließt die Hautschnitte mit je einer Hautklammer und verklebt die Wunden fest mit Heftpflaster. Dann wird auf alle Fälle noch der Pneumothoraxdruck gemessen und durch Nachfüllen oder Absaugen auf leicht negative Werte eingestellt. Es empfiehlt sich, am ersten Tag allzu starken Hustenreiz mit Kodein zu unterdrücken. Das Hautemphysem, das sich in der Regel trotzdem bildet, hält sich meist in erträglichen Grenzen, wenn man den Kranken anleitet, beim Husten mit der Hand die Operationsstellen zu komprimieren. Ist trotzdem viel Luft in die Weichteile ausgetreten, so muß der Pneumothorax schon am folgenden Tage nachgefüllt werden.

Handelt es sich nur um vereinzelte, richtig strangförmige Verwachsungen, so sind die Erfolge der Durchtrennung meist recht erfreulich. Die Abbildungen 15 und 16 zeigen den Befund bei einer Kranken vor und nach der Strangunterbrechung. Wenn man nicht den Ehrgeiz hat, auch breite Verwachsungen abzulösen, wird man bedrohliche Ergußbildung und nachträglichen Kavernendurchbruch kaum erleben.

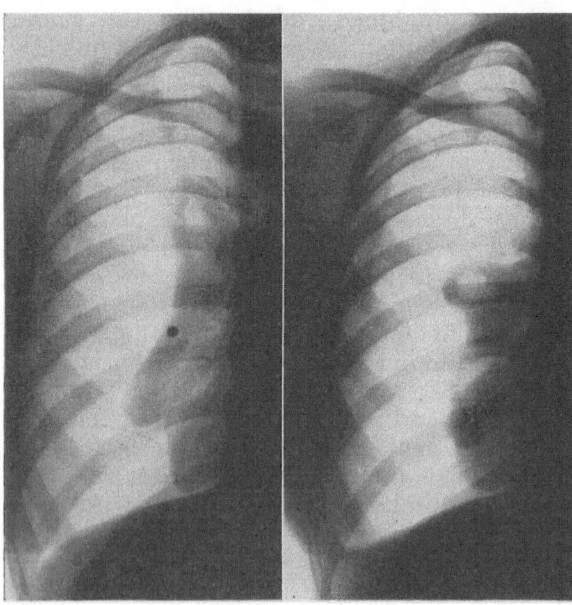

Abb. 15. Die längsovale Kaverne wird durch strangförmige Verwachsung ausgespannt gehalten.

Abb. 16. Kaverne nach Strangdurchtrennung entspannt. Kranke geheilt.

e) Die Durchführung der Pneumothoraxbehandlung.

Während der ersten Wochen der Pneumothoraxbehandlung sollen die Kranken im Bett gehalten werden, auch wenn es sich nicht um fieberhafte Erkrankungen handelt. Da genaue Überwachung wünschenswert ist, empfiehlt sich auf alle Fälle für die erste Zeit Krankenhaus- oder Heilstättenbehandlung. Wenn der Pneumothorax zu rasch vergrößert wird, können Kurzatmigkeit und Herzbeschwerden auftreten; unter Umständen muß man durch Absaugen von etwas Gas Erleichterung verschaffen. Treten stärkere Fieberreaktionen mit allgemeinem Unwohlsein auf, so ist dies meist der Ausdruck einer reichlichen Überschwemmung des Körpers mit Toxinen, die durch die Einengung der Lunge gleichsam aus den Lymphwegen ausgedrückt werden. Wird der Pneumothorax nur langsam vergrößert, so lassen sich diese nicht ganz gleichgültigen Erscheinungen mit ziemlicher Sicherheit vermeiden.

Die Auswurfmenge ist in der ersten Zeit infolge der Kavernenverkleinerung in der Regel eher vermehrt, um dann aber bald sich auffallend zu vermindern. In dem Maße, wie die Körperwärme sinkt und Husten und Auswurf zurückgehen, bessert sich das Allgemeinbefinden oft in überraschender Weise. Die Kranken fühlen sich frischer, und die Eßlust stellt sich wieder ein. Sind sie einige Wochen fieberfrei, so dürfen sie wieder aufstehen.

Man muß sich aber immer wieder darüber klar sein, daß mit der Entfieberung die Heilung nicht abgeschlossen ist, sondern daß sie durch die Einengungsbehandlung nur in die Wege geleitet und ermöglicht ist. Während der ganzen Behandlung dürfen alle anderen Maßnahmen, die Vernarbungsvorgänge fördern können, nicht vernachlässigt werden. Die Ruhigstellung der Lunge wird durch genau durchgeführte Liegekur unterstützt. Jede körperliche Überanstrengung ist zu vermeiden. Der Ernährung ist namentlich bei stark abgemagerten Kranken die größte Aufmerksamkeit zu schenken. Es ist für die Kranken am vorteilhaftesten, wenn sie die ersten Monate der Pneumothoraxbehandlung in einer gut geleiteten Heilstätte zubringen, damit sie unter der Strenge der Hausordnung das Leben kennenlernen, das ihrer Gesundheit am zuträglichsten ist. Wenn nach Ablauf von 4—6 Monaten vollständiges Verschwinden des Hustens und der Tuberkelbazillen, Zunahme des Körpergewichtes und wiederkehrende Leistungsfähigkeit darauf hinweisen, daß die Heilung in gute Wege geleitet ist, dann ist dem Kranken schonende Beschäftigung nicht abzuschlagen. Hat er einen Beruf, der keine schwere körperliche Arbeit von ihm verlangt, so darf er ihn wieder aufnehmen. Voraussetzung ist aber, daß die Nachfüllungen regelmäßig vorgenommen werden, und daß der Kranke unter sachkundiger ärztlicher Kontrolle bleibt.

Wie auf S. 77 bereits ausgeführt worden ist, können die Abstände zwischen den einzelnen Nachfüllungen allmählich vergrößert werden. Während man im zweiten Vierteljahr alle 1—2 Wochen nachfüllen muß, können die Zwischenräume im zweiten Halbjahr in der Regel auf 3 Wochen ausgedehnt werden. Nach Ablauf eines Jahres kann man ohne Bedenken Pausen bis zu vier Wochen einschalten. Man darf aber hier sich nicht an eine starre Vorschrift halten. Alles richtet sich nach den Besonderheiten des einzelnen Falles. Es gibt Kranke mit zarter Pleura, die in 14 Tagen bis 1000 ccm Gas aufsaugen, und andere, bei denen man nach vier Wochen nur 300 ccm einfüllen kann. Man sei sich immer bewußt, daß starke Volumenschwankungen für die kranke Lunge nicht vorteilhaft sind. Je geringer die Größenveränderungen der Lunge, um so vollkommener ist die Ruhigstellung der Krankheitsherde. Wenn man in den ersten Monaten Nachfüllungen von 700—1000 ccm vermeiden will, muß man eben öfter nachfüllen. Der Abstand zwischen den einzelnen Nachfüllungen richtet sich also nach der Luftmenge, die notwendig ist, um jeweils wieder den Schlußdruck zu erreichen, den man bei der vorhergehenden Nachfüllung gemessen hat. Braucht man einmal mehr Luft, als wünschenswert ist, so muß man das nächste Mal die Zwischenzeit verkürzen.

Es gilt als anerkannte Regel, daß die Pneumothoraxbehandlung im allgemeinen mindestens zwei Jahre durchgeführt werden soll. Der Pneumothorax muß mindestens so lange unterhalten werden, als die Tuberkulose zur Abgrenzung und bindegewebigen Umwandlung der erkrankten Teile braucht. Nach Ranke dauert die Herdheilung zwei Jahre. Wir werden daher nur in ganz besonders günstigen Fällen vor Ablauf dieser Zeit an ein Eingehenlassen denken dürfen.

Man kann dazu gezwungen werden, wenn zunehmende Verwachsungen die Gasblase so verkleinern, daß die Nachfüllungen technische Schwierigkeiten bereiten. Kommt man nicht mehr beim ersten Einstich an gewohnter Stelle in den Pneumothorax, und zeigt das Manometer nicht mehr die erwarteten negativen Ausschläge, so ist große Vorsicht am Platze. Man denke an die Gefahr der Luftembolie und stelle den Kranken vor weiterem Suchen vor den Röntgenschirm. Ist noch eine kleine Luftblase zu sehen, so bestimmt man durch geeignete Drehung des Kranken die Stelle, an der die Punktion voraussichtlich noch erfolgreich sein wird. Zeigen dann eindeutig negative Werte, daß man sich in der freien Pleura befindet, so wird man bei der anschließenden Nachfüllung durch gewisse Erhöhung des Druckes den Pneumothorax wieder zu vergrößern suchen. Gelingt dies nicht, oder sieht man überhaupt keine auch noch so kleine Luftansammlung mehr, so verzichtet man besser auf weitere Nachfüllungen. Kleine, namentlich hoch oben in der Achselhöhle gelegene Luftblasen, bei denen nach Einfüllung von höchstens 100 ccm der vorher stark negative Druck auf positive Werte von 10 und mehr cm H_2O steigt, sind sehr unwillkommen. Die Gefahr, daß man bei einer Nachfüllung zuerst die Lunge ansticht, ist sehr groß.

Die tödlichen Luftembolien, die bekannt geworden sind, sind in der Regel nicht bei Erstanlagen aufgetreten, sondern immer dann, wenn man die Nachfüllung eines kleinen wandständigen, an und für sich wenig befriedigenden Pneumothorax erzwingen zu müssen glaubte.

Wenn der Pneumothorax im ganzen zwei Jahre unterhalten war, und wenn der Kranke mindestens ein Jahr ohne wesentliche Unterbrechung sich gesund und leistungsfähig gefühlt hat, darf man allmählich durch weniger reichliche Nachfüllungen und durch Verlängern der Zwischenpausen den Druck langsam vermindern. Dabei müssen die Lungen aber genau beobachtet werden. Sobald erneut Husten, Auswurf und Rasseln sich einstellen, muß der Druck wieder bis zum Schwinden dieser Erscheinungen gesteigert werden. Der Versuch hat gezeigt, daß der Zeitpunkt zum Aufgeben des Pneumothorax noch nicht gekommen ist. Die Beurteilung der in der wiederentfalteten Lunge auftretenden Geräusche ist oft sehr schwierig, da es sich nicht um ein eigentliches Rasseln als Ausdruck krankhafter Vorgänge handelt. Trockene Geräusche, die rein mechanisch in den früher kollabierten Luftwegen entstehen, bilden keine Veranlassung, um die Gasblase weiterhin zu unterhalten.

Wenn der Pneumothorax lange Zeit bestanden und unter seiner Einwirkung sich hochgradige Schrumpfung in der Lunge entwickelt hat, so werden ihre noch gesunden Teile sich unter Umständen nicht mehr so ausdehnen können, daß das geblähte Organ wieder den ganzen Brustfellraum einnimmt. Der Körper wird Raumausgleich herzustellen suchen, indem einerseits die Brustwand dem Zug des negativen Druckes nachgibt und einsinkt, andererseits das Mittelfell mitsamt dem Herzen nach der früher kranken Seite verlagert wird. Durch diese Veränderung der ganzen mechanischen Verhältnisse im Thorax kann es zu Erschwerung der Atmung und der Herztätigkeit kommen, die gegebenenfalls zu solchen Beschwerden führt, daß wir genötigt sind, wieder Gas einzufüllen, um das Herz von dem beängstigenden Zuge zu befreien. Man beobachtet dabei ab und zu, daß offenbar unter dem Einfluß des stark negativen Druckes Exsudat oder, genauer ausgedrückt, ein Transsudat sich bildet, das gleichsam aus den Lymphspalten herausgesaugt wird; v. Muralt spricht von einer Entstehung ex vacuo. Dieses sog. Ersatzexsudat verschwindet aber, sobald man den stark negativen Druck im Restpneumothorax durch Nachfüllung von etwas Luft erhöht.

Man wird den Pneumothorax noch eine Zeitlang weiterführen müssen, wobei man jeweils nur gerade so viel Luft einfüllt, als notwendig ist, um die Herzbeschwerden zum Verschwinden zu bringen. Das Eingehenlassen wird in solchen Fällen erleichtert, wenn man durch Phrenikusunterbrechung künstliche Zwerchfellähmung herbeiführt (S. 98). In ganz seltenen Ausnahmefällen mit sehr starker Verlagerung des Mittelfelles und vor allem des Herzens nach der kranken Seite kann man sogar gezwungen sein, zur Beseitigung der rein mechanischen Beschwerden eine Thorakoplastik auszuführen.

Treten im Verlauf der Pneumothoraxbehandlung Krankheitserscheinungen in der anderen Lunge auf, die als solche ebenfalls die Anlegung eines Pneumothorax wünschenswert machen, so ist der Versuch unter folgenden Voraussetzungen durchaus gerechtfertigt. Der Kranke muß unter genauer, klinischer Beobachtung stehen. Der erstangelegte Pneumothorax als solcher darf nicht schon Kurzatmigkeit zur Folge haben. Sein Druck muß, ohne ein Wiederaufflackern der darunterliegenden Krankheitsherde riskieren zu müssen, so herabgesetzt werden können, daß die Lunge sich etwa auf die Hälfte ihrer ursprünglichen Ausdehnung erweitert. Bei der Anlegung des gegenseitigen Pneumothorax wird man mit größter Vorsicht vorgehen und zuerst nur kleine Luftmengen von etwa 200—300 ccm einfüllen. Beim doppelseitigen Pneumothorax sind öftere Nachfüllungen angezeigt; man nimmt sie am besten abwechselnd vor, damit nie beide Seiten miteinander nachgefüllt werden müssen. Gleichzeitige Nachfüllungen beider Seiten, die bei ambulanter Nachbehandlung aus äußeren Gründen später wünschenswert sein können, müssen so häufig ausgeführt werden, daß die Luftmenge, die man auf beiden Seiten zugleich einfüllt, zusammen nicht größer wird als diejenige, die wir sonst bei einseitigen Nachfüllungen geben (S. 85). Man wird deshalb in der Regel nur bis 600—800 ccm gehen und 1000 ccm in keinem Fall überschreiten. Während man beim einseitigen Pneumothorax im zweiten Jahre auf Pausen bis zu vier Wochen gehen kann, wird man beim doppelseitigen Pneumothorax aus diesen Gründen über vierzehntägige Abstände kaum hinausgehen.

Man ist immer wieder erstaunt, wie gut der doppelseitige Pneumothorax in der Regel bei sachgemäßem Vorgehen vertragen wird. Auch er bildet bei guter Wirkung keine Gegenanzeige gegen die Wiederaufnahme beruflicher Tätigkeit.

f) Der Oleothorax.

Der Oleothorax stellt eine Abart des künstlichen Pneumothorax dar, wobei anstatt Luft ein Ölgemisch in die Brusthöhle eingefüllt wird. Anfangs werden meist die beiden Verfahren miteinander vereinigt, indem man nur einen Teil der Luft durch Öl ersetzt. Es wird dem Oleothorax als Vorteil nachgesagt, daß er weniger Verwachsungen erzeuge und nur selten nachgefüllt zu werden brauche. Durch die leicht antiseptische Wirkung des Ölgemisches soll es bei gewissen eitrigen Ergüssen heilsam sein. Wir verfügen über keine persönlichen Erfahrungen mit dieser Behandlung, da wir sie aus folgenden theoretischen Überlegungen ablehnen und gegenüber der Pneumothoraxbehandlung als Rückschritt auffassen.

Beim künstlichen Pneumothorax wird die kranke Lunge entspannt und unter Umständen unter leichten Druck versetzt, indem zwischen Lungenoberfläche und Brustwand ein leichtes, ungemein nachgiebiges Luftkissen eingefügt wird. Sein Innendruck kann zu jeder Zeit kontrolliert werden. Er wird zum mindesten bei den regelmäßigen Nachfüllungen genau nachgeprüft. Der Zweck der Nachfüllungen liegt ja eigentlich darin, den als optimal festgestellten Druck möglichst gleichmäßig zu erhalten. Beim Oleothorax sind die Verhältnisse ganz anders. Findet sich über dem Öl noch eine Luftblase, so kann dieser Druck wohl auch noch gemessen werden. Der hydrostatische Druck, der durch die Flüssigkeitsmenge auf die tiefer gelegenen Lungenteile ausgeübt wird, entzieht sich aber schon zum Teil der Kontrolle. Er wird aber ganz unberechenbar, wenn die Luftblase schließlich auch aufgesaugt wird, und der ganze Brustfellraum mit der öligen Flüssigkeit angefüllt ist. Die Tatsache, daß dann keine Nachfüllungen mehr notwendig sind, ist nur ein scheinbarer Vorteil. Man muß sich darüber klar sein, daß das Öl wohl stets eine gewisse Reizwirkung auf die Pleura ausübt, die darauf mit einer entzündlichen Exsudation antwortet, wenn dieser Erguß als solcher nicht schon die Veranlassung für die Anlegung des Oleothorax war. Wenn keine Luftblase mehr vorhanden ist, entzieht sich diese begleitende Exsudation jeder Kontrolle. Es kann sicher in der Flüssigkeit bei verhältnismäßig starrer Lungenoberfläche zu erheblicher Drucksteigerung kommen.

Wir kennen eine ganze Reihe von Beobachtungen, bei denen nach Auftreten verhältnismäßig gutartiger Ergüsse im künstlichen Pneumothorax weitere Nachfüllungen ganz ausgesetzt wurden. Die Kranken wurden dann vertröstet, daß der Erguß besser wirke als Nachfüllungen, und daß man darauf verzichten könne. Die Ergüsse können, auch wenn sie zum Teil schon eitrige Beschaffenheit aufweisen, tatsächlich in günstigen Fällen jahrelang bestehen bleiben, ohne Erscheinungen zu machen. Wir haben aber die Kranken zu sehen bekommen, weil schließlich die Ergüsse, die offenbar mit der Zeit unter sehr erheblichen Druck zu stehen kamen, sich selbst einen Weg nach außen suchten, indem sie entweder in die Lunge einbrachen und unter lästigem, anhaltendem Hustenreiz ausgehustet wurden, oder als Empyema necessitatis durch die Brustwand sich vordrängten. Wenn man die schlechte Vorhersage der durchgebrochenen Pneumothoraxergüsse kennt, weiß man, wie ungemein ernst solche Ereignisse zu bewerten sind. Warum sollen die künstlich erzeugten, in ihrem Druck ganz unkontrollierbaren Ergüsse des Oleothorax sich anders verhalten? Wir waren gezwungen, zweimal wegen Empyembildung mit innerem Durchbruch nach Oleothorax, der auswärts angelegt und nicht mehr nachkontrolliert worden war, ausgedehnte thorakoplastische Einengungen vorzunehmen. Wir sind fest überzeugt, daß solch traurige Erfahrungen denen, die den Oleothorax heute noch wegen seiner scheinbaren Vorzüge anwenden, mit der Zeit auch nicht erspart bleiben werden. Es ist nur zu hoffen, daß die Mißerfolge mit gleicher Offenheit bekanntgegeben werden, wie die noch guten Erfolge dieser neuzeitlichen Behandlungsart im Schrifttum verkündet werden.

B. Die künstliche Zwerchfellähmung.

Die künstliche Zwerchfellähmung wird durch Unterbrechung des Nervus phrenicus am Halse herbeigeführt. Stuertz hat im Jahre 1911 die Phrenikotomie zur Behandlung schwerer, einseitiger, namentlich kavernöser Erkrankungen der unteren Lungenteile empfohlen. Unabhängig von ihm kam auch Sauerbruch auf den Gedanken, auf diesem Wege Ruhigstellung der kranken Lunge zu erreichen. Bald zeigte es sich aber, daß mit der einfachen Durchschneidung des Nerven auf dem Musculus scalenus anterior keineswegs immer eine vollständige Lähmung der einen Zwerchfellhälfte erzielt wird. Die anatomischen Untersuchungen von Goetze und Willy Felix klärten die Verhältnisse und zeigten den Weg zu vollem Erfolg. Namentlich die von Felix auf die Anregung von Lebsche angegebene Exairese des Phrenikus gewann durch die Einfachheit und Zuverlässigkeit des Vorgehens der künstlichen Zwerchfellähmung viele Anhänger. Das Verfahren wird nicht nur im deutschen Sprachgebiet, sondern auch im Ausland überall geübt.

a) Anatomische und physiologische Vorbemerkungen.

Der N. phrenicus entspringt zum größten Teil aus dem N. cervicalis IV; daneben empfängt er meistens noch Fasern aus Cervicalis III und V. Der Stamm des Nerven verläuft auf dem M. scalenus anterior schräg von oben außen nach unten innen. Er liegt meist unter der Muskelfaszie, selten in ihr (Felix). In außergewöhnlichen Fällen wird der Nerv am Außenrande des Muskels gefunden. Er kann dabei von Ästen des Plexus cervicalis mit Sicherheit nur unterschieden werden, wenn er präparatorisch bis zur oberen Brustkorbapertur verfolgt wird. Praktisch bedeutungsvoll ist ein Nebenphrenicus; denn sein Vorkommen erklärt uns die ungenügende Wirkung der früher ausgeführten einfachen Durchtrennung des Phrenicus an typischer Stelle. Er findet sich nach den Erfahrungen von Walther Felix im Züricher Präpariersaal in 20—25% der Fälle. Er stammt in der Regel aus Cervicalis V und verläuft lateral des normalen Phrenicus bis zu 3 cm von ihm entfernt (Felix). Er benützt manchmal die Bahn des N. subclavius bis kurz vor dessen Eintritt in den M. subclavius, worauf Eisler schon hingewiesen hat. Für diese vereinzelten Fälle hat der Vorschlag von Goetze seine Berechtigung, bei der Phrenikotomie stets auch den N. subclavius zu resezieren. Wir kommen nach dem Vorschlage von Willy Felix mit der Neurexairese auf einfacherem und sicherem Wege zum Ziele. Der Nebenphrenicus vereinigt sich nach Überkreuzung der Arteria subclavia innerhalb des Brustkorbes meist dicht unterhalb des Brustbein-Schlüsselbeingelenkes mit dem Hauptstamm. Regelmäßig findet die Vereinigung kranial vom Lungenhilus statt. Nach Messungen an Leichen dürfte sie 10—12 cm unterhalb der typischen Phrenikotomiestelle liegen (Willy Felix).

Wir haben bei unseren Operationen dreimal einen einwandfreien doppelten Phrenicus beobachtet. Auf dem M. scalenus anterior verlief medial ein stärkerer, lateral ungefähr 1 cm von ihm entfernt und parallel zu ihm ein schwächerer Nervenast, die getrennt herausgezogen wurden.

Nach der einfachen Durchtrennung des Phrenikus kann rasch Regeneration des Nerven eintreten, wie durch einwandfreie Untersuchungen mehrfach bestätigt ist. Will man länger dauernde und vollständige Lähmung des Zwerchfelles herbeiführen, so muß man die Exairese des Nerven ausführen.

Man muß sich aber darüber klar sein, daß man selbst bei „radikalster" Operation nicht mit Sicherheit dauernde Zwerchfellähmung garantieren kann (A. Brunner). Wir wissen heute, daß man auch nach kunstgerecht ausgeführter Exairese, bei der Phrenikusstämme von 20 und mehr Zentimeter Länge herausgezogen worden sind, nach einigen Jahren wieder Rückkehr der normalen Zwerchfellbewegung beobachten kann. Diese Tatsache ist in größeren Reihenuntersuchungen von Wirth, Baer und Kattendidt und Oekonomopoulo bestätigt worden.

Wird das Zwerchfell durch die vollständige Unterbrechung der nervösen Leitung im N. phrenicus gelähmt, so erschlafft es vollständig. Die Folge ist bei Atemruhe mehr oder weniger ausgesprochener Zwerchfellhochstand, der bei der Ausatmung geringer, während der Einatmung größer wird, um sein Maximum auf der Höhe des Inspiriums zu erreichen. Das Zwerchfell führt also, wenn auch in stark vermindertem Maße, Bewegungen aus, die den normalen entgegengesetzt sind, und die wir daher als paradox bezeichnen. Sie sind eine Folge der während der Atmung schwankenden negativen Druckwerte im Innern des Brustkorbes.

Zeigen sich nach der Operation, wenn auch in stark vermindertem Maße, noch der gesunden Seite gleichsinnige Bewegungen, so ist dies ein Beweis dafür, daß nicht alle Phrenikusfasern durchtrennt worden sind. Auch bei der Exairese kann man in seltenen Ausnahmefällen diese Beobachtung machen, wenn der Nervenstamm verhältnismäßig weit oben, d. h. noch vor seiner Vereinigung mit dem Nebenphrenikus, abgerissen ist.

Durch die künstliche Zwerchfellähmung erreichen wir eine Verkleinerung der Brusthöhle und damit eine Einengung der Lunge, die bei fehlenden Verwachsungen im Bereich des Sinus phrenicocostalis nennenswerte Grade erreichen kann. Aus anatomischen Gründen ist der Erfolg der Lähmung auf der linken Seite an und für sich kleiner als rechts. Da das Herz zum Teil auf dem Zwerchfell aufliegt, wirkt es durch seine Schwere dem Höhertreten entgegen. Wenn das Herz außerdem durch Schrumpfungsvorgänge in der Lunge nach links verzogen ist, so wird dadurch die Oberfläche der Pleura diaphragmatica dermaßen verkleinert, daß die Erschlaffung des Zwerchfelles infolge der eingeschränkten Angriffsfläche, die für die Wirkung des Lungenzuges noch zur Verfügung steht, nicht mehr genügend ausgenützt werden kann. Auf der rechten Seite liegen bei der ausgedehnten Berührungsfläche der Lungenbasis mit dem Zwerchfell die Verhältnisse wesentlich günstiger. Unter der Wirkung des intraabdominellen Druckes, der stets höher ist als der intrapleurale, wird die Leber hochgedrängt, sobald die Spannung der muskulären Scheidewand zwischen den beiden Körperhöhlen durch die Lähmung aufgehoben ist. In günstigen Fällen kann aber auch links eine wirkungsvolle Verkleinerung der Brusthöhle erzielt werden. Man kann gegenüber der gesunden Seite bei der Einatmung einen Zwerchfellhochstand von 4—8, bei der Ausatmung von 2—6 cm messen. Die dadurch erreichte Verkleinerung der kranken Lunge beträgt nach eigenen Messungen 400—800 ccm, d. h. ein Sechstel bis ein Drittel des ursprünglichen Volumens.

Es darf nicht übersehen werden, daß der Grad des Zwerchfellhochstandes nicht nur von der mehr oder weniger vollständigen Ausschaltung aller nervösen Impulse, sondern auch von der Beweglichkeit des Zwerchfelles abhängt. Wenn sich im Anschluß an Rippenfellentzündungen im Bereich der Lungenbasis und des Sinus phrenicocostalis ausgedehnte Verwachsungen gebildet haben, so werden dadurch Lunge und Zwerchfell unter Umständen derart fixiert, daß ein Höhertreten unmöglich ist. Trotz radikalster Operationsverfahren wird es immer Kranke geben, bei denen das Zwerchfell nicht sichtbar oder nur sehr zögernd und in geringem Maße hochtritt. Es gibt keine „radikale" Operationsmethode, die in allen Fällen einen Erfolg erzwingen kann. Wir möchten aber nicht unterlassen, darauf hinzuweisen, daß bei scheinbar vollständig narbig fixiertem Zwerchfell sich im Laufe von Wochen und Monaten unter der Einwirkung des immerwährenden Lungenzuges doch noch ein befriedigender Hochstand ausbilden kann. Man darf jedenfalls nicht vergessen, daß jeder durch Unterbrechung der nervösen Leitung gelähmte Muskel atrophiert. Diese Tatsache macht uns verständlich, daß derHochstand des Zwerchfelles im unmittelbaren Anschluß an die Operation nicht immer sofort, sondern oft erst im Verlaufe von Wochen und Monaten das Höchstmaß erreicht.

Sie muß aber auch zu denken geben. Wir hatten 1931 darauf hingewiesen, daß die Zwerchfellähmung in seltenen Fällen auch recht erhebliche Störungen verursachen kann. Es konnte von einer Kranken berichtet werden, bei der sich im Anschluß an die anläßlich einer Kropfoperation zufällig erfolgte Unterbrechung eines Phrenikus nach vielen Jahren schwerste Störungen zeigten, die auf die röntgenologisch nachweisbare hochgradige Relaxatio diaphragmatis zurückzuführen waren.

Die Kranke litt dermaßen an Bangigkeit und Brechreiz, daß sie unbedingt operative Behandlung ihres fast unhaltbaren Zustandes wünschte. Das Zwerchfell wurde auf transpleuralem Wege gerafft. Leider erlag die Kranke am 9. Tage einer Lungenembolie.

Brunner berichtete noch von einem zweiten Kranken, der nach einer linksseitigen Phrenikusexairese lange Zeit an sehr lästigem Aufstoßen und Druckgefühl gelitten hat.

Ähnliche Störungen wurden von Bernuth, Hecht, Parade, Römheld, Uebelhoer u. a. mitgeteilt. Wir haben im Schrifttum gegen 20 Beobachtungen von sog. gastrokardialem Symptomenkomplex nach linksseitiger Zwerchfellähmung finden können. Durch das Hochtreten der linken Zwerchfellhälfte kann der Magen an der Kardia so abgeknickt werden, daß die mit den Speisen verschluckte Luft sich nicht mehr zu entleeren vermag, so daß die Kranken unter Völlegefühl zu leiden haben. Auch der Dickdarm kann so verlagert werden, daß unangenehme Blähungen auftreten. Durch die Gasansammlungen in Magen und Kolon unter dem hochstehenden Zwerchfell wird das Herz verlagert; Beklemmungen in der Herzgegend, Anfälle von Pulsbeschleunigung und Extrasystolen sind die Folge. Da die Gefahr solcher Störungen um so größer ist, je stärker das Zwerchfell hochtritt, sind sie namentlich zu fürchten bei unversehrtem Unterlappen, der dem Zwerchfell keinen Widerstand entgegensetzt. Ausnahmsweise können die Beschwerden aber auch nach rechtsseitiger Operation auftreten, wie eine Beobachtung von Berlin zeigt. Blask sah mehrere Monate nach rechtsseitiger Exairese typischen Kardiospasmus mit starker Erweiterung der Speiseröhre.

Im allgemeinen darf aber gesagt werden, daß sich der durch die Phrenikusexairese herbeigeführte Hochstand des Zwerchfelles und die dadurch erreichte Einengung und Ruhigstellung der Lunge meist bald günstig bemerkbar machen. Auffallend ist namentlich der Rückgang der Auswurfmenge, dem eine kurzdauernde Vermehrung vorausgehen kann. Solange genügende Erfahrung fehlte, war man allgemein der Ansicht, daß die Lähmung des Zwerchfelles das Aushusten verhindere und so die Ursache für Stauungsbronchitiden und Pneumonien werde. Ich erwähne nur Duchenne, Eppinger und Oppenheim.

Sehr viele Kranke geben bald nach dem Eingriff an, daß sie leichter aushusten als vorher. Bei genauer Überlegung kann diese Tatsache nicht befremden. Man muß wohl zugeben, daß bei verminderter Lungenlüftung die Gefahr einer Stauungsbronchitis und Pneumonie bestehen könnte. Vielfache Erfahrungen bei der Einengungstherapie, bei der doch in den tuberkulös erkrankten Lungen die Verhältnisse besonders ungünstig liegen sollten, haben immer wieder gezeigt, daß die eingeschränkte Atemtätigkeit erst dann gefährlich wird, wenn das Aushusten aus mechanischen Gründen erschwert ist. Daß die Expektoration durch die Zwerchfellähmung aber nicht erschwert, sondern sogar erleichtert wird, lehrt eine einfache Überlegung. Bei jeder gewaltsamen Expektoration — und eine solche stellt der Hustenstoß dar — spielt die Bauchmuskulatur die Hauptrolle. Durch starke Erhöhung des intraabdominellen Druckes wird bei geschlossener Stimmritze das Zwerchfell nach oben gedrängt, bis eine beträchtliche Steigerung des Thoraxinnendruckes erreicht ist. Wird nun die Stimmritze plötzlich geöffnet, so tritt rascher Druckausgleich durch die Luftwege nach außen ein, wobei durch den Luftstrom die angesammelten Sekrete mitgerissen werden. Da das Zwerchfell bei der Ausatmung nur eine passive Rolle spielt, kann es auch unter normalen Verhältnissen die Expektoration nicht erleichtern. Im Gegenteil, sein Tonus wirkt der Tätigkeit der Bauchpresse entgegen. Ist es aber gelähmt, so vermag sich der erhöhte intraabdominelle Druck durch die schlaffe muskuläre Scheidewand fast ungehindert nach oben fortzupflanzen; die Erleichterung des Aushustens bei den Phrenikotomierten wird uns verständlich. Bei fieberhaften Erkrankungen kann schon die Zwerchfellähmung eine Senkung der Fieberkurve und damit Hebung des Allgemeinbefindens herbeiführen.

b) **Anzeigestellung.**

Die einengende Wirkung der Unterbrechung des N. phrenicus ist aus anatomischen Gründen oft beschränkt. Man kann deshalb nicht erwarten, daß dieser kleine Eingriff ohne weiteres einen Pneumothorax zu ersetzen vermag. Wir wissen zwar aus eigener Erfahrung, daß die künstliche Zwerchfellähmung in gewissen Fällen die Krankheitserscheinungen so günstig beeinflussen kann, daß weitere Eingriffe nicht mehr notwendig sind. Sie kommt sicher ab und zu als selbständiger Eingriff durchaus in Frage. Eigene Beobachtungen haben gezeigt, daß unter Umständen auch apfelgroße Kavernen durch die Phrenikusexairese zur Ausheilung gebracht werden können. Es handelt sich dabei allerdings meist um sog. Frühkavernen, deren Wände noch besonders nachgiebig sind. Man darf aber aus solch günstigen Einzelbeobachtungen nicht den Schluß ziehen, daß man nun in jedem Falle mit der verhältnismäßig kleinen Operation Wunder wirken könne. Nach unserer Auffassung besteht ihre Hauptaufgabe darin, andere Eingriffe einzuleiten oder zu ergänzen. Außer bei Untergeschoßerkrankungen kommt sie als selbständige Operation namentlich bei doppelseitigen Tuberkulosen in Frage, wenn andere, an und für sich sicher wirksamere Verfahren, nicht mehr angewendet werden können. Es muß ohne weiteres zugegeben werden, daß man auch in sog. schweren Fällen ab und zu durch auffallend gute Beeinflussung der Krankheit überrascht wird.

Man darf nicht außer acht lassen, daß die günstige Beeinflussung der Tuberkulose sicherlich nur zum Teil durch die Volumenverkleinerung bewirkt wird; sie dürfte in erster Linie durch die funktionelle Ruhigstellung der Lunge gegeben sein. Sie wird überall dort ganz besonders in Erscheinung treten, wo die Rippenatmung durch schrumpfende Pleuraschwarten schon mehr oder weniger ausgeschaltet ist. Wird dabei auch noch die Bauchatmung durch die Lähmung des Zwerchfelles aufgehoben, so steht die Lunge vollständig ruhig. Die Krankheitsherde, die nicht mehr bei jedem Atemzuge gedehnt und gezerrt werden, haben Gelegenheit, auszuheilen.

Die Vorstellung ist unrichtig, daß die künstliche Zwerchfellähmung nur dem Unterlappen zugute kommen könne. Die Entspannung des Zwerchfelles übt ja nicht einen Druck auf die darüberliegenden Lungenteile aus, sondern sie ermöglicht den im Brustraum wirksamen elastischen Kräften, sich zur Geltung zu bringen. Wie beim künstlichen Pneumothorax mit der Zunahme der Gasblase die Lunge nicht nur an der Oberfläche zusammengedrückt wird, sondern bis zum Hilus entsprechend der Verteilung der elastischen Fasern sich verkleinert, so kann die Zwerchfellähmung auch auf ferngelegene Lungenteile entspannend wirken. Es ist sehr wohl zu verstehen, daß eine stark schrumpfende Spitzenzirrhose durch die Phrenikotomie günstig beeinflußt wird. Die Zwerchfellähmung wird immer dort sich am meisten bemerkbar machen, wo durch Narbenzug in der Umgebung von Krankheitsherden das Retraktionsbestreben am größten ist.

Nach den bisherigen Forschungsergebnissen ist die Röntgenkymographie nach Stumpf berufen, die Anzeigestellung zur Zwerchfellähmung zu verfeinern. Weber hat nachgewiesen, daß unter normalen Verhältnissen das Zwerchfell an den Atembewegungen des Oberlappens keinen Anteil hat. Die Spalte zwischen Ober- bzw. zwischen Ober- und Mittellappen einerseits und Unterlappen andererseits erlaubt ein so weitgehendes Gleiten der Lappen aneinander, daß die Erweiterung der Brusthöhle nach unten durch das Tiefertreten des Zwerchfelles sich nur im Unterlappen auswirkt, während der Oberlappen allein durch die Rippenhebung vergrößert wird. Die Verhältnisse ändern sich aber, wenn der Lappenspalt zwischen Ober- und Unterlappen verwachsen ist; jetzt kann das Zwerchfell bei der Einatmung auch einen Zug auf den Oberlappen ausüben. Weber hat gezeigt, daß unter diesen Umständen das Kymogramm die Zugwirkung des Zwerchfelles bis ins Oberfeld hinauf erkennen läßt. Nur in diesem Falle wird die Ruhigstellung des Zwerchfelles sich bis in den Oberlappen hinauf bemerkbar machen können. Die Zwerchfellähmung ist bei Oberlappenerkrankungen also nur berechtigt, wenn die Kymographie ergibt, daß der Zwischenlappenspalt verwachsen ist. Wir haben uns mehrfach vom Wert der neuen Untersuchung bei der Anzeigestellung zur Zwerchfellähmung überzeugen können.

Die durch die Zwerchfellähmung bewirkte Verkleinerung der Atmungsoberfläche der Lunge fällt für den allgemeinen Gasaustausch bei erhaltener Rippenatmung wenig in Betracht. Es ergibt sich daraus die Möglichkeit, die kleine Operation gegebenenfalls auch bei doppelseitigen Erkrankungen in Anwendung zu bringen. In der Regel wird man sich dabei aber damit begnügen, das Zwerchfell auf der Seite zu lähmen, auf der man am ehesten davon günstige Wirkung erwartet. Doppelseitige Zwerchfellähmung wurde zwar von

Curti, Gravesen und M. Iselin empfohlen. Wir können uns mit diesem Vorschlag nicht befreunden. Es ist natürlich durchaus möglich, daß man namentlich bei jugendlichen Kranken damit etwas erreichen kann. Es liegen aber noch keine Erfahrungen darüber vor, wie doppelseitige Zwerchfellähmung von Lungenkranken vertragen wird, die älter werden und deren Brustkorb an Ausdehnungsfähigkeit verliert. Hält man einmal ausnahmsweise doppelseitige Zwerchfellähmung für erwünscht, so verhüte man dauernden Ausfall der sicher nicht ganz gleichgültigen Zwerchfellatmung.

In allen Fällen, bei denen nicht von vornherein eine anhaltende, möglichst vollständige Aufhebung der Zwerchfellbewegung erwünscht ist, verzichte man auf die namentlich in ihren etwas unberechenbaren Spätwirkungen ziemlich eingreifende Exairese des Phrenikus und begnüge sich mit der vorübergehenden Unterbrechung des Nerven durch Vereisung mit Chloraethylspray, durch Quetschung oder durch Alkoholeinspritzung in den freigelegten Nerven. In der Regel wird man dann nach 3 und mehr Monaten Rückkehr der Zwerchfellbewegungen erwarten können. Manchmal genügt auch schon die Einspritzung von etwas Novokainlösung im seitlichen Halsdreieck am äußeren Kopfnickerrand gegen den M. scalenus anterior, um die Nervenleitung zu unterbrechen. Wenn sich jetzt schon Kurzatmigkeit bemerkbar macht, wird man von länger dauernder Zwerchfellähmung Abstand nehmen. Hat sich aber andererseits z. B. eine Phrenikusquetschung günstig ausgewirkt, und ist Fortbestehen der Lähmung erwünscht, so wird man den Nerven noch ein zweites Mal operativ freilegen und jetzt durch Exairese auf die Dauer zu unterbrechen suchen.

Die künstliche Zwerchfellähmung ist in folgenden Fällen angezeigt:

1. Die Phrenikusexairese kommt als selbständige Operation bei umschriebenen tuberkulösen Erkrankungen eines Unterlappens in Frage.

2. Sie ist bei schweren und mittelschweren, fortschreitenden, fieberhaften, vorwiegend exsudativen Tuberkulosen anzuwenden, wenn ein Versuch mit Pneumothoraxbehandlung wegen Verwachsungen fehlgeschlagen hat, und wenn der Allgemeinzustand eine auch mehrzeitig durchgeführte Thorakoplastik nicht erlaubt. Leichte bis mittelschwere Erkrankung der anderen Seite bildet keine Gegenanzeige. Bei günstiger Wirkung kann man unter Umständen später an die Frage der Rippenresektion herantreten.

3. Die künstliche Zwerchfellähmung ist bei vorwiegend einseitigen, kavernös-zirrhotischen Erkrankungen angezeigt, bei denen aus Allgemeingründen, z. B. wegen vorgerückten Alters, die Thorakoplastik nicht mehr in Frage kommt.

4. Die Phrenikusexairese kommt nach mehr oder weniger voll-

ständiger Thorakoplastik in Frage, wenn deren Erfolg noch nicht
befriedigt und namentlich in den unteren Teilen noch stärkere Krankheitserscheinungen nachzuweisen sind.

Wir sind heute nicht mehr der Auffassung, daß man grundsätzlich
jede Thorakoplastik mit der Zwerchfellähmung verbinden soll. Auch
die Phrenikusexairese ist ein chirurgischer Eingriff, der wie jede
Operation seine genaue Anzeigestellung haben soll. Wenn die Zwerchfellähmung nicht nötig ist, soll sie auch nicht vorgenommen werden.
Vor der Thorakoplastik kann man nie mit Sicherheit sagen, ob die
Entknochung der Brustwand nicht allein genügt, um die Erkrankung
zur Heilung zu bringen. Man warte also besser zunächst ihre Wirkung
ab und mache die ergänzende Operation erst dann, wenn sie sich als
notwendig erweist. Selbstverständlich wollen wir damit nicht sagen,
daß die Phrenikusexairese nie vor der Thorakoplastik ausgeführt
werden soll. Wie unter 2. ausgeführt worden ist, soll sie bei Erkrankungen, die eigentlich der Thorakoplastik bedürfen, immer dann
zuerst ausgeführt werden, wenn man vorerst den größeren Eingriff
aus dem einen oder anderen Grunde dem Kranken noch nicht zumuten darf und sich von der Voroperation doch schon eine günstige
Beeinflussung versprechen kann.

Sauerbruch hat die Zwerchfellähmung als Testoperation vor
der Ausführung der Thorakoplastik empfohlen in der Annahme,
daß man von der Art und Weise, wie diese Voroperation vertragen
wird, auf die spätere Wirkung der größeren Einengung schließen
könne. Da in der großen Mehrzahl der Fälle die künstliche Zwerchfellähmung gut vertragen wird, kann man daraus keine Rückschlüsse
ziehen. Wir haben deshalb diese Anzeigestellung fallen gelassen.

5. Bei ausgesprochen zirrhotischen Tuberkulosen oder bei
pleuraler Narbenschrumpfung wird die Herztätigkeit oft
durch den Zug der umgebenden Gewebe ernstlich beeinträchtigt.
Die durch die Zwerchfellähmung hervorgerufene Entspannung kann
genügen, um die Tachykardie oder das Gefühl von Herzklopfen und
Beklemmung mit einem Schlage zu beseitigen.

6. Da rezidivierende Lungenblutungen, bei denen die Anlegung eines Pneumothorax nicht möglich war, öfter durch die künstliche Zwerchfellähmung zum Stehen gebracht werden können, ist
ein Versuch mit diesem kleinen Eingriff durchaus gerechtfertigt,
bevor man größere Operationen vornimmt.

7. Bestehen beim künstlichen Pneumothorax Verwachsungen im Bereich der Lungenbasis, so werden sie durch die
Zwerchfellähmung entspannt. Nach dem Wegfall der respiratorischen
Zerrungen haben wir leichte Temperaturerhöhungen verschwinden
sehen. Nach der Operation darf man eher den intrapleuralen Druck
weiter erhöhen, ohne Einreißen der Lunge in der Nähe der Adhäsionen
zu bewirken.

Die Abbildungen 17 und 18 zeigen eine eindrucksvolle Beobachtung dieser Art. Die große Oberlappenkaverne ließ sich wegen breiter Verwachsungen durch den Pneumothorax kaum beeinflussen. Die Lunge war außerdem unten am Zwerchfell angewachsen. Nach der künstlichen Lähmung wurde sie so entspannt, daß nun auch die Umgebung der Kaverne schrumpfen konnte. Die apfelgroße Kaverne heilte aus. Die Heilung besteht jetzt seit 10 Jahren.

8. Die künstliche Zwerchfellähmung spielt beim Eingehenlassen des künstlichen Pneumothorax eine große Rolle. Sie ist immer angezeigt, wenn sich beim Kleinerwerden der Luftblase durch hochgradige Verziehung des Mittelfelles und namentlich des Herzens Beschwerden bemerkbar machen, die meist in unangenehmem Druckgefühl, ab und zu aber auch in Herzklopfen und Kurzatmigkeit bestehen. Sie kann auch hartnäckige „Ersatzexsudate" zum Verschwinden bringen (S. 87). Wir können aber keineswegs der Ansicht beipflichten, daß man beim Eingehenlassen eines

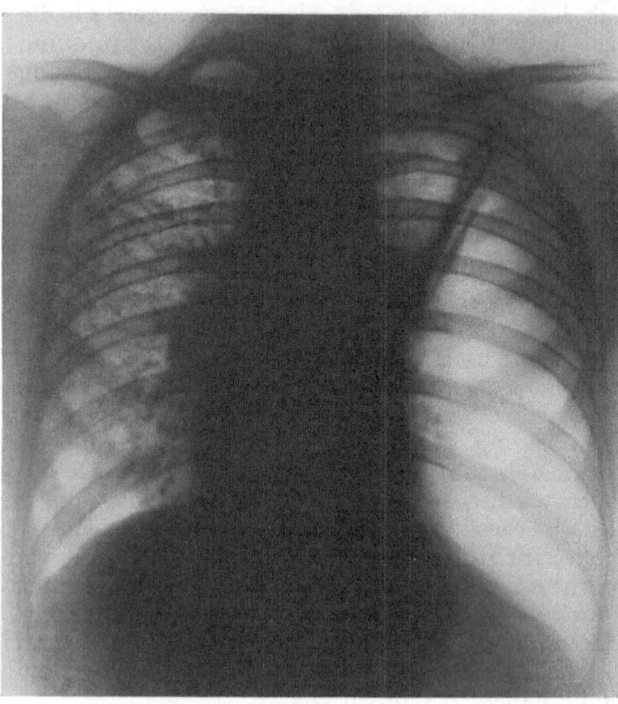

Abb. 17. Breit adhärenter Oberlappen mit großer Kaverne, die durch den Pneumothorax kaum beeinflußt wurde.

Pneumothorax grundsätzlich die Phrenikusexairese ausführen soll, da wir unnötige Operationen nicht ausführen wollen.

9. Die künstliche Zwerchfellähmung spielt eine große Rolle bei der Behandlung mischinfizierter tuberkulöser Empyeme und eitriger Pneumothoraxexsudate, um die Empyemhöhlen vor und nach der Brustwandentknochung weiter einzuengen (s. VI. Teil).

Als Gegenanzeige im eigentlichen Sinne des Wortes ist vorbestehende Erschwerung der Atmung zu nennen. Bei ausgesprochener Starrheit des Brustkorbes, werde sie hervorgerufen durch doppelseitige pleurale Narbenprozesse, oder sei sie verbunden mit stärkerem Emphysem, ist die Zwerchfellähmung nicht zu empfehlen, da die dadurch bewirkte Einschränkung der Atmung unter Umständen zu unangenehmer Atemnot führen kann. Im Zweifelsfall wird man durch die oben erwähnte vorübergehende Unterbrechung der Nervenleitung die Sachlage klären.

Wir möchten auch hier noch einmal betonen, daß man den Eingriff nicht unnötig vornehmen soll. Die Erfahrungen mit dem doppelseitigen Pneumothorax haben in eindrucksvoller Weise gezeigt, daß man auch doppelseitige Einengungsbehandlung treiben kann. Wenn auf der einen Seite das Zwerchfell gelähmt ist, kann man in der Regel die Atemtätigkeit der anderen Lunge nicht mehr wesentlich herabsetzen. Es ist sehr fraglich, ob man dann gegebenen Falles dort noch einen Pneumothorax anlegen kann, auch wenn es sich nur um einen mantelförmigen Entspannungspneumothorax

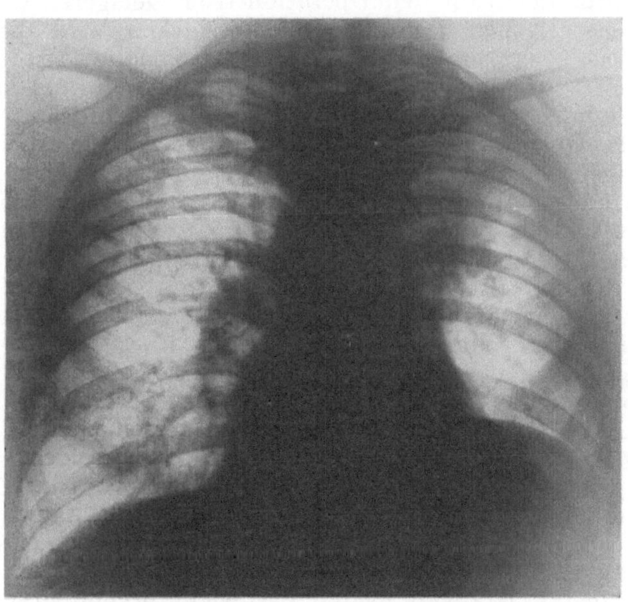

Abb. 18. Nach künstlicher Zwerchfellähmung kam die Kaverne zur Ausheilung.

handelt. Wenn die Ausdehnungsfähigkeit der erst erkrankten Lunge durch stärkere Schrumpfung gehemmt ist, wird sie bei gelähmtem Zwerchfell dem Sauerstoffbedürfnis nicht genügen können.

Man darf von der Zwerchfellähmung auch nicht sagen: Nützt sie nichts, so schadet sie nichts. Auch in dieser Frage sind die Akten sicher noch nicht geschlossen. Es wurde oben schon darauf hingewiesen, daß die Lähmung des Zwerchfelles in seltenen Fällen auch schaden kann. Störungen sind namentlich bei linksseitigen Operationen zu erwarten, wenn der Unterlappen ganz gesund und das Brustfell wenig verändert ist, so daß aus mechanischen Gründen starkes Hochtreten des gelähmten Zwerchfelles wahrscheinlich ist (s. S. 92).

c) **Operative Technik der Phrenicusunterbrechung.**

Der Nervus phrenicus wird am Halse in seinem Verlauf auf dem M. scalenus anterior aufgesucht. Der Kranke erhält eine Stunde vor dem Eingriff 0,01 Morphin oder 0,02 Pantopon. Der unangenehme Zerrungsschmerz, der bei der Exairese trotz Leitungsunterbrechung des Nerven auftritt, läßt sich dadurch etwas herabsetzen. Die entsprechende Halsseite ist rasiert. Der Kranke wird mit nach der gesunden Seite gedrehtem und nach der gesunden Schulter geneigtem Kopf flach auf den Operationstisch gelagert. Durch Unterschieben einer flachen Rolle unter den Nacken wird die Lage erleichtert. Das Operationsgebiet soll richtig entfaltet sein. Wir legen großen Wert auf Flachlagerung des Kopfes, obwohl durch halbsitzende Stellung der Eingriff ohne Zweifel vereinfacht würde. Da man bei der Operation in der Nähe großer Blutgefäße arbeitet, die bei schwieriger Orientierung auch bei sorgfältigem Vorgehen gelegentlich einmal verletzt werden können, droht die Gefahr der Luftembolie. Sie wird wesentlich herabgesetzt, wenn man durch Tieflagerung des Kopfes die Entstehung negativen Venendruckes verhindert.

Die Schmerzbetäubung erfolgt in einfacher Weise durch Einspritzung von 0,5proz. Novokainlösung mit entsprechendem Adrenalinzusatz. Wir haben im Laufe der Jahre auf die Ausführung einer eigentlichen Leitungsanästhesie ganz verzichtet. Wie man von Kropfoperationen her weiß, sind die Einspritzungen in der Tiefe in der Umgebung der Querfortsätze und verschiedener Gefäße nicht immer ganz harmlos. Wir begnügen uns daher mit der subkutanen Unterspritzung des Hautschnittes, den wir vor der Desinfektion genau festgelegt und mit etwas Gentianaviolettlösung als feinen Strich aufgezeichnet haben. Etwa in seiner Mitte stechen wir eine Hohlnadel senkrecht in die Tiefe gegen den M. scalenus anterior, den man bei mageren Kranken medial des leicht erkennbaren Armplexus meist fühlen kann. Durch Anziehen des Spritzenstempels überzeugt man sich, daß man kein Gefäß getroffen hat und spritzt dann einige Kubikzentimeter der Lösung auf den Muskel selbst und beim langsamen Zurückziehen der Nadel ein. Man braucht für die ganze Schmerzbetäubung bei diesem Vorgehen höchstens 10 ccm Lösung. Bis auf das Herausziehen des Nerven, das sich in der Tiefe mit örtlicher Betäubung nie ganz schmerzlos vornehmen läßt, läßt sich der Eingriff auch bei empfindlichen Kranken auf diese Weise sehr erträglich gestalten.

Die Schnittführung wird genau in die Spaltrichtung der Haut gelegt. Da auch die Lungenkranken großen Wert auf möglichst wenig sichtbare Narben legen, haben wir den senkrechten Schnitt in der Richtung des Scalenus ganz aufgegeben. Der Scalenus verläuft in der oberen Schlüsselbeingrube vom hinteren Rand des Kopfnickers schräg nach unten, fast senkrecht auf das Schlüsselbein zu. Teilt man den hinteren Kopfnickerrand in drei Teile und verbindet man den Schnittpunkt vom unteren und mittleren Drittel mit der Mitte des Schlüsselbeines, so entspricht diese Linie ungefähr dem Verlauf des Scalenus. Der Muskel läßt sich bei genügender Entfaltung des seitlichen Halsdreiecks und bei nicht zu stark entwickeltem Fettpolster meist fühlen. Er wird seitlich begrenzt von dem als deutlichen Strang erkennbaren Armplexus. Etwas seitlich verläuft in der Regel in gleicher Richtung die Vena jugularis externa. Der Hautschnitt von 4—6 cm Länge, dessen Richtung aus Abb. 52 S. 139, hervorgeht, liegt etwa

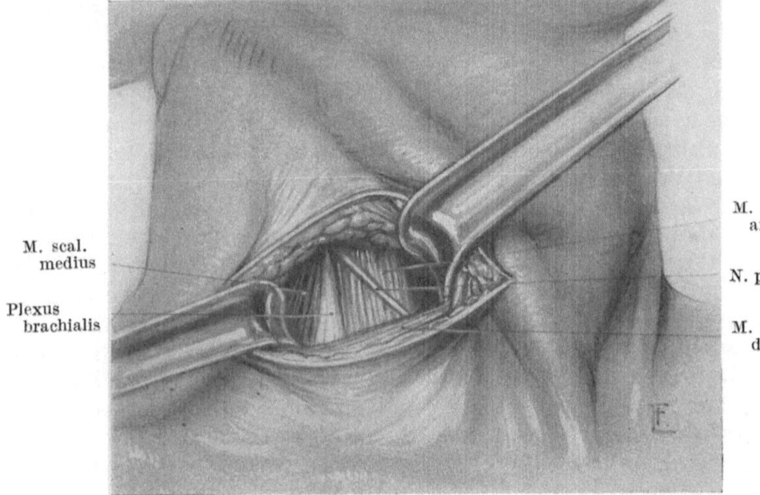

Abb. 19. Topographie des Nervus phrenicus.
Der N. phrenicus sollte etwas steiler verlaufen.

zwei Querfinger oberhalb des Schlüsselbeines leicht schräg von seitlich oben nach innen unten. Er wird möglichst genau parallel zu den sichtbaren Hautfalten, die der Spaltrichtung entsprechen, angelegt. Er kreuzt seitlich die oberflächliche Halsvene, innen den äußeren Kopfnickerrand. Wenn sich die Vene nicht nach der Seite verziehen läßt, wird sie doppelt unterbunden und durchtrennt. Nach Durchschneidung des Platysma und der oberflächlichen Halsfaszie gelangt man in das meist ziemlich reichlich entwickelte lockere Fettgewebe des seitlichen Halsdreieckes. Man geht in der Längsrichtung stumpf und scharf in die Tiefe, bis man auf dem M. scalenus anterior angelangt ist. Er ist nicht zu verfehlen, wenn man sich stets die Topographie des Operationsfeldes vor Augen hält (s. Abb. 19). Der Muskel wird seitlich vom Armgeflecht begrenzt, das als derber, weißlicher Strang leicht zu erkennen ist. Ist man zu sehr in die Tiefe geraten, so fühlt man unterhalb der Nervenbündel in der hinteren Skalenuslücke die Pulsation der Arteria subclavia. Gelangt man an die Vena jugularis interna, welche medial des vorderen Scalenus nach unten zieht, so wird man den Muskel finden, sobald man sich etwas seitlich hält. Durchkreuzt der M. omohyoideus das Operationsfeld, so wird der Nerv vorteilhaft oberhalb davon aufgesucht. Wir verwenden zur Freilegung der bei fettreichen Geweben ziemlich tiefen Wunde zwei kleine, winklig abgebogene Haken.

Man soll den Nerven immer erst durchtrennen, wenn man den Plexus am äußeren Rande des Muskels zuverlässig erkannt hat. Er gibt uns sichere Gewähr, daß der Muskel tatsächlich der gesuchte Scalenus ist. Der N. phrenicus verläuft etwas schräg zur Richtung der Muskelfasern von lateral oben nach medial unten. Oft ist die A. cervicalis ascendens zu sehen.

Der Nerv wird nach Einschneiden der zarten Muskelfaszie freigelegt und mit einem stumpfen, einzinkigen Häkchen vorgezogen. Das weitere Vorgehen richtet sich nun danach, ob man den Nerven nur vorübergehend für kürzere oder längere Zeit unterbrechen oder dauernd möglichst vollständig ausschalten will. Unterbrechung für einige Wochen erreicht man durch Aufspritzen von Chloräthyl, bis der Nerv auf kurze Strecke ganz vereist ist. Die Umgebung wird mit Mullstreifen abgedeckt. Etwas länger dauert die Zwerchfelllähmung, wenn man in den Nerven einige Tropfen absoluten Alkohol einspritzt. Nach Rantureau wird auf diese Weise die Zwerchfellatmung für mindestens einige Monate ausgeschaltet. Etwa gleichlange Unterbrechung erreicht man durch Quetschung des Nerven mit kräftiger Gefäßklemme. Wenn man den Nerven durchschneidet, seine Enden aber so liegen läßt, daß sie bald wieder durch Narbengewebe überbrückt werden können, wird man das Zwerchfell voraussichtlich für mindestens ein Jahr lähmen. Man muß sich aber darüber klar sein, daß man bei allen diesen Maßnahmen unter Umständen nur unvollständige Lähmung erzielt, da ja ein etwa vorhandener Nebenphrenikus dadurch nicht unterbrochen wird. Durch gleichzeitige Durchtrennung des N. subclavius kann die Lähmung verbessert werden.

Ist vollständige und möglichst andauernde Ausschaltung der Zwerchfellatmung erwünscht, so ist Exairese notwendig. Der mit dem Häkchen vorgezogene Nerv wird mit einer geeigneten Nervenzange gefaßt. Am vorteilhaftesten ist die von Schwarzmann abgeänderte Thierschsche Zange, bei der vorne zwei kleine Häkchen Abrutschen des Nerven beim Aufwickeln verhindern. Man kann aber selbstverständlich auch eine gutfassende Gefäßklemme verwenden. Der Nerv wird ½ cm höher mit einer Schere durchtrennt. Ist durch die Novokaineinspritzung in die Umgebung des Nerven keine vollständige Unterbrechung erreicht worden, so klagen die Kranken über in die

Schulter ausstrahlenden Schmerz. Nach den Untersuchungen von
Felix dürfen wir annehmen, daß der zentripetale Reiz im Phrenikus
durch ein Sympathikuskabel geleitet wird, worauf im Zentralnerven-
system die periphere Projektion der Empfindung in das Gebiet der
N. supraclaviculares erfolgt. Ist der Nerv mit der Zange gut gefaßt,
so läßt er sich durch langsames Drehen allmählich herausziehen.
Wenn er infolge früherer Pleuritiden in schwartig verdicktem Gewebe eingebettet ist, so spürt man deutlich einen hier und da kaum
zu überwindenden Widerstand. Um Nebenverletzungen zu vermeiden,
wird man unter solchen Umständen keine Gewalt anwenden, sondern
den Nerven im unteren Wundwinkel durchtrennen. Wenn das ex-
trahierte Nervenstück 12 cm lang ist, so wissen wir aus den oben
erörterten anatomischen Gründen, daß alle Nebenwurzeln mitent-
fernt sind. Unter normalen Verhältnissen gelingt es nicht gar selten,
den Nerven bis zu seinen Verzweigungen im Zwerchfell auf eine
Länge von 35—40 cm zu entfernen. Er reißt meist mit einem ruckartigen Geräusch durch. Wenn man beim Aufdrehen des Nerven aber
sehr heftigen Widerstand zu überwinden hat, wird man nicht allen
Ehrgeiz darauf verwenden, ein möglichst langes Stück herauszudrehen,
sondern sich mit den erwünschten 12 cm begnügen, um keine Nebenverletzungen herbeizuführen.

Nach sorgfältiger Blutstillung wird die Wunde durch einige versenkte Nähte, die namentlich das Platysma zu fassen haben, und die
Haut durch Klammern geschlossen. Ein kleiner Schutzverband deckt
die Wunde und ermöglicht baldiges Aufstehen, sofern die Erkrankung
der Lunge es gestattet. Wenn man Wert auf wenig sichtbare Narben
legt, werden die Hautklammern schon am dritten Tage entfernt.

Zwischenfälle. Die Aufsuchung des N. phrenicus am Halse
stellt im allgemeinen eine einfache Operation dar; Vorbedingung für
ihr Gelingen ist aber genaue Kenntnis der anatomischen Verhältnisse.

Bei reichlicher Entwicklung des Fettgewebes kann die Orientierung
unter Umständen erschwert sein. Wir wissen, daß der Nerv ganz am
äußeren Rande des M. scalenus anterior verlaufen kann, so daß die
Unterscheidung von Fasern des Armgeflechtes nur durch die weitere
Verfolgung des Nerven in die Tiefe möglich wird. Wenn man den
Scalenus in seiner ganzen Breite freigelegt hat und den Nerven nicht
sieht, so hat man sich daran zu erinnern, daß er in der Muskelfaszie
selbst verlaufen kann. Es kann vorkommen, daß man beim Vorgehen in die Tiefe diese Faszie durchtrennt und mit einem Haken
auseinanderziehen läßt, wobei in diesem Falle der Nerv selbst auch
weggezogen wird.

Die Tatsache, daß eine ganze Reihe von Nebenverletzungen bekannt geworden ist, gibt zu denken. Wir wissen von Durchtrennung
des Vagus, Recurrens und Sympathicus. Wir haben einen Kranken
gesehen, bei dem nach auswärts ausgeführter Phrenikusoperation

eine Serratuslähmung vorhanden war; es muß also der N. thoracalis longus verletzt worden sein. Wir haben von einer Kranken gehört, bei der sich einige Monate nach dem Eingriff eine Lähmung des N. musculocutaneus herausstellte. Da die entsprechende Zwerchfellhälfte normale Beweglichkeit aufwies, drängte sich der Verdacht auf, daß irrtümlicherweise der unrichtige Nerv durchtrennt worden war. Oben wurde bereits darauf hingewiesen, daß bei Gefäßverletzungen die Gefahr der Luftembolie droht. Ein Todesfall wurde von Friedrich mitgeteilt. Es sind Verletzungen der Vena subclavia und des Ductus thoracicus vorgekommen. Wenn man hört, daß sehr namhafte Chirurgen bei dieser scheinbar einfachen Operation so ernste Zwischenfälle erlebten, kann man ein Gefühl der Besorgnis nicht unterdrücken bei dem Gedanken, daß dieser Eingriff heute an vielen Orten von Ärzten ausgeführt wird, die über gar keine chirurgische Erfahrung verfügen, und die deshalb unvorhergesehenen Komplikationen kaum gewachsen sein können.

C. Die extrapleurale Thorakoplastik.

Wie auf Seite 69 bereits ausgeführt worden ist, ist die extrapleurale Thorakoplastik in allererster Linie imstande, beim Versagen der Pneumothoraxbehandlung die gewünschte weitgehende Einengung und Ruhigstellung der kranken Lunge herbeizuführen. Die Anforderungen, die man an diesen Eingriff stellt, haben sich aber im Laufe der Jahre mehrfach geändert, so daß ein kleiner Rückblick uns in verschiedener Beziehung lohnend zu sein scheint.

Quincke und unabhängig von ihm C. Spengler haben 1888 und 1890 die umschriebene Resektion mehrerer Rippen über starrwandigen Kavernen empfohlen, weil sie klar erkannt hatten, daß Kavernenheilung nur möglich ist, wenn man dem durch das feste Gefüge des Brustkorbes ausgespannt gehaltenen Hohlraum die Möglichkeit gibt zusammenzufallen. In gleicher Richtung bewegten sich verschiedene Versuche, die in den folgenden Jahren vorgenommen wurden. Ein ganz anderes, viel weiter gestecktes Ziel verfolgten Brauer und Friedrich. Da sie die guten Erfolge der Pneumothoraxbehandlung kennengelernt hatten, wollten sie beim Versagen dieser Behandlung einen vollwertigen Ersatz schaffen. Es ist verständlich, daß Friedrich die Abtragung der 2. bis 10. Rippe von der Wirbelsäule bis zum Knorpelbeginn als das erstrebenswerte Ziel des die Lungenschrumpfung ermöglichenden Eingriffs bezeichnete (1908). Eine so weitgehende Entknochung der Brustwand schafft einen Zustand, der einem totalen Pneumothorax tatsächlich sehr nahe kommt. Da es sich dann aber zeigte, daß dieser heroische Eingriff mit sehr hoher Sterblichkeit belastet ist, suchte man seine Gefahren herabzumindern, indem man nicht die ganze Brustwand ihrer knöchernen

Stütze beraubte. Die Pfeilerresektion von Wilms, der nur aus der
1. bis 8. Rippe hinten je 3—4 cm und unter Umständen auch noch
aus den Rippenknorpeln vorn einen schmalen Streifen längs des
Brustbeines entfernte, war ein erster Versuch nach dieser Richtung
(1911). Sauerbruch hat das große Verdienst, darauf hingewiesen
zu haben, daß man eine gleichmäßige Einengung der ganzen Lunge
auch erreichen kann, wenn man neben der Wirbelsäule aus jeder
Rippe ein verhältnismäßig kleines Stück entfernt, sofern man die
Resektion grundsätzlich auf die 1. bis 11. Rippe ausdehnt. Er hat
auch frühzeitig gelehrt, daß die Gefahren des Eingriffs herabgesetzt
werden, wenn man ihn auf 2 Sitzungen verteilt. Die paravertebrale
Thorakoplastik Sauerbruchs war lange Zeit das Verfahren, das
ohne Zweifel die größte Verbreitung gefunden hat. Es ist durch zahlreiche Röntgenaufnahmen bewiesen, daß man damit eine gleichmäßige und recht erhebliche Einengung der kranken Lunge herbeiführen kann, die, wenn sie auch nicht ganz so weit geht, wie die
ursprüngliche Brauer-Friedrichsche Operation, in ihrer Wirkung
doch meist vollkommen genügt. Brauer setzte die Gefahren des
ursprünglichen Verfahrens dadurch ganz wesentlich herab, daß er
nur noch die oberen 8 Rippen resezierte, von denen er große Stücke
entfernte, die unteren aber stehenließ. Die subscapulare Resektion Brauers ist ein Eingriff, der in vielen Fällen vollkommen befriedigen kann.

In letzter Zeit macht sich wieder eine rückläufige Bewegung bemerkbar. Sie setzte damit ein, daß von verschiedenen Seiten betont
wurde, daß man auf die Resektion der unteren Rippen verzichten
könne, wenn man vorher künstliche Zwerchfellähmung vorgenommen
hat. John Alexander empfahl die paravertebrale Resektion der
oberen 8 Rippen in Verbindung mit Phrenikusexairese als Verfahren
der Wahl. Die Frage der umschriebenen Spitzenplastik wurde
von verschiedenen Seiten wieder aufgegriffen. Die Franzosen wollen
mit der Resektion der oberen 2 Rippen allein Spitzenkavernen beeinflussen. Graf hat das unumstrittene Verdienst, in Deutschland
die Aufmerksamkeit wieder auf die obere Teilresektion gelenkt zu
haben. Es galt lange Zeit als feststehende Regel, daß obere Teilresektionen ganz abzulehnen seien, weil sie mit einer sehr hohen
Pneumoniegefahr belastet seien. Graf hat gezeigt, daß diese Ansicht
doch der Revision bedarf.

Wir konnten 1932 über 18 obere Teilplastiken mit nur einem Todesfall berichten. Wir hatten uns überzeugt, daß man auch verhältnismäßig große Oberlappenkavernen bei geeigneter Technik mit Resektion von höchstens 7 Rippen zur Ausheilung bringen kann. Die
obere Teilresektion wurde damals in erster Linie als Ersatz für die
in ihren Spätfolgen recht unberechenbare Plombe empfohlen.

Die günstigen Erfahrungen veranlaßten uns, der Obergeschoßplastik eine immer größere Bedeutung beizumessen. Da die meisten Kavernen im Oberlappen gelegen sind, konnte man früher oft ein Gefühl des Unbehagens nicht unterdrücken, wenn man bei der Ausführung der Thorakoplastik funktionstüchtige untere Lungenabschnitte durch die Entknochung von der 1. bis 11. Rippe außer Tätigkeit setzen mußte, weil man die gleichmäßige Einengung zur Vermeidung bedrohlicher Aspirationen für notwendig hielt. Da die Erfahrung gezeigt hat, daß man umlernen darf, tun wir es gerne. Wir stehen heute auf dem Standpunkt, daß man nie mehr Lungengewebe durch operativen Eingriff ausschalten soll, als unbedingt notwendig ist. Wenn es gelingt, dem Kranken mit einer Oberlappenkaverne einen atmenden Unterlappen zu erhalten, so erweist man ihm sicher einen großen Dienst. Man kann nie wissen, ob man nicht später bei einer unerwarteten Erkrankung der anderen Lunge über die Erhaltung dieser Atmungsfläche froh ist.

Wir sind uns darüber klar, daß wir heute eigentlich wieder dort angelangt sind, wo die operative Behandlung der Lungentuberkulose durch Quincke und Spengler vor bald 50 Jahren begonnen hat. Die Erfolge sind bessere geworden, weil das technische Vorgehen sich wesentlich geändert hat. Man darf sicher nicht von einem Rückschritt sprechen.

Wir verstehen heute unter extrapleuraler Thorakoplastik nicht mehr die schematische paravertebrale Resektion der 1. bis 11. Rippe. Man soll den Eingriff in jedem Einzelfall genau den vorliegenden Verhältnissen anpassen. Die Zahl der zu resezierenden Rippen und die Länge der zu entfernenden Rippenstücke soll an Hand der röntgenologischen Voruntersuchung entsprechend dem erstrebten Ziele bestimmt werden.

Aus praktischen Gründen unterscheiden wir die Obergeschoßplastik, die totale paravertebrale Thorakoplastik und die vordere Ergänzungsoperation. In Ausnahmefällen kommt noch die axillare Rippenresektion hinzu. Sie spielt eine wichtige Rolle bei der Behandlung der Pneumothoraxempyeme, die sehr oft vollständige Entknochung der Brustwand durch hintere und seitliche Resektion erfordern.

a) Anzeigestellung.

Die extrapleurale Thorakoplastik ist bei jeder kavernösen Tuberkulose in Erwägung zu ziehen, wenn Pneumothorax wegen Verwachsungen von Anfang an nicht möglich oder im Laufe der Behandlung unwirksam geworden ist. Bei einer kleineren, älteren, scharf abgegrenzten Spitzenkaverne, die mit einer eigentlichen Spitzenplastik unter Resektion von höchstens 4 Rippen voraussichtlich ohne erhebliche Gefährdung des Kranken in kürzerer Zeit zur

Ausheilung gebracht werden kann, wird man ausnahmsweise auf den vorgängigen Pneumothoraxversuch verzichten können. In allen anderen Fällen aber sollte die Anzeige zur Thorakoplastik erst gestellt werden, wenn Pneumothoraxbehandlung sicher unmöglich oder unwirksam ist.

1. Finden sich die Höhlenbildungen ausschließlich im Obergeschoß der Lunge, so wird eine obere Teilplastik ausgeführt. Je nach der Ausdehnung der Veränderungen wird man die Resektion auf 5—7 Rippen ausdehnen. Je geringer die geplante Einengung ist, um so weniger braucht man Rücksicht auf den Zustand der anderen Lunge zu nehmen.

Die Obergeschoßplastik kommt auch bei doppelseitigen Erkrankungen in Frage, wenn man von der Ausschaltung einer Kaverne günstige Beeinflussung der ganzen Erkrankung erwarten kann. Auch das Vorhandensein eines nicht allzu großen Pneumothorax über der anderen Lunge bildet keine Gegenanzeige. Die Spitzenplastik kann sogar unter günstigen Verhältnissen doppelseitig ausgeführt werden. Wir haben bei einer Kranken in einem Abstand von 6 Monaten auf jeder Seite 5 Rippen reseziert.

2. Bei einseitigen vorwiegend zirrhotischen Erkrankungen mit mehr oder weniger ausgesprochener Kavernenbildung, bei denen es infolge der natürlichen Schrumpfungsvorgänge zu erheblicher Verlagerung des ganzen Mittelfelles und des Herzens gekommen ist, ist totale Thorakoplastik mit Resektion der 1. bis 11. Rippe angezeigt. Sind ausgesprochene Herzbeschwerden mit Pulsbeschleunigung, Beklemmungsgefühl und Kurzatmigkeit vorhanden, so kann der Eingriff im Sinne einer Kardiolyse ungemein günstig wirken. Bei gutem Allgemeinzustand empfiehlt es sich, den Eingriff in einer Sitzung auszuführen, da die Einengung dadurch ohne Zweifel gleichmäßiger wird, und weil die Kranken in der Regel aus verständlichen Gründen die einmalige Operation dem mehrzeitigen Vorgehen vorziehen.

3. Hat Pneumothoraxbehandlung wegen Verwachsungen keinen genügenden Erfolg, so erreicht man die gewünschte Entspannung oft durch die teilweise Resektion im Bereich der Adhäsionen. Da in der Regel die Spitze durch die Gasblase nicht genügend erfaßt wird, handelt es sich meistens um eine obere Teilplastik. Wir verzichten jetzt grundsätzlich auf die Weiterführung des Pneumothorax, da die Erfahrung immer wieder lehrt, daß das Unterhalten der Gasblase den Erfolg der Entknochung beeinträchtigt. Es empfiehlt sich, spätestens im unmittelbaren Anschluß an die Thorakoplastik die Luft aus dem Pneumothorax nach Möglichkeit abzusaugen. War der Unterlappen vor Anlegung des Pneumothorax praktisch gesund, so stehen seiner Wiederentfaltung keine Bedenken entgegen. Ist aber seine weitere Ruhigstellung erwünscht, so führt man nach 2—3 Wo-

chen auch noch die Resektion der unteren Rippen aus. Bestehen
Verwachsungen mit dem Zwerchfell, wird die Frage zu prüfen sein,
ob man nicht die gewünschte Ruhigstellung auf einfacherem Wege
durch Unterbrechung des Phrenikus erreicht.

4. Wiederholte Lungenblutungen können eine Anzeige für die
Operation bilden, wenn die Anlegung eines künstlichen Pneumothorax unmöglich ist. Bei sehr heftiger Blutung wird man aber der
extrapleuralen Plombierung den Vorzug geben, da sie das Aushusten
weniger erschwert als die eingreifendere Thorakoplastik.

5. Die extrapleurale Thorakoplastik ist in Form möglichst weitgehender Entknochung der Brustwand bei tuberkulösen Empyemen
und bei eitrigen Pneumothoraxexsudaten angezeigt (s. VI. Teil).

Die Gegenanzeigen gegen die Thorakoplastik sind gegenüber
früher auch erheblich eingeschränkt worden. Seitdem man immer
mehr umschriebenen Entknochungen im eigentlichen Krankheits-
bereich den Vorzug gibt, braucht man bei der Beurteilung der anderen Seite nicht mehr so ängstlich zu sein. Es wurde oben schon
auseinandergesetzt, daß Obergeschoßplastiken auch bei doppelseitigen Erkrankungen vorgenommen werden können, ja, daß sogar
doppelseitige Spitzenplastiken mit Erfolg ausgeführt worden sind.
Ist aber auf der kranken Seite eine ausgedehnte Teilplastik oder
sogar eine vollständige paravertebrale Thorakoplastik erwünscht, so
darf die andere Lunge keine aktiven Krankheitsherde aufweisen.
Vorsicht ist auch geboten, wenn die Atmung der kranken Seite bereits
durch künstliche Zwerchfellähmung herabgesetzt ist.

Ist die Atmungsfähigkeit der anderen Seite durch ausgedehnte
Brustfellverwachsungen oder sogar durch eine frühere künstliche Zwerchfellähmung wesentlich eingeschränkt, so ist auf der
Gegenseite ausgedehnte Thorakoplastik nicht mehr möglich. Es kommt
höchstens noch eine umschriebene Spitzenplastik in Frage, sofern
dabei atmendes Lungengewebe kaum mehr ausgeschaltet wird. Sind
die Kranken schon vor der Operation kurzatmig, so ist besondere
Vorsicht am Platze.

Hochfieberhafte Lungenerkrankungen sind im allgemeinen
von der Thorakoplastik auszuschließen. Es handelt sich meist um
rasch fortschreitende, vorwiegend exsudative Formen, die wenig
Neigung zu bindegewebiger Umwandlung haben, und bei denen
daher eine Entspannung keinen Sinn hat; wohl aber kann die durch
die künstliche Zwerchfellähmung herbeigeführte Ruhigstellung schon
eine Besserung herbeiführen. Eine Ausnahme bilden nur diejenigen
fiebernden Tuberkulosen, bei denen das Fieber nicht auf den Lungen-
prozeß selbst, sondern auf Mischinfektion in Kavernen zurückzuführen ist. Der Nachweis größerer Höhlenbildungen in der Lunge und
große Auswurfmenge mit mannigfaltiger Bakterienflora lassen die
Diagnose stellen.

Kranke mit ausgesprochenen lobären tuberkulösen Pneumonien dürfen nicht operiert werden, da die hepatisierte Lunge nicht kollabieren kann.

Besondere Berücksichtigung erfordert natürlich der Allgemeinzustand der Kranken. Da auch umschriebene Teilplastiken immer eine schwere Belastung für den kranken Körper bilden, so dürfen sie selbstverständlich bei schweren, unausgeglichenen Herzfehlern nicht ausgeführt werden. Die Beurteilung der Herzkraft spielt überhaupt eine sehr große Rolle. Bei Kranken, die aufstehen können, ist es sehr zu wünschen, daß das Herz durch kleinere Spaziergänge etwas auf die zu erwartende Belastung vorbereitet wird. Bei Bettlägerigen liegen die Verhältnisse viel ungünstiger. Tritt schon bei kleinen Anstrengungen Kurzatmigkeit auf oder weist auch nur ganz leichte bläuliche Verfärbung der Lippen und Finger auf Kreislaufschwäche hin, so ist große Vorsicht geboten. Wir besitzen leider noch keine Funktionsprüfung des Herzens, die seine Leistungsfähigkeit vor dem operativen Eingriff ganz zuverlässig beurteilen läßt. Am besten hat sich uns eine Prüfung in Anlehnung an die Vorschriften von Spohr und Lampert bewährt.

Zur Belastung ihrer Kreislauforgane müssen die Kranken rasch eine Treppe hochsteigen. Vorher waren in Ruhe maximaler Blutdruck, Pulszahl und Atemfrequenz festgestellt worden. Sie werden nach der Arbeitsleistung jede Minute wieder gezählt. Auf die genaue Zählung der Atemzüge kann man allerdings verzichten, da die Zahl der Atemzüge keineswegs immer dem Grad der Atemnot gleichlaufend ist. Atemnot kann sich ebenso gut durch Vertiefung der Atemzüge als durch ihre Beschleunigung ausdrücken (Spohr und Lampert). Man muß aber unbedingt auf Zeichen von Atemnot achten. Blutdruckwerte und Pulszahlen werden in einer Kurve aufgezeichnet. Man gewinnt danach rasch ein Bild von der Leistungsfähigkeit der Kreislauforgane.

Bei Herzgesunden steigt die Pulszahl je nach der Geschwindigkeit des Steigens um 10—30 Schläge, sinkt aber nachher innerhalb einer Minute wieder zum Ruhebereich. Eine gewisse Verzögerung kann allerdings schon bei nervös Erregten auftreten.

Bei Gesunden ist nach einer stärkeren körperlichen Arbeit der systolische Blutdruck beträchtlich erhöht. Er erreicht das Maximum unmittelbar im Anschluß an die Anstrengung, sinkt dann in einer Minute um mehr als 10 mm und erreicht die Ausgangszahl innerhalb 5 Minuten.

1. Unterschreitung des Ruheblutdruckes innerhalb 5 Minuten, und zwar um mehr als 10 mm, 2. Verspätung des Blutdruckmaximus und 3. fehlender Blutdruckanstieg mit oder ohne Senkung unter den Ruhewert sind sehr verdächtig auf Kreislaufstörung.

Die Messung der Dauer des Atemanhaltens, die Bestimmung der Atempause hat für Lungenkranke auch eine gewisse Bedeutung. Sie gibt uns einen Anhaltspunkt über die Größe der Atemoberfläche. Kann der Atem nur 10—15 Sekunden angehalten werden, so ist Vorsicht am Platze.

Sehr wertvoll sind elektrokardiographische Untersuchungen. Namentlich das sog. Belastungselektrokardiogramm gibt wichtige Aufschlüsse über Schädigungen des Herzmuskels. Der Verdünnungs- und Konzentrationsversuch, wie ihn Volhard in erster Linie für die Beurteilung der Nierentätigkeit angegeben hat, der aber auch über die Leistungsfähigkeit des Herzens Aufschluß gibt, kann noch befriedigend ausfallen, wenn die Kranken der Belastung durch die Thorakoplastik schon nicht mehr gewachsen sind. Ebenso gibt die Probe auf latente Ödeme nach Kauffmann bei gutem Ausfall noch keine Sicherheit.

Albuminurien nichtspezifischer Art werden fast regelmäßig durch die Operation verschlechtert. Leichtere tuberkulöse, namentlich aber toxische Nierenerkrankungen können sich bessern, wenn unter dem Einfluß der Operation das Lungenleiden der Heilung zugeführt wird. Selbstverständlich müssen die Nieren aber vorher genau, namentlich auch in bezug auf ihre Leistungsfähigkeit untersucht werden. Hier ist der Verdünnungs- und Konzentrationsversuch sehr wertvoll.

Schwere tuberkulöse Erkrankungen des Darmes, der Nieren und der Knochen und Gelenke bilden eine Gegenanzeige gegen jeden größeren operativen Eingriff. Nur die Kehlkopftuberkulose macht eine Ausnahme, sofern nicht die Zerstörung der Stimmbänder so weit fortgeschritten ist, daß ein wirksamer Glottisschluß nicht mehr zustande kommen kann. Unter diesen Umständen wird das Aushusten dermaßen erschwert, daß nach dem operativen Eingriff Aspirationen auftreten können. Im allgemeinen darf man aber erwarten, daß nach günstiger Beeinflussung einer Lungentuberkulose auch die Kehlkopftuberkulose von selbst sich wieder bessert, sobald die dauernde Reizung durch den Husten und den bazillenhaltigen Auswurf aufhören.

Die Zuckerkrankheit bildete früher als solche eine Gegenanzeige gegen chirurgische Eingriffe jeder Art. Seit der Einführung der Insulinbehandlung haben sich die Verhältnisse vollständig geändert. Wenn die Kranken durch Insulin zuverlässig zuckerfrei gehalten werden können, kann man auch größere Eingriffe ohne besondere Gefährdung vornehmen. Wir haben unter entsprechenden Vorsichtsmaßregeln bei einem Zuckerkranken eine Obergeschoßplastik ausgeführt, die ungestört heilte; die Tuberkulose wurde dadurch zur Ausheilung gebracht. Selbstverständlich dürfen solche Eingriffe aber nur in Krankenhäusern vorgenommen werden, in denen die Behandlung in jeder Beziehung streng fachgemäß geleitet werden kann.

Als bedingte Gegenanzeige hat höheres Lebensalter zu gelten. Die besten Aussichten für die Operation bestehen zwischen 20 und 35 Jahren. Unser jüngster Kranke war 12, unser ältester 51 Jahre alt. Es kann keinem Zweifel unterliegen, daß mit der Zunahme des Alters die Aussichten für die Heilung schlechter werden. Wir werden bei der Prognosestellung diese Tatsache stets zu berücksichtigen haben. Eine Altersgrenze für die Operation aufzustellen, hat aber keinen Sinn. Man muß neben der Beurteilung des Lungenbefundes stets auch das Allgemeinbefinden weitgehend mit in Rechnung ziehen. Es ist gewissen konstitutionellen Schwächen sicherlich eine höhere Bedeutung beizumessen als dem Alter an und für sich: wir erinnern an Neigung zu Fettsucht und an pastösen Habitus. Handelt es sich nur um Teiloperationen, so spielt das vorgerückte Alter sicher nicht die gleiche Rolle wie bei vollständigen Thorakoplastiken.

b) **Die Ausführung der Operation.**

Die Thorakoplastik stellt auch in der Form einer Teilresektion immer einen ernsten Eingriff dar. Der Erfolg wird nicht allein durch die technische Ausführung der Operation entschieden, sondern hängt von einer Reihe von Umständen ab, die an und für sich als nebensächlich erscheinen können, in ihrer Gesamtheit aber von großer Bedeutung sind. Die Vorbereitung des Kranken, die Art der Schmerzstillung und ganz besonders eine gewissenhafte Nachbehandlung dürfen nicht unterschätzt werden.

Vorbereitung des Kranken. Die Operation bildet als solche eine schwere Belastung vor allem der Kreislauforgane. Das Herz ist meist durch die lange Dauer der Krankheit geschwächt. Auch wenn die oben empfohlenen Funktionsprüfungen ein befriedigendes Ergebnis zeigten, halten wir eine gewisse Vorbehandlung des Herzens mit Digitalis in den meisten Fällen für wünschenswert; sie ist namentlich angezeigt, wenn das Herz bei bettlägerigen Kranken nicht durch vorsichtiges Training mit kleinen Spaziergängen auf die stärkere Belastung vorbereitet werden konnte. Am Vortage der Operation ist allerdings in jedem Fall weitgehende Ruhe anzuraten.

Müssen die Kranken kurz vor dem Eingriff in ein fremdes Krankenhaus aufgenommen werden, so muß auch auf die seelische Erregung Rücksicht genommen werden. Sehr viele Lungenkranke, denen die Thorakoplastik vorgeschlagen wird, kennen diese Operation nur vom Hörensagen. Sie haben meist eine Vorstellung von der Gefährlichkeit des Eingriffs, die den tatsächlichen Verhältnissen nicht entspricht. Wir legen großen Wert darauf, daß sie sich zuerst an die neue Umgebung gewöhnen. Viel besser als alles Zureden der Ärzte vermag oft die Unterhaltung mit Kranken, die die Operation schon glücklich überstanden haben, alle Bedenken zu zerstreuen.

Können die Kranken nicht richtig schlafen, so ist durch Schlafmittel für die nötige Ruhe zu sorgen. Auf alle Fälle ist am Vorabend der Operation ein ausreichendes Schlafmittel erwünscht. Am Morgen wird der Kranke aufgefordert, tüchtig auszuhusten, damit die Luftwege und namentlich die Kavernen möglichst wenig Sekret enthalten.

Unter Umständen wird das Aushusten durch Lagerung auf die gesunde Seite oder Tieflegen des Kopfes erleichtert.

Eine Stunde vor der Operation erhält jeder Kranke eine Morphiumeinspritzung; wir geben bei Männern 1,5—2, bei Frauen in der Regel 1—1,5 ctg. Wir setzen gern 0,5—1 mg Atropin zu, um Schleim- und Speichelabsonderungen zu vermindern und damit die Aspirationsgefahr herabzusetzen. Nur selten machen wir Gebrauch von 0,3 bis 0,5 mg Skopolamin. Bei unbefriedigender Herztätigkeit verabfolgen wir schon vorbeugend eine Kampfer- oder Koffeineinspritzung.

Lagerung. Der Kranke liegt bei den hinteren Resektionen mit leicht erhöhtem Oberkörper auf der gesunden Seite (s. Abb. 20). Der Operationstisch muß so gebaut sein, daß sein mittlerer Teil schräg gestellt werden kann, damit das Gesäß des Kranken einen Halt findet

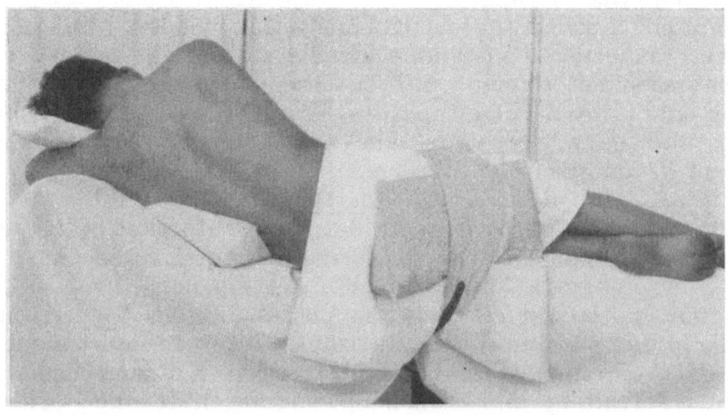

Abb. 20. Lagerung zu hinterer Thorakoplastik oder Pleurolyse.

und nicht nach unten rutscht. Die Beine sind in den Hüften und Knien halb gebeugt. Ein festes Rollkissen in der Flanke der gesunden Seite sorgt für Skoliosierung der Wirbelsäule mit Konvexität nach der zu operierenden Seite. Auf diese Weise werden die zu resezierenden Rippen auseinandergedrängt und wird der Zugang erleichtert. Sie sind in der Abbildung leicht zu erkennen. Der Kopf des Kranken ruht auf dem halb gebeugten Oberarm der gesunden Seite oder auf einem Kissen und ist nach der gesunden Schulter zu geneigt. Das Kinn ist der Brust genähert, so daß eine Kyphose entsteht. Der Arm der zu operierenden Seite wird von einem Wärter gehalten. Er stützt die eine Faust in die Achselhöhle, um ein Vornübersinken des Kranken zu verhindern, und sorgt andererseits durch starken Zug am Arm dafür, daß das Schulterblatt möglichst weit seitlich verlagert wird. Während der Resektion der unteren Rippen hat dieser Zug mehr nach oben, bei den oberen Rippen mehr nach unten zu erfolgen.

Werden nach Beendigung der Resektion die Muskeln wieder vernäht, so wird der Arm nach oben und hinten gedrängt. Auf diese Weise nähert sich das Schulterblatt wieder der Wirbelsäule, und die Schulter- und Rückenmuskulatur kann ohne Spannung vernäht werden.

Schmerzbetäubung. Gute Schmerzbetäubung ist für das Gelingen der Operation von größter Wichtigkeit. Jedes Schreien und Pressen des Kranken muß ängstlich vermieden werden, damit er keinen Kaverneninhalt nach der gesunden Seite aspiriert. Bei geringen Auswurfmengen haben wir gegen Allgemeinnarkose keine großen Bedenken. Sie wird namentlich bei jugendlichen Kranken, die noch keine richtige Krankheitseinsicht haben können, kaum zu umgehen sein. Sie wird vorteilhaft mit Lachgas oder Evipan durchgeführt. Die Betäubung soll aber nicht zu tief sein, damit die Kranken bald nach dem Eingriff aufwachen und aushusten können. Aus diesem Grunde haben wir uns mit der Betäubung durch Avertin oder anderen Mitteln, die langen Nachschlaf zur Folge haben, bis jetzt nicht befreunden können.

Wir geben der örtlichen Betäubung mit Novokain unbedingt den Vorzug. Wenn man ihre Technik beherrscht, lassen sich auch große Eingriffe damit praktisch schmerzfrei durchführen. Die örtliche Betäubung hat vor der Allgemeinnarkose so große Vorzüge, daß wir darauf nicht verzichten möchten. Ihre Rückwirkungen auf das Allgemeinbefinden sind nicht so schwerwiegend, wie diejenigen der Narkose. Die Kranken sind namentlich nach Teilplastiken oft auffallend frisch; das lästige Gefühl von Übelkeit fällt fast ganz weg. Ein Arzt, der auswärts eine Thorakoplastik in Allgemeinnarkose mit Äther durchgemacht hatte, und der von uns in örtlicher Betäubung ergänzend operiert werden mußte, konnte die großen Vorzüge der örtlichen Betäubung nicht genug rühmen.

Der Hauptvorteil der örtlichen Betäubung liegt aber ohne Zweifel darin, daß die Kranken schon während der Operation aushusten können, sobald beim Zusammenfallen der Höhlenbildungen der geringste Hustenreiz auftritt. Die Aspirationsgefahr wird dadurch ohne Zweifel ganz erheblich herabgesetzt.

Schmerzbetäubung.

Technik der örtlichen Betäubung. Bei der interkostalen Leitungsanästhesie unterbrechen wir die Zwischenrippennerven distal der Einmündungsstelle der Rami communicantes n. sympathici. Die eigentliche paravertebrale Anästhesie unmittelbar an der Austrittstelle der Nerven aus dem Wirbelkanal wird als zu gefährlich für unsere Zwecke abgelehnt. Wir befolgen immer noch die Technik, wie sie in Anlehnung an das Schumachersche Vorgehen von uns in der Sauerbruchschen Klinik ausgebaut und im Jahre 1924 mitgeteilt worden ist.[1]

---

[1] A. Brunner, Die chirurgische Behandlung der Lungentuberkulose. Tuberkulose-Bibliothek (Leipzig 1924).

Wir verwenden ausschließlich halbprozentige Lösung von Novokain mit einem Zusatz von 10 Tropfen Suprarenin 1:1000 auf 100 ccm der Flüssigkeit. Der Kranke ist in der oben geschilderten Weise auf dem Operationstisch gelagert.

Vor Ausführung der örtlichen Betäubung empfiehlt es sich, durch Betrachtung eines Skelettes die anatomischen Verhältnisse sich ins Gedächtnis zurückzurufen. Die Zwischenrippennerven verlassen den Wirbelkanal durch das Foramen intervertebrale und verlaufen zunächst ungefähr in der Mitte des Zwischenrippenraums zwischen M. intercostalis externus und Fascia endothoracica. In der Nähe der Rippenwinkel gelangen sie zwischen M. intercostalis externus und internus an den unteren Rand der oberen Rippe.

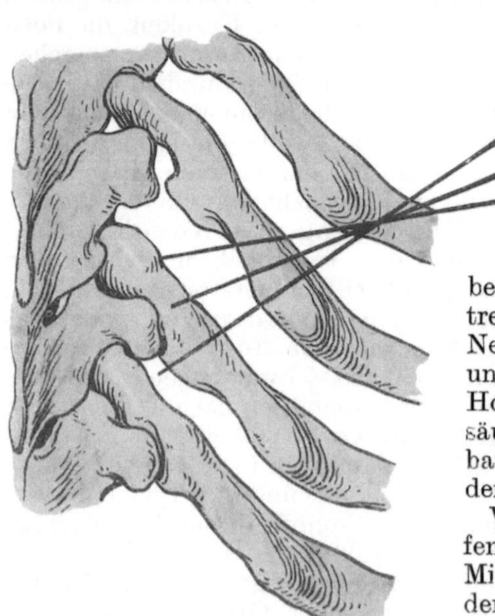

Da wir bei der Rippenresektion möglichst nahe an die Wirbelsäule herangehen und die Rippen unmittelbar neben den Querfortsätzen durchtrennen, genügt es nicht, die Nerven am Rippenwinkel zu unterbrechen. Wir führen unsere Hohlnadel näher an die Wirbelsäule heran und spritzen unmittelbar neben dem Querfortsatz an den Rippenhals (s. Abb. 21).

Wir unterspritzen zunächst streifenförmig 2 Querfinger neben der Mittellinie die Haut im Bereich der zu unterbrechenden Nerven, damit nachher die einzelnen Einstiche über jeder Rippe nicht mehr schmerzen (s. Abb. 22). Dann tasten wir die unterste der zu resezierenden Rippen und stechen

Abb. 21. Richtung der Hohlnadelführung zur Leitungsunterbrechung in der Gegend des Rippenhalses.

im Bereich des anästhetischen Streifens 2 Querfinger neben der Mittellinie senkrecht auf sie ein, bis die Nadelspitze knöchernen Widerstand findet. Die Hohlnadel wird nun vorsichtig am unteren Rand der Rippe etwa einen halben Zentimeter in die Tiefe vorgeschoben; bei einiger Übung fühlt man deutlich die Fascia endothoracica als derbe Membran. An dieser Stelle werden etwa 5 ccm der Lösung eingespritzt. Hierauf ziehen wir die Nadel etwas zurück, nehmen wieder Fühlung mit dem Knochen, wobei wir ungefähr 1 ccm der Lösung auf das Periost der Rippe abgeben und gehen dann am oberen Rand vorbei wieder in den Zwischenrippenraum, wo wir den Rest der 10 ccm fassenden Spritze entleeren. Die Nadel bleibt zunächst zur Orientierung stecken. Mit einer zweiten Hohlnadel stechen wir auf die nächst obere Rippe ein und tasten uns wieder am unteren Rand in die Tiefe. Dann erst wird die Spritze aufgesetzt und in der oben beschriebenen Weise entsprechend den Nadelstellungen der Abb. 21 entleert. Die Nadel soll ohne Spritze in die Tiefe geführt werden, damit man eine allfällige Gefäßverletzung an dem ausfließenden Blut erkennen kann und nicht etwa Novokain in eine Vene einspritzt: es können dadurch schwere Kollaps- und Vergiftungserscheinungen hervorgerufen werden.

Wenn man die erste Nadel bis zur vollendeten Anästhesierung der nächst oberen Rippe stecken läßt, kommt man namentlich bei dicken Weichteilen weniger in Versuchung, die gleiche Rippe zweimal aufzusuchen. Fließt beim Einspritzen an den unteren Rand der oberen Rippe aus der am oberen Rand der unteren Rippe liegenden Hohlnadel klare Flüssigkeit ab, so hat man damit einen sicheren Beweis, daß der ganze Zwischenrippenraum mit Novokain überschwemmt ist. Wir suchen mit unseren Nadeln die Nerven selbst nicht auf, um sie durch endoneurale Einspritzung zu unterbrechen, da die Einspritzung selbst dadurch sehr schmerzhaft wird und außerdem neuralgische Beschwerden zurückbleiben können. Man

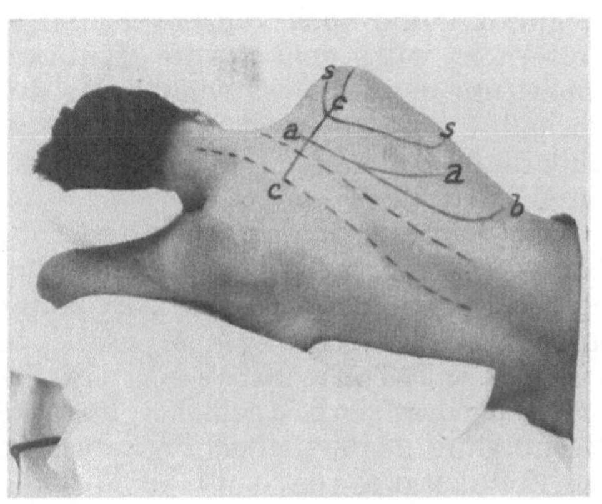

Abb. 22. Lage der Einstichpunkte für die Leitungsunterbrechung (punktiert) in bezug auf die Wirbelsäule (punktiert). Hautschnitte: *aa* Obergeschoßplastik, *ab* Totalplastik, *cc* Extrapleurale Pneumolyse, *ss* Schulterblatt.

kommt mit einer perineuralen Infiltration vollkommen aus, wenn man der Flüssigkeit Zeit läßt, in den Nerven zu diffundieren. Auf die angegebene Weise bringen wir in jeden Zwischenrippenraum gegen 10 ccm der anästhesierenden Flüssigkeit. Sie umspült den Nerven auch, wenn er genau zwischen den beiden Rippen verläuft, und kommt andererseits in solcher Ausdehnung mit der Knochenhaut der Rippen in Berührung, daß man die Rippen hart an den Querfortsätzen schmerzlos durchtrennen kann. Die Betäubung reicht in der Regel so nahe an die Wirbelsäule heran, daß man gegebenenfalls sogar die Querfortsätze abtragen und die Rippen vollständig bis zum Köpfchen auslösen kann. Ist die Schmerzlosigkeit nicht vollständig, so kann man sie durch

8*

Nachspritzen an die Wirbelsäule während des Eingriffes leicht verbessern.

Das Auffinden der 1. Rippe kann einige Schwierigkeiten bereiten, da ihre Schmalseite nach hinten sieht. Wenn man sich aber genau nach der 2. Rippe richtet, wird man sie trotz der oft nicht unbeträchtlichen Tiefe sicher erreichen. Wir spritzen immer auch auf ihre obere Fläche 5—10 ccm Novokain ein, weil dadurch das spätere Abschieben der Weichteile, vor allem auch des Armgeflechtes, erleichtert wird.

Nach Beendigung der Leitungsanästhesie unterspritzen wir den Hautschnitt. Er kommt etwas seitlich des Injektionsstreifens zu liegen, den wir vor dem Aufsuchen der einzelnen Nerven angelegt haben. Es empfiehlt sich, außerdem die Muskulatur in der Schnittebene zu infiltrieren.

Wenn man bei der oberen Resektion die erste Rippe bis zum Knorpel wegnimmt und auch von der 2. und 3. Rippe möglichst lange Stücke entfernen will, genügt die hintere Leitungsunterbrechung meist nicht, um den Eingriff schmerzlos durchzuführen. Wir unterbrechen deshalb die oberen drei Zwischenrippennerven auch noch vorn etwas außerhalb der mittleren Schlüsselbeinlinie. Die Rippen lassen sich dort leicht durchtasten.

Wir gebrauchen zur Anästhesierung einer oberen Teilplastik mit Resektion von 7 Rippen einschließlich der vorderen Einspritzungen 120—150 ccm der 0,5 proz. Novokainlösung. Für eine totale Thorakoplastik mit Kürzung von 11 Rippen genügen 180—200 ccm der Lösung. Wir überschreiten die Gabe von 1,0 Novokain und 20 Tropfen Suprarenin grundsätzlich nicht. Zwischen der Beendigung der örtlichen Betäubung und dem Operationsbeginn soll ein Zeitabstand von etwa 10 Minuten liegen, damit volle Wirkung erreicht wird.

Ziegler hatte empfohlen, die örtliche Betäubung schrittweise vorzunehmen, indem zunächst nur der Hautschnitt unterspritzt und die Muskulatur infiltriert wird. Sind nach ihrer Durchtrennung die Rippen freigelegt, so wird unter Kontrolle des Auges die interkostale Leitungsunterbrechung vorgenommen.

Wir haben das Verfahren eine Zeitlang auch geübt, sind aber wieder ganz davon abgekommen, weil wir darin keinen Vorteil sehen. Es muß zugegeben werden, daß die Aufsuchung der Zwischenrippenräume bei freigelegten Knochen ohne Zweifel erleichtert ist. Wenn man aber über etwas Tiefengefühl verfügt und Gelegenheit hat, sich einige Übung zu erwerben, wird man mit unserem Vorgehen sicher zum Ziele kommen. Es hat den großen Vorteil, daß man während der Operation nicht warten muß, bis die tiefen Einspritzungen wirksam geworden sind.

Seitdem wir auch für die Leitungsunterbrechung nur noch halbprozentige Novokainlösung verwenden, haben wir keine eigentlichen Vergiftungserscheinungen mehr gesehen. Wir haben eine Zeitlang Perkain verwendet, haben es aber wieder aufgegeben, da es giftiger als Novokain zu sein scheint. Mit anderen ähnlichen Mitteln haben wir keine eigene Erfahrung.

Es kann vorkommen, daß man beim Aufsuchen der Rippen unter

Schmerzäußerung des Kranken das Rippenfell durchsticht. Einen Pneumothorax haben wir dadurch noch nie entstehen sehen. Die Verletzung der Lunge macht sich durch blutigen Auswurf bemerkbar, der in der Regel nach einem Tage wieder verschwindet.

Man beobachtet im Anschluß an ein solches Ereignis ab und zu nach der Operation mehr oder weniger ausgesprochenen Fieberanstieg, der in der Regel nach wenigen Tagen zurückgeht und keine ernstere Bedeutung hat.

Soll nur eine untere Teilplastik ausgeführt werden, so darf man sich nicht mit der Betäubung der zu resezierenden Rippen begnügen. Da namentlich die Weichteile stets auch durch Anastomosen aus benachbarten Segmenten versorgt werden, empfiehlt es sich, stets noch einen bis zwei benachbarte Zwischenrippennerven zu unterbrechen.

Bei dicken Pleuraschwarten können sich die schwieligen Veränderungen bis in die Zwischenrippenräume hinein erstrecken. Sie erschweren dann die Ausbreitung der eingespritzten Flüssigkeit. Ganz besonders ungünstig liegen die Verhältnisse, wenn nach einer früheren Rippenresektion eine Korrekturoperation vorgenommen werden muß. In dem narbig veränderten und von Knochenregeneraten durchsetzten Gewebe fällt es oft recht schwer, mit der Nadel in die Gegend der Nerven zu kommen. Bei empfindlichen Kranken können solche Eingriffe von vornherein in Narkose ausgeführt werden. Wir haben öfter bei Korrekturoperationen befriedigende Schmerzbetäubung erzielt, indem wir auf und zwischen den Rippenstümpfen fächerförmig das ganze Gewebe infiltrierten.

Ausmaß der Entknochung.

Wie bei der Besprechung der Anzeigestellung bereits ausgeführt worden ist, richtet sich das Ausmaß der Resektion nach Lage und Größe der Kavernen. Wir sind bestrebt, die Brustwand nur so weit zu entknochen, als es zur Einengung der Krankheitsherde notwendig erscheint, während funktionstüchtiges Lungengewebe nach Möglichkeit geschont wird. Da die meisten tuberkulösen Höhlen in dem oberen Teil der Lunge gelegen sind, genügt in der Mehrzahl der Fälle die Ausführung einer Obergeschoßplastik. Die Ausdehnung der notwendigen Resektion kann am besten nach stereoskopischen Lungenaufnahmen bemessen werden. Im Raumbild erkennt man genau, wie weit der Brustkorb entknocht werden muß, um genügende Entspannung der Kavernen zu ermöglichen.

Wenn dieses technische Hilfsmittel nicht zur Verfügung steht, so kann man sich damit behelfen, daß man nach einer gewöhnlichen Lungenaufnahme die Rippe feststellt, die die Kaverne unten begrenzt. Es empfiehlt sich, bei der Resektion auch noch die nächst untere Rippe zu kürzen. Stereoskopische Betrachtung kann allerdings zeigen, daß diese Regel schon zu schematisch ist. Sie gilt nur für Kavernen, die hinten gelegen sind. Bei vorderen Kavernen muß man hinten nicht so weit hinuntergehen, wird aber dafür unter Schonung in senkrechter Richtung das Maß der waagrechten Ausdehnung der Resektion vergrößern müssen.

Im allgemeinen sei man bei der Bemessung der Ausdehnung der Operation nicht zu sparsam. Mit sog. Spitzenplastiken unter Resektion von drei und vier Rippen wird man nur ganz kleine, hochgelegene Kavernen ausnahmsweise zur Heilung bringen können. Die Erfahrung hat gezeigt, daß man bei zu knapp bemessenen Operationen gar nicht so selten gezwungen wird, Nachresektionen auszuführen. Die Kavernen weichen auch gerne nach unten aus. Auch diese Tatsache ist ein Grund, die Resektion etwas weiter nach unten auszudehnen, als der unteren Kavernenbegrenzung entsprechen würde.

Nach unseren Erfahrungen an über 250 oberen Teilthorakoplastiken ist in der Mehrzahl der Fälle Resektion von 6 oder 7 Rippen notwendig, um auch größere Kavernen genügend einzuengen. Bei kleineren Kavernen können 5 Rippen genügen. Nur ganz selten wird man die Anzeige zur Kürzung von nur 4 Rippen stellen können.

Bei der Obergeschoßplastik entfernen auch wir grundsätzlich die 1. Rippe vorn bis zu ihrem Knorpelansatz. Bei der 2. Rippe gehen wir je nach der Lage der Kaverne ebenso weit oder durchtrennen sie wenigstens ganz in der Nähe des Knorpels. Von der 3. Rippe wird meist auch noch ein sehr langes Stück herausgenommen, während die Länge der folgenden Rippenstücke rasch abnimmt (s. Abb. 35 auf S. 132). Auf alle Fälle soll man von der untersten Rippe nur ein kurzes Stück von 4—6 cm wegnehmen. Entfernt man aus der 6. oder 7. Rippe ein großes Stück, so steht nachher die unberührte 7. oder 8. Rippe so stark vor, daß der untere Schulterblattwinkel sich darunter verhaken kann, wodurch die Beweglichkeit des Armes in lästiger Weise gehindert wird.

Bei großen Höhlenbildungen kann man gezwungen sein, die Entknochung in waagrechter Richtung auszudehnen. Besteht bei hinten gelegenen Kavernen die Gefahr, daß sie nach der seitlichen Entknochung der Brustwand in den sog. toten Winkel zwischen Querfortsätzen und Wirbelkörpern ausweichen könnten, oder liegt ihre innere Begrenzung von Anfang an innerhalb der Querfortsatzenden, so empfiehlt es sich, die entsprechenden Rippen hinten zu exartikulieren und unter Umständen auch die Querfortsätze abzutragen. Die Abbildungen 23 und 24 zeigen, welch große Einengung durch dieses Vorgehen erreicht werden kann.

Bei dem 28jährigen Kranken fand sich eine apfelgroße Kaverne im linken Oberfeld, die innen in der Höhe des 3. Brustwirbels bis hinter den Querfortsatz sich erstreckte (Abb. 23). Da der untere Rand der Kaverne bis in den 4. Zwischenrippenraum hinunter reichte, durfte man sich mit der Resektion von 5 Rippen begnügen. Um aber ein Ausweichen der Kaverne wirbelsäulenwärts zu verhüten, wurden die 2. bis 4. Rippe innen vollständig ausgelöst und die entsprechenden Querfortsätze bis an die Wirbelkörper abgetragen (Abb. 24).

Wir können uns aber nicht entschließen, die Operationen entsprechend dem Vorschlag einiger französischer Autoren grundsätzlich in dieser Weise zu erweitern. Namentlich bei jüngeren Kranken können durch die weitgehende Ablösung der Muskelansätze und Bandverbindungen die statischen Verhältnisse der Wirbelsäule doch so erheblich gestört werden, daß die Entstehung von Rückgratverkrümmungen dadurch gefördert wird.

Bei vorderer Lage der Kaverne genügt oft die vollständige Wegnahme der 1. Rippe nicht, um sie genügend zu entspannen. Auch der verhältnismäßig lange Knorpel der 2. Rippe verhindert

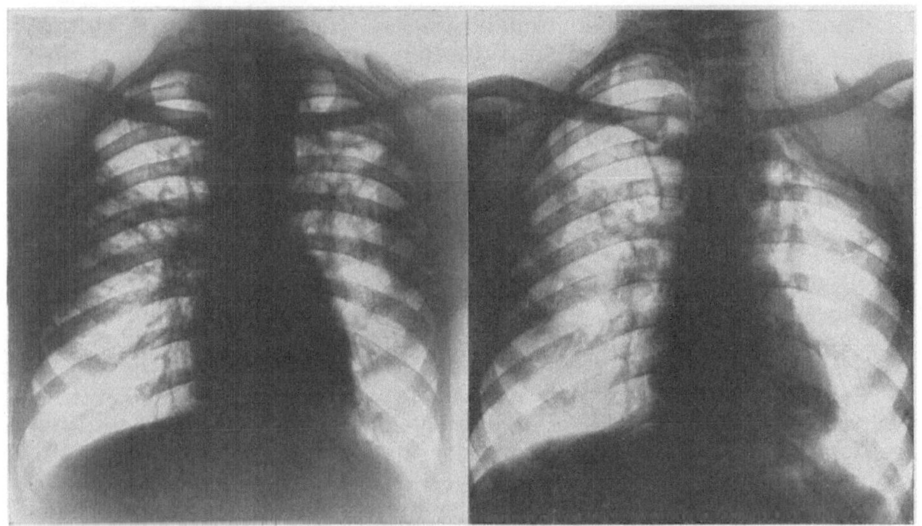

Abb. 23. Apfelgroße Kaverne im linken Oberfeld.

Abb. 24. Einengung des Obergeschosses durch Resektion von 5 Rippen und Wegnahme der linken Querfortsätze des 2. bis 4. Brustwirbels.

gar nicht so selten eine wirksame Einengung der Brustkorbkuppel. Namentlich bei großen Kavernen bildet die Wegnahme dieser beiden Rippenknorpel meist in Verbindung mit weiterer Kürzung der 3. Rippe eine wertvolle Ergänzungsoperation. Es handelt sich um einen typischen Eingriff, der auf S. 138 besprochen wird.

Es liegt auf der Hand, daß man diese vordere Resektion auch vor der hinteren Operation vornehmen kann. Wenn man in einer ersten Sitzung nicht nur die Knorpel der oberen zwei Rippen entfernt, sondern auch noch einen Teil der knöchernen Rippen einschließlich der 3. Rippe reseziert, so wird dadurch die spätere hintere Operation wesentlich erleichtert. Wir sind mehrere Male bei großen Kavernen, bei denen von Anfang an möglichst ausgedehnte Einengung wünschenswert erschien, in dieser Weise vorgegangen. Die Eingriffe, die als solche sehr glatt und rasch verlaufen, wurden wider Erwarten schlecht vertragen. Es traten Fiebersteigerungen auf, die nicht zufällig sein konnten.

Durch die vorausgeschickte vordere Resektion wird eine verhältnismäßig große Fläche der Kavernenwand der knöchernen Stütze beraubt. Die seitlichen Teile der Rippenbogen lassen aber noch kein erhebliches Zusammenfallen der Hohlräume zu. Da das Brustfell nun vorn nur mit einer ziemlich dünnen Lage des großen Brustmuskels bedeckt ist, kommt es leicht zu paradoxer Atmung der Kavernenwand. Sie erschwert das Aushusten und fördert dadurch die Aspiration von Höhleninhalt in tiefer gelegene Lungenteile. Wir sind überzeugt, daß die Fieberschübe nach vorderen Entknochungen auf diese Weise erklärt werden müssen.

Beginnt man die Einengung hinten, so verhindert das Schulterblatt mit seiner kräftigen Muskulatur paradoxe Atmung der entknochten Brustwand. Die spätere vordere Resektion macht sich nicht mehr ungünstig bemerkbar, weil unterdessen die Höhle schon von der Seite her weitgehend verkleinert worden ist.

Auch Graf und Schmidt haben offenbar mit der vorderen Resektion allein ähnliche ungünstige Erfahrungen gemacht. Um ihre Nachteile auszugleichen, geben sie nach der Entknochung der Lunge wieder einen gewissen Halt, indem sie eine sog. „Stützplombe" einlegen, die bei der späteren hinteren Operation wieder entfernt werden kann. Wir gehen unter Umständen bei größeren Kavernen mit reichlicher Auswurfmenge, bei denen die Aspirationsgefahr besonders groß ist, in gleicher Weise vor (s. S. 154).

Man weiß aus der Zeit, als man noch grundsätzlich die sog. totale Thorakoplastik ausführte, daß die Rückwirkungen des großen Eingriffes wesentlich gemildert werden können, wenn man ihn auf zwei oder drei Sitzungen verteilt. Es besteht natürlich die Möglichkeit, auch sog. Teilthorakoplastiken in mehreren Sitzungen auszuführen. Wir werden bei der Besprechung der Technik darauf zurückkommen.

Gerade bei der operativen Behandlung der Lungentuberkulose hat es sich auch wieder gezeigt, daß Schematisieren gefährlich ist. Das Vorgehen hat sich jedesmal genau dem Einzelfall anzupassen. Zahl und Ausdehnung der zu resezierenden Rippen hängen von der Lage und Größe der Kaverne ab. Allgemeinbefinden und Alter bestimmen, ob der Eingriff in einer Sitzung zu Ende geführt oder in mehreren Teiloperationen vorgenommen werden soll. Es gibt also keine Vorschrift, die für jeden Fall Gültigkeit hat. Wir beschreiben als typische Eingriffe die Obergeschoßplastik, die Totalplastik und die vordere Ergänzungsoperation. Die Möglichkeiten ·sinngemäßer Abänderung werden erwähnt, soweit sie durch die praktische Erfahrung gewisse Bedeutung erlangt haben. Auch bei einwandfreier Technik mit weitgehender Entknochung des Brustkorbes im Bereich der Höhlenbildungen läßt sich leider vollständiges Zusammenfallen der Kaverne nicht immer erzwingen. Vorbedingung ist eben eine gewisse Schrumpfungsneigung der erkrankten Lunge, die bei großen und starrwandigen Höhlen nicht unbedingt in gewünschtem Maße vorhanden ist. Gar nicht so selten weichen die Kavernen der Einengung aus oder vergrößern sich nachträglich durch weitere Einschmelzung des angrenzenden Gewebes, so daß ergänzende Eingriffe notwendig werden. Die Technik der Korrekturplastik bedarf deshalb besonderer Besprechung.

Obergeschoßplastik.

Der Hautschnitt beginnt etwa 3 Querfinger unterhalb des oberen Trapeziusrandes, verläuft im Interskapularraum zwischen dem inneren Rand des stark nach der Seite gezogenen Schulterblattes und der Wirbelsäule in der Gegend der Rippenwinkel leicht bogenförmig nach unten und endet nach außen ausbiegend etwas unterhalb der Höhe des unteren Schulterblattwinkels. Wenn der Zugang im Laufe der Operation nicht genügt, kann der Schnitt ohne Bedenken nach unten seitlich verlängert werden. Das Wegziehen des Schulterblattes, das die Ausdehnung der Resektion nach der Seite wesentlich erleichtert, wird dadurch gefördert. Abbildung 22 auf S. 115 läßt den Schnitt erkennen, den wir für die Resektion der oberen 7 Rippen benötigen. Wir legen mit Roux größten Wert darauf, daß man nicht den M. trapezius bis an seinen oberen Rand durchschneidet, um sich das Vorgehen zu erleichtern. Auch bei sorgfältiger Naht läßt sich dann ein späteres Heruntersinken der Schulter meist nicht vermeiden, ganz abgesehen davon, daß eine bis in den Schulterausschnitt hinaufreichende Narbe von weiblichen Kranken nicht geschätzt wird.

Entsprechend dem Hautschnitt wird die darunterliegende Muskulatur bis auf die Rippen durchtrennt. Man durchschneidet dabei senkrecht zu seinem Faserverlauf den Trapezius mit Ausnahme etwa seines oberen Drittels, das aus den angeführten Gründen geschont wird. Werden nur bis 7 Rippen reseziert, so kommen wir in der Regel ohne Einschneiden des M. latissimus dorsi aus. In der tieferen Schicht wird der M. rhomboideus major ebenfalls durchschnitten; der M. rhomboideus minor wird geschont.

Im obersten Teil der Wunde kommt in der Tiefe noch der M. serratus posterior superior zu Gesicht. Da seine Fasern fast parallel zu den Rippen verlaufen, können sie meist stumpf auseinandergedrängt werden, um Zugang zur 1. und 2. Rippe zu gewinnen. Man muß bei der Durchtrennung der Muskulatur darauf achten, daß der Schnitt nicht zu weit medial in die längsverlaufenden Fasern des M. erector trunci gelangt; die Muskelwunde würde dadurch unnötig vergrößert. Die leicht durchzufühlenden Rippenwinkel dienen zur Wegleitung. Da die Muskulatur namentlich oben reichlich mit Gefäßen versorgt ist, muß eine ganze Reihe von Klemmen angelegt werden. Sorgfältige

Blutstillung unterstützt die Heilung der nicht unbedeutenden Muskelwunde. Die Muskulatur wird mit einem breiten vierzinkigen Haken
zurückgehalten, so daß der Brustkorb genügend frei liegt (Abb. 25b).
Bei der Freilegung der obersten Rippen wird das Schulterblatt am
besten mit einem besonderen Haken mit 2 Griffen so von der Brustwand abgezogen, daß man ohne Schwierigkeit auch an die seitlichen
und vorderen Teile des Brustkorbes herankommt (Abb. 25c).[1]) Die
Rippen werden subperiostal in typischer Weise reseziert. Nach Durchschneiden der Knochenhaut entsprechend der Achse der Rippe wird
sie mit einem flachen Raspatorium, das wir in zwei Längen angegeben

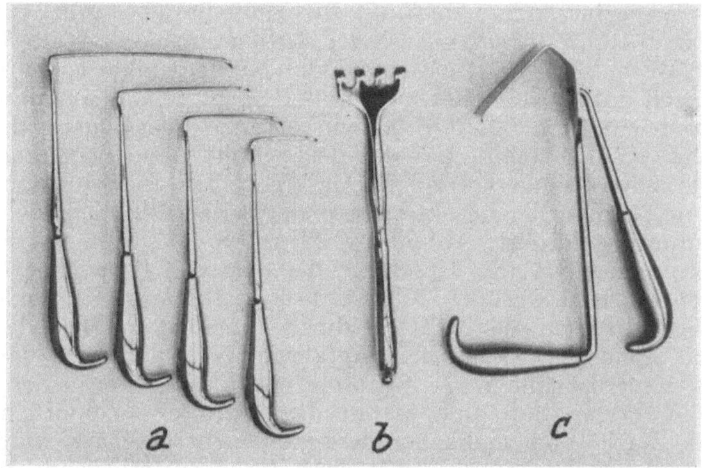

Abb. 25. Wundhaken zur Thorakoplastik. *a* Winkelhaken verschiedener
Länge, *b* Großer Zinkenhaken, *c* Zweigriffhaken zum Abheben des
Schulterblattes.

haben, und das auch in großer Tiefe bequem verwendet werden kann
(Abb. 26a, b, c), nach beiden Seiten bis zu den Kanten abgeschoben.
Zur Lösung auf der hinteren Seite wird das von Doyen angegebene
Instrument verwendet (Abb. 26f), das wir etwas abgeändert haben,
indem der geschärfte, bogenförmige Fortsatz zur Achse nicht mehr
senkrecht, sondern etwas schräg steht. Das Arbeiten unter dem
Schulterblatt wird dadurch erleichtert. Die Rippen werden ausschließ-
lich mit der Brunnerschen Rippenschere durchtrennt (Abb. 27a).
Da ihr Maul sehr wenig Platz in Anspruch nimmt, und da sie bogen-
förmig dem Verlauf der Rippen angepaßt ist, lassen sich damit die
Rippen sehr weit vorn durchtrennen, wenn nur ein verhältnismäßig

---

[1]) Die Spezialinstrumente werden geliefert von den Firmen R. Ulrich in St. Gallen
und H. C. Ulrich in Ulm a. D.

schmaler Gewebsspalt zur Verfügung steht. Sie hat aber auch noch den Vorteil, daß die Schneide ans Ende des Instrumentes verlegt ist; sie unterscheidet sich dadurch sehr wesentlich von der ihr nachgebildeten Thomsenschen Schere. Die ganz vorn sitzende Schneide bewährt sich namentlich bei der Durchtrennung der Rippen hart neben der Wirbelsäule. Wenn man die Weichteile mit einem stumpfen Rouxschen oder Langenbeckschen Haken genügend zurückhält, lassen sich die Rippen mit unserer Schere hart an den Querfortsätzen durchschneiden, so daß eine nachträgliche Kürzung mit Luerschen Zangen wegfällt.

Es ist größter Wert darauf zu legen, daß die Rippen bis unmittelbar an die Querfortsätze reseziert werden. Die Kavernen liegen sehr häufig hinten neben der Wirbelsäule. Läßt man lange vertebrale Rippenstümpfe stehen, so halten sie die Kavernen ausgespannt.

Es ist oben bereits er-

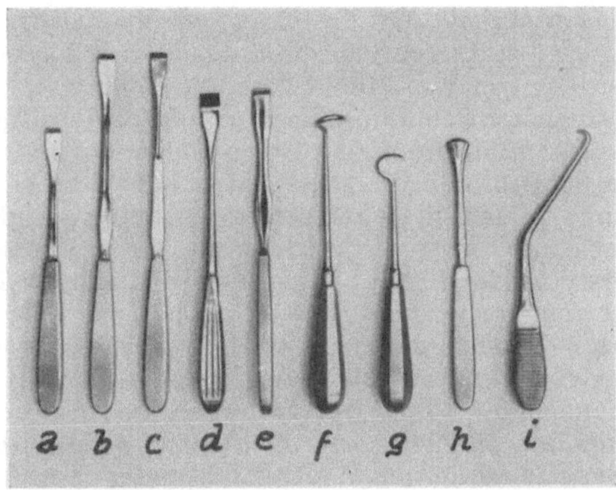

Abb. 26. Raspatorien: *abc* flache Raspatorien nach Brunner, *d* langes Raspatorium nach Schneider, *e* mit winkelig geknickter Schneide, *fg* Doyen mit schräggestelltem und geradem Haken, *h* gerades Raspatorium für Unterfläche der 1. Rippe, *i* Raspatorium nach Lebsche.

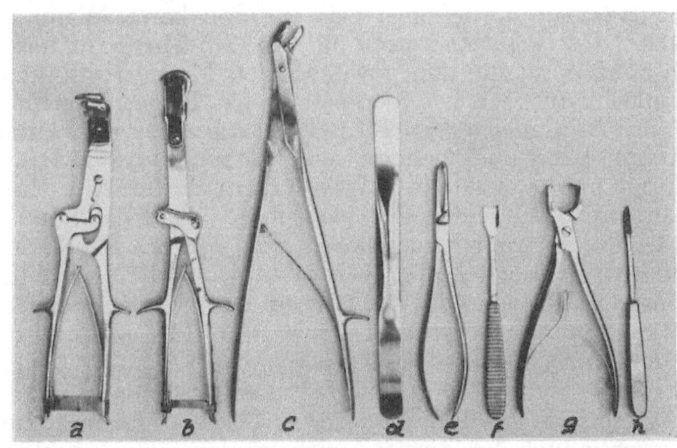

Abb. 27. Instrumente: *a* Rippenschere nach Brunner gebogen, *b* gerade für 1. Rippe, *c* lange Hohlmeißelzange, *d* Spatel zum Abdrängen des Rippenfelles, *e* Rippenfaßzange, *f* Meißel mit konkaver Schneide zum Sprengen des Gelenkes zwischen Querfortsatz und Rippe, *g* Querfortsatzzange, *h* Periostmesser mit gerader Schneide.

wähnt, daß man in besonderen Fällen die Rippen wirbelsäulenwärts auslösen und die Querfortsätze resezieren muß. Die Technik wird auf S. 127 beschrieben.

Es wurde oben auch schon darauf hingewiesen, daß bei der Obergeschoßplastik die 1. Rippe grundsätzlich bis zum Knorpelansatz entfernt und auch von den folgenden 2 Rippen große Stücke entfernt werden. Um von einem verhältnismäßig kleinen Hautschnitt aus bei möglichster Schonung der Muskulatur den Eingriff in der gewünschten Weise durchführen zu können, gehen wir in folgender Weise vor. Nach Durchtrennung der Muskulatur läßt man sich das Schulterblatt mit dem geeigneten Haken kräftig abheben, so daß man den oberen Teil des Brustkorbes abtasten kann. Ganz oben fühlt man in der Tiefe versteckt die 1. Rippe, die an ihrem kurzen Bogen kenntlich ist. Von ihr aus werden die Rippen nach unten abgezählt. Wir nehmen an, daß 7 Rippen reseziert werden sollen. Wir entblößen zuerst die unterste der zu resezierenden Rippen bis an den Querfortsatz ihrer Knochenhaut und durchtrennen sie mit der Rippenschere so weit innen als möglich; erst nachher wird sie seitlich durchtrennt. Soll die Resektion mit der 7. Rippe beendigt werden, so entfernen wir aus dieser Rippe nur ein Stück von etwa 4—6 cm. Auch die folgenden Rippen werden immer zuerst hart am Querfortsatz durchtrennt. Man hält dann das seitliche Stück der Rippe mit einer Knochenfaßzange fest und schiebt nach Bedarf die Knochenhaut ab. Man kann die oberen Rippen, aus denen längere Stücke entfernt werden sollen, mit der Faßzange verhältnismäßig leicht in die Wunde ziehen, so daß man sie beliebig weit auslösen kann. Wenn man in der Tiefe über der Rippenkrümmung die Knochenhaut einschneiden muß, kommt man mit den gewöhnlichen Messern mit konvexer Schneide schlecht zu; wir verwenden hier ein langes Knochenmesser mit gerader Schneide (Abb. 27h). Die Länge der entfernten Rippenstücke nimmt nach oben schrittweise zu; man wird z. B. aus der 6. Rippe 9 cm und aus der 5. Rippe 12 cm entfernen. Man gewinnt dann allmählich so viel Platz, daß man aus der 3. und 4. Rippe leicht 14—18 cm resezieren kann. Von der 2. Rippe kann man leicht 10—12 cm wegnehmen; wir haben sie meist von hinten her mit Hilfe unserer Rippenschere bis hart an den Rippenknorpel kürzen können. Man kann sie sogar mit etwas Geduld auch auf diesem Wege bis zum Knorpelansatz freilegen.

Wenn man bei muskelkräftigen Kranken wenig Raum zur Verfügung hat, gewinnt man etwas Platz, wenn man zuerst alle Rippen einschließlich der zweiten wirbelsäulenwärts durchtrennt. Da dadurch die ganze Brustwand beweglich gemacht ist, lassen sich die seitlichen Teile der Rippe mit der Faßzange leichter in die Wunde vorziehen.

Die Resektion der 1. Rippe bereitet anfangs einige Schwierigkeiten, da sie tief in der Wunde versteckt bleibt, wenn man die Schultermuskulatur schonen will. Man verbessert sich durch große Winkelhaken, die wir in verschiedenen Längen haben anfertigen lassen (Abb. 25a), den Zugang wesentlich. Der hintere Rand der 1. Rippe läßt sich aber immer deutlich fühlen. Man schneidet mit dem Messer darauf ein, wobei man sich eher gegen die untere als an die obere Fläche hält. An der Unterfläche kann man nichts verletzen. Sie wird daher zuerst mit einem langen geraden Raspatorium (Abb. 26h) ein Stück weit frei-gelegt. Dann isoliert man die schmale hintere Kante. Erst dann geht man mit einem langen Raspatorium nach Schneider oder mit einem von uns angegebenen winkligen Schaber auf die nach vorn gekehrte Oberseite der 1. Rippe. Man halte sich beim Abschieben des Periostes immer hart an den Knochen, da hier in unmittelbarer Nähe der Rippe Arteria subclavia, Plexus brachialis und Vena subclavia verlaufen, die schon verletzt worden sind. Bei einiger Sorgfalt lassen sich solche Nebenverletzungen aber durchaus vermeiden; wir haben nie eine Störung erlebt. An der vorderen Kante wird das Periost mit dem Schaber nach Lebsche oder einem geraden Doyen abgeschoben (Abb. 26g). Man legt sich auch hier zuerst die medialen Teile der Rippe frei und durchtrennt sie hart am Querfortsatz. Wir gebrauchen dazu unsere Rippenschere; bei großer Tiefe kommt man mit der ge-bogenen Schere aber etwas schlecht zu. Wir haben deshalb für die 1. Rippe eine gerade Schere herstellen lassen. Sie ist im Gegensatz zu dem Freyschen Instrument so breit, daß die Rippe von der breiten Unterseite her nach oben durchschnitten werden kann und nicht von der schmalen Hinterseite nach vorn durchtrennt werden muß. Dann läßt sich das seitliche Stück ebenfalls mit einer Knochenfaßzange er-greifen und in die Wunde vorziehen. Es wird nun schrittweise von seiner Knochenhaut entblößt, indem man abwechselnd Unter- und Oberfläche und hintere und vordere Kante mit den passenden In-strumenten bearbeitet. Namentlich unser langes, gerades Raspatorium ist besonders zu empfehlen. Zur Befreiung der Oberfläche und der vorderen Kante ist ein hakenförmiger Schaber (Abb. 26e) gut zu ge-brauchen. An der hinteren Kante muß die Muskulatur zum Teil mit einer langen Schere scharf abgetrennt werden. Man kann auf diese Weise die Rippe bis zu ihrem Übergang in den knorpeligen Teil frei machen. Ist man so weit, so läßt sich die Verbindung mit dem Knorpel durch mäßigen knickenden Zug an der Rippe lösen: die ganze knö-cherne Rippe wird herausgezogen.

Ist bei größeren Kavernen eine möglichst weitgehende Einengung des Spitzen-gebietes erwünscht, so kann der Erfolg nach den Angaben von Semb in folgender Weise verbessert werden. Es hat sich gezeigt, daß Lungenspitzen, die unmittelbar nach oberen Resektionen gut zusammengefallen waren, nach einiger Zeit sich wieder entfaltet haben. Semb hat darauf hingewiesen, daß selbst nach ausgedehnten Rippen-resektionen die Lunge oben medial am Nervengefäßstrang, an der Wirbelsäule und am Mittelfell befestigt bleibt. Wenn man diese Verwachsungen mit einer extrapleuralen Apikolyse auszuschalten sucht, entsteht zwischen der Lungenspitze mit der parietalen

Pleura einerseits, der Brustwand mit Rippenstümpfen, Zwischenrippenmuskulatur und Rippenperiost andererseits ein Hohlraum, der sich zunächst mit Luft und Wundabsonderungen füllt und eine gute Einengung der Lunge ermöglicht. Wird aber dieses Wundsekret allmählich aufgesaugt und verschwindet die Luft, so entfaltet sich die Lunge wieder gegen die von der Knochenhaut aus neugebildeten Rippen.

Um diese Wiederentfaltung der zusammengefallenen Lungenspitze zu verhindern, erweitert Semb die Rippenresektion, indem er grundsätzlich nach Lösung des Rippenwirbelgelenkes die Rippen bis innerhalb der Querfortsatzspitze reseziert. Da die Skalenusmuskeln einen erheblichen Zug auf die beiden obersten Rippen nach aufwärts ausüben, der obere Teil des M. serratus anterior die oberen 4 Rippen bzw. ihre Knochenhaut seitlich gegen das Schulterblatt verzieht, werden diese Muskeln nahe ihrem Ansatz am Rippenperiost durchschnitten. Damit kein Hohlraum zwischen den Periostschläuchen und Weichteilen außen und der Lungenoberfläche innen entstehen kann,

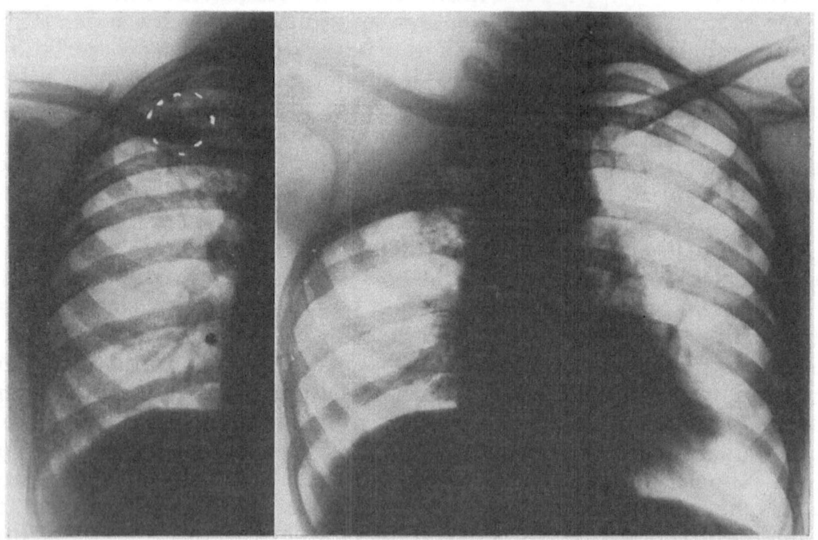

Abb. 28. Eigroße Kaverne im rechten Spitzenfeld.

Abb. 29. Wirkung einer Fünfrippenplastik mit extrafaszialer Apikolyse nach Semb.

wird das Periost mit Zwischenrippenmuskulatur, Gefäßen, Nerven und Fascia endothoracica hinten an seiner Verbindung mit der Wirbelsäule und vorn am Brustbein durchtrennt, damit diese Gebilde zusammen mit der Lunge herabsinken. Die sog. Ligamente von Sebileau und Zuckerkandl, die nach Semb Ausläufer der Fascia endothoracica darstellen, und die von der Lungenspitze zum Gefäßnervenstrang, zur Wirbelsäule und zum Mittelfell verlaufen, werden teils scharf, teils stumpf durchtrennt, bis die Lungenspitze sich bis in die Höhe der 4. Rippe nach unten schieben läßt. Die Wundhöhle entsteht außerhalb von Zwischenrippenmuskulatur und Periost; Luft und Erguß in dieser Höhle unterstützen den Kollaps der Lunge. Durch Rippenneubildung wird die Lunge im eingeengten Zustand festgehalten und am Wiederentfalten verhindert. Die Abbildungen 28 und 29 zeigen eindrucksvoll die Wirkung dieses Vorgehens. Obwohl nur 5 Rippen reseziert worden sind, wurde das Oberfeld so vollständig eingeengt, daß nur noch etwas lufthaltiges Lungengewebe hinter dem 5. Querfortsatz sichtbar ist. Die eigroße Kaverne ist verschwunden. Abb. 29 zeigt den Befund 5 Wochen nach der Operation. Die Verschattung über der 6. Rippe ist zum

Teil noch durch den Erguß in der extrafaszialen Wundhöhle bedingt. Während die Kranke vor dem Eingriff 5—10 ccm Auswurf hatte, ist er von der dritten Woche an ausgeblieben.

Diese „extrafasziale Apikolyse" nach Semb ist ohne Zweifel etwas schwieriger als die gewöhnliche subperiostale Ausschälung der Rippen. Beim scharfen Durchtrennen der Skalenusansätze bluten regelmäßig kleinere Arterien, die ab und zu gefaßt und unterbunden werden müssen. Bei der Durchschneidung des vorderen Scalenus am Höcker der ersten Rippe ist die Vena subclavia in gefährlicher Nähe; gute Übersicht des Operationsgebietes ist unbedingt notwendig. Wir haben leider die Erfahrung gemacht, daß auch die Sembsche Operation nicht mit Sicherheit vor nachträglicher teilweiser Wiederentfaltung der Lungenspitze schützt. Die von Semb selbst mitgeteilten Erfolge sind aber so ermutigend, daß das Verfahren weitere möglichst ausgedehnte Nachprüfung verdient.

Bei Kavernen, die sich gegen die Wirbelsäule zu bis hinter die Querfortsätze erstrecken, empfiehlt es sich, auf alle Fälle die entsprechenden Rippen bis zu den Köpfchen zu resezieren oder vollständig zu exartikulieren. Man führt zuerst die Rippenresektion in der oben geschilderten Weise zu Ende. Man gewinnt dadurch Platz und erleichtert sich die Übersicht. Nach der Röntgenaufnahme hat man vorher schon bestimmt, welche Rippen ganz weggenommen werden müssen. Die entsprechenden inneren Rippenstümpfe lassen sich leicht von oben her abzählen. Man schneidet mit einem Knochenmesser auf die Gelenkverbindung zwischen Rippe und Querfortsatz ein. Das Gelenk läßt sich meist nicht unschwer finden, wenn man sich daran erinnert, daß es etwas schräg zur Querfortsatzachse verläuft. Wir gehen dann mit einem meißelartigen Instrument, dessen Schneide konkav geschliffen ist, damit es nicht abrutscht (Abb. 27f), in das Gelenk ein und sprengen es durch leichtes Abhebeln. Der innere Rippenstumpf wird nun mit Schere und Raspatorium ohne Mühe bis zum Köpfchen freigemacht. Je nach Bedarf wird er mit der Rippenschere möglichst weit innen durchtrennt oder mit einer Faßzange gefaßt; er läßt sich dann leicht aus der Gelenkverbindung mit der Wirbelsäule auslösen. Man sei aber mit der vollständigen Auslösung der Rippen eher zurückhaltend. In den meisten Fällen genügt die Resektion unmittelbar vor dem Köpfchen, um das Brustfell bis hart an die Wirbelkörper beweglich zu machen. Bei der Exartikulation der Rippen kann der Grenzstrang des Sympathicus verletzt werden; die Hornerschen Zeichen sind die Folge.

Auch mit der ergänzenden Querfortsatzresektion soll man nicht freigebig sein. Wenn man bei medialen Kavernen die Rippen bis hart an die Köpfchen kürzt und das Brustfell weitgehend ablöst, kann man in der Regel darauf verzichten. Sie fördert ohne Zweifel die Skoliosenbildung. Sie kommt namentlich bei Korrekturoperationen in Frage, wenn die Restkavernen sich hart an die Wirbelsäule zurückgezogen haben. Man wird immer zuerst die entsprechenden Rippen bis zu den Köpfchen kürzen oder sie bei Bedarf exartikulieren. Nun kann der Querfortsatz selbst mit Schere und Raspatorium nach allen

Seiten von den Muskelansätzen befreit werden. Die kräftige Rücken-
längsmuskulatur wird mit entsprechendem Winkelhaken weggehalten.
Wir schneiden den Querfortsatz mit einer besonderen Kneifzange ab
(Abb. 27g). Das eine Maul, das gegen den Dornfortsatz zu gerichtet
wird, ist so klein gebaut, daß es wenig Platz in Anspruch nimmt.
Mit gewöhnlichen Luerschen Zangen kommt man in der Regel nicht
gut zu.

Nach Beendigung der Rippenresektion bzw. nach der Querfort-
satzkürzung wird die große Wunde nach blutenden Gefäßen abge-
sucht. Da bei sorgfältigem Ablösen der Knochenhaut keine Zwischenrippengefäße verletzt werden, ist die Blutung meist unbedeutend.
Wir legen grundsätzlich ein Gummirohr ein, das bis zur obersten
Rippe hinauf reicht. Das Rohr wird nur seitlich gelocht, soweit es
in die Wunde zu liegen kommt. Wenn nachher die Weichteile durch
Naht wasserdicht geschlossen werden, lassen sich die Absonderungen
durch das Rohr und durch eine angeschlossene Schlauchleitung in ein
Gefäß unter dem Bett so ableiten, daß der Verband gar nicht be-
schmutzt wird. Er braucht dann die ersten Tage bis zum Herausnehmen der Nähte nicht gewechselt zu werden. Das Rohr wird am
zweiten Tage bei liegendem Verband herausgezogen.

Wir dränieren grundsätzlich, wenn es sich nicht um Resektion von nur zwei oder höchsten drei Rippen handelt. Bei ausgedehnterer Entknochung entsteht eine große Wundhöhle, in der
sich immer etwas Blut ansammelt, das zu unliebsamen Störungen
führen kann, wenn es nicht nach außen geleitet wird. Bei unserem
Vorgehen treten Störungen der Wundheilung nur höchst selten auf.
Wir haben deshalb keine Veranlassung, etwas an der Technik zu ändern. Nach der Resektion von 6 und mehr Rippen wird der Gummischlauch in der Regel im unteren Wundwinkel nach außen geleitet.
Sind weniger Rippen reseziert, so ist es vorteilhafter, den Schlauch
seitlich durch die Achselhöhle nach außen zu leiten, damit es nicht
über den unberührten Rippen zu Abknickung kommt. Die durchtrennte Muskulatur wird sorgfältig in zwei Schichten mit Katgut-
knopfnähten wieder vereinigt. Auch die subkutane Faszie wird mit
Katgut vernäht, um Auseinanderweichen der Haut zu verhindern
und die Narbe zu verbessern. Die Haut selbst wird mit Zwirnnähten
geschlossen. Sie werden schon am 5. Tage entfernt, um häßliches
Durchschneiden der Fäden zu vermeiden.

Nach Bedeckung der Nahtlinie mit Mull und einer Lage Zellstoff-
watte geben wir der entknochten Brustwand einen gewissen Halt
durch einige breite Elastoplaststreifen. Um die große Wundhöhle
zusammenzupressen, wird in die Achselhöhle ein Zellstoffkissen eingelegt, das ebenfalls mit einem Elastoplaststreifen befestigt wird
(Abb. 30 u. 31). Das herausgeleitete Gummirohr wird mit Heftpflaster
angeklebt, damit es nicht bei unwillkürlicher Bewegung des Kranken

oder beim Ordnen der Kissen aus Unachtsamkeit herausgezogen werden kann. Am zweiten Tage nach der Operation wird dieser Pflasterstreifen durchschnitten, worauf der Schlauch herausgezogen werden kann, ohne daß sonst am Verband etwas geändert wird.

Mehrzeitiges Vorgehen ist angezeigt, wenn man dem Kranken wegen unbefriedigenden Allgemeinzustandes den Eingriff nicht in einer Sitzung zumuten zu können glaubt. Vorsicht ist namentlich auch bei vorgerücktem Alter geboten. Bei eigentlichen Spitzenplastiken mit Resektion von 4 oder 5 Rippen wird Zweiteilung nach unserer Erfahrung fast nie notwendig sein. Wir halten die Vorschrift von Coryllos u. a., daß man nie mehr als 3 Rippen auf einmal weg-

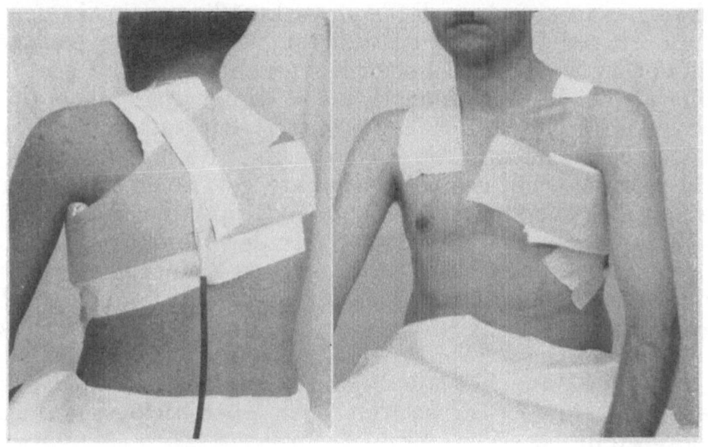

Abb. 30. Verband mit Elasto-
plast von hinten.

Abb. 31. Verband von vorn.
Man beachte das Achselkissen.

nehmen soll, für zu ängstlich. Bei ausgedehnteren Erkrankungen aber, bei denen Resektion von 6—8 Rippen notwendig ist, erhöht die Teilung des Eingriffes ohne Zweifel die Erfolgsicherheit in hohem Maße. Für das Vorgehen im Einzelfall lassen sich auch hier keine allgemeingültigen Regeln aufstellen. Man wird sich immer genau den Verhältnissen anpassen. Wir müssen uns begnügen, einige allgemeine Richtlinien zu geben.

Wichtig ist namentlich die Frage, ob man zuerst die oberen oder die unteren Rippen resezieren soll. Bei einer Sechsrippenplastik z. B. kann man in der ersten Sitzung die 1. bis 3. oder die 4. bis 6. Rippe kürzen. Bei der Wahl des Vorgehens müssen verschiedene Punkte berücksichtigt werden. Die Resektion der 4. bis 6. Rippe wird im allgemeinen technisch leichter auszuführen sein, da der Zugang zu diesen Rippen besser ist, und da man kleinere Stücke entfernt als aus den oberen 3 Rippen. Man kann auch leichter aus den oberen Rippen möglichst lange Stücke entfernen, wenn die unteren schon gekürzt sind. Aus diesen Gründen erscheint es zweckmäßiger, für die Voroperation die unteren Rippen zu wählen. Aus der Art, wie der kleinere Eingriff vom Kranken vertragen wird, kann man ersehen, ob man ihm die etwas schwierigere zweite Sitzung auch noch zumuten darf. Wenn größere Kavernen durch Teilentknochung der Brustwand zum Teil entspannt, zum Teil aber durch die noch stehenden Rippen klaffend gehalten werden, können schon bei der Atmung, vor allem aber bei Hustenstößen Zerrungen in ihrer Wand auftreten, die Reizerscheinungen, wie Blutungen oder Fieber zur Folge haben. Damit diese ungünstigen mechanischen Bedingungen sich nicht einstellen, kann es in einzelnen Fällen zweckmäßiger sein, in der ersten Sitzung die oberen Rippen zu resezieren. Die dadurch erzielte Entspannung der meist oben gelegenen Kavernen ist in der Regel wesentlich größer als bei Resektion der 4. bis 6. Rippe. Zerrungen am Übergang der resezierten zu den unberührten Rippen sind weniger zu befürchten. Namentlich die Betrachtung des röntgenologischen Raumbildes kann wichtige Anhaltspunkte geben, ob man nicht vorsichtiger mit der Wegnahme der oberen Rippen beginnt.

Wenn man in der ersten Sitzung mit der Resektion der unteren Rippen beginnt, kann der Hautschnitt etwas kleiner gemacht werden als bei der vollständigen Obergeschoßplastik, wie sie oben geschildert worden ist; man braucht nicht so weit hinaufzugehen. Die zweite Sitzung wird nach etwa zwei Wochen ausgeführt, wenn keine Gegenanzeige vorliegt. Man geht am besten wieder durch die Narbe ein, verlängert die Wunde aber so weit nach oben, wie es auf Abb. 22 S. 115 dargestellt ist.

Will man in der ersten Sitzung die oberen 3 Rippen resezieren, so muß die Wunde fast ebenso ausgedehnt gemacht werden. Wenn man die oberen Teile des Trapezius grundsätzlich schonen will, worauf wir ja besonderen Wert legen, muß man den Schnitt nach unten so ausdehnen, daß man das Schulterblatt richtig von der Brustwand abziehen kann. Man kann dann auch bei erhaltenen unteren Rippen genügend Zugang zu den oberen Rippen gewinnen. Die Wegnahme langer Rippenstücke erfordert aber schon etwas Geduld und Übung.

Man kann die obersten 3 Rippen auch von einem fast waagrechten Schnitt entsprechend dem Faserverlauf des Trapezius, wie wir ihn bei der Plombierung immer verwenden (s. S. 156), resezieren. Die Schnittführung ist sehr schonend, da kein Muskel quer durchtrennt wird. Der Zugang ist aber verhältnismäßig eng und kann nur bei mageren Kranken befriedigen. Die Wegnahme großer Rippenstücke bereitet ziemliche Schwierigkeiten. Man sollte diesen Weg deshalb nur wählen, wenn man von vornherein mit einer späteren vorderen Ergänzungsoperation rechnen muß.

Beabsichtigt man Wegnahme von 7 oder 8 Rippen, so kann die Operation in zwei oder drei Sitzungen ausgeführt werden. Bei zweizeitigem Vorgehen wird man auch wieder nach dem Röntgenbild entscheiden, in welcher Weise die Eingriffe geteilt werden sollen, und ob man mit der unteren oder oberen Resektion beginnen kann. Bei Dreiteilung des Eingriffes wird man am besten unten beginnen. Die Resektion der beiden untersten Rippen wird nur eine ganz geringe Belastung bedeuten, da sie allein kaum Kavernenverkleinerung zur Folge haben kann. In der zweiten Sitzung wird man wieder 2 oder

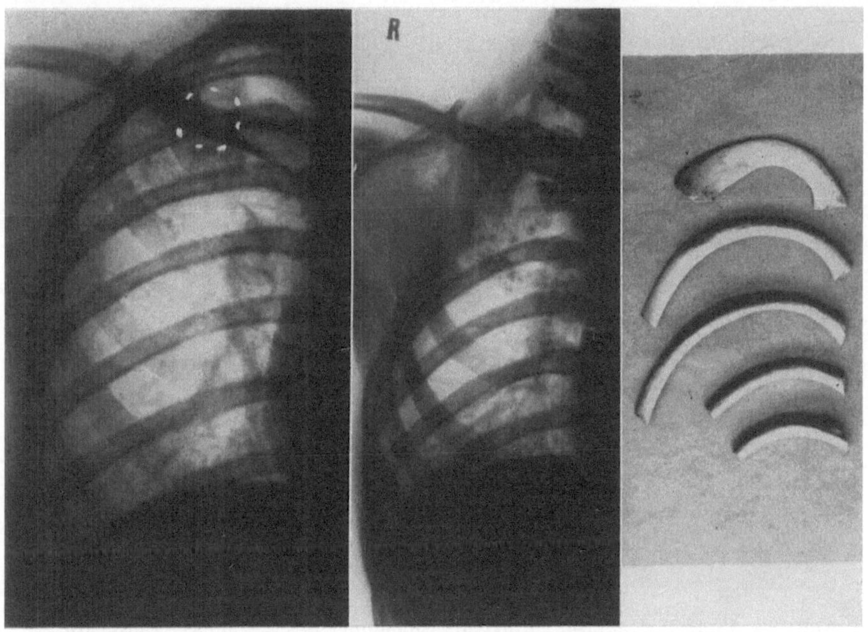

Abb. 32. Nußgroße Kaverne im rechten Oberfeld. Abb. 33. Einengung des Obergeschosses durch Resektion von 5 Rippen. Abb. 34. Entfernte Rippenstücke.

3 Rippen kürzen. Erst die oberste Teiloperation wird eine wirkungsvolle Einengung ermöglichen. Man muß auch hier die Eingriffe so einteilen, daß die wirkungsvolle Kavernenentspannung auf einen Schlag eintritt und die oben erwähnten Zerrungen ihrer Wand verhütet werden.

Im allgemeinen werden die Einzeleingriffe in Abständen von zwei Wochen vorgenommen. Wenn immer möglich, sollte man nicht länger warten, weil sich sonst Regenerate bilden, die gleichmäßiges Einsinken der Brustwand hindern. Es ist empfohlen worden, durch

9*

Bestreichen der Knochenhaut mit Formalinlösung die Rippenneubildung hintanzuhalten; wir haben uns von der Wirksamkeit dieses Vorgehens nicht einwandfrei überzeugen können. Zuverlässiger ist es, bei der vorausgehenden Teiloperation die letzte Rippe einschließlich der Knochenhaut zu resezieren.

Es kann aber kein Zweifel darüber bestehen, daß die Einengung schöner, gleichmäßiger und wirkungsvoller ist, wenn alle Rippen in einem Zuge gekürzt werden. Bei Obergeschoßplastiken bevorzugen wir einzeitiges Operieren und unterteilen die Eingriffe nur ausnahmsweise namentlich bei älteren Kranken.

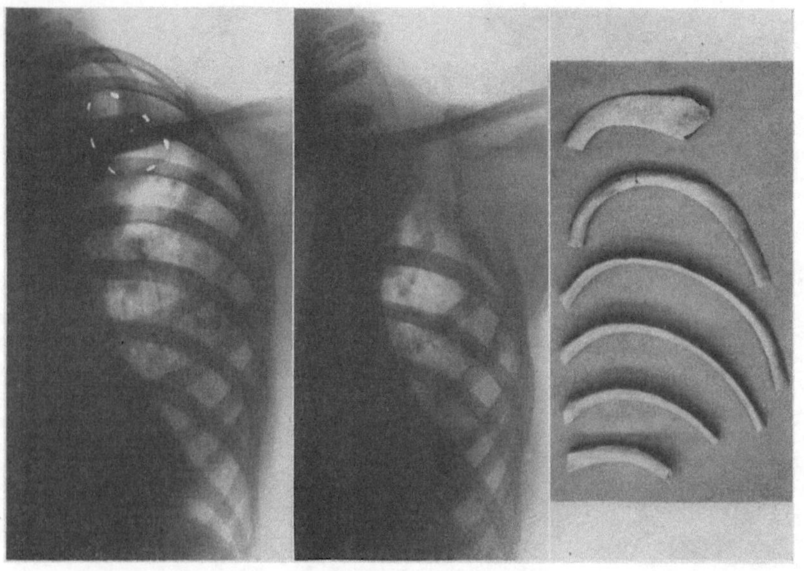

Abb. 35. Eigroße Kaverne im linken Oberfeld.   Abb. 36. Einengung des Obergeschosses durch Resektion von 6 Rippen.   Abb. 37. Entfernte Rippenstücke.

An einigen Beispielen soll gezeigt werden, in welcher Weise wir das Ausmaß der Entknochung in jedem Einzelfall genau den vorliegenden Verhältnissen anzupassen suchen. Röntgenbilder geben den Befund vor und nach dem Eingriff. Die Länge der entfernten Rippenstücke geht aus den Lichtbildern hervor; um einen Anhaltspunkt für die wirklichen Verhältnisse zu verschaffen, wird das Maß des längsten Rippenstückes angegeben.

Die 19 jährige M. R. hustete seit 4 Jahren. Wegen einer gut nußgroßen Kaverne im rechten Obergeschoß wurde nach fehlgeschlagenem Pneumothoraxversuch im März 1934 auswärts künstliche Zwerchfellähmung ausgeführt. Der Befund wurde nicht wesentlich beeinflußt (Abb. 32). Am 20. Juli 1934 wurden 5 Rippen reseziert. Von der

2. Rippe wurden 13,5 cm weggenommen (Abb. 34). Die Röntgenaufnahme vom 2. August 1934 zeigt den Erfolg des Eingriffes (Abb. 33). Nach einer Nachkur von 4 Monaten in Agra konnte das Mädchen geheilt nach Hause entlassen werden.

Die 36jährige Krankenschwester M. S. war mit Unterbrechung seit 8 Jahren krank. Pneumothoraxbehandlung hatte nur vorübergehenden Erfolg. Bei der Aufnahme fand sich eine eigroße Kaverne im linken Oberfeld (Abb. 35). Am 30. März 1935 wurde eine Obergeschoßplastik unter Resektion von 6 Rippen ausgeführt (Abb. 37). Von der 3. Rippe wurden 18 cm weggenommen. Die Auswurfmenge von 50—70 ccm ging rasch auf 5 ccm zurück. Nach 4 Wochen konnten keine Bazillen mehr gefunden werden. Abbildung 36 gibt den Befund 5 Wochen nach der Operation. Nach einer Nachkur von 3 Monaten im Sanatorium Agra konnte sie ohne Auswurf nach Hause entlassen

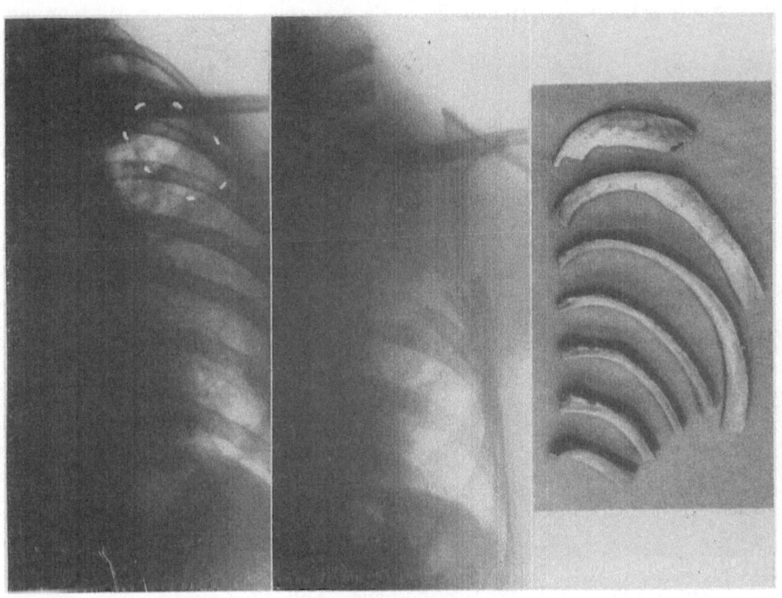

Abb. 38. Ovale, über ei-   Abb. 39. Einengung des   Abb. 40. Entfernte
große Kaverne unter dem   Obergeschosses durch   Rippenstücke.
linken Schlüsselbein.   Resektion von 7 Rippen.

werden. Nach weiterer Erholung nahm sie ein halbes Jahr später ihre Arbeit wieder auf.

Der 34jährige Gemeindeschreiber H. W. war seit 1½ Jahren krank. Er wurde mit einer ovalen, übereigroßen Kaverne ins Kantonsspital St. Gallen aufgenommen (Abb. 38). Am 10. Januar 1935 wurden 7 Rippen reseziert; von der 3. Rippe wurden 20 cm weggenommen (Abb. 40). Der Auswurf ging rasch von 30 auf 5 ccm zurück. Nach 2 Monaten waren keine Bazillen mehr nachzuweisen. Abb. 39 zeigt den Befund nach der Operation. Nach einer Nachkur von 5 Monaten konnte der Mann als geheilt und arbeitsfähig nach Hause entlassen werden; er übt seither seinen Beruf wieder ohne Störung aus.

Die Krankengeschichten zeigen, daß man in günstig gelegenen Fällen mit einzeitiger Obergeschoßplastik ohne besondere Apikolyse in verhältnismäßig kurzer Zeit Kavernenheilung erzielen kann. Die Beispiele könnten beliebig vermehrt werden.

Müssen nach der Ausdehnung der Kavernen mehr als 7 Rippen reseziert werden, so werden die Gefahren des Eingriffes durch Zweiteilung ohne Zweifel herabgesetzt.

Der 36jährige Priester J. F. war mit Unterbrechungen seit 5 Jahren krank. Vor 2 Jahren hatte man wegen linksseitiger Kaverne Pneumothorax versucht, ein Jahr später war künstliche Zwerchfellähmung ausgeführt worden. Der Kranke kam mit schwerem linksseitigem Befund in chirurgische Behandlung. Die Röntgenaufnahme (Abb. 41) zeigte neben starker Verziehung des Herzens und der Luftröhre nach links unter dem Schlüsselbein eine apfelgroße ovale Kaverne. Wegen der Ausdehnung der

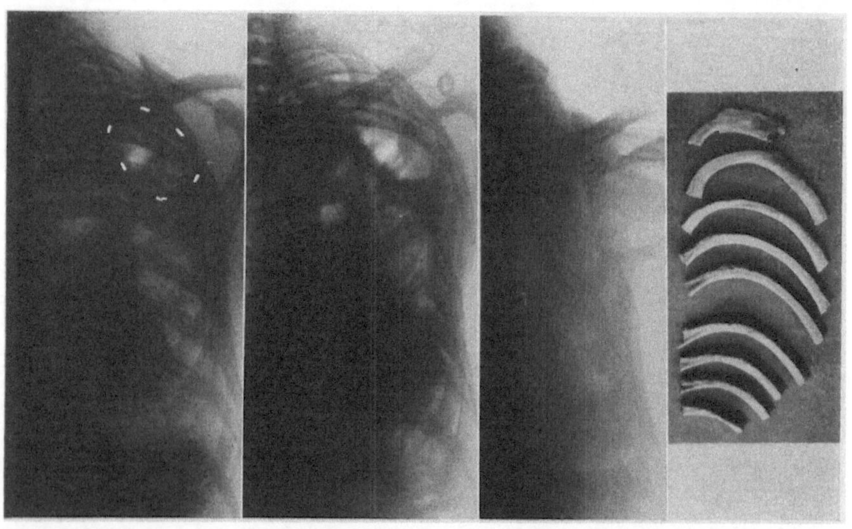

Abb. 41. Apfelgroße ovale Kaverne unter dem linken Schlüsselbein mit starker Verziehung des Mittelfelles nach links.

Abb. 42. Zustand nach der 1. Operation. Man beachte die verhältnismäßig geringe Wirkung der unteren Rippenresektion.

Abb. 43. Zustand nach der oberen Teiloperation. Kaverne vollständig eingeengt.

Abb. 44. Entfernte Rippenstücke.

Höhle war Resektion von mindestens 8 Rippen angezeigt; um den Eingriff schonend zu gestalten wurde er in 2 Sitzungen vorgenommen. Am 13. Juni 1935 wurden die 6. bis 9. Rippe gekürzt; von der 6. Rippe wurden 12,5 cm weggenommen (Abb. 42). Nach ungestörtem Verlauf wurden am 28. Juni 1935 die 1. bis 5. Rippe reseziert; das Stück der zweiten Rippe war 16 cm lang (Abb. 44). Die Auswurfmenge ging in kurzer Zeit von 60 auf 5 ccm zurück. Nach einigen Wochen konnten keine Bazillen mehr nachgewiesen werden. Abb. 43 gibt den Zustand nach der Operation wieder. Nach drei Vierteljahren konnte der Kranke als geheilt seinen Beruf als Gymnasiallehrer wieder aufnehmen, den er seither ohne Unterbrechung ausübt.

Sehr lehrreich ist in dieser Beobachtung die geringe Beeinflussung der großen Kaverne durch die untere Teiloperation. Ganz

anders gestaltet sich der Verlauf in der nächsten Krankengeschichte.

Das 24jährige Dienstmädchen R. B., das vor 7 Jahren erstmals Lungenblutung
hatte, war seit 3 Jahren in einer Heilstätte. Wegen der linksseitigen Kaverne hatte man
vor 3 Jahren künstliche Zwerchfellähmung vorgenommen. Wegen einer Streuung
rechts war damals auswärts Thorakoplastik abgelehnt worden. Sie kam in unsere Behandlung mit einer großen länglichen Aufhellung auf der linken Seite und einer Auswurfmenge von 100—120 ccm. Die Röntgenaufnahme (Abb. 45) ließ auch an ein
durchgebrochenes tuberkulöses Empyem denken. Die Entstehung der Aufhellung,
wie sie an den früheren Röntgenaufnahmen verfolgt werden konnte, sprach aber für

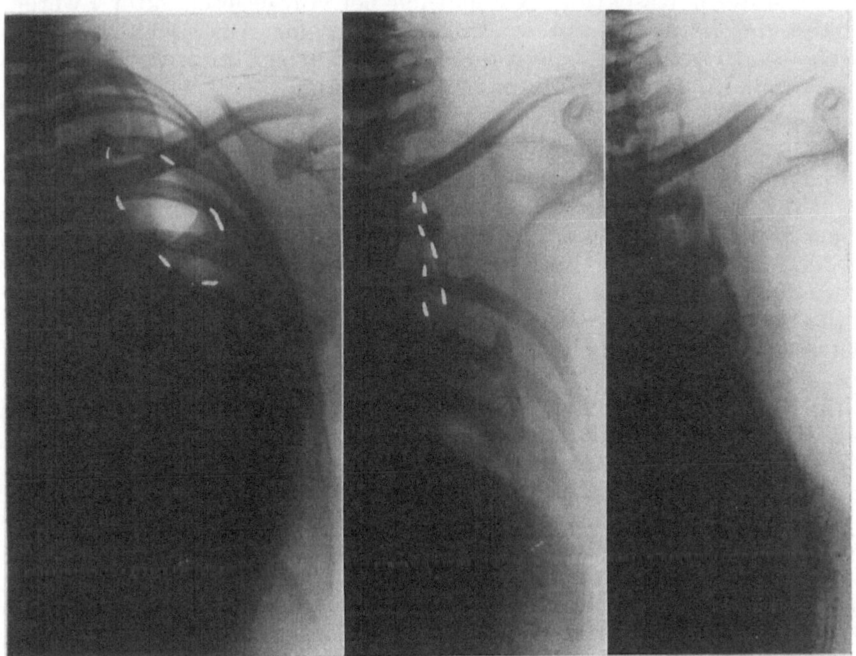

| Abb. 45. Große längliche Ka- verne mit Flüssigkeitsspiegel. | Abb. 46. Durch Resek- tion der oberen 5 Rippen ist Kaverne auf schma- len Spalt eingeengt. | Abb. 47. Bedeutende Einengung durch Re- sektion von 8 Rippen. |

Kaverne. Wegen der Ausdehnung der Veränderungen und der früheren Erkrankung
der rechten Seite war Vorsicht geboten. Es wurde der Kranken eine zweizeitige Thorakoplastik vorgeschlagen. Bei der großen Auswurfmenge und der vorausgegangenen
Zwerchfellähmung bestand beim Beginn der Resektion unten Gefahr unbefriedigender
Sputumentleerung. Es wurden deshalb in der ersten Sitzung am 17. März 1937 die
oberen 5 Rippen reseziert. Der Auswurf ging in kurzer Zeit auf 20—50 ccm zurück.
Da sich die Kranke auffallend gut erholte, so daß man eine Zeitlang auf die zweite
Operation fast verzichten zu können glaubte, wurde der zweite Eingriff erst am 21. April
unter Resektion der 6. bis 8. Rippe vorgenommen. Schon vor der zweiten Operation

konnten keine Bazillen mehr gefunden werden. Bei der Nachkur in der Heilstätte erholte sich die Kranke weiter sehr gut. Bazillen wurden nie mehr gefunden. Abb. 47 zeigt den Erfolg der Operation.

Wenn man die beiden Beispiele namentlich in bezug auf die Röntgenbilder miteinander vergleicht, so muß man bei zweizeitigem Vorgehen dem Beginn der Einengung von oben her den Vorzug geben. Es ist sehr eindrucksvoll festzustellen, welch große Wirkung schon die Resektion der oberen 5 Rippen ausübt (Abb. 46). Wie bereits erwähnt, ist gehöriges Aushusten bei oberer Entknochung besser gewährleistet als bei unterer Resektion. Namentlich bei vorausgeschickter Zwerchfellähmung kann die untere Entknochung das Aushusten erheblich erschweren, weil die Brustwand paradox atmet und das gelähmte Zwerchfell ihr keinen Halt mehr geben kann.

Die totale Thorakoplastik.

Bei der totalen Thorakoplastik werden die 1. bis 10. oder 11. Rippe reseziert. Der Hautschnitt beginnt oben auch etwa 3 Querfinger unterhalb des oberen Trapeziusrandes, verläuft leicht gebogen in der Mitte zwischen innerem Schulterblattrand und Dornfortsatzlinie etwa in der Gegend der Rippenwinkel nach unten und biegt in der Höhe der 10. oder 11. Rippe winklig nach außen ab (Abb. 22 S. 115). Bei der Durchtrennung der Muskulatur wird unten in der Ausdehnung des Hautschnittes auch der M. latissimus dorsi eingeschnitten. Die Rippen werden in gleicher Weise reseziert, wie es bei der Beschreibung der Obergeschoßplastik angegeben worden ist. Die Länge der Rippenstücke richtet sich ganz nach dem Maß der Einengung, die man nach den vorliegenden Krankheitsverhältnissen erreichen muß.

Will man bei einer stark schrumpfenden Tuberkulose mit erheblicher Verziehung des Mittelfelles und seiner Organe namentlich eine Entlastung des Herzens im Sinne einer Kardiolyse erzielen, so wird eine paravertebrale Thorakoplastik im eigentlichen Sinne des Wortes ausgeführt unter Wegnahme von Rippenstücken von 5—8 cm. Sind in der Spitze keine Kavernen vorhanden, so genügt es, wenn man auch die 1. Rippe nur 3—4 cm reseziert.

Sind aber größere Kavernen vorhanden, so wird man oben die Resektion ausdehnen, da die Hohlräume ja vorwiegend im Obergeschoß gelegen sind. Man wird auch hier grundsätzlich die 1. Rippe bis zum Knorpel wegnehmen und die Resektion der folgenden Rippen so weit ausdehnen, wie es bei der Obergeschoßplastik beschrieben worden ist.

Ist so weitgehende Entknochung notwendig, so wird man auch die totale Plastik vorteilhafterweise zwei- oder mehrzeitig ausführen. Wie man die Eingriffe teilt, hängt wieder vom Einzelbefund ab; im allgemeinen gelten die gleichen Richtlinien, wie sie für die Obergeschoßplastik auf S. 129 auseinandergesetzt worden sind. Sind die

Kavernen oben gelegen und lassen sie sich durch Resektion von 5 oder 6 Rippen voraussichtlich schon genügend entspannen, ohne daß die gefürchteten Zerrungen auftreten, so kann man ohne Bedenken mit der oberen Resektion beginnen. Die Aspirationsgefahr ist kaum größer als bei vorausgeschickter unterer Teilplastik. Man wird dann aber selbstverständlich aus der 5. und 6. Rippe etwas größere Stücke entfernen als bei der typischen Obergeschoßplastik. Bei der an-

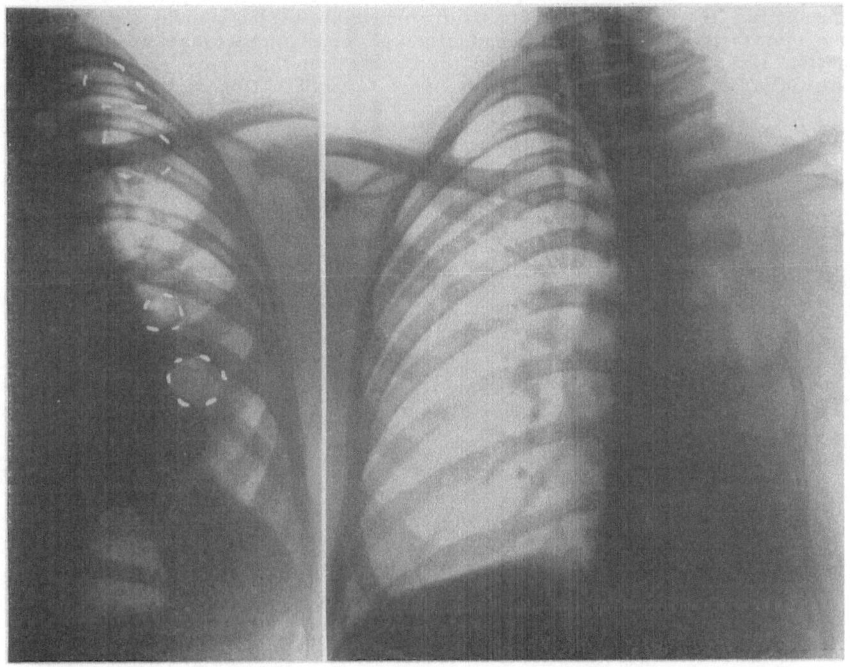

Abb. 48. Ausgedehnte kavernöse Tuberkulose der linken Lunge mit Verziehung des Mittelfelles.

Abb. 49. Einengung der linken Seite durch Resektion von 11 Rippen in 3 Sitzungen.

schließenden unteren Resektion wird man mit der Länge der resezierten Rippenstücke allmählich zurückgehen.

Ist der Allgemeinzustand des Kranken aber wenig befriedigend, so bedenke man, daß die obere Resektion immer schwieriger und eingreifender ist als die Wegnahme der unteren Rippen. Man wird deshalb im Sinne einer Belastungsprobe lieber mit der unteren Teiloperation beginnen und am besten nur 3 oder 4 Rippen kürzen. Je nach der Art und Weise, wie dieser Eingriff überstanden wird, wird man die totale Plastik in der folgenden Sitzung vollenden oder auf zwei weitere Operationen verteilen.

Die folgenden Krankheitsgeschichten stammen von zwei Kranken, bei denen die Anzeige für totale Thorakoplastik gestellt wurde. Sie bilden aber ziemlich seltene Ausnahmen. In der Mehrzahl der Fälle begnügen wir uns mit der Obergeschoßplastik.

Die 28jährige Hausfrau R. Z. hatte wegen linksseitiger kavernöser Tuberkulose von 1933—1935 einen Pneumothorax, der nach Ergußbildung langsam einging. Seit Beginn 1937 wurden wieder Bazillen nachgewiesen, die sich nach einem Fieberschub vermehrten. Es wurde deshalb operative Behandlung vorgeschlagen. Die Auswurfmenge betrug 30—40 ccm. Die Röntgenaufnahme (Abb. 48) zeigte nicht nur Einschmelzungen im Obergeschoß, sondern auch deutliche Kavernen hinter und neben dem Herzschatten. Das Mittelfell war namentlich oben stark nach links verzogen. Da die Funktionsprüfung unbefriedigend ausgefallen war, und das Elektrokardiogramm auf Myo-

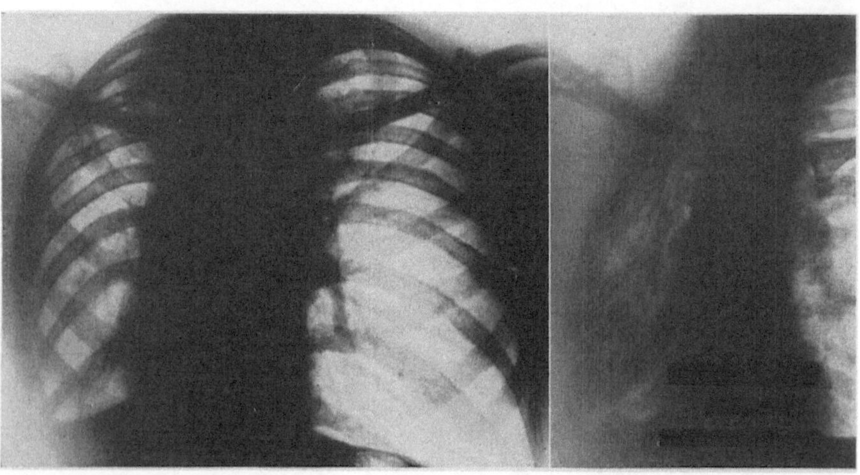

Abb. 50. Rechtsseitige kavernöse Tuberkulose mit eindrucksvoller Verlagerung des Mittelfelles und des Herzens.

Abb. 51. Einengung der rechten Seite durch zweizeitige totale Thorakoplastik.

kardschädigung hinwies, konnte nur mehrzeitiges Vorgehen in Frage kommen. Am 2. August 1937 wurde die 11. bis 9. Rippe auf 6—11 cm reseziert. Da der Eingriff gut überstanden wurde, konnten am 24. August die 8. bis 5. Rippe auf 10—14 cm und am 9. September die 4. bis 1. Rippe auf 11—17 cm reseziert werden. Abb. 49 gibt den Befund nach vollendeter Operation. Die Auswurfmenge ging rasch auf 10 ccm zurück. Bei der Entlassung aus dem Krankenhaus, 5 Wochen nach dem letzten Eingriff, waren Bazillen nicht mehr nachweisbar.

Der 38jährige Friseur E. E. hatte schon vor 9 Jahren in einer Heilstätte Kur gemacht. Von 1930—34 hatte er einen rechtsseitigen Pneumothorax. Von 1930—36 war er voll arbeitsfähig. Herbst 1936 erkrankte er wieder mit Husten und Auswurf. Er hatte mehrfach Lungenblutungen. Da im rechten Oberfeld wieder Zerfall nachzuweisen war und bei der schon vorhandenen starken Schrumpfung Heilung ohne operative Einengung unwahrscheinlich war, wurde er ins Kantonsspital St. Gallen aufgenommen. Abb. 50 zeigt 2 nußgroße Kavernen im rechten Spitzenfeld und einige kleinere Aufhellungen unter dem Schlüsselbein. Besonders eindrucksvoll ist die starke Verziehung des ganzen Mittelfelles nach rechts. Der linke Herzrand überschreitet links kaum den

Wirbelsäulenschatten. Auswurf 10—20 ccm mit Tuberkelbazillen und elastischen Fasern. Wegen der Verlagerung des Mittelfelles wurde eine totale Plastik vorgeschlagen. Um das Herz bald zu entlasten, war Beginn der Resektion von unten her erlaubt. Am 14. Mai 1937 wurden die 10. bis 6. Rippe auf 6—13 cm reseziert. Am 2. Juni wurden die oberen 5 Rippen in üblicher Weise gekürzt; aus der 2. Rippe wurden 17 cm weggenommen. Schon nach einem Monat konnten keine Bazillen mehr nachgewiesen werden. Mitte November konnte er aus einem Sanatorium in Davos, wo er zur Nachkur war, arbeitsfähig entlassen werden. Abb. 51 zeigt den Befund nach der Heilung. Die Einengung mußte unten nicht besonders ausgesprochen sein; sie genügte, um eine Entlastung des Herzens mit leichter Zurückverlagerung nach links zu bewirken.

Vordere Ergänzungsoperation.

Sie wird in Rückenlage des Kranken ausgeführt. Bei der örtlichen Betäubung empfiehlt es sich, die drei oberen Zwischenrippennerven zunächst hinten paravertebral durch die übliche Leitungsanästhesie zu unterbrechen. Der Kranke wird dazu vorerst auf die Seite gelagert. Nach Vollendung dieser Einspritzungen wird er auf den Rücken gedreht. Nachdem das Operationsgebiet keimfrei gemacht ist, werden die gleichen Zwischenrippennerven vorn noch einmal unterbrochen, indem man auf die drei oberen

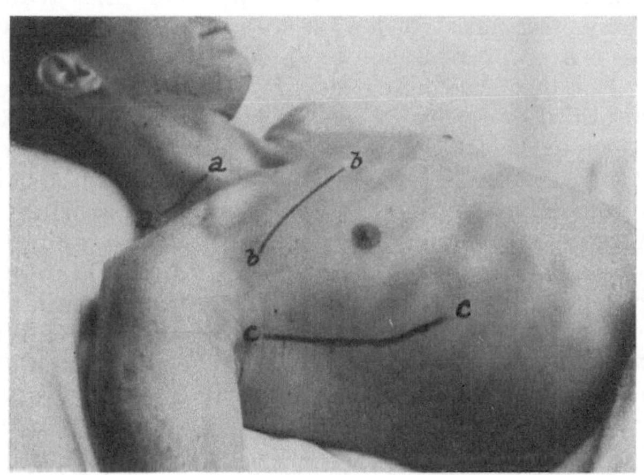

Abb. 52. Schnittführungen: *aa* Phrenicusfreilegung, *bb* vordere Ergänzungsoperation, *cc* Axillare Resektion.

Rippen etwas seitlich der beabsichtigten Resektion eingeht und namentlich am unteren Rippenrand die betäubende Flüssigkeit einspritzt. Man unterbricht auch die oberen Schlüsselbeinnerven, indem man in der Höhe des Schlüsselbeines einen Streifen subkutan einspritzt. Außerdem wird in der Richtung des Hautschnittes die Muskulatur durchtränkt und die Haut unterspritzt.

Der Hautschnitt wird etwas unterhalb der 2. Rippe entsprechend dem Faserverlauf des großen Brustmuskels gelegt (Abb. 52 bb). Liegt die Narbe in der Höhe der 2. Rippe, so verbreitert sie sich in der Folge oft keloidartig. Sie bleibt schmaler, wenn sie etwas tiefer liegt. Bei weiblichen Kranken legen wir den Schnitt außerhalb des Halsausschnittes seitlich gegen die vordere Achselfalte zu. Wenn für die

Schnittführung eine Hautfalte an der oberen Begrenzung der Brustdrüse gewählt wird, so entsteht eine Narbe, die allen kosmetischen Ansprüchen genügen kann. Nach Durchtrennung der Haut und des Unterhautzellgewebes muß die Wunde mit entsprechenden Haken etwas nach oben verzogen werden. Der große Brustmuskel wird teils scharf, teils stumpf, entsprechend dem Faserverlauf durchtrennt. Man legt zunächst die 2. Rippe frei, indem der Muskel mit stumpfen runden oder winkligen Haken auseinandergehalten wird. Vom knöchernen Teil der Rippe wird die Knochenhaut in der üblichen Weise abgestreift. Am Knorpel müssen die Weichteile größtenteils mit dem Messer abgelöst werden; an seiner hinteren Fläche muß man besonders vorsichtig sein, um nicht die A. mammaria interna zu verletzen. Der Knorpel wird nahe dem Brustbein mit der Rippenschere durchtrennt. Ist die Rippe bei einer früheren Operation hinten schon reseziert worden, so löst man sie seitlich vollständig aus, indem sie mit einer Knochenfaßzange gehalten und nach vorn gezogen wird.

Bei der Auslösung der 1. Rippe ist besondere Vorsicht geboten, damit die in der Nähe verlaufenden großen Gefäße nicht verletzt werden. Der Knorpel liegt unmittelbar unter dem Schlüsselbein, so daß der Zugang erschwert ist. Es empfiehlt sich, zuerst von der unteren Kante zunächst mit dem Raspatorium und dann mit dem Finger extrapleural die Lungenspitze so weit abzulösen, bis man die obere Kante der Rippe fühlen kann. Dann wird man die vordere Fläche freilegen, bis man auch von hier mit einem geeigneten Raspatorium an die obere Kante herankommt. Wir benützen gern den hakenförmigen Schaber von Lebsche, um die obere Kante zu befreien, wobei der Zeigefinger der anderen Hand von unten her zum Schutze des Brustfelles eingeführt wird. Hierauf wird der Knorpel hart am Handgriff des Brustbeines mit dem Messer in schräg nach außen oben verlaufender Richtung sorgfältig durchtrennt. Die Rippe ist dadurch etwas beweglich geworden, so daß sie mit einer Kugelzange angezogen werden kann. Die weitere Auslösung läßt sich bis zur früheren Resektionsstelle ohne besondere Schwierigkeiten vollenden, wobei man namentlich an der oberen Kante besonders vorsichtig vorgeht.

Man kann von dem gleichen Schnitt aus auch leicht noch ein Stück der 3. Rippe wegnehmen. Es empfiehlt sich aber, namentlich auf der linken Seite zum Schutze des Herzens zum mindesten den Knorpel und auch noch ein kleines Stück der knöchernen Rippe zu schonen.

Da durch das Zurücksinken des Brustfelles meist eine tiefe Wundtasche entsteht, legen wir auch hier ein Gummirohr ein, das durch einen Gegeneinschnitt entsprechend der tiefsten Stelle nach außen geleitet wird. Durch einige Knopfnähte lassen sich die einzelnen Schichten der Weichteile gut aneinanderlegen. Beim Verband wird auf die Gazelagen ein dickes Wattepolster mit Heftpflaster befestigt,

um die Wundhöhle einzuengen und paradoxe Atmung der entknochten Brustwand zu verhüten. Die Wirkung dieser vorderen Ergänzungsoperation läßt sich aus den Abbildungen 53 und 54 auf S. 143
erkennen.

Korrekturplastik.

Trotz sorgfältiger Bemessung der Ausdehnung der Brustwandentknochung wird es immer wieder Fälle geben, bei denen sich der Ka-
vernenverschluß nicht erzwingen läßt. Man darf nicht vergessen,
daß die Kavernenheilung sicher nicht eine rein mechanische Frage
ist. Wenn das den Hohlraum umgebende Gewebe keine Schrumpfungsneigung aufweist, bleibt die Höhle bestehen, auch wenn man alle
Rippen in ihrer Umgebung beseitigt hat. Es kann auch vorkommen,
daß die Kaverne bei Entspannung von oben her nach unten ausweicht
oder sich durch weiteren Zerfall vergrößert.

Zeigt aber die Röntgenaufnahme, daß mit großer Wahrscheinlich-
keit stehengebliebene Rippenstümpfe der völligen Entspannung der
Kaverne im Wege stehen, oder daß die Höhlen nach unten oder nach
innen hinter die Querfortsätze sich verlagert haben, so ist Nachresektion in Form einer sog. Korrekturplastik vorzunehmen. Auch
hier geben stereoskopische Lungenaufnahmen am besten Aufschluß
über das Maß der nochmals notwendigen Entknochung.

Handelt es sich nur um Ausdehnung der Resektion nach unten
unter Wegnahme einiger Rippen, die noch nie gekürzt worden sind,
so kann der Eingriff in örtlicher Betäubung schmerzlos durchgeführt
werden. Ist man gezwungen, innere Rippenstümpfe wegzunehmen
und Querfortsätze zu resezieren, so kann die Durchtränkung des
Operationsgebietes mit Novokainlösung wegen des Narbengewebes
schon schwieriger sein (s. S. 117). Unter Umständen muß man sie
während des Eingriffes durch Nachspritzen ergänzen. Wir kommen
in der Regel mit örtlicher Betäubung aus. Nur ausnahmsweise waren
wir gezwungen, einige Tropfen Chloräthyl oder Evipan geben zu lassen.
Bei empfindlichen Kranken mit wenig Auswurf ist gegen Lachgasnarkose nichts einzuwenden.

Die Korrekturoperationen können sehr schwierig sein, wenn sich
ausgedehnte Kallusbrücken nicht nur zwischen den Enden der schon
gekürzten Rippen, sondern auch von Rippe zu Rippe gebildet haben.
Es empfiehlt sich in solchen Fällen, zuerst eine noch nicht resezierte
Rippe unterhalb des früheren Operationsgebietes zu kürzen oder einen
vorderen Rippenstumpf vor der alten Resektionsstelle auf einige
Zentimeter freizulegen und zu resezieren. Von einer solchen Knochen-
lücke aus läßt sich dann meist die Brustfellschwarte von der Rück-
seite der Regenerate und Rippenstümpfe so ablösen, daß man schrittweise mit Hohlmeißelzange und Listonscher Knochenschere die
Knochen in der gewünschten Ausdehnung wegnehmen kann. In den

meisten Fällen wird es sich empfehlen, die medialen Rippenenden bis an die Köpfchen zu resezieren oder sogar zu exartikulieren. Man geht dabei in der auf S. 127 geschilderten Weise vor. Wenn das Gelenk zwischen Rippe und Querfortsatz gefunden ist, bereitet die weitere Freilegung meist keine Schwierigkeiten mehr. Auch bei der Korrekturoperation sei man aber mit Querfortsatzresektion zurückhaltend. Wenn man im Bereich der Kaverne und etwas darüber hinaus die Rippen wirbelsäulenwärts bis mindestens zu den Köpfchen abträgt, die ganzen Regenerate und zum Teil auch die Zwischenrippenmuskulatur entfernt und nach Bedarf die Rippen auch seitlich noch weiter kürzt, so erreicht man meist genügende Einengung des Brustfelles. Nur bei ganz versteckter Lage der Hohlräume hart an der Wirbelsäule wird man auch noch einige Querfortsätze in der geschilderten Weise wegnehmen. Die Wunde wird in der üblichen Weise dräniert und durch Naht schichtweise geschlossen.

Als Beispiel einer solchen Korrekturoperation diene folgende Krankengeschichte.

Die 30jährige Frau M. v. B. war seit 5 Jahren krank. Sie hatte früher rechts einen Pneumothorax. Da er links nicht möglich war, wurde 1934 eine künstliche Zwerchfelllähmung und 1935 auswärts eine Thorakoplastik unter Resektion von 6 Rippen ausgeführt. Der Erfolg befriedigte nicht. Die Kranke kam ins Kantonsspital St. Gallen. Die Röntgenaufnahme (Abb. 53) zeigte hinter den Querfortsätzen IV und V eine zwetschgengroße Restkaverne. Nach stereoskopischen Aufnahmen hinderte namentlich die lange Spange der zweiten Rippe Entspannung von vorn. Die Auswurfmenge betrug 20—30 ccm mit reichlich Bazillen. Am 25. September 1937 wurden im Sinne einer vorderen Ergänzungsoperation die Knorpel der 1. und 2. Rippe und die knöchernen Reste der oberen 3 Rippen bis ins Regenerationsgebiet weggenommen. Abb. 54 gibt den Befund nach diesem Eingriffe wieder. Die Kaverne ist schon deutlich entspannt. Am 9. Oktober 1937 wurde die hintere Korrekturoperation ebenfalls in örtlicher Betäubung ausgeführt. Es wurde zuerst die noch nicht gekürzte 7. Rippe auf 6 cm reseziert. Dann wurden die 4. bis 6. Rippe wirbelsäulenwärts ausgelöst und die gesamten Regenerate bis zur 2. Rippe hinauf weggenommen. Abb. 55 zeigt die gute Einengung, die durch diesen Eingriff erreicht wurde. Der Auswurf ging rasch auf einige Kubikzentimeter zurück. 3 Wochen nach der Operation konnten keine Bazillen mehr nachgewiesen werden.

Nachbehandlung.

Die Nachbehandlung ist nach jeder thorakoplastischen Operation von größter Bedeutung; sie kann für den Erfolg ausschlaggebend sein. Durch jede Entknochung der Brustwand werden die mechanischen Bedingungen, die den physiologischen Ablauf der Atmung ermöglichen, weitgehend verändert. Paradoxe Atmung erschwert nicht nur den Gasaustausch und hemmt das Aushusten der in den Luftwegen sich ansammelnden Absonderungen, sondern stört auch die Herztätigkeit. Durch den zusammendrückenden Verband mit elastischen Heftpflasterstreifen, wie er auf S. 129 geschildert worden ist, sucht man der Brustwand wieder einen gewissen Halt zu geben. Er genügt aber kaum, um die beim Husten auftretende exspiratorische Drucksteigerung auszugleichen. Es ist unbedingt notwendig, daß während des Hustens die Brustwand durch eine Pflegerin gestützt wird. Sie tritt auf die gesunde Seite, hält mit der einen Hand von der Achselhöhle her die bewegliche Brustwand fest und gibt mit der anderen Hand von der gesunden Seite her eine Gegenstütze. Während der ersten Tage soll der Kranke deshalb immer unter Aufsicht sein, damit ihm die Schwester beim geringsten Hustenreiz in dieser Weise helfen kann. Richtiges Aushusten ist von größter Bedeutung; es schützt vor der gefürchteten Aspirationspneumonie.

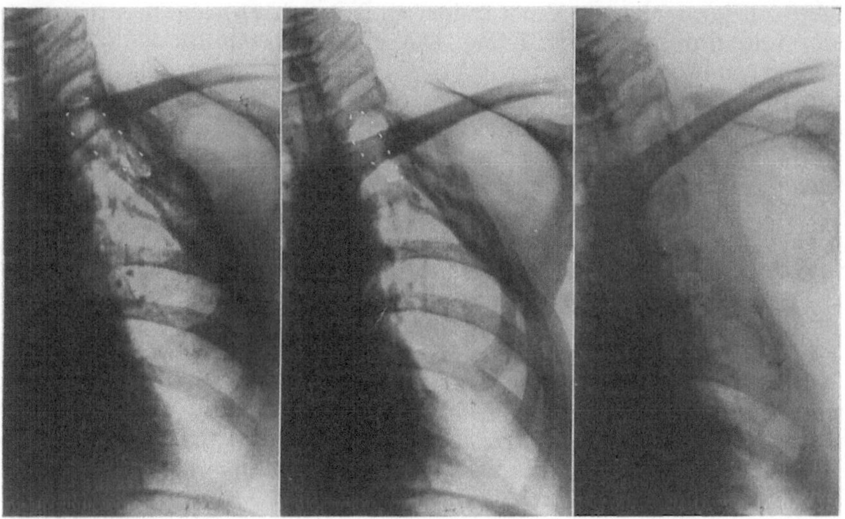

Abb. 53. Zustand nach auswärts ausgeführter oberer Teilplastik mit zwetschgengroßer Kaverne hinter den Querfortsätzen IV u. V.

Abb. 54. Nach vorderer Ergänzungsoperation Kaverne sichtlich verkleinert.

Abb. 55. Kaverne durch Korrekturoperation ganz eingeengt.

Bei starkem Wundschmerz unterdrückt der Kranke den Hustenreiz. Er muß deshalb darauf aufmerksam gemacht werden, daß er aushusten muß, damit keine Absonderungen sich in den Luftwegen stauen. Man darf sich nicht scheuen, den Wundschmerz zu unterdrücken; wir machen reichlichen Gebrauch von Morphium und seiner Ersatzmittel. Bei erheblichen Auswurfmengen und starken Schmerzen kann man gezwungen sein, alle 6 Stunden eine schmerzstillende Einspritzung zu verabreichen. Sehr oft wird man dem Kranken aber auch schon mit Cibalgin, Novalgin, Allonal und ähnlichen Mitteln die Schmerzen erheblich erleichtern, so daß man Morphiumeinspritzungen nur noch abends geben muß.

Wenn der Kranke nicht von sich aus hustet, sobald er Reiz verspürt, muß er von der Schwester von Zeit zu Zeit dazu angehalten werden. Es ist dies namentlich notwendig, wenn Rasseln in den oberen Luftwegen darauf hinweist, daß Absonderungen vorhanden sind. Bei zähem Schleim wird man versuchen, ihn durch Anistropfen und ähnliche Mittel zu lösen. Auch Inhalieren kann vorteilhaft sein. Von Transpulmin erwartet man gewisse Vorbeugung von Lungenentzündungen.

Der Kranke liegt in halbsitzender Stellung im Bett, damit er leichter aushusten kann. Unter Umständen muß durch Hochstellen des Fußendes und durch Unterschieben von Kissen unter die Knie allmähliches Herunterrutschen verhütet werden. Der Arm der operierten Seite muß so hoch auf Kissen gelagert werden, daß jeder Zug an den genähten Muskeln ausbleibt.

Ganz besondere Überwachung erfordert der Blutkreislauf. Jede ausgedehntere Thorakoplastik bildet mit ihrer erheblichen Knochen- und Weichteilwunde einen sehr großen Eingriff, der an die Leistungsfähigkeit des oft durch lange Krankheit geschädigten Herzens sehr große Anforderungen stellt. Wir legen deshalb fast regelmäßig Wert auf gewisse Digitalisvorbehandlung. Die örtliche Betäubung bringt oft auch eine erhebliche Belastung der Kreislauforgane mit sich. Wenn der Puls gegen Schluß des Eingriffes kleiner wird, gibt man dem Kranken vorteilhafterweise eine Kampfer-, Coramin- oder Koffeineinspritzung, bevor er zum Anlegen des Verbandes aufgesetzt wird. Bei stärkerem Kollaps bevorzugen wir ein Digitalispräparat, das mit Traubenzuckerlösung zusammen in die Blutbahn eingespritzt wird. Wir geben diese Mittel auch gern in den ersten Tagen nach der Operation.

Jeder Kranke erhält nach der Operation einen Tropfeinlauf mit 6 proz. Traubenzuckerlösung. Es wird dadurch nicht nur das Durstgefühl gemildert, sondern auch die Herztätigkeit angeregt. Bei Bedarf wird der Einlauf auch am folgenden Tage noch ein- bis zweimal wiederholt. Mit Trinkenlassen sei man anfangs vorsichtig, weil leicht Brechreiz auftritt. Man beginne mit warmem Tee; kalte Getränke erzeugen oft Brechreiz.

Es wurde oben bereits erwähnt, daß das Gummirohr am zweiten Tage herausgezogen wird, ohne daß man den Verband lockert. Die Nähte werden am fünften Tage entfernt. In der Regel durchschneiden wir die Pflasterstreifen nur soweit, bis man an die Nähte herankommt, kleben sie dann aber wieder mit Pflaster zusammen. Der zusammendrückende Verband bleibt im ganzen etwa 10 Tage liegen.

Selbstverständlich muß der Lungenkranke schon vor der Einleitung der chirurgischen Behandlung darüber unterrichtet sein, daß er sich nach Abschluß der Wundheilung nicht als geheilt betrachten darf. Die bindegewebige Umwandlung der Krankheitsherde, die Reinigung und Schrumpfung der entspannten Kavernen brauchen viel Zeit. Es ist großer Wert darauf zu legen, daß die Kranken in der Nachbehandlungszeit unter möglichst günstige äußere Verhältnisse kommen. Am zweckmäßigsten ist sicher eine streng durchgeführte Heilstättenkur; sie wird in der Regel mindestens 4—6 Monate dauern.

c) **Die Behandlung der großen tuberkulösen Kaverne.**

Die thorakoplastische Einengung von sog. Riesenkavernen kann große Schwierigkeiten bereiten. Es kann kein Zweifel darüber bestehen, daß bei großen Höhlen, die das ganze Spitzengebiet der

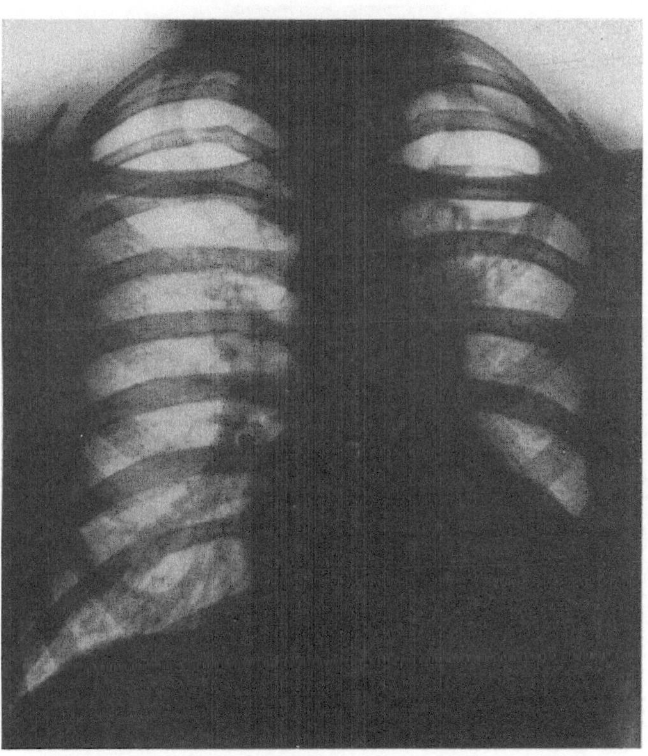

Abb. 56. Apfelgroße Kaverne im linken Oberfeld.

Lunge einnehmen, die Heilungsbedingungen ganz andere sind als bei kleineren, noch von elastischem Lungengewebe umgebenen Kavernen. Hier haben die Kavernenwand selbst oder das angrenzende Gewebe meist so starke Schrumpfungsneigung, daß nach genügender Entspannung sofort deutliche Verkleinerung der Hohlräume in Erscheinung tritt. Bei großen Höhlen aber, die bis nahe an das Lungenfell heranreichen, fehlt dieser elastische Gewebsmantel. Die Wände der großen Kavernen sind meist verhältnismäßig starr und unnachgiebig. Es ist deshalb nicht erstaunlich, daß sie auch nach ausgedehnter Rippenwegnahme nur ungenügend zusammenfallen. Die Überlegung, daß in solchen Fällen Entspannung durch Kompression ergänzt werden müsse (Lebsche), ist durchaus naheliegend.

Die Sachlage wird dadurch erschwert, daß man vor Inangriffnahme der operativen Behandlung nicht sicher entscheiden kann, wie weit die Schrumpfungsneigung des Gewebes geht. Wir haben früher schon berichtet, daß man unter Umständen verhältnismäßig großeKavernen durch einfache Obergeschoßplastik zur Ausheilung bringen kann.

Abb. 56 stammt von einem 25jährigen Kranken, bei dem die apfelgroße Kaverne im linken Oberfeld bei 4jähriger Heilstättenkur mit künstlicher Zwerchfellähmung ihre Größe nicht verändert hatte. 2 Monate nach der Resektion der oberen 7 Rippen (Abb. 57) waren Auswurf und Bazillen verschwunden. Nach 8 Monaten war der Mann wieder arbeitsfähig. Er ist nicht nur in der Lage, schwere körperliche Arbeit zu verrichten, sondern besteigt auch hohe Berge und fährt Ski.

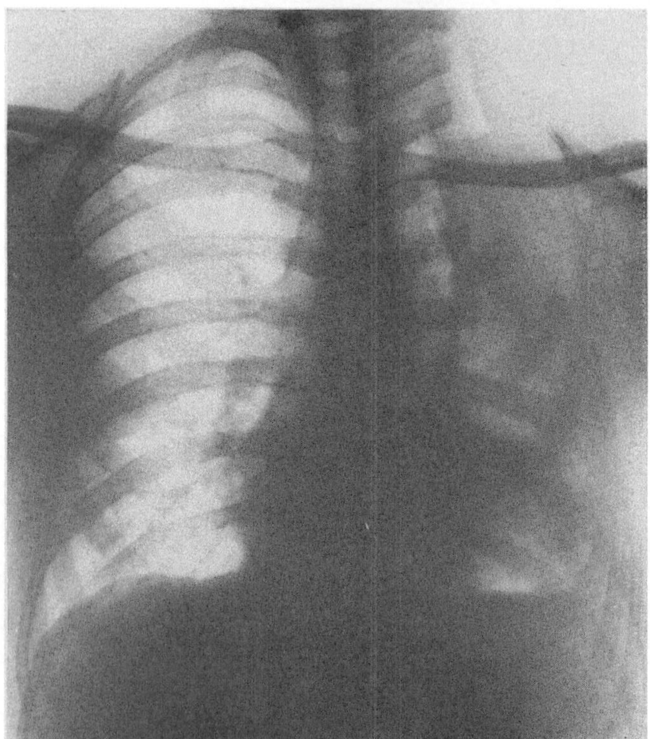

Abb. 57. Kaverne durch Resektion der oberen 7 Rippen so eingeengt, daß sie zur Ausheilung kam.

Auch die auf S. 135 mitgeteilte Beobachtung kann als Beweis der Kavernenheilung durch einfache thorakoplastische Entknochung dienen (Abb. 45).

Vorbedingung für erfolgreiches Operieren ist aber maximale Ausdehnung der Entknochung in waagrechter Richtung. Die stereoskopische Betrachtung der Lungenaufnahmen lehrt immer wieder, daß Wegnahme der oberen Rippen vom Querfortsatz bis zum Rippenknorpel nicht genügen kann. Es bleibt dann einerseits der berüchtigte tote Winkel zwischen Querfortsätzen und Wirbelsäule, in den der

Kavernenrest sich regelmäßig zurückzieht. Andererseits verhindern die Knorpel der 1. und 2. und oft auch der 3. Rippe genügende Entspannung mehr vorn gelegener Höhlen. Man muß diese Möglichkeiten von vornherein ins Auge fassen. Entsprechend der Ausdehnung der Kaverne wird man hinten in der auf S. 127 geschilderten Weise die Rippen bis zu den Köpfchen kürzen und bei Bedarf auch die Querfortsätze wegnehmen. Es empfiehlt sich, im Sinne von

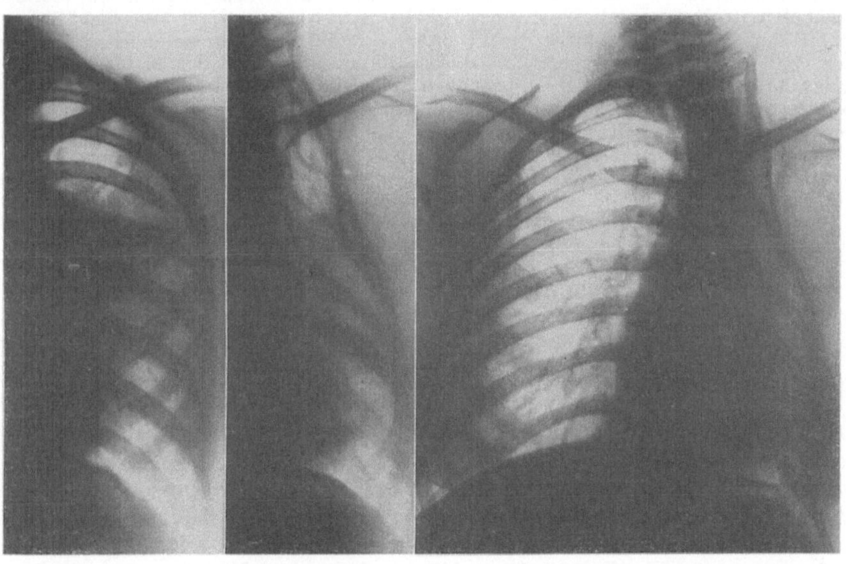

Abb. 58. Sehr große Kaverne im linken Oberfeld.

Abb. 59. Große Restkaverne nach Obergeschoßplastik.

Abb. 60. Kaverne unter ausgedehnter Entknochung ausgeheilt.

Semb eine extrafasziale Apikolyse anzuschließen (S. 125). In einer zweiten Sitzung wird man die „vordere Ergänzungsoperation" (S. 138) vornehmen. Die Erfahrung hat aber gezeigt, daß man auch mit ausgiebigster Entknochung des Brustkorbes über das Kavernengebiet hinaus meist ein vollständiges Zusammenfallen der großen Höhlen nicht sofort erzwingen kann. Sehr oft genügt aber die Entspannung, um eine langsam fortschreitende Kavernenschrumpfung in die Wege zu leiten, so daß nach einigen Monaten das gewünschte Ziel erreicht ist.

Geht die Schrumpfung aber sehr langsam vor sich, so können sich trotz Sembscher Apikolyse wieder Regenerate bilden, die weiteren Kollaps hindern. Man wird um Nachresektionen im Sinne von Korrekturoperationen (S. 141) nicht herumkommen. Daß man auf diesem Wege zum Ziele kommen kann, zeigt wieder eine eigene Beobachtung.

Die Röntgenaufnahme Abb. 58 stammt von einer 26jährigen Kranken, die im Oktober 1933 in unsere Behandlung trat. Sie war seit einem halben Jahre krank. Ein Aufenthalt im Hochgebirge hatte zwar eine Besserung des Allgemeinbefindens herbeigeführt; die Kaverne war aber immer größer geworden. Die tägliche Auswurfmenge betrug 40 ccm. In einer ersten Sitzung wurden die oberen 7 Rippen hinten reseziert. Der Auswurf ging in kurzer Zeit auf 10 ccm zurück. Die Kranke erholte sich im allgemeinen auffallend, so daß man zunächst abwarten durfte. Sie ging für ein Vierteljahr ins Sanatorium zurück. Nach einer Erkältung trat eine gewisse Verschlechterung auf. Sie kam mit ziemlich großer Restkaverne (Abb. 59) wieder in Behandlung. Neben einer vorderen Ergänzungsoperation wurden die Querfortsätze des 2. bis 6. Brustwirbels mit den entsprechenden Rippenenden weggenommen. Da im Laufe der Behandlung die Erkrankung Neigung zeigte, sich auch nach unten auszudehnen, wurde bei einer Nachoperation die Resektion bis zur 10. Rippe ausgedehnt. Die letzte Operation wurde im September 1934 ausgeführt. Bei der Entlassung nach einem Monat war der Auswurf fast ganz verschwunden. Die 3. Aufnahme gibt den Befund anläßlich einer Nachuntersuchung im Juli 1935 wieder (Abb. 60). Die Kaverne ist vollständig verschwunden. Es bestehen kein Husten und kein Auswurf mehr. Die Kranke hat seither ihren Beruf wieder aufgenommen. Sie darf als geheilt bezeichnet werden.

In neuerer Zeit versuchen wir bei der Behandlung der großen Kavernen auch die Vereinigung von Apikolyse und Thorakoplastik. Nach den bisherigen Erfahrungen haben wir den Eindruck, daß folgendes Vorgehen den sichersten Erfolg verspricht. In der ersten Sitzung wird in der auf S. 159 geschilderten Weise eine sog. Vorbereitungsplombe eingelegt. Man kann bei Bedarf von vorn her die Lunge hinten bis zur 5. Rippe hinunter ablösen. Der sehr große extrapleurale Hohlraum wird mit Paraffin gefüllt. Diese erhebliche Kaverneneinengung wird meist überraschend gut vertragen, da die Plombe das Aushusten nicht erschwert.

Man warte nach diesem Eingriff mindestens 4 Wochen, womöglich noch länger, bis unter dem Reiz des Fremdkörpers namentlich das Mittelfell etwas starr geworden ist. Man kann dann ohne Bedenken von hinten her in einer oder zwei Sitzungen in gehöriger Ausdehnung eine Obergeschoßplastik vornehmen. Bei der Resektion der oberen Rippen wird man die Plombe herausnehmen. Man wird auf alle Fälle die Rippen bis hinter die Querfortsätze kürzen. Die Abbildungen 64—66 auf S. 160 zeigen den Erfolg bei einer mittelgroßen Kaverne.

Es wird aber immer wieder große Kavernen geben, die sich auch auf diese Weise nicht ausschalten lassen. Bleibt nach ausgedehnter Entknochung der Brustwand in Verbindung mit Pleurolyse eine Restkaverne zurück, die immer noch bazillenhaltigen Auswurf entstehen läßt, so wird man an eine Ergänzungsplombe (s. S. 155) oder noch besser an die Kaverneneröffnung denken. Das auf S. 175 geschilderte Beispiel zeigt, daß man auch bei ganz hartnäckigen Kavernen auf diese Weise noch zum Ziele kommen kann.

d) **Ergebnisse der Thorakoplastik.**

Wir haben 1924 an Hand von 117 eingehend beschriebenen Beobachtungen aus der Sauerbruchschen Klinik in München aus den Jahren 1918—1922 gezeigt, daß die Ergebnisse der operativen Behandlung der Lungentuberkulose in hohem Maße abhängig sind von der Art der Erkrankung. Auf Grund des klinischen Verlaufes und des anatomischen Befundes wurden die Beobachtungen in drei Gruppen eingeteilt. Die erste umfaßte die praktisch rein einseitigen produktiven Formen, die lange Jahre bestanden und deutliche Heilungsneigung durch Schrumpfung aufwiesen. Die Kavernen zeigten wenig Neigung zu Vergrößerung. Zur zweiten Gruppe gehörten auch noch vorwiegend produktive Tuberkulosen, bei denen aber subfebrile Temperaturen begleitende exsudative Vorgänge anzeigten, oder wo die andere Seite nicht ganz ruhig war. Alle ausgesprochen exsudativen, rasch fortschreitenden und fieberhaften Fälle mit starker Beeinträchtigung des Allgemeinbefindens wurden in die dritte Gruppe eingereiht. Aus dem Vergleich der Ergebnisse der einzelnen Gruppen (Abb. 61) geht eindrucksvoll hervor, wie weitgehend der Erfolg von der Krankheitsform abhängig ist. Es ist deshalb schwer, die Ergebnisse verschiedener Zusammenstellungen miteinander zu vergleichen. Der Heilstättenarzt, der aus seinen Kranken diejenigen auslesen kann, die ihm für die operative Behandlung geeignet erscheinen, wird bessere Erfolgziffern aufweisen können als der Chirurg, dem alle möglichen Kranken zugewiesen werden mit dem Wunsche, daß er sie nach Möglichkeit gesund mache. Er wird sich auch bei ungünstigen Fällen oft noch zu einem Eingriff entschließen aus der Überlegung, daß ohne operative Hilfe das Schicksal des Kranken entschieden ist, während die Operation doch noch gewisse, wenn auch nicht sehr große Besserungsaussichten eröffnet.

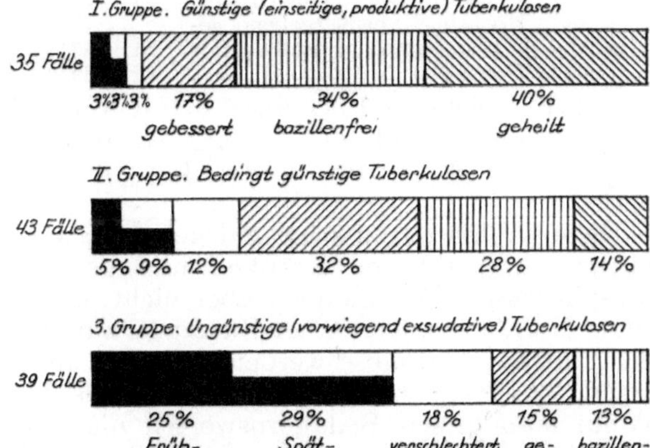

Abb. 61. Vergleich der Ergebnisse der Thorakoplastik aus der Sauerbruchschen Klinik 1918—22 je nach der klinischen Bewertung der Fälle. [Nach Brunner.]

Die letzte Zusammenstellung von Sauerbruch, die sich auf ein Beobachtungsmaterial von weit über 1000 Kranke erstreckte, kam auf 36—42 % Heilungen und etwa 30 % erhebliche Besserungen. Die Frühsterblichkeit beträgt dabei 6—8 % (1935).

Wir gaben 1936 die Ergebnisse der in den Jahren 1931—35 ausgeführten oberen Teilresektionen bekannt:

	1931—34	1935
Zahl der Operationen	124	57
Bazillenfrei	64 = 52 %	36 = 63 %
Davon arbeitsfähig	56 = 45 %	12 = 21 %
Gebessert aber noch positiv	30 = 24 %	17 = 29 %
Höchstens vorübergehend gebessert, dann verschlechtert	16 = 13 %	3 = 6 %
Gestorben	14 = 11 %	1 = 2 %

Semb berichtete 1937 über 147 Kranke, die in den Jahren 1932 bis 1935 mit Thorakoplastik und extrafaszialer Apikolyse behandelt worden sind. Er verlor 10 Kranke = 6,8 %; bazillenfrei waren bisher 109 = 75 %.

Diese Zahlen zeigen sehr eindrucksvoll, wie die Ergebnisse bei sorgfältiger Auswahl der Kranken und geeigneter Technik sich verbessern lassen. Wir glauben aber nicht, daß sie allgemein erreichbar sind. Mit dem wachsenden Zutrauen zur chirurgischen Behandlung der Lungentuberkulose werden sich auch immer mehr Grenzfälle zur Operation drängen, weil sie von ihr die letzte Rettung erwarten. Wenn man diesen Bedauernswerten nicht aus Angst vor der Verschlechterung der Statistik seine Hilfe rundweg abschlägt, werden sich Mißerfolge nicht vermeiden lassen. Auf alle Fälle sind aber die Ergebnisse der Thorakoplastik so ermutigend, daß dieses Verfahren bei richtiger Auswahl der Kranken in immer noch vermehrtem Maße in Anwendung kommen sollte.

D. Die extrapleurale Pneumolyse.

Der Gedanke, über einer Kaverne die Lunge extrapleural abzulösen und den darunterliegenden Hohlraum dadurch einzuengen, geht auf Schlange zurück, der 1907 durch diese extrapleurale Pneumolyse eine schwere Kavernenblutung stillen konnte. Er tamponierte die Wundhöhle mit Jodoformgaze. Tuffier hat in systematischer Weise diese Loslösung der verwachsenen Lungenspitze mitsamt den schwielig veränderten Brustfellblättern vom Innern der Brustwand empfohlen. Er füllte den entstehenden Hohlraum mit frischem, dem Kranken selbst aus den Bauchdecken entnommenen Fettgewebe oder verwendete Fettgeschwülste, die gelegentlich durch Operationen gewonnen und auf Eis unter Umständen mehrere Tage keimfrei aufbewahrt worden waren. G. Baer empfahl 1913 zur Füllung der extrapleuralen Höhle Paraffin, dem er zur Erzielung einer gewissen antiseptischen Wirkung 0,5—1 $^0/_{00}$ Vioform und zur röntgenologischen Darstellbarkeit der Plombe 0,5—1 % Bismutum carbonicum beifügte. Die Paraffinplombierung nach Baer hat sehr große Verbreitung gefunden. Der Fremdkörper reizt die Umgebung so wenig, daß er ohne Störung einheilen kann. Im Laufe der Jahre wird er von einer bindegewebigen Kapsel umgeben. Das starre und beim Einfüllen doch plastische Paraffin hat gegenüber Fett oder Muskel den großen Vorzug, daß es dauernd seine Größe beibehält. Die organischen Plomben werden im Laufe der Zeit durch Schrumpfung kleiner. Wenn die Brustwand nicht mehr nachgibt, kann daher die Lunge langsam wieder ausgedehnt und die Kavernenheilung gestört werden.

Die ganze Frage der Pneumolyse ist in letzter Zeit wieder erneut in Fluß gekommen. Wir befinden uns auf diesem Gebiet in einer Zeit des Umbruchs. Der Paraffinplombe, als deren Hauptvorzug wir die stets gleichbleibende Größe schätzen, wird der Platz streitig gemacht durch das von Rehn empfohlene Polyviol. Von dieser aus Polyvinylalkohol bestehenden Plombenmasse erwartet man, daß sie im Laufe der Zeit kleiner und organisiert wird, so daß nach Ausheilung der Kaverne das umgebende Lungengewebe zum Teil wenigstens wieder in die Atemtätigkeit eingeschaltet wird. Die vorliegenden Erfahrungen sind zu kurz, um irgendein abschließendes Urteil zu erlauben.

Im allgemeinen kann festgestellt werden, daß die Plombierung sich wieder zunehmender Wertschätzung erfreut. Da man die Spätstörungen dieser Fremdkörper zur Genüge kennt, benützt man die Plomben vielfach nur zur vorübergehenden Kaverneneinengung und ersetzt sie nach bestimmter Zeit durch entsprechende thorakoplastische Eingriffe. Wir werden zeigen, daß auf diese Weise die Anzeigestellung gegenüber früher erheblich erweitert werden kann.

Aber auch andere Formen der Pneumolyse, deren Schicksal schon längst entschieden zu sein schien, feiern wieder ihre Auferstehung. Unter der Führung von Graf und Schmidt kommt der extrapleurale Pneumothorax wieder zu seinem Recht, der früher schon einmal von Mayer systematisch angewendet und 1913 empfohlen worden war. Schon vorher hatte ihn Tuffier vorübergehend benützt. Der extrapleurale Oleothorax oder die Ölplombe, wie ihn einzelne nennen, stellt nur eine gewisse Abänderung dar, die wir als Rückschritt auffassen müssen. Wir werden versuchen, die Anzeigestellung der einzelnen Eingriffe so abzugrenzen, wie es uns nach eigenen Erfahrungen richtig erscheint. Wir sind uns aber bewußt, daß viele Fragen noch im Fluß sind, und daß man sie von ganz verschiedenen Gesichtspunkten betrachten und beurteilen kann. Es genügt, wenn unsere Überlegungen an Hand von Beispielen gewisse Anregung geben können.

Wir besprechen gesondert die Plombierung und den extrapleuralen Pneumothorax. Die Pleurolyse ist zwar grundsätzlich bei beiden Eingriffen die gleiche und könnte deshalb gemeinsam be-

sprochen werden. Bei der praktischen Ausführung bestehen aber doch
große Unterschiede. Plomben werden in der Regel über älteren Kavernen eingelegt, wenn die Brustfellblätter infolge langer Erkrankung
stark verwachsen und schwielig verdickt sind, so daß die Ablösung
von der Innenseite des Brustkorbes oft auf erhebliche Schwierigkeiten
stößt. Der extrapleurale Pneumothorax wird bei verhältnismäßig
frischen Kavernen angelegt. Wenn man in der richtigen Schicht vorgeht, läßt sich die Ablösung fast spielend ausführen. Bei der Plombierung begnügt man sich mit umschriebener Pneumolyse, die der
Größe der zu erfassenden Kaverne angepaßt wird. Beim extrapleuralen
Pneumothorax wird die Ablösung möglichst weitgehend über die
Grenze der Hohlräume hinaus vorgenommen, weil große Luftblasen
leichter unterhalten werden können als kleine. Auch die Anzeigestellung der beiden Eingriffe ist eine ganz andere. Gesonderte Besprechung ist deshalb in jeder Beziehung gerechtfertigt.

1. Die Plombierung.

Bei der Plombierung mit Paraffin wird ein Fremdkörper eingelegt,
der erfahrungsgemäß auf die Umgebung nur geringe Reizwirkung
ausübt, und der unveränderlich seine Größe beibehält. Wir sind überzeugt, daß das Paraffin nicht ganz durch das Polyviol verdrängt
werden wird. Wir besprechen daher in erster Linie die Plombierung
mit Paraffin, berücksichtigen aber auch die neue Plombenmasse,
soweit darüber Erfahrungen vorliegen. Wahrscheinlich wird jede
Plombenmasse ihre besonderen Anzeigen zugeteilt erhalten.
Es muß schon einleitend betont werden, daß die Plombierung mit
Paraffin Nachteile hat. Man füllt einen Fremdkörper ein, der sich
wohl jahrelang ruhig verhalten und dann auf einmal Reizerscheinungen auslösen kann. Wird das Paraffin einmal in kleinen Bröckchen
ausgehustet, so kann jederzeit von den Luftwegen aus rückläufig
Infektion des Plombenbettes eintreten. Sie wird namentlich bedroh-
lich, wenn die Plombe in die darunterliegende Kaverne eingebrochen
ist. Solche Plombenkomplikationen können noch nach 10 und mehr
Jahren auftreten und das Leben ernstlich bedrohen. Bei schwerer
Infektion kann sehr oft die sofortige Entfernung des Fremdkörpers mit
anschließender Drainage und operativer Einengung der extrapleuralen
Höhle den ungünstigen Ausgang nicht aufhalten.
Da die Plomben als Fremdkörper dauernd eine gewisse Gefahr für
ihren Träger bedeuten, sollten sie nach Möglichkeit eingeschränkt
werden. Die Gefahr späteren Plombeneinbruches wächst einerseits mit
der Größe des Fremdkörpers, anderseits mit der Größe und namentlich
mit oberflächlicher Lage der eingeengten Kavernen. Wenn man grundsätzlich Plomben über 300 ccm ablehnt, wird man nicht in Versuchung kommen, allzu große Kavernen damit behandeln zu wollen.
Liegt nach den Röntgenaufnahmen zwischen Kaverne und Brust-

wand nur eine verhältnismäßig dünne Schicht von Lungengewebe, so ist besondere Vorsicht am Platze.

Die Plombierung hat aber auch große Vorzüge, die sie namentlich mit der Spitzenthorakoplastik in Wettstreit treten lassen. Ihr unbestrittener Vorteil liegt darin, daß der operative Eingriff als solcher kleiner ist und deshalb von den Kranken im allgemeinen auch besser vertragen wird. Der Grund ist darin zu suchen, daß das Knochengerüst des Brustkorbes fast nicht unterbrochen werden muß, so daß das Aushusten nach der Operation, abgesehen von den Schmerzen, nicht erschwert ist. Man ist oft erstaunt, wie gut Kranke in sehr zweifelhaftem Allgemeinzustand den Eingriff überstehen. Man braucht deshalb bei der Anzeigestellung nicht zurückhaltend zu sein.

a) **Anzeigestellung.**

1. Die Plombierung ist angezeigt bei kleineren, nicht ganz oberflächlich gelegenen Kavernen vorwiegend im Spitzenbereich, wenn wegen schlechten Allgemeinzustandes, vorgerückten Alters oder ausgedehnter Erkrankung der anderen Lunge Obergeschoßplastik nicht in Frage kommen kann.

Es ist natürlich nicht möglich, genau anzugeben, bis zu welcher Kavernengröße Plombierung noch möglich ist. Wenn das Brustfell erheblich schwielig verdickt ist, braucht man nicht so ängstlich zu sein wie bei nachgiebigerer Pleura. Liegt die Kaverne eher oberflächlich, so wird man etwa Nußgröße als zulässige Grenze bezeichnen, während man bei tiefer Lage unter Umständen auch bei eigroßer Höhle noch eine Plombe einlegen kann. Ist die Kaverne noch größer, so bedeutet die Nähe des Fremdkörpers ohne Zweifel eine erhebliche Gefährdung. Man wird sich zu solchem Vorgehen nur ganz ausnahmsweise, z. B. bei älteren Kranken, entschließen, bei denen die Lebenserwartung an und für sich nicht mehr sehr groß ist und Spätstörungen von seiten der Plombe noch nach vielen Jahren weniger in Frage kommen können. Bei jüngeren Kranken wird man von Anfang an vereinbaren, daß die Plombe nach einigen Monaten wieder entfernt und durch entsprechende Obergeschoßplastik ersetzt werden muß, sobald der Allgemeinzustand diesen Eingriff zuläßt.

Es ist selbstverständlich, daß Plombierung in geeigneten Fällen auch doppelseitig ausgeführt werden kann.

Die Abbildung 62 zeigt den Befund bei einem 32 jährigen Arzt, der seit 3 Jahren krank war. In beiden Spitzenfeldern waren mehrere haselnuß- bis nußgroße Kavernen vorhanden. In einem Abstand von 3 Monaten wurde auf jeder Seite eine Plombe von 250 ccm eingelegt (Abb. 63). Nach 4 Monaten war der Kranke bazillenfrei; nach 6 Monaten konnte er seinen Beruf als Assistenzarzt in einer Lungenheilstätte wieder aufnehmen. Da der Kranke nach dem bisherigen Verlauf jetzt für die Zukunft gute Aussichten hat, dürfte es sich empfehlen, die Fremdkörper gelegentlich wieder zu entfernen und durch umschriebene Obergeschoßplastik zu ersetzen.

2. Die Plombierung kann als Voroperation vor der Thorakoplastik große Dienste leisten. Sie kommt namentlich bei großen
Kavernen mit beträchtlicher Auswurfmenge in Frage, die voraussichtlich nicht durch einzeitige Brustwandentknochung genügend eingeengt werden können (vgl. S. 148). Nach Teilplastiken kann infolge
der Mobilisierung der Brustwand das Aushusten erschwert sein, so
daß es leichter zu Aspiration kommt. Wird aber in der ersten Sitzung
nur eine Plombe eingelegt, so wird dadurch aus den erwähnten Gründen das Aushusten nicht gestört. Vorteilhafterweise legt man diese
vorbereitende Plombe in Übereinstimmung mit den Vorschlägen von

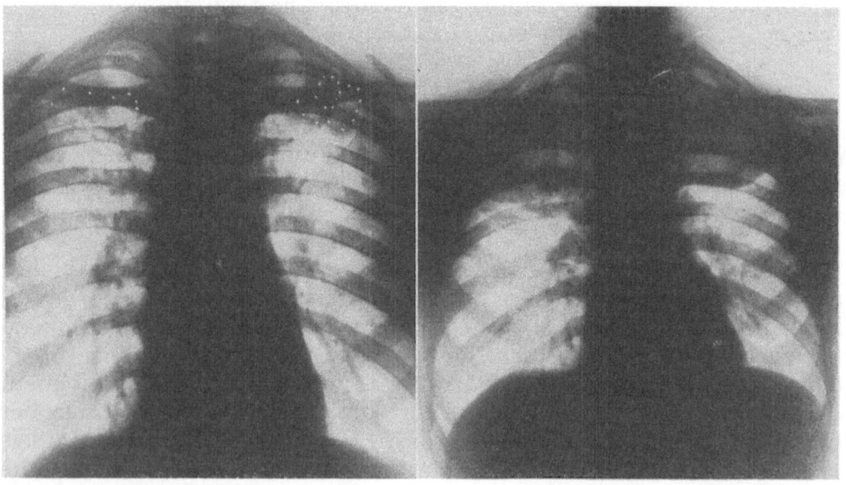

Abb. 62. In beiden Spitzenfeldern
finden sich mehrere haselnuß- bis
nußgroße Kavernen.

Abb. 63. Kavernen durch doppelseitige Paraffinplomben eingeengt.

Graf und Schmidt von vorn ein. Da sich um jede Plombe im Lauf
von 1—2 Monaten eine deutliche bindegewebige Kapsel bildet, die
mehrere Millimeter dick werden kann, erzielen wir durch die vordere
Plombierung immer auch eine gewisse Versteifung des Mittelfelles, die
nachfolgende Eingriffe erleichtert. Ist man gezwungen, bei verhältnismäßig frischen Kavernen eine Thorakoplastik auszuführen, oder läßt
sich sogar durch Röntgenuntersuchung besondere Beweglichkeit des
Mittelfelles nachweisen, so ist die vorausgehende Plombierung allein
zur Versteifung des Mittelfelles angezeigt. Wir entfernen diese vorbereitenden Plomben grundsätzlich bei der späteren hinteren Thorakoplastik, die schon nach 4 Wochen angeschlossen werden kann. Wenn
die Auswurfmenge aber auch nach dieser Zeit unter dem Einfluß der

Plombierung noch schrittweise zurückgeht, so kann man mit dem weiteren Eingriff ohne Bedenken auch länger zuwarten.

3. Wenn bei heftigen, mit inneren Mitteln nicht zu stillenden Lungenblutungen Anlegung eines Pneumothorax wegen Verwachsungen nicht möglich ist, verdient die Plombierung vor der Thorakoplastik den Vorzug, da sie das Aushusten weniger erschwert; die Aspirationsgefahr ist dadurch herabgesetzt. Auch in diesen Fällen wird man bei günstigem Allgemeinzustand die spätere Entfernung des Fremdkörpers und Ersatz durch Obergeschoßplastik von vornherein ins Auge fassen.

4. Die Plombierung kann nach extrapleuraler Thorakoplastik ausgeführt werden, um eine noch nicht vollständig eingeengte, starrwandige, nicht allzu große Kaverne zum Verschluß zu bringen. Eine solche Ergänzungsplombe hat aber nur Aussicht auf zuverlässige Einheilung, wenn durch Rippenregeneration die Brustwand so unnachgiebig geworden ist, daß sie dem Fremdkörper nach außen feste Stütze zu geben vermag. Bei ausgedehnten Verwachsungen kann aber die Ablösung des vernarbten Rippenfelles von den Rippenstümpfen und Regeneraten erhebliche Schwierigkeiten bereiten, so daß unter Umständen die Vornahme einer sog. Korrekturplastik (S. 141) zweckmäßiger ist.

Die Gegenanzeigen wurden oben im wesentlichen bereits angeführt. Es ist selbstverständlich, daß bei der Plombierung der Allgemeinzustand des Kranken, wie bei jeder anderen Operation, berücksichtigt werden muß. Da der Eingriff aber eine geringere Belastung bedeutet als eine Teilthorakoplastik, darf man bei der Auswahl der Kranken weniger ängstlich sein. Vorgerücktes Alter bildet kaum eine Gegenanzeige; wir haben bei einer 66jährigen Frau mit nußgroßer Kaverne mit klinisch gutem Erfolg Plombierung vorgenommen. Der Eingriff wurde überraschend gut vertragen; die Kranke konnte nach 12 Tagen nach Hause entlassen werden.

Es wurde schon darauf hingewiesen, daß oberflächliche Lage und Größe der Kaverne zu großer Vorsicht mahnen. Grundsätzlich abzulehnen ist Einlegen einer Plombe, solange noch ein Restpneumothorax vorhanden ist. Auch wenn der Oberlappen in dem Gebiet, in welchem man die extrapleurale Ablösung vornehmen will, breit verwachsen ist, so könnte sich die Plombe durch ihr Gewicht doch nachträglich senken und in den Pneumothorax einbrechen.

b) Technik der Plombierung.

Die Plombierung ist am wirksamsten, wenn durch vorausgeschickte extrapleurale Pneumolyse die intrapulmonalen Höhlen möglichst vollständig eingeengt sind. Man wird sich deshalb bei der Wahl des Zugangweges etwas nach der Lage der Kavernen richten. Aus sorgfältigen anatomischen Untersuchungen weiß man, daß die Oberlappenkavernen meist hinten beginnen. Die Plomben sitzen am zuverlässigsten, wenn man die ganze Lungenspitze von oben her ablöst. Der Fremdkörper ruht dann breit auf der Lunge auf und kann sich weniger leicht nach unten senken als bei wandständiger Lage. Wenn man bedenkt, daß die Rippen schräg von hinten nach vorn verlaufen, wird es verständlich, daß die Loslösung der Spitze von hinten besser gelingt als von vorn. Aus solchen Überlegungen wird man von vornherein dem Zugang von hinten den Vorzug geben. Für uns ist aber letzten Endes auch hier die stereoskopische Lungenaufnahme wegweisend. Liegt die Kaverne oben in der Brustkorbkuppel, so ist Zugang von hinten gegeben. Ist ausnahmsweise einmal die Kaverne mehr vorn gelegen, so gehen wir unterhalb des Schlüsselbeins in der Höhe der zweiten Rippe ein.

Zugang von vorn ist auch angezeigt bei der erwähnten „Vorbereitungsplombe". Auch Ergänzungsplomben nach Thorakoplastik werden vorteilhafterweise vorn eingelegt, sofern noch ein längeres Stück der zweiten Rippe steht. Die Lungenablösung ist dann leichter als im Gebiet der hinteren Rippenregenerate.

Bei der Plombierung von hinten liegt der Kranke in Seitenlage wie zur Obergeschoßplastik. Der Eingriff wird in örtlicher Betäubung ausgeführt, damit die durch die Einengung der Kaverne frei werdenden Absonderungen sofort ausgehustet und nicht in tiefer gelegene Teile der Lunge verschleppt werden. Um die Ablösung des Brustfelles möglichst schmerzfrei zu gestalten, werden nach vorausgeschickter Morphiumeinspritzung die oberen 4—6 Zwischenrippennerven entsprechend dem auf S. 113 beschriebenen Vorgehen unterbrochen. Außerdem werden Unterhautzellgewebe und Muskulatur in der Richtung des Hautschnittes mit der betäubenden Flüssigkeit durchtränkt.

Der Hautschnitt wird fast waagerecht entsprechend dem Verlauf der Trapeziusfasern bei stark nach der Seite verzogenem Schulterblatt so angelegt, daß er innen etwa in der Höhe des dritten Brustwirbeldornfortsatzes beginnt und seitlich etwas oberhalb des inneren Endes der Schultergräte endet (s. Abb. 22 cc S. 115). Nach Durchtrennung des Unterhautzellgewebes wird der M. trapezius in der Faserrichtung teils mit dem Messer, teils stumpf auf 6—8 cm gespalten. Auch der darunterliegende M. rhomboideus und M. serratus posterior superior werden entsprechend dem Faserverlauf durchtrennt. Man gewinnt auf diese Weise genügend Zugang zu den oberen Rippen. Die Muskeln werden mit Winkelhaken zurückgezogen. Je nach der leichteren Zugänglichkeit reseziert man aus der dritten oder zweiten Rippe ein Stück von etwa 3—4 cm.

Bei der nun folgenden extrapleuralen Pneumolyse wird die Lunge mit den fest miteinander verwachsenen Brustfellblättern stumpf durch sorgfältigen Fingerdruck allmählich von der Innenseite der

Brustwand abgelöst. Wir waren früher der Meinung, daß dabei die in den hinteren Abschnitten der Brusthöhle nur schwach entwickelte Fascia endothoracica meist mit dem schwielig verdickten Rippenfell zusammen von den Rippen abgeschoben wird. Bei der Anlegung des extrapleuralen Pneumothorax, bei dem in der Regel die Brustfellblätter nicht schwielig verwachsen, sondern nur leicht verklebt sind, da es sich um frischere Kavernen handelt, haben wir uns aber davon überzeugt, daß die Ablösung am leichtesten zwischen Fascia endothoracica und Pleura parietalis vor sich geht. Wir sind überzeugt, daß auch zur Plombierung die Ablösung am einfachsten in diesem Spaltraum vorgenommen wird. Bei alten Kavernen mit derben Verwachsungen läßt sich die Schicht nicht immer leicht erkennen. Man findet sie am besten, wenn man nach der subperiostalen Rippenresektion die hintere Knochenhaut in der Richtung der Rippe durchtrennt. Man kommt dann in ein lockeres, etwas fetthaltiges Gewebe, das man am besten mit einer kleinen, geschlossenen, stumpfen Schere oder einem Elevatorium auseinanderdrängt, bis man das Rippenfell erkennt. Die zarte Faszie, die man dabei auch stumpf durchtrennt, ist nicht immer genau zu erkennen. Vor dem Rippenfell ist man in der richtigen Schicht, in der man meist ohne besondere Schwierigkeit die gewünschte Ablösung vornehmen kann.

Bei alten Erkrankungen mit sehr derben Verwachsungen kann es aber sehr schwierig sein, die richtige Schicht zu finden und sich in ihr vorzuarbeiten. In solchen Fällen empfiehlt es sich, sich immer möglichst dicht an die Innenfläche der Rippen zu halten, auch wenn man dabei auf der Außenseite der Faszie vorgeht. Nur ganz ausnahmsweise wird man einmal gezwungen sein, derbe Verwachsungsstränge mit Schere oder Messer zu durchtrennen.

Die Loslösung muß so weit vorgenommen werden, bis das ganze Kavernengebiet befreit ist. Besonderes Gewicht ist auf die Ablösung der Spitze zu legen. Wenn man das Brustfell zuerst in der Gegend der Rippenwinkel von der Innenseite der zweiten und ersten Rippe abgedrängt hat, kann man meist ohne besondere Schwierigkeit den Rippen entlang nach vorn gehen, bis man ihren Übergang zum Knorpel fühlt. Man muß die Lunge auch gegen die Wirbelsäule zu befreien, damit die Lungenspitze von oben her zusammenfallen kann und die nachher eingelegte Plombe die ganze Kuppel des Brustraumes einnimmt. Vorsicht ist geboten bei der Ausdehnung der Pleurolyse nach unten; sie darf das Gebiet der derben Verwachsungen nicht überschreiten, da die Plombe sonst ihre sichere Unterstützung verliert und in der Folge sich allmählich weiter nach unten senken kann. Das Gefühl des abschiebenden Fingers unterrichtet uns ziemlich genau über die Tragfähigkeit des Rippenfelles. Im allgemeinen wird man schon vor der Operation nach der Röntgenaufnahme bestimmen können, bis zu welcher Rippe hinten abgelöst werden muß. Da die Rippen schräg verlaufen, wird man die Ablösung entlang dieser Rippe seitlich aber nicht weit ausdehnen.

Die Pleurolyse ist bei derberen Verwachsungen mit einer gewissen Blutung verbunden, die gestillt sein muß, bevor der Fremdkörper eingeführt wird. Die Wundhöhle wird daher mit keimfreiem Mull fest ausgestopft, der einige Minuten liegenbleibt. Unterdessen wird die Plombenmasse hergerichtet. Sie ist in der auf S. 41 beschriebenen Weise vorbereitet. Die entsprechende Menge ist im Wasserbad vorsichtig geschmolzen worden. Das flüssige Paraffin wird in ausgekochte Porzellan- oder Metallschalen gegossen. Durch Umrühren mit einem Löffel wird es soweit abgekühlt, bis es gut knetbar ist. Man formt mit gewöhnlichen Löffeln nuß- bis eigroße Paraffinstücke. Nach Entfernung der Tamponade wird die äußere Wunde durch Mullstreifen davor geschützt, daß sich in Taschen kleine Paraffinbröckchen einlegen. Die Wundhöhle wird von den tiefsten Teilen aus allmählich mit der Masse angefüllt, die bei richtiger Beschaffenheit so plastisch ist, daß sie sich bei etwas Druck der einführenden Finger zu einem einheitlichen Körper zusammenschließt. Man muß Sorge tragen, daß auch die hintersten Winkel mit Paraffin gefüllt werden, damit keine Luft zurückbleibt, welche sonst nachträglich entweicht oder aufgesaugt wird und die Lunge wieder sich ausdehnen läßt. Wird solche zurückgehaltene Luft schon während des Eingriffes vielleicht unter der Einwirkung des Hustens ausgestoßen, so kann das zischende Geräusch den Verdacht einer Lungenverletzung erwecken. Man wird sich durch Pressenlassen davon überzeugen, daß kein dauernder Luftstrom für eine Lungenfistel spricht.

Die Wundhöhle wird bis in die Höhe der resezierten Rippe mit Paraffin gefüllt. Die verschiedenen Muskelschichten werden getrennt je durch einige Knopfnähte geschlossen. Es entsteht dadurch ein so fester Wundverschluß, daß man kein Hervordrängen des Fremdkörpers befürchten muß. Da die Weichteilwunde kaum blutet, ist Drainage nicht notwendig. Die Wunde wird mit kleinem Verband gedeckt.

Soll zur Plombierung Polyviol verwendet werden, so wird das Plombenbett in gleicher Weise vorbereitet. Die in der Hitze flüssige Plombe erstarrt bei 43° zu einer gallertigen Masse. Sie muß noch in flüssiger Form eingefüllt werden. Wir erwärmen die im Handel befindlichen Ampullen im Wasserbad, bis die rötliche Masse geschmolzen ist. Dann werden die Ampullen geöffnet und in ein Porzellanmeßglas mit Ausguß gegossen. Durch Umrühren mit einem ausgekochten Thermometer, der bis zu 200° anzeigt, wird die Masse auf etwa 45° abgekühlt und dann direkt in die Wundhöhle eingegossen.

Der Kranke muß beim Einfüllen des Polyviols so gelagert sein, daß die Brustwandöffnung die höchste Stelle einnimmt, damit man die ganze Höhle mit der Masse anfüllen kann. Man muß die Weichteile besonders sorgfältig vernähen. Der Kranke muß angehalten werden, nach Möglichkeit nicht zu husten, damit die flüssige Masse, die zu ihrer Erstarrung in der Körperwärme längere Zeit braucht, nicht zwischen die Muskeln herausgepreßt wird. Der Kranke muß auch nach der Operation noch einige Zeit in der gleichen Lage gehalten werden, die er während des Eingriffs innehatte.

Wir erblicken in der flüssigen Form der Plombe einen gewissen Nachteil. Bei Kranken, bei denen sich der Hustenreiz während und einige Zeit nach dem Eingriff nicht.

unterdrücken läßt, kann sie nicht in Anwendung kommen. Sie wird auch kaum zu gebrauchen sein, wenn man durch die Plombe von Anfang an einen gewissen Druck auf die darunterliegende Lunge ausüben will, wie es bei einer sonst kaum zu stillenden Lungenblutung der Fall sein kann.

In letzter Zeit hat die Firma Braun in Melsungen Polyviol hergestellt, das kalt in gallertiger Form in einzelnen Stücken eingefüllt werden kann, die sich dann unter leichtem Druck zu einer einheitlichen Plombe zusammenfügen.

Die flüssige Form hat aber auch ihre Vorteile. Wenn die Größe der Plombe nicht befriedigt, kann sie ohne erneute Operation vergrößert werden, indem man durch einen Trokar aus einer aufgeschraubten kräftigen Spritze flüssiges Polyviol nachfüllt.

Plombierung von vorn kommt in Frage, wenn ausnahmsweise die Kaverne mehr vorn liegt oder durch eine von hinten eingeführte Plombe noch nicht befriedigend eingeengt worden ist. Auch die vorbereitende Plombe vor der Thorakoplastik wird aus den erwähnten Gründen vorteilhafterweise vorn eingelegt.

Je nach der Ausdehnung der beabsichtigten Plombierung wird man zuerst von hinten her in der auf S. 113 beschriebenen Weise die oberen 3—4 Zwischenrippennerven neben der Wirbelsäule unterbrechen. Dann wird die Schmerzbetäubung vorn in gleicher Weise ergänzt, wie es für die vordere Ergänzungsoperation auf S. 138 beschrieben worden ist. Der Hautschnitt wird wie bei dieser Operation etwas unterhalb der zweiten Rippe angelegt. Die Fasern des großen Brustmuskels werden auseinandergedrängt. Da die Zwischenrippenräume vorn wesentlich weiter und weniger widerstandsfähig sind als hinten, ist es im Interesse der ungestörten Einheilung der Plombe sehr zu wünschen, daß die Festigkeit des Brustkorbes möglichst wenig durch Resektion beeinträchtigt wird. Weil die Rippen vorn erheblich beweglicher sind als hinten, genügt es oft, die Rippe außerhalb der Knorpelknochengrenze einfach zu durchtrennen. Die einzelnen Enden lassen sich dann meist so nach oben und unten verziehen, daß man genügend Zugang für die Pleurolyse gewinnt. Erscheint dieses Vorgehen als zu mühsam, so reseziert man ein Stück aus der zweiten Rippe, füge es aber nach Beendigung der Plombierung wieder ein, indem man es nach Anlegung von 4 Bohrlöchern mit je einer kräftigen Naht an den Rippenenden befestigt. Bei der vorbereitenden Plombe, die nach kurzer Zeit wieder entfernt wird, sind diese Vorsichtsmaßregeln nicht notwendig.

Bei der Ablösung der Lunge von vorn her muß man gegen den Mittelfellraum hin vorsichtig sein, damit die Plombe rechts nicht auf die obere Hohlvene drückt. Man wird auch bei der Ablösung der Spitze sich mehr an die seitliche Wand des Brustkorbes halten, um nicht in die Nähe der großen Gefäße zu kommen.

Bei der Vorbereitungsplombe vor späterer hinterer Thorakoplastik begnügt man sich nicht mit einfacher Durchtrennung oder kurzer Resektion der 2. Rippe, sondern führt den Eingriff so aus, wie er als „vordere Ergänzungsoperation" auf S. 138 beschrieben worden

ist. Vorteilhafterweise reseziert man zuerst ein größeres Stück aus
der 2. Rippe einschließlich Rippenknorpel. Dann löst man die Lunge
in der gewünschten Weise extrapleural ab, wobei man namentlich
auf weitgehende Befreiung der Lungenspitze Wert legt. Die Innenseite
der 1. Rippe kann meist ohne besondere Schwierigkeit bis zum Rippenwinkel, ja bis zur Wirbelsäule befreit werden. Erst nach vollendeter
Pneumolyse wird der Knorpel der 1. Rippe hart am Brustbein durch-

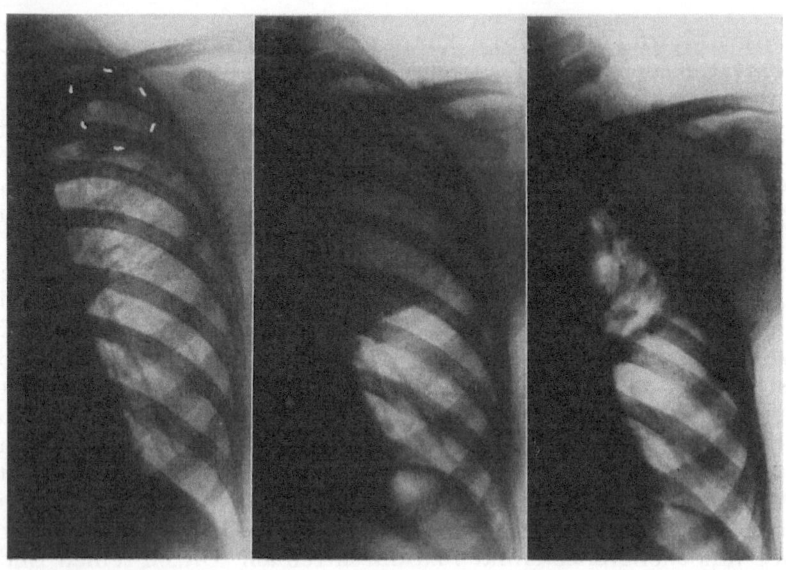

| Abb. 64. Apfelgroße Kaverne im linken Oberfeld. | Abb. 65. Zustand nach Einlegen einer Vorbereitungsplombe. | Abb. 66. Plombe entfernt und durch Obergeschoßplastik unter Resektion von 7 Rippen ersetzt. Kaverne nicht mehr sichtbar. |

trennt und die Rippe seitlich auf mindestens 4—6 cm gekürzt. Bei
großen Kavernen wird man auch die 3. Rippe seitlich vom Knorpelansatz etwas resezieren. Man nimmt womöglich die Knochenhaut mit
und entfernt außerdem zwischen Unterbindungen die Zwischenrippenmuskulatur zwischen 1. und 3. Rippe. Es entsteht auf diese
Weise ein großes Brustwandfenster, das der Plombe keinen Halt
bietet. Man kann deshalb die Plombe nicht stückweise einfüllen, sondern muß aus Paraffin eine einheitliche Plombe bilden, die man als
Ganzes einlegt. Sie muß so groß sein, daß sie unter den Stümpfen der
2. und 3. Rippe seitlich und der 3. Rippe vorn genügenden Halt findet.

Bei der späteren hinteren Thorakoplastik, die man im allgemeinen nicht vor 4 Wochen ausführen wird, reseziert man die Rippen in üblicher Weise von unten her. Bei der Freilegung der 2. Rippe wird man in der Regel das Plombenbett eröffnen. Man entfernt nun sofort den Fremdkörper von der hinteren Wunde aus. Wenn man das Paraffin mit großen scharfen Löffeln aufteilt, kommt man meist ziemlich leicht zum Ziel. Erst nachher vollendet man die Resektion; die oberen 3 Rippen werden seitlich selbstverständlich bis zu der früheren Durchtrennungsstelle weggenommen. Die große Wundhöhle wird in der üblichen Weise drainiert.

Abbildung 64 zeigt den Befund bei einer 29 jährigen Kranken. Die apfelgroße Kaverne verlangte von vornherein weitgehende Entknochung. Die tägliche Auswurfmenge betrug aber über 120 ccm. Unter diesen Umständen war die Aspirationsgefahr besonders groß. Sowohl einzeitiges Vorgehen als zweigeteilte Thorakoplastik erschienen gefährlich. Es wurde deshalb in einer ersten Sitzung von vorn nach Resektion der 1. und 2. Rippe einschließlich Rippenknorpel eine Plombe von etwa 230 ccm eingelegt (Abb. 65). Unter ihrer Einwirkung ging die Auswurfmenge auf 50 ccm zurück. Nach 4 Wochen wurde eine typische Obergeschoßplastik unter Resektion von 7 Rippen ausgeführt; die Plombe wurde dabei durch die hintere Wunde herausgenommen. Nach einem weiteren Monat betrug die Auswurfmenge noch 20 ccm. Abbildung 66 zeigt die gute Einengung; die Kaverne ist nicht mehr sichtbar.

c) **Komplikationen.**

Bei der Plombierung kann es zu Einreißen der Kaverne kommen. Dieser Zwischenfall ist bei sorgfältigem Vorgehen aber doch verhältnismäßig selten; wir haben ihn selbst bis jetzt glücklicherweise nie erlebt. Das unerwünschte Ereignis macht sich durch zischendes Entweichen oder Angesaugtwerden von Luft oder durch die Entleerung von Kaverneninhalt aus der Fistel bemerkbar. In Zweifelsfällen wird man durch Pressenlassen den Austritt von Luft absichtlich herbeiführen. Es versteht sich ohne weiteres, daß bei bestehender Lungenverletzung wegen der unvermeidlichen Infektion der Wundhöhle die Plombierung nicht ausgeführt werden darf. Um aber die durch die bereits erfolgte Pleurolyse herbeigeführte Einengung der Lunge nach Möglichkeit zu erhalten und zugleich die Gefahren der Infektion auszuschalten, wird man sich für ausgiebige Tamponade entscheiden. Es empfiehlt sich aber, die Bresche in der Brustwand am besten durch Kürzung mindestens einer weiteren Rippe zu vergrößern. Die Höhle wird fest mit Mullstreifen ausgestopft; an die tiefste Stelle legt man außerdem ein Gummirohr ein. Nach Abklingen der Infektion wird man später die extrapleurale Resthöhle beseitigen, indem man die Brustwand in ihrem Bereich weiter entknocht.

Während der Nachbehandlung nach Plombierung achtet man auf die Entstehung eines Ergusses in der Umgebung der Plombe. Trotz sorgfältiger Blutstillung durch Tamponade vor dem Einführen der Plombe wird später immer noch etwas Blut nachsickern. Hinzu-

kommt, daß die Plombe als Fremdkörper stets einen gewissen Reiz
auf das umgebende Gewebe ausüben wird, das mit entzündlicher Absonderung antwortet. Die ausgeschiedene Flüssigkeit ist zuerst gelblich
klar, in wechselndem Maße durch Blutbeimengung rötlich gefärbt und
wird allmählich leicht getrübt. Die Menge des Exsudates und
damit seine klinische Bedeutung sind in erster Linie von
der Größe der Plombe abhängig. Bei kleineren Plomben bis zu
250 ccm macht es sich klinisch kaum bemerkbar; bei größerer Plombierung ist es aber nicht belanglos. Man darf nicht zuwarten, bis die
Flüssigkeit unter dem Einfluß des in der Wundhöhle herrschenden
Innendruckes sich selbst einen Weg nach außen sucht und spontan an
der nachgiebigsten Stelle der Operationswunde durchbricht. Die
Fistelbildung würde sehr leicht zu einer Infektion des Wundbettes
Veranlassung geben und dadurch die aseptische Einheilung der Plombe
vereiteln. Man darf auch nicht übersehen, daß unter dem Druck des
größer werdenden Exsudates die Pleura weiter abgelöst werden kann,
als es im Interesse der darunterliegenden Krankheitsherde wünschenswert ist.

Bei allen Plomben muß man daher stets die mögliche Bildung eines
Ergusses im Auge behalten. Man darf aber nicht warten, bis Vorwölbung und stärkere Spannung im Operationsgebiet oder sogar
Nachweis von Fluktuation auf die Flüssigkeitsansammlung hinweisen.
Klagen über leichtes Druckgefühl von seiten des Kranken, Zunahme
der Dämpfung und namentlich nicht ganz geklärtes geringes Ansteigen
der Körperwärme sind warnende Zeichen. Den zuverlässigsten Aufschluß geben wiederholte Röntgenuntersuchungen. Wird die Verschattung größer, so hat die Menge der Flüssigkeit zugenommen. In
jedem verdächtigen Falle zögere man nicht mit Probepunktion.
Nach örtlicher Betäubung der Haut und der Weichteile in der Richtung
des beabsichtigten Stichkanals sticht man eine dicke Hohlnadel an
der Stelle ein, die etwa der unteren Begrenzung der Plombe bzw. der
Dämpfung entspricht. Da das Paraffin in der Flüssigkeit schwimmt,
darf man nicht zu hoch einstechen. Man entleert den Erguß möglichst
vollständig und wiederholt den kleinen Eingriff nach Bedarf die
nächsten Tage.

Ist die Absonderung mit starkem Fieberanstieg verbunden oder ist
der Erguß getrübt, so muß er auf alle Fälle bakteriologisch untersucht
werden, damit man nicht durch Infektion überrascht wird. Ist sie
eingetreten, so wird es wohl kaum gelingen, die Plombe zu erhalten.
Weisen stürmische Entzündungserscheinungen auf Kavernendurchbruch hin, so muß sofort die Plombe herausgenommen und die Wundhöhle in der oben geschilderten Weise tamponiert werden. Die Vorhersage ist sehr ernst.

Darf man aber nach den klinischen Zeichen und dem mikroskopischen Befund nur eine leichtere Wundinfektion annehmen ohne
unmittelbare Beziehungen zu den Lungenzerfallshöhlen, so kann man

versuchen, das Plombenbett durch Spülungen mit Pantosept und anderen antiseptischen Flüssigkeiten keimfrei zu machen. Man wird aber unter solchen Verhältnissen nur ausnahmsweise zum Ziele kommen. Früher oder später wird sich die Herausnahme des Fremdkörpers nicht umgehen lassen.

In der Einleitung zu diesem Abschnitt wurde bereits auf die Spätkomplikationen der Plombierung hingewiesen. Meist fangen die Kranken eines Tages an, etwas Paraffin in Form von feinen, nadelförmigen Stückchen auszuhusten. Unter Umständen werden sie dadurch kaum belästigt; wenn keine Zeichen ernsterer Infektion vorliegen, kann man zunächst abwarten. Es ist möglich, daß die Paraffinausscheidung wieder aufhört. Sind die Kranken in gutem Allgemeinzustand, so daß ihnen eine größere Operation zugemutet werden darf, so empfiehlt sich aber jetzt schon die Entfernung der Plombe, um schwerere Zwischenfälle zu verhüten. Bei unbefriedigendem Befinden warte man ab, da solche Operationen immer eine starke Belastung bedeuten.

Die Sachlage ändert sich aber, wenn quälender Hustenreiz oder Zeichen schwerer Infektion des Plombenbettes zu raschem Eingreifen zwingen. Man wird in örtlicher Betäubung eingehen. Da man das Plombenbett breit eröffnen muß, um den Fremdkörper herauszubringen, legt man sich den Brustkorb von einem paravertebralen Schnitt wie zur oberen Thorakoplastik frei. Man kürzt auf alle Fälle die Rippe, die die Höhle unten begrenzt. Vorteilhafterweise wird man bei schwerer Infektion auch noch eine oder zwei Rippen oberhalb resezieren und die Zwischenrippenmuskulatur wegnehmen, so daß man breiten Zugang zur Plombe gewinnt. Der Fremdkörper läßt sich meist mit kleinen Löffeln so teilen, daß er in einigen Stücken entfernt werden kann. Das Plombenbett wird in der oben geschilderten Weise breit tamponiert und drainiert. Auch hier wird man die vollständige Beseitigung der Höhle erst in einer späteren Sitzung vornehmen können.

Steht das Plombenbett aber nur an einer kleinen Stelle mit der Lunge in Verbindung und ist es noch nicht zu schwerer Infektion gekommen, so kann man in der gleichen Sitzung die Plombe herausnehmen und die extrapleurale Höhle beseitigen, indem man die Rippen, soweit sie ihre äußere Wand bilden, reseziert. Der Eingriff entspricht einer typischen Obergeschoßplastik. In der Regel wird man sich aber nach seiner Beendigung nicht mit einfacher Drainage begnügen und die Wunde daneben weitgehend durch Naht verschließen können, sondern man wird namentlich in der Umgebung der Lungenperforation etwas Mull einlegen und den Wundverschluß lockerer gestalten.

Nach jeder Lungenperforation wird eine Lungenfistel zurückbleiben. Sie wird sich in der Regel im Laufe der Zeit von selbst schließen, wenn sich die Wundhöhle durch Granulationsbildung allmählich verkleinert. Auch wenn sie ausnahmsweise bestehen bleiben sollte, wird sie den Träger kaum so stark belästigen, daß operative Beseitigung geboten ist; sollte sie notwendig werden, so wird man nach den auf S. 46 geschilderten Leitsätzen vorgehen.

d) Ergebnisse.

Die Ergebnisse der Plombierung sind naturgemäß ganz verschieden, je nachdem man die unmittelbaren Erfolge oder die Spätergebnisse ins Auge faßt. Bei sorgfältiger Technik ist die Frühsterblichkeit nicht groß. Wir haben in 11 Jahren bei 119 Plombierungen an 107 Kranken an eigentlichen Operationsfolgen nur 2 Kranke verloren.

Ein Kranker, der trotz Albuminurie operiert worden war, starb nach 10 Tagen an Urämie wegen schwerer Amyloidose. Eine Kranke, die bei Pneumothorax der Gegenseite hintere Plombierung gut vertragen hatte, starb 10 Tage nach vorderer Ergänzungsplombe an Herzschwäche; offenbar hatte der Fremdkörper die obere Hohlvene eingeengt. 4 Kranke erlagen in den ersten 3 Monaten nach dem Eingriff ihrer fortschreitenden Tuberkulose. Diese Todesfälle sind aber dem Verfahren selbst nicht zur Last zu legen, da es sich um ganz schwere Erkrankungen gehandelt hatte; die Kranken wären auch ohne Eingriff in absehbarer Zeit ihrem Leiden erlegen. Der Eingriff bildete einen letzten Versuch, um den ungünstigen Ausgang aufzuhalten.

Eine eigentliche Operationssterblichkeit von 1,7% ist sehr ermutigend, wenn man bedenkt, daß es sich bei unserer Anzeigestellung fast immer um Kranke gehandelt hat, denen man einen größeren Eingriff wie eine Thorakoplastik nicht zumuten wollte. 5mal wurde die Plombierung doppelseitig vorgenommen. 9mal war auf der Gegenseite ein künstlicher Pneumothorax, 1mal eine Obergeschoßplastik vorhanden. Von Spätkomplikationen ist uns 1 Kavernenperforation bekannt geworden. Es war wegen apfelgroßer Kaverne eine Plombierung vorgenommen worden, da ein anderer Eingriff gar nicht erwogen werden konnte. Der Kranke fing nach 7 Monaten an, Paraffin in Form kleiner Nadeln auszuspucken. Nach weiteren 4 Monaten verschlechterte sich das Befinden. Die Herausnahme der Plombe und operative Einengung der Höhle konnten den ungünstigen Ausgang nicht mehr aufhalten.

Sattler berichtete aus der Abteilung von Walzel in Wien über 125 Fälle von extrapleuraler Plombierung mit einer Frühsterblichkeit von 3,2 und einer Spätsterblichkeit zu Lasten des Eingriffs von 20%.

Wenn man bedenkt, daß Plombierungen in der Regel dort vorgenommen werden, wo man sich auch zu umschriebener Thorakoplastik nicht entschließen kann, d. h. mit anderen Worten, bei Kranken in zweifelhaftem Allgemeinzustand, so kann es nicht überraschen, daß die Spätergebnisse zu wünschen übriglassen. Abgesehen von den Zwischenfällen, die durch die Plombierung als solche bedingt sind, wird sehr oft der weitere Verlauf durch das unaufhaltsame Fortschreiten der tuberkulösen Erkrankung getrübt. Szelöczey, ein Mitarbeiter von Winternitz, teilte mit, daß die Früherfolge von 76% nach einer Beobachtungszeit von 3 Jahren auf 32% und nach weiteren Jahren unter 20% sanken.

2. Der extrapleurale Pneumothorax.

Wenn man bei verwachsenen Brustfellblättern die Pleura von der Innenseite des Brustkorbes ablöst, entsteht ein Hohlraum, der als solcher ohne besondere Nachhilfe nur kurze Zeit bestehen bleibt. In den ersten Tagen nach der Operation wird die Luft beim Husten zum Teil durch die Wunde in die Weichteile gepreßt, zum Teil verschwindet sie durch Resorption. Man muß sich darüber klar sein, daß die Verhältnisse sehr viel ungünstiger sind als auch bei einem umschriebenen intrapleuralen Pneumothorax. Hier handelt es sich um eine anatomisch genau begrenzte, mit einer serösen Haut ausgekleidete Höhle. Der extrapleurale Pneumothorax dagegen ist wenigstens in der ersten Zeit nichts anderes als eine Wundhöhle, die große Neigung zeigt, sich vom Rande her durch Vernarbungsvorgänge zu verkleinern. Erst allmählich bildet sich an seiner Innenfläche durch Bindegewebswucherung eine endothelartige Narbe. Es ist deshalb klar, daß man die Höhle nicht sich selbst überlassen darf, wie es Jessen bei seinen ersten Versuchen vor 25 Jahren getan hat, und wie es auch in den letzten Jahren von einigen Seiten wieder versucht worden ist. Namentlich in der ersten Zeit muß man durch häufige Luftnachfüllungen dafür sorgen, daß die Höhle sich nicht rasch verkleinert. Man wird sie auch von Anfang an größer anlegen, als es nach der Ausdehnung der Kaverne notwendig wäre, damit bei allmählicher Verkleinerung, die sich meist nicht ganz aufhalten läßt, die Kaverne nicht frühzeitig wieder ausgedehnt wird. Bei der Besprechung des intrapleuralen Pneumothorax wurde darauf hingewiesen, daß Kavernenheilung erst nach 2 und mehr Jahren erwartet werden darf. Die Kaverneneinengung sollte deshalb mindestens so lange durchgeführt werden können. Es liegen noch keine größeren Erfahrungen darüber vor, ob die Unterhaltung des extrapleuralen Pneumothorax während so langer Zeit regelmäßig möglich ist. Auch bei sorgfältigen Nachfüllungen wird sich langsames Kleinerwerden der Höhle nicht mit Sicherheit vermeiden lassen. Die Wiederausdehnung der Lunge kann verhindert werden, wenn man die Luft teilweise oder ganz durch Öl ersetzt, wenn man also an Stelle des extrapleuralen Pneumothorax den extrapleuralen Oleothorax, die sog. Ölplombe, setzt. Wir können uns aber aus theoretischen Überlegungen grundsätzlich mit diesem Vorgehen nicht befreunden. Das eingefüllte, nicht aufsaugbare Öl wird wohl die Wiederentfaltung der Lunge verhindern. Es wird aber einen gewissen Reiz auf das Wundbett ausüben, so daß es zu Exsudation kommt, die sich nicht genau überwachen läßt. Es ist durchaus möglich, daß die vermehrte Flüssigkeit einen

Druck auf die Umgebung ausübt, der schließlich zu Durchbruch durch die frisch vernarbte Wunde nach außen oder unter ungünstigen Verhältnissen sogar zum Einbruch in eine oberflächlich gelegene Kaverne führt.

Der extrapleurale Pneumothorax ist der Ölplombe vorzuziehen. Das elastische Luftkissen ist weniger gefährlich als der nicht zusammendrückbare Fremdkörper. Im Pneumothorax lassen sich regelmäßige Druckkontrollen leichter und zuverlässiger vornehmen als im flüssigen Öl; schädlicher Überdruck kann deshalb mit größerer Sicherheit vermieden werden. Wenn es irgendwie möglich ist, unterhalten wir den extrapleuralen Pneumothorax durch regelmäßige Luftnachfüllung. Wir füllen nur Öl ein, wenn die Höhle sich trotz der Lufteinblasungen rasch verkleinert. Wenn die Höhle unter der Einwirkung des Öles eine gewisse Starrheit gewonnen hat, empfiehlt es sich z. B., nach einigen Monaten das Öl wieder abzupunktieren und neuerdings durch Luft zu ersetzen.

a) **Anzeigestellung des extrapleuralen Pneumothorax.**

Der extrapleurale Pneumothorax ist angezeigt bei nicht allzu großen Frühkavernen, bei denen die Anlegung eines intrapleuralen Pneumothorax wegen Verwachsungen nicht möglich oder ungenügend wirksam war.

Bei Tertiärkavernen kommt er im allgemeinen nicht mehr in Frage, da sie nur zuverlässig ausheilen, wenn sie dauernd eingeengt bleiben. Bei ihnen versprechen nur Thorakoplastik oder Plombierung wirklichen Erfolg. Die Kavernen dürfen auch nicht allzu groß und namentlich nicht oberflächlich gelegen sein, da die Gefahr des Kavernendurchbruches nicht unterschätzt werden darf. Von oberflächlichen Höhlen aus kann die große Wunde schon durch einfache Durchwanderung infiziert werden.

Bei Frühkavernen kann man nach den Erfahrungen mit der gewöhnlichen Pneumothoraxbehandlung erwarten, daß sie durch genügend lange Ruhigstellung zuverlässig vernarben, und daß an ihrer Stelle das umgebende Lungengewebe sich ausgleichend erweitert. Man kann deshalb noch nach 2 bis 3 Jahren den extrapleuralen Pneumothorax wieder eingehen lassen. Wenn von vornherein wegen der Größe der Höhlenbildungen nach ihrer Vernarbung mit einer vollständigen Wiederausdehnung der Lunge nicht mehr gerechnet werden kann, hat die mühsame Behandlung mit dem auch nicht ungefährlichen extrapleuralen Pneumothorax keinen Sinn. Man wird je nach den Verhältnissen der Plombierung oder der Thorakoplastik den Vorzug geben.

Wie wir an Beispielen zeigen werden, haben auch diese Regeln wieder ihre Ausnahmen. Es kann Tertiärkavernen geben, bei denen eigentlich Plombierung angezeigt wäre, bei denen aber die Pneumolyse so leicht vor sich geht, daß man wegen der Gefahr des Abrutschens keine schwerere Plombe einzulegen wagt. Hier ist vorübergehender extrapleuraler Pneumothorax angezeigt mit der bestimmten Absicht, ihn durch Thorakoplastik zu ersetzen, sobald der Zustand der Lunge und das Allgemeinbefinden diesen größeren Eingriff erlauben. Ähnlich liegen die Verhältnisse, wenn bei einer großen oberflächlichen Kaverne aus besonderen Gründen die Thorakoplastik nicht in Frage kommt, Plombierung aber zu gefährlich erscheint. Die Durchbruchgefahr ist bei extrapleuraler Luftfüllung kleiner als nach dem Einlegen eines schweren, starren Fremdkörpers. Selbstverständlich kann aber auch hier der extrapleurale Pneumothorax nur als vorübergehende Maßnahme gedacht sein.

Der extrapleurale Pneumothorax kommt auch in Frage, wenn bei bestehendem intrapleuralem Pneumothorax die Lungenspitze durch breite Verwachsungen, die sich durch Thorakokaustik nicht lösen lassen, an der Brustwand angewachsen ist. Gelingt es, das Kavernengebiet extrapleural genügend abzulösen, so wird man den darunterliegenden intrapleuralen Pneumothorax eingehen lassen. Bei schwer beeinflußbaren Kavernen wird man beide Luftblasen durch entsprechende Nachfüllungen gesondert unterhalten oder durch Einschneiden der trennenden parietalen Pleura eine einheitliche Luftkammer bilden.

Die Rückwirkungen des operativen Eingriffes sind nach den bisherigen Erfahrungen verhältnismäßig klein, da nur eine Rippe gekürzt und die Atemtätigkeit nur wenig beeinflußt wird. Man braucht deshalb auch bei Erkrankung der anderen Seite nicht besonders ängstlich zu sein und kann den Eingriff gegebenenfalls auch doppelseitig vornehmen.

Wenn die Unterhaltung des extrapleuralen Pneumothorax Schwierigkeiten bereitet, kann er zu jeder Zeit durch entsprechend ausgedehnte Thorakoplastik ersetzt werden. Dieser Eingriff wird in der Regel gut vertragen, weil die Lungenoberfläche etwas starr geworden ist, und weil kein atmendes Lungengewebe mehr ausgeschaltet werden muß. Selbstverständlich muß während des Eingriffs die Luft aus der extrapleuralen Höhle abgesaugt werden.

b) Technik der Anlegung und Durchführung des extrapleuralen Pneumothorax.

Wir nehmen die Pneumolyse in gleicher Weise vor wie bei der Plombierung (s. S. 156). Wir sind bis jetzt mit dem waagrechten Hautschnitt (Abb. 22cc) immer ausgekommen. Da die Muskeln nur entsprechend ihrem Faserverlauf durchtrennt werden, ist die Schnittführung ohne Zweifel wesentlich schonender als der von Graf und Schmidt bevorzugte paraskapuläre Schnitt.

Der Eingriff läßt sich in örtlicher Betäubung durchführen. Da die Ablösung in der Regel weiter vorgenommen wird als bei der

Plombierung, unterbrechen wir hinten 7 Zwischenrippennerven und betäuben außerdem vorn nach der auf S. 116 geschilderten Technik die oberen 3 Nerven. Haut und Muskeln werden in der Richtung des Schnittes unterspritzt.

Der Zugang muß so groß gewählt werden, daß man aus der 3. Rippe 4—5 cm resezieren kann. Man sucht die Schicht in der bei der Plombierung beschriebenen Weise. Da es sich meist um frischere Erkrankungen ohne derbe Narben im Bereich des Rippenfelles handelt, gelingt es ohne Schwierigkeit, in den Spaltraum zwischen Fascia endothoracica und Pleura parietalis zu kommen. Hier läßt sich die Ablösung oft auffallend leicht und praktisch blutleer vollziehen. So weit der Zeigefinger reicht, wird er zur Ablösung benützt. Große Sorgfalt ist auf weitgehende Ablösung der Lungenspitze zu legen. Sie muß vollständig aus der Brustkorbkuppel ausgeschält werden. Neben der Wirbelsäule und mittelfellwärts sollte die

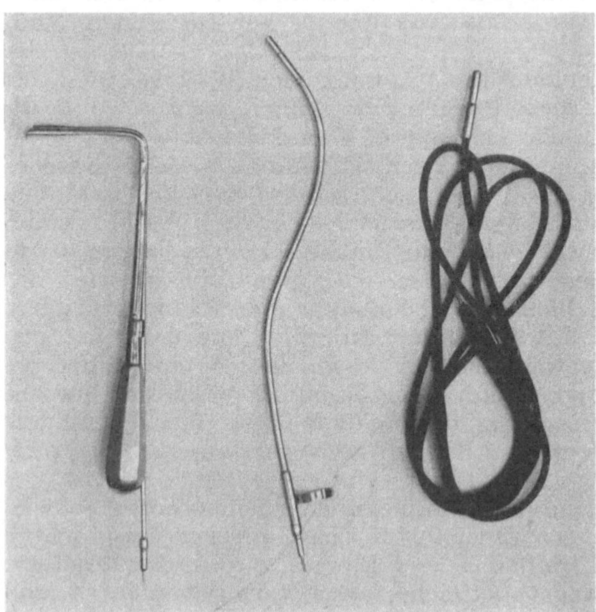

Abb. 67. Winkelhaken mit Leuchtvorrichtung. Biegsame Leuchtsonde. Auskochbares Anschlußkabel.

Lunge bis gegen die Lungenwurzel befreit werden.

Zur Ablösung vorn und seitlich genügt der Zeigefinger nicht. Wir benützen lange gerade und gebogene Stieltupfer. Die kleinen Tupfer werden mit Kochsalzlösung angefeuchtet, damit sie das Gewebe weniger verletzen. Namentlich oben im Bereich der großen Gefäße und vorn muß die Ablösung unter Kontrolle des Auges erfolgen. Die kleine Wundöffnung ist auch bei Verwendung eines Stirnspiegels nicht ausreichend, um dem Licht genügend Zutritt zu gestatten. Wir beleuchten die Höhle mit einem Winkelhaken, der an seinem Ende ein elektrisches Lämpchen trägt, oder mit einer biegsamen Leuchtsonde (Abb. 67). Die Subklaviagefäße sind immer leicht zu erkennen; namentlich die Arterie ist als gut bleistiftdicker pulsierender Strang nicht zu übersehen. Die Ablösung muß namentlich in der Gegend der zartwandigeren Vene sehr sorgfältig geschehen. Vorn müssen mindestens die erste und zweite Rippe bis zum Knorpel befreit werden. In der Nähe des Brustbeins wird die Vena mammaria als dunkler, von oben nach unten verlaufender Strang sichtbar, der ja nicht verletzt werden darf; es entsteht sonst schwer stillbare Blutung.

Namentlich seitlich ist die weißlich schimmernde Fascia endothoracica leicht zu erkennen und zeigt, daß man in der richtigen Schicht vorgeht. Hinten wird man die Lunge womöglich bis zur 7. Rippe ablösen. Auch seitlich wird man bis in die gleiche Tiefe vordringen. Bei richtiger Auswahl der Fälle wird sich die Ablösung meist ohne Schwierigkeit in diesem Ausmaß vornehmen lassen. Nur selten erscheinen im Operationsfeld kleine Stränge, bei denen nicht immer leicht zu entscheiden ist, ob sie Gefäße oder Nerven enthalten. Kann ein Gefäß nicht mit Sicherheit ausgeschlossen werden, so sollen sie erst nach doppelter Unterbindung durchtrennt werden. Mittels gerader Unterbindungsnadel und langer anatomischer Pinzette kann man auch in großer Tiefe mit einiger Geduld zuverlässige Knoten legen.

Wir verzichten wie Schmidt auf jede Drainage der Höhle. In der tiefsten Schicht werden die auseinandergedrängten Fasern des M. serratus posterior superior möglichst dicht vernäht. Auch die übrigen Muskeln werden sorgfältig durch Knopfnähte wieder aneinandergelegt.

Besondere Sorgfalt verlangt die Nachbehandlung. Der frische extrapleurale Pneumothorax verschwindet viel rascher, als man es nach den Erfahrungen mit dem intrapleuralen Pneumothorax erwarten würde. Einesteils wird die Luft in der großen frischen Wundhöhle rascher aufgesaugt, andernteils wird beim Husten trotz sorgfältiger Muskelnaht immer ein Teil der Luft in die umliegenden Gewebe ausgepreßt und kann als Hautemphysem in den Schlüsselbeingruben sich bemerkbar machen. Wenn es der Zustand der Lunge erlaubt, wird man vorteilhafterweise während der ersten Stunden den Hustenreiz nach Möglichkeit mit geeigneten Mitteln unterdrücken.

Ließ sich Husten nicht vermeiden, wird man den Kranken schon am Abend des Operationstages, auf alle Fälle aber am folgenden Tag hinter den Durchleuchtungsschirm stellen, um sich ein Bild über die Größe der Höhle zu machen. Man wird in der Regel eine Nachfüllung anschließen, die sich von der gewöhnlichen Pneumothoraxnachfüllung grundsätzlich nicht unterscheidet. Als Einstichstelle bevorzugen wir den ersten oder zweiten Zwischenrippenraum vorn etwas außerhalb der mittleren Schlüsselbeinlinie. Die Nachfüllung kann in Rückenlage des Kranken vorgenommen werden, ohne daß der Wundverband berührt wird. Vorbedingung ist natürlich, daß die Lunge vorn genügend abgelöst worden ist. Man weiß darüber Bescheid, wenn man die Ablösung unter Kontrolle des Auges vorgenommen hatte. Zur Sicherheit wird man aber auch noch bei der Durchleuchtung darauf achten, ob die Einstichstelle frei ist.

Wir vermeiden die Nachfüllung von hinten, um in der ersten Zeit nicht durch die frische Wunde punktieren zu müssen. Wir haben aber außerdem die Beobachtung gemacht, daß sich wegen der Rückenlage des Kranken die Lunge gerne zuerst hinten wieder anlegt. Bei hinterem Einstich ist deshalb die Gefahr größer, daß man gelegentlich die Lunge und im ungünstigen Fall sogar eine Kaverne ansticht, als beim vorderen Vorgehen.

Da die extrapleuralen Höhlen von Anfang an große Neigung zeigen, sich vom Rande her durch fortschreitende Verklebung der Wände zu verkleinern, wird man bei jeder Nachfüllung den Druck auf leicht positive Werte erhöhen. Mindestens in der ersten Woche wird man täglich den Druck nachprüfen und durch Nachfüllungen auf dem gewünschten Wert halten. Häufige Durchleuchtungen sind unbedingt notwendig. Von der zweiten Woche an kann man die Abstände langsam vergrößern. Eine allgemeine Regel läßt sich nicht aufstellen. Häufige kleine Nachfüllungen, die keine großen Druckschwankungen entstehen lassen, sind selteneren größeren Füllungen unbedingt vorzuziehen. Der kleiner gewordene extrapleurale Pneumothorax läßt sich nicht mehr durch Druckerhöhung wieder beliebig vergrößern.

Vom theoretischen Standpunkt aus muß der extrapleurale Pneumothorax so gut wie der intrapleurale 2 bis 3 Jahre unterhalten werden, um Kavernenheilung zu erreichen. Die Zeit wird erst zeigen, ob dieser Wunsch praktisch zu erfüllen ist. Nach unseren bisherigen Erfahrungen dürfte diese schulgerechte Durchführung der Behandlung wohl eher die Ausnahme bedeuten. Wenn man wegen der Ausdehnung der krankhaften Veränderungen in der Lunge und wegen einer gewissen Starrheit der Lungenoberfläche nicht mehr mit einer späteren vollständigen Entfaltung der Lunge rechnen kann, dürfte es sich empfehlen, den extrapleuralen Pneumothorax durch eine entsprechend bemessene obere Teilplastik zu ersetzen, sobald der Allgemeinzustand des Kranken es erlaubt.

Nach den bisherigen Erfahrungen muß man beim extrapleuralen Pneumothorax häufiger mit störenden Zwischenfällen rechnen als beim intrapleuralen Pneumothorax. Da man es mit einer großen Wundhöhle zu tun hat, ist gewisse Ergußbildung namentlich in der ersten Zeit nicht verwunderlich. Neben einer meist unbedeutenden Nachblutung kommt es aus den eröffneten Gewebsspalten zu seröser Absonderung. Die Ergüsse werden in der Regel mit der Zeit wieder von selbst aufgesaugt. Sie fördern aber die Verkleinerung der Höhle von unten her. Nehmen sie an Größe rasch zu und gehen sie mit Fiebersteigerung einher, so ist Probepunktion angezeigt. Infektionen

können durch Durchwanderung von der Lunge her zustande kommen.
Man wird sie durch Spülungen z. B. mit Pantoseptlösung zu bekämpfen
suchen.

Weisen schwere Mischinfektionen mit Anaerobier oder Drucksteigerung im Sinne des Spannungspneumothorax auf Kavernendurchbruch hin, so ist die Lage recht ernst. Hohes Fieber und starke
Beeinträchtigung des Allgemeinbefindens verlangen rasches Handeln.
Die Höhle muß wie ein Empyem an tiefster Stelle eröffnet werden.
Am besten wird man von der Achselhöhle aus eingehen, dort eine
Rippe resezieren und die Höhle breit drainieren. Wenn der Kranke
sich erholt hat, muß die große Höhle später durch extrapleurale Entknochung beseitigt werden.

Zeigt die Höhle starke Neigung, sich rasch zu verkleinern, so gelingt
es unter Umständen auch durch häufige Nachfüllungen nicht, sie in
genügender Größe zu erhalten. Unter solchen Bedingungen kann man
gezwungen sein, die Luft teilweise durch Öl zu ersetzen. Wir verwenden steriles Paraffinöl. Die jodhaltigen Öle scheinen unliebsame
Reizung zu bewirken. Man sollte womöglich über dem Öl eine Gasblase gewisser Größe zu erhalten suchen, die als Luftkissen gegen
unkontrollierbare Drucksteigerung schützt, und die zuverlässige
Druckmessungen erlaubt. Ist man ausnahmsweise gezwungen, den
ganzen Hohlraum mit Öl zu füllen, so bleibe man sich entsprechend
unseren einleitenden Ausführungen zu diesem Abschnitt immer bewußt, daß dieser Zustand nicht ungefährlich ist. Man lasse das Öl
drin, bis man damit rechnen kann, daß die Lungenoberfläche unter der
Einwirkung des Fremdkörpers eine gewisse Starrheit erreicht hat;
dies wird in 2 bis 3 Monaten der Fall sein. Nach dieser Zeit wird man
das Öl wenigstens teilweise durch Luft ersetzen und die Höhle nach
Möglichkeit als extrapleuralen Pneumothorax weiter unterhalten.

c) **Ergebnisse.**

Wir haben bis jetzt 19mal einen extrapleuralen Pneumothorax angelegt. Eine Kranke, bei der auf der anderen Seite seit über 2 Jahren
ein gewöhnlicher Pneumothorax bestand, starb 4 Wochen nach dem
Eingriff an Versagen des Herzens. Ein zweiter Kranker starb nach
einem halben Jahr an einer Verschlechterung seines Lungenleidens.
Es handelte sich auch hier um eine doppelseitige kavernöse Erkrankung. Der Tod ist nicht dem Verfahren zur Last zu legen.

Als Beispiele wirkungsvoller Behandlung dienen folgende Krankengeschichten:

1. Die 27jährige Kaffeeköchin M. Sch. war seit Monaten krank. Wegen fast nußgroßer Kaverne in der rechten Spitze wurde ein Pneumothoraxversuch gemacht,
der mißlang (Abb. 68). Da es sich um eine kleine, verhältnismäßig frische Kaverne
handelte, wurde am 31. Juli 1937 nach Resektion der 4. Rippe ein extrapleuraler
Pneumothorax angelegt. Die Ablösung gelang ohne Schwierigkeit. Abbildung 69
zeigt den Befund 6 Wochen nach der Operation. Es ist sehr eindrucksvoll zu sehen,

wie weit die Kaverne durch den Eingriff nach unten verlagert worden ist, ohne bis jetzt ganz zusammenzufallen. Die Kranke hat aber ihren bazillenhaltigen Auswurf verloren.

Da es sich um eine kleine Kaverne handelt, kann man nach ihrer Ausheilung mit vollständiger Wiederentfaltung der Lunge rechnen. Man wird deshalb bestrebt sein, den Pneumothorax mindestens zwei Jahre zu unterhalten. Nur wenn nach dieser Zeit die Wiederentfaltung der Lunge Schwierigkeiten machen sollte, würde man zur Be-

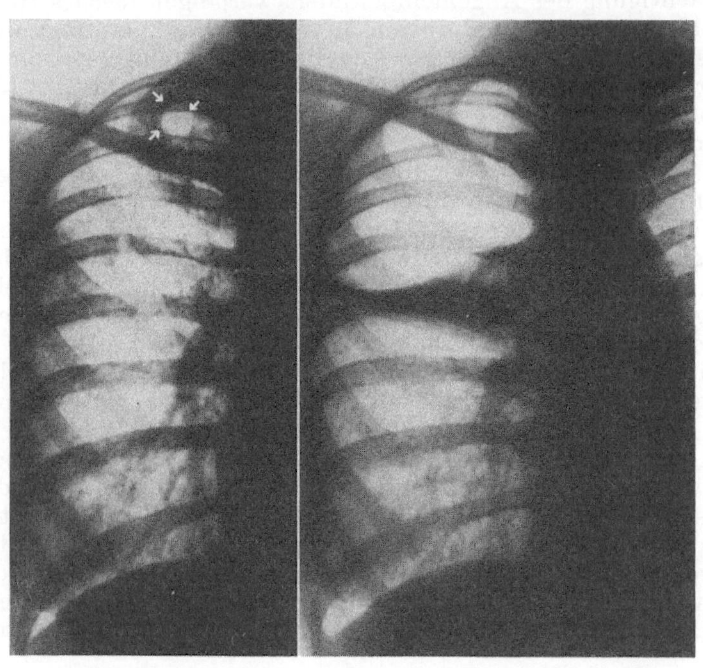

Abb. 68. Nußgroße Ka-
verne im rechten
Spitzenfeld
(Pfeile).

Abb. 69. Extrapleuraler Pneumothorax 6 Wochen nach der Anlegung. Die Spitzenkaverne ist bis
in die Höhe des 6. Zwischenrippen-
raumes nach unten verlagert; sie
ist abgeflacht noch zu erkennen.

seitigung der noch vorhandenen extrapleuralen Höhle eine entsprechend bemessene Thorakoplastik vorschlagen.

2. Bei der 32jährigen Frau A. M., die seit 2 Jahren krank war, fand sich in der linken Spitze eine kleinapfelgroße Kaverne (Abb. 70). In der rechten Spitze waren alte Narben vorhanden. Ein Pneumothoraxversuch war mißlungen. Da die Kranke an einer chronischen Albuminurie von 1—3⁰/₀₀ litt, wollte man ihr eine Thorakoplastik nicht zumuten. Die Größe der Kaverne und namentlich die oberflächliche Lage ließen Plombierung nicht geeignet erscheinen. Es wurde deshalb am 22. Februar 1937 ein extrapleuraler Pneumothorax angelegt. Abbildung 71 zeigt den Befund 5 Tage nach dem Eingriff. Die Lunge war hinten bis zur 8. Rippe abgelöst, die Kaverne etwas nach

unten getreten, aber neben der Wirbelsäule noch als breites Oval zu erkennen. Im unteren Teil der Höhle fand sich der übliche Erguß, der von selbst aufgesaugt wurde. Nach weiteren 3 Wochen (Abb. 72) war er nicht mehr vorhanden. Der große extrapleurale Pneumothorax war ganz trocken, die Kaverne ist zusammengefallen. Seit dieser Zeit hat die Kranke keine Bazillen mehr.

Wichtig ist aber die Feststellung, daß die Kranke seit Juni 1937 kein Eiweiß mehr ausscheidet. Es hat sich also offenbar um eine toxische Albuminurie gehandelt, die

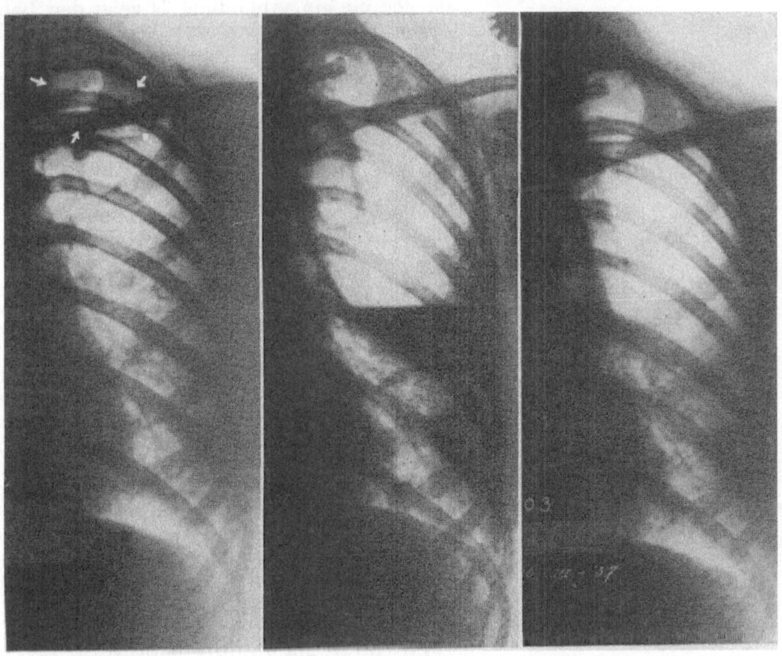

<table>
<tr><td>Abb. 70. Kleinapfel-
große Kaverne im lin-
ken Spitzenfeld
(Pfeile).</td><td>Abb. 71. Extrapleura-
ler Pneumothorax 5
Tage nach Anlegung.
Kaverne nach unten
verlagert, aber noch
nicht vollständig
eingeengt.</td><td>Abb. 72. Extrapleu-
raler Pneumothorax 3
Wochen später. Ka-
verne zusammen-
gefallen.</td></tr>
</table>

mit der Einengung der Kaverne verschwand. Damit haben sich die Zukunftsaussichten der Kranken ganz erheblich gebessert. Sie ist im Oktober 1937 bei bestem Allgemeinbefinden. Bei der Größe der Kaverne müßte bei der späteren vollständigen Wiederentfaltung der Lunge mit einer Reaktivierung gerechnet werden. Es wird sich deshalb empfehlen, gelegentlich durch eine Obergeschoßplastik für dauernde Einengung des Oberlappens zu sorgen. Man darf der Kranken diesen Eingriff jetzt unter den ganz erheblich gebesserten Verhältnissen zumuten, da schon lange bazillenhaltiger Auswurf und Eiweißausscheidung verschwunden sind.

3. Die 43jährige Hausfrau E. N. hatte früher einen Pneumothorax auf der linken Seite. Wegen rechtsseitiger Erkrankung war vor 2 Jahren rechts eine künstliche

Zwerchfellähmung vorgenommen worden. Es bestand jetzt noch im rechten Oberfeld ein ganzes System von Kavernen (Abb. 73). Die Kranke hatte 10 ccm Auswurf mit Bazillen. Obwohl Schrumpfungsneigung nachzuweisen war, wollte man wegen des vorgerückten Alters und der nicht einwandfreien linken Seite keine Thorakoplastik vorschlagen. Bei der am 24. April 1937 ausgeführten Operation ließ sich die Lunge verhältnismäßig leicht ablösen, so daß man nicht plombierte, sondern die Höhle als extrap'euralen Pneumothorax unterhalten wollte. Man hatte dann aber einige Schwie-

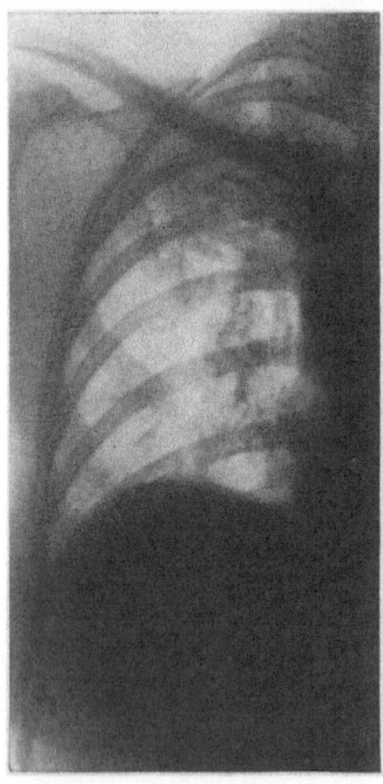

Abb. 73. Mehrere kleinere Kavernen im rechten Oberfeld.

rigkeiten sie nachzufüllen. Man spritzte deshalb bald Jodipin ein. Abbildung 74 zeigt den Befund 10 Tage nach der Operation. Das Kavernengebiet ist zusammengefallen. Die Höhle ist zum Teil mit Exsudat, zum Teil mit dem optisch dichteren Jodipin gefüllt. Die Schichtung der Flüssigkeiten weist darauf hin, daß es sich nicht mehr um eine einheitliche Höhle handelt, sondern daß sich zum Teil von der Wand her Verklebungen bilden. Wegen der ausgesprochenen Neigung sich zu verkleinern, wurde die Höhle ganz mit Öl gefüllt. Abbildung 75 zeigt den extrapleuralen Oleothorax fast 3 Monate nach dem Eingriff. Die Kranke ist seit Ende Juni negativ.

Die extrapleurale Pneumolyse mit anschließender Luft- und späterer Ölfüllung erwies sich also auch hier als sehr wirksam, indem sie die Bazillen in 2 Monaten zum Verschwinden brachte. Es geht der Kranken im Oktober 1937 sehr gut. Der Ölthorax stellt aber sicher keinen Idealzustand dar. Es wird sich auch hier empfehlen, der Kranken seine Beseitigung und Ersatz durch entsprechende Obergeschoßplastik vorzuschlagen. Die bisherige Beobachtung hat ja einwandfrei gezeigt, daß die Einengung als solche der Lunge zugemutet werden darf. Da die Kranke bazillenfrei geworden und sich im allgemeinen gekräftigt hat, darf man ihr den Eingriff eher zumuten als vor einem halben Jahr.

Die Beispiele zeigen, wie mannigfaltig die Anzeigestellung für den extrapleuralen Pneumothorax ist. Neben der Behandlung der Frühkaverne kommt ihm sicher eine besondere Bedeutung zu als vorübergehende Maßnahme zur Vorbereitung späterer thorakoplastischer Eingriffe in einem Zeitpunkt, in dem aus gewissen Gründen diese größeren Operationen noch nicht möglich sind. Wenn er nur eine beschränkte Zeit unterhalten werden muß, sind auch die Gefahren, die ihm sonst ohne Zweifel in höherem Maße anhaften als dem gewöhnlichen Pneumothorax, weniger ernst zu nehmen. Durch die neuen Kombinationsmöglichkeiten bedeutet der extrapleurale Pneumothorax eine ganz wesentliche Bereicherung der operativen Behandlung der Lungentuberkulose, so daß er wohl nicht mehr so rasch von der Bildfläche verschwinden wird, wie bei seinem ersten Auftauchen vor 25 Jahren.

E. Die Kaverneneröffnung.

Die Kaverneneröffnung ist das älteste Verfahren operativer Tuberkulosebehandlung, das schon im 18. Jahrhundert geübt worden ist.
Es ist in größerem Ausmaß namentlich von Tuffier angewendet
worden; wegen zahlreicher Mißerfolge wurde es immer wieder aufge-

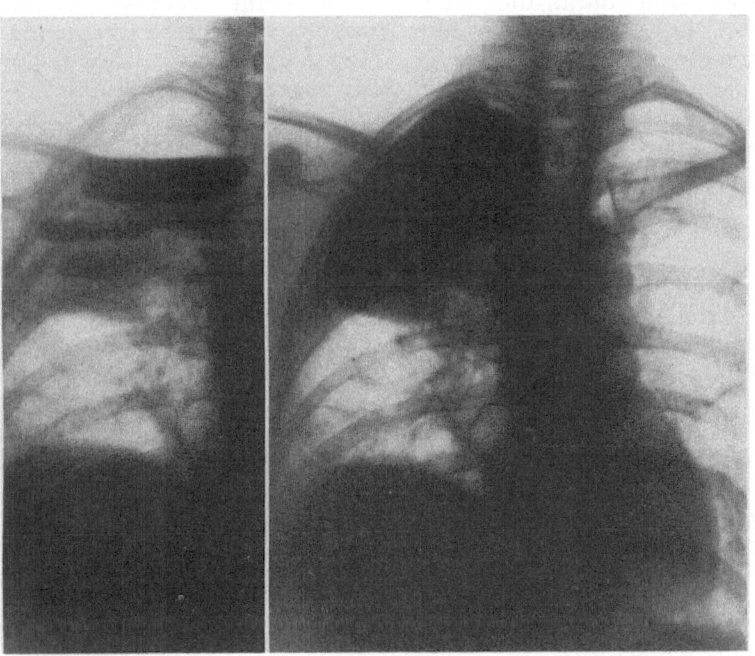

Abb. 74. Extrapleu-
raler Pneumo - Oleo-
thorax 10 Tage nach
der Anlegung.

Abb. 75. Die ganze extrapleurale Höhle
2 Monate später mit Öl ausgefüllt.

geben. Quincke hatte schon 1896 klar erkannt, daß die Kavernen
erst dann narbig ausheilen, wenn durch genügende Abtragung der
bedeckenden Rippen von vornherein dafür gesorgt wird, daß unter
dem Einfluß der Heilungsvorgänge eine örtliche Einziehung der Brustwand zustande kommen kann. Unter Beachtung dieser wichtigen
allgemein-pathologischen Tatsache wird man auch heute noch für
bestimmte Erkrankungen die Kaverneneröffnung rechtfertigen können.
Sie darf nur vorgenommen werden, wenn die Lunge bereits durch
thorakoplastische Eingriffe eingeengt ist.

a) **Anzeigestellung.**

Die Kaverneneröffnung ist angezeigt bei großen, wandständigen Höhlenbildungen, die durch die vorausgeschickte extrapleurale Thorakoplastik nicht in befriedigender Weise verkleinert werden konnten. Sie kommt namentlich in Frage bei großen Auswurfmengen, bei denen die Beschaffenheit des Sputums auf Mischinfektion hinweist. Die Verhältnisse sind dann die gleichen wie beim chronischen Lungenabszeß. Die Erfahrung lehrt immer wieder, daß ältere Lungenabszesse durch einfache Einengungsbehandlung nicht geheilt werden können. Man kann Erfolg erst erwarten, wenn man die Höhle durch Pneumotomie eröffnet. Es gibt alte tuberkulöse Kavernen, die sich offenbar wegen der vorhandenen Mischinfektion ganz gleich verhalten. Hier gibt einzig die Kaverneneröffnung Aussicht auf wirkliche Heilung.

In seltenen Fällen sieht man Kavernen, die sich auch mit eingreifendster Entknochung nicht einengen lassen. Es kann offenbar im Drainagebronchus zu Abknickung kommen, so daß er wie ein Ventil die Luft nicht aus der Kaverne entweichen, wohl aber vom Bronchus in die Höhle austreten läßt. Die Kaverne wird durch diesen außergewöhnlichen Mechanismus wie ein kleiner Spannungspneumothorax aufgebläht.

Die Erfahrung hat gezeigt, daß es sich um ganz seltene Vorkommnisse handelt. Sie haben aber doch gewisse praktischeBedeutung, da hier einzig die Eröffnung der Kaverne Aussicht auf Erfolg bietet. Man wird sie immer erst dann in Erwägung ziehen, wenn es durch weitgehende Entknochung der Brustwand in Verbindung mit Pneumolyse und unter Umständen mit Plombierung nicht gelungen ist, zum Ziele zu kommen.

b) **Technik der Kaverneneröffnung.**

Die Kaverneneröffnung unterscheidet sich grundsätzlich nicht von der Eröffnung eines Lungenabszesses. Die Verhältnisse sind nur insofern etwas anders, als der Brustkorb in der Regel bereits ausgedehnt entknocht ist und man nicht mehr mit freiem Brustfellspalt rechnen muß. Wir empfehlen aber trotzdem zweizeitiges Vorgehen. Wird einzeitig operiert, so kann die plötzliche Überschwemmung des Operationsgebietes durch den infektiösen Kaverneninhalt bedrohliche Fiebersteigerung bewirken. Wird die Lunge aber in der ersten Sitzung nur freigelegt und die Wunde durch Tamponade offen gehalten, so schützt der dadurch hervorgerufene Granulationswall bei der späteren Eröffnung vor unliebsamer Wundinfektion.

Vorbedingung für die Kaverneneröffnung ist natürlich auch hier genaue Lagebestimmung. Den besten Einblick in Lage und Ausdehnung der Höhle und ihre Beziehungen zu den umgebenden Rippenstümpfen oder -regeneraten geben stereoskopische Aufnahmen.

Je oberflächlicher die Kaverne liegt und je weniger Lungengewebe durchtrennt werden muß, um so leichter und ungefährlicher ist der Eingriff. Müssen dickere Lungenschichten durchtrennt werden, so nimmt naturgemäß auch hier die Gefahr der Luftembolie und der Nachblutung zu. Man wird die Stelle suchen, an der die Kaverne der Brustwand am nächsten liegt.

An uns für sich ist es wünschenswert, daß die Höhle an tiefster Stelle eröffnet und drainiert wird. Wegen des besseren Abflusses sollte man dem Zugang von hinten den Vorzug geben. Bei hochgelegenen Kavernen muß man sich dabei aber durch dicke Muskelschichten Zugang verschaffen. Das Schulterblatt kann das Offenhalten der Wunde erschweren. Aus solchen Gründen haben wir mehrfach die Eröffnung von vorn vorgenommen, obwohl man dabei etwas ungünstigere Abflußbedingungen mit in Kauf nehmen muß.

In der ersten Sitzung wird in örtlicher Betäubung das Brustfell in genügender Ausdehnung freigelegt. Man geht dabei wie bei einer Ergänzungs- bzw. Korrekturoperation vor. Man entfernt die Rippen oder ihre Regenerate mit der Knochenhaut und nimmt auch die Zwischenrippenmuskulatur weg, damit das Rippenfell etwa in der Ausdehnung eines Kinderhandtellers freiliegt. Die Wunde wird mit Vioformgaze ausgelegt und genügend weit offen gehalten, damit man beim zweiten Eingriff, der nach 8—10 Tagen angeschlossen wird, ohne Schwierigkeit wieder an das Rippenfell herankommt. Ist die Wunde breit offen, so ist bei dieser zweiten Operation oft keine Schmerzbetäubung notwendig, da zwei oder drei Zwischenrippennerven bei der Entfernung der Zwischenrippenmuskulatur auch durchtrennt worden sind. Das Rippenfell ist dadurch unempfindlich geworden.

Läßt sich die Höhle in der Lunge von außen durchfühlen, so wird sie mit dem elektrischen Messer ohne weiteres eröffnet. Liegt sie tiefer, so kann ihre Lage zuerst durch Punktion festgestellt werden. Man benützt dann in der auf S. 38 geschilderten Weise die Hohlnadel als Elektrode, um den Stichkanal mit Diathermie zu erweitern. Auf alle Fälle muß man bestrebt sein, womöglich mit der Schlinge eine genügend große Öffnung in die Kavernenwand zu machen, damit sie vollständig überblickt werden kann. Finden sich in ihrem Innern pulsierende Stränge, die Gefäße enthalten, und die Veranlassung zu Nachblutungen geben können, so werden sie am besten nach doppelter Unterbindung durchtrennt.

Die Höhle wird mit angefeuchteter Gaze sorgfältig ausgetupft und dann mit feuchten Streifen ausgelegt. Wenn man keine Drucknekrose befürchten muß, wird man zweckmäßigerweise auch ein dickes Gummirohr einlegen, um die Wunde möglichst weit offen zu halten. In den ersten Tagen werden nur die äußeren Schichten des Verbandes gewechselt, die Streifen bleiben etwa eine Woche unberührt und werden dann allmählich erneuert.

Man muß sich darüber klar sein, daß die Wunde meist nicht nur
Wochen, sondern viele Monate offen gehalten werden muß. Die Kaverne muß sich reinigen und langsam schrumpfen. Es bleibt aber wohl
immer eine kleine Höhle zurück, in die je nach der Lage und Größe der
Kaverne ein oder mehrere Bronchen einmünden. Da die äußere Wunde
aber sich durch Sekundärheilung ebenfalls stark verkleinert, so bildet
sich schließlich ein Fistelgang, der infolge des Austrittes von schleimigem Sekret und von Luft als Lungenfistel bestehen bleibt. Die

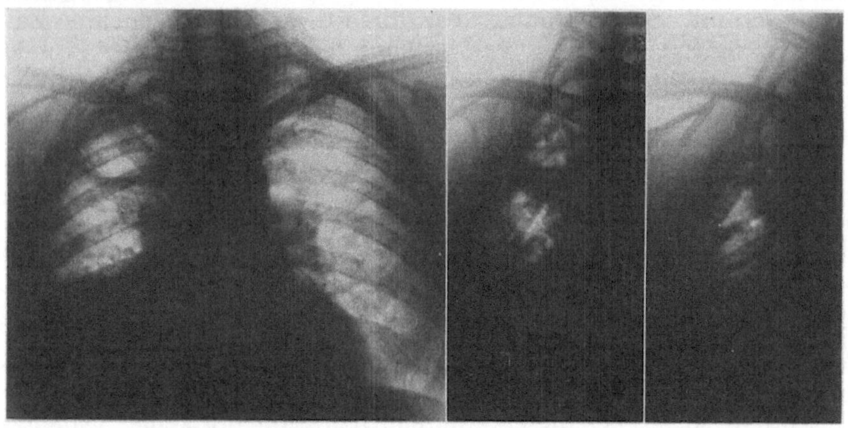

Abb. 76. Große Kaverne rechts oben durch   Abb. 77. Eigroße   Abb. 78. Kaverne
künstliche Zwerchfellähmung und Apiko-   Restkaverne nach   nach Eröffnung
lyse kaum beeinflußt.   vorderer u. hinterer   nicht mehr sicht-
                                          Entknochung.   bar.

Kranken werden dadurch in der Regel nicht nennenswert belästigt;
der kleine Schutzverband, den sie darüber tragen müssen, bedeutet
nur eine geringe Unbequemlichkeit. Operativer Fistelverschluß entsprechend den auf S. 46 ausgeführten Vorschlägen darf erst erwogen
werden, wenn die Bazillen seit vielen Monaten aus dem Auswurf verschwunden sind und der Auswurf ganz zurückgegangen ist oder nur
noch aus wenig Schleim besteht. Nach den günstigen Erfahrungen
von Nissen darf man namentlich von der gestielten Muskelüberpflanzung Erfolg erwarten.

Folgende Krankengeschichte zeigt, daß die Kaverneneröffnung bei
ganz hartnäckigen Kavernen das letzte Mittel darstellt, um die
Kranken von ihrem bazillenhaltigen Auswurf zu befreien.

Bei dem 33jährigen Kaufmann D. K. war 1934 wegen einer sehr großen Kaverne
im rechten Oberfeld auswärts eine Phrenikusexairese und eine extrapleurale Apikolyse
ohne Füllung des dadurch entstandenen Hohlraumes vorgenommen worden. Die Auswurfmenge wurde nur vorübergehend günstig beeinflußt. Ein halbes Jahr später
kam er zur weiteren operativen Behandlung ins Kantonsspital St. Gallen. Die über

apfelgroße Kaverne (Abb. 76) wurde am 4. September durch eine vordere Resektion der oberen 3 Rippen unter Wegnahme der Rippenknorpel, am 18. September 1934 durch hintere Resektion von 7 Rippen eingeengt. Trotz dieser weitgehenden Entknochung des Obergeschosses und anschließender Heilstättenkur schrumpfte die Kaverne nicht in befriedigender Weise. Vorübergehende Fiebersteigerungen wiesen auf Auswurfverhaltung hin. Die tägliche Auswurfmenge betrug 60 ccm. Die Kaverne war immer noch etwa eigroß (Abb. 77). Am 5. November 1935 wurden durch eine hintere Korrekturoperation die neugebildeten Rippen noch einmal nach Möglichkeit entfernt. Am 27. November 1935 ging man von einem waagrechten Schnitt in der Höhe des Ludwigschen Winkels noch einmal von vorn ein, entfernte die Regenerate der 2. und 3. Rippe und tamponierte die Wunde. Am 3. Dezember 1935 wurden die Mullstreifen entfernt. Mit dem elektrischen Messer wurde die verdickte Brustfellschwarte zum Teil abgetragen. Die hochgelegene Kaverne wurde punktiert und dann entlang der Hohlnadel mit Diathermie breit eröffnet und drainiert. In kurzer Zeit ging der Auswurf auf wenig Kubikzentimeter zurück. Bazillen konnten bald nicht mehr nachgewiesen werden. Die Kaverne verkleinerte sich sehr rasch, so daß sie im

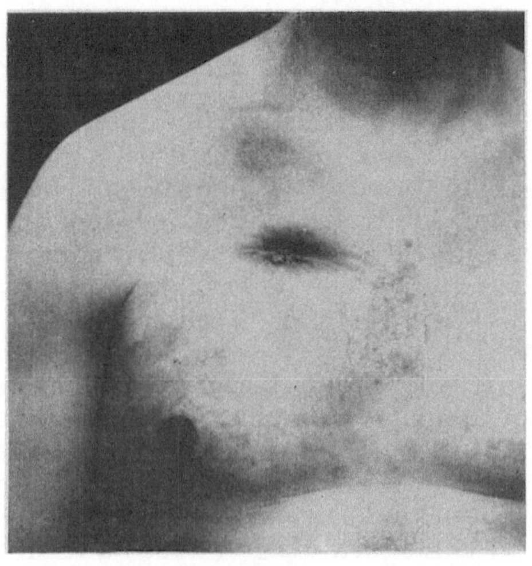

Abb. 79. Lichtbild der Kavernenfistel.

Röntgenbild nicht mehr sichtbar war (Abb. 78). Der Kranke erholte sich allgemein in eindrucksvoller Weise. Das Lichtbild vom 4. Mai 1936 zeigt die kleine Kavernenfistel (Abb. 79), die mit einem kleinen Gummirohr offen gehalten wird, und die den Kranken kaum belästigt. Nach dem ganzen Verlauf dürfte es sich empfehlen, vorerst nicht an einen Fistelverschluß zu denken. Das Ziel, den Kranken von seinem bazillenhaltigen Auswurf zu befreien, ist erreicht.

12*

V. Lungengeschwülste.

Unsere Kenntnisse über die Lungengeschwülste sind in den letzten Jahren sehr gefördert worden. Die Röntgendurchleuchtung der Brustorgane wird in immer zunehmendem Maße zur Ergänzung der Allgemeinuntersuchung namentlich in Krankenhäusern herangezogen. Auch die Reihendurchleuchtungen von Schülern, Studenten, Rekruten und in den Tuberkulosefürsorgestellen lassen gar nicht so selten als Nebenbefund Geschwulstbildungen in der Lunge erkennen, die früher unerkannt geblieben wären, solange sie keine Erscheinungen machen. Man muß sich aber darüber klar sein, daß die Röntgenuntersuchung allein keineswegs immer eindeutige Diagnose erlaubt. Die Unterscheidung einer gutartigen von einer bösartigen Geschwulst, eines zerfallenden Krebses von einem chronischen Lungenabszeß oder einer Echinokokkusblase von einer angeborenen Zyste ist im Röntgenbild oft unmöglich. Es gibt aber Fälle, in denen sichere Diagnose unbedingt notwendig ist. Findet man z. B. eine Geschwulst, die nach Lage und Größe noch operativ entfernt werden könnte, so muß man wissen, ob sie gut- oder bösartig ist, damit man sie beseitigen kann, bevor sie inoperabel geworden ist. Wenn die klinische Untersuchung keine einwandfreie Klärung erlaubt, so zögere man nicht, die Thorakotomie zur Probeexzision vorzunehmen. Unter dem Schutze des Druckdifferenzverfahrens ist der Eingriff als solcher wenig gefährlich.

A. Gutartige Geschwülste.

Die gutartigen Geschwülste gewinnen in der Regel erst klinische Bedeutung, wenn sie durch ihre Größe rein mechanisch Störungen hervorrufen.

In den letzten Jahren hat sich das Interesse vor allem den angeborenen Zysten zugewendet. Die Dermoidzysten mit ihrem kennzeichnenden Inhalt gehen meist vom vorderen Mittelfellraum aus und gehören deshalb eigentlich nicht zu den Lungengeschwülsten. Sie gewinnen aber sehr oft enge Beziehungen zu den Lungen, indem sie in die Bronchen einbrechen oder die Luftwege durch ihre Größe so einengen, daß es zu sekundären Bronchialerweiterungen kommt.

Abbildung 80 zeigt bei einer 53jährigen Frau eine solche Dermoidzyste, die in die linke Lunge eingebrochen war und dort zu umschriebener Abszeßbildung geführt hatte. Der Auswurf enthielt zeitweise breiige Massen mit Haaren. Quälender Hustenreiz verlangte operatives Vorgehen. Nach Entfernung der Geschwulst schloß sich die nußgroße Eiterhöhle in der Lunge nach kurzer Zeit.

Lungenzysten

Die eigentlichen Lungenzysten kommen nach Krampf als Lungenmißbildung wahrscheinlich dadurch zustande, daß in frühembryonaler Zeit bei der Aussprossung des Luftröhrenastes sich terminale Teile aus unklarer Ursache abschnüren und in der Folgezeit zu Blindsäcken entwickeln. Die sehr seltenen intrapleuralen Zysten, die mit Magenschleimhaut ausgekleidet sind, wie die Beobachtung Sauerbruchs, müssen auf Abschnürungen des Magens oder der Speiseröhre zurückgeführt werden. Die Lungenzysten, die meist mit zylindrischem Flimmerepithel, seltener mit kubischen Zellen ausgekleidet sind, können Luft oder Flüssigkeit enthalten. Die Zysten können vereinzelt vorkommen; man spricht von solitären Lungenzysten. Sie können aber auch in der Mehrzahl auftreten, wie eigene Erfahrungen zeigen. Kaufmann gebraucht für große Zysten die Bezeichnung Sacklunge. Es gibt wohl alle Übergänge bis zu der

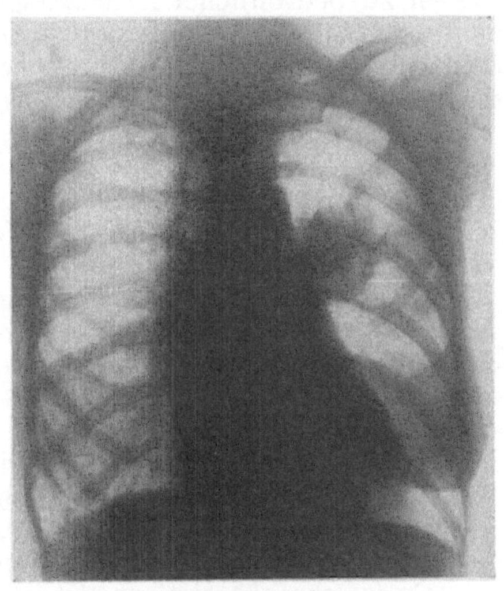

Abb. 80. Dermoidzyste des vorderen Mittelfellraumes mit Einbruch in linke Lunge und Abszeßbildung.

sog. Zysten- oder Wabenlunge, bei der unter Umständen die ganze Lunge aus Zysten zusammengesetzt ist.

Die zystischen Veränderungen der Lunge gewinnen sehr oft klinisch erst Bedeutung, wenn sie durch ihre Größe die Atemoberfläche erheblich einengen, oder wenn sie sekundär infiziert werden. Namentlich lufthaltige Zysten können aber ganz bedeutende Größe erreichen, bis sie sich durch Kurzatmigkeit oder gewisse Beeinträchtigung des Allgemeinbefindens bemerkbar machen. Im Röntgenbild erinnert die vereinzelte große lufthaltige Zyste an umschriebenen Pneumothorax oder an tuberkulöse Riesenkaverne. Die klinische Untersuchung wird sie unterscheiden lassen. Es kann offenbar durch Ventilbildung gegenüber dem Bronchus gelegentlich zu erheblichem Überdruck kommen, so daß die Zyste die übrige Lunge immer mehr verdrängt. Es sind verschiedene Fälle beschrieben, bei denen man schließlich durch Punktion Druckentlastung herbeiführen mußte. Man wird in ähnlicher Weise vorgehen wie beim Spannungspneumothorax (s. S. 252).

Bei der eigentlichen Zysten- oder Wabenlunge, bei der eine ganze Lunge in mehr oder weniger große lufthaltige Hohlräume umgewandelt sein kann, wird chirurgische Hilfe in der Regel nicht in Frage kommen. Auch hier kann man aber zu druckentlastender Punktion gedrängt werden, wenn es durch Ventilverschluß in einzelnen Zysten zu bedrohlicher Drucksteigerung kommt. Die Zysten der Wabenlunge können aber auch infiziert werden. Es kommt dann zu einem Zustand, der sich von angeborener Bronchektasie kaum mehr unterscheiden läßt. Man kann höchstens sagen, daß die eiterhaltigen Hohlräume noch größer sind. Auch die Behandlung muß die gleiche sein wie bei Bronchektasie. Die besten Erfolge wird man erreichen, wenn man die ganzen veränderten Lungenabschnitte reseziert. Ist das Allgemeinbefinden durch schwere Infektion aber zu sehr geschädigt, so wird man sich mit Eröffnung der Höhlen begnügen müssen.

Klinisch von größerer Bedeutung sind die wenigstens ursprünglich mit Flüssigkeit gefüllten, vereinzelten oder höchstens in geringer Zahl nebeneinander vorkommenden Lungenzysten. An und für sich stellt die nicht perforierte, geschlossene Bronchuszyste eine gutartige Erkrankung dar. Sie kann sicher viele Jahre bestehen, ohne daß ihr Träger überhaupt etwas davon merkt. Die Sachlage ändert sich erst, wenn die Zyste allmählich so groß geworden ist, daß sie rein mechanisch durch ihre Größe Beschwerden verursacht, oder wenn sie in die Luftwege eingebrochen und sekundär infiziert worden ist. Ganz charakteristisch ist die Angabe in der Vorgeschichte, daß Husten und Auswurf ganz unvermittelt aufgetreten sind, ohne daß eine entzündliche Lungenerkrankung vorausgegangen ist. Auch mehr oder weniger starke Lungenblutung kann den Durchbruch der Zyste anzeigen. Meist kommt es zu langwieriger Sekundärinfektion mit eitrigem, zum Teil auch übelriechendem Auswurf, der zeitweise Blutbeimischung aufweist.

Abbildung 81 stammt von einem 15jährigen Jungen A. F., der seit seinem 4. Lebensjahr Beschwerden von seiten der Lunge hatte. Zuerst bestand nur gewisse Kurzatmigkeit; später trat zeitweise Fieber auf. Mehrfach wurden Brustfellentzündungen festgestellt. Einige Monate vor Beginn der chirurgischen Behandlung trat plötzlich reichlich eitriger Auswurf auf, der sehr übel roch. Die Röntgenaufnahme zeigte eine apfelgroße, teilweise entleerte Zyste im rechten Lungenfeld.

Abbildung 82 zeigt den Befund bei einem 29jährigen Mann E. B., den wir 1932 konsultativ untersucht haben. Er hatte im 14. Lebensjahr plötzlich aus bester Gesundheit heraus einen „Blutsturz". Seither habe er immer etwas Husten und Auswurf gehabt, der zeitweise übelriechend war. Die Lungenblutungen wiederholten sich mehrfach.

Das Bild zeigt im rechten Unterfeld eine über fünfmarkstückgroße, kreisrunde Verschattung. Daneben kann man einen ebenso großen Ringschatten erkennen, der sich mit dem ersten Schatten teilweise deckt. Obwohl die wiederholten Lungenblutungen und der anhaltende Auswurf ohne Zweifel eine Anzeige zu operativer Behandlung bildeten, konnte sich der Kranke erst 6 Jahre später dazu entschließen. In der eröffneten Zyste fand sich ein kugeliges weiches Gebilde aus braunen Massen, die bei der mikroskopischen Untersuchung aus einem Geflecht von Schimmelpilzfäden bestanden.

Große, etwas wandständig gelegene Lungenzysten, die vereiterten, wurden mehrfach irrtümlicherweise als Empyeme eröffnet.

Solange die Zysten geschlossen sind, ist die Diagnose nicht immer leicht.

Abbildung 83 stellt eine kindskopfgroße Zyste im rechten Lungenfeld dar. Sie stammt von einer 15 jährigen Kranken, die ganz unvermittelt zu husten angefangen hatte. Bei späteren Untersuchungen war die Zyste teilweise entleert.

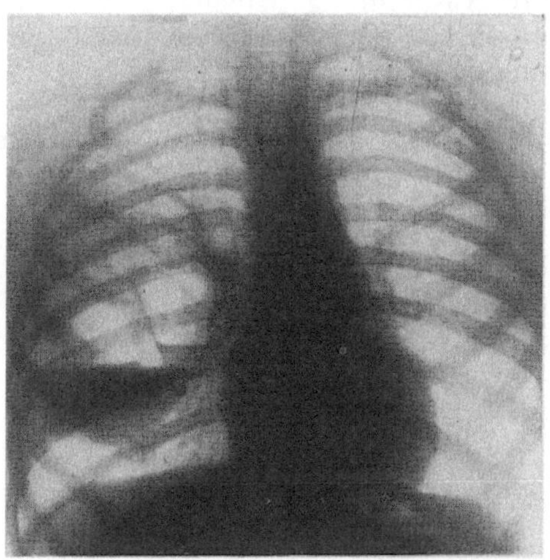

Abb. 81. Große infizierte solitäre Lungenzyste.

Es wurde oben schon darauf hingewiesen, daß der kreisrunde Schatten im Röntgenbild ebenso gut einer Echinokokkusblase entsprechen kann. Man wird Blutuntersuchung auf Eosinophilie, Komplementbindungsreaktion nach Ghedini-Weinberg und Intrakutanreaktion nach Casoni heranziehen, muß sich aber bewußt sein, daß sie auch beim Blasenwurm nicht immer positiv ausfallen. Auch solide Geschwülste können runde Schatten hervorrufen; wir verweisen auf das Myxofibrom der Abb. 84 und den Parenchymkrebs der Abb. 91 auf S. 191. Die Lungenzysten liegen im allgemeinen in den mittleren Teilen des Lungenfeldes. Sie können auf beiden Seiten vorkommen.

Die Anzeige zu operativer Behandlung kann schwierig sein, solange die Zyste

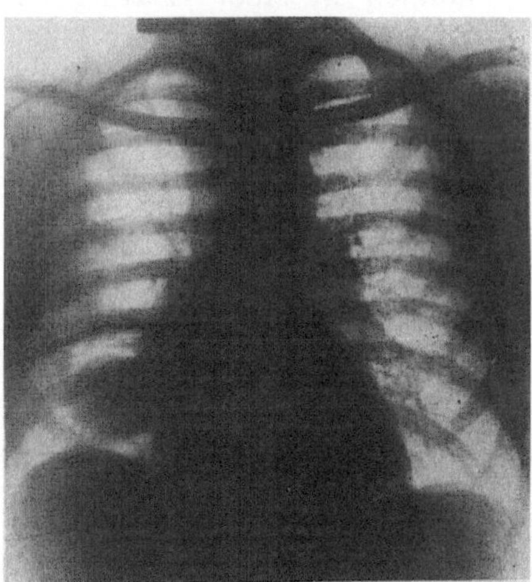

Abb. 82. Zyste im rechten Unterfeld, in der sich infolge jahrzehntelanger Mischinfektion ein kugeliges Gebilde aus einem Geflecht von Schimmelpilzfäden gebildet hatte.

sicher geschlossen ist. Es wurde oben schon betont, daß es sich um eine gutartige Erkrankung handelt, die unter Umständen jahrelang ihre Ausdehnung beibehält. Wenn die runde Geschwulst nach Lage und Form einer Zyste entspricht und nicht die geringsten Erscheinungen macht, ist man wohl berechtigt zuzuwarten, sofern man die Möglichkeit hat, den Kranken regelmäßig in entsprechenden Abständen vor dem Röntgenschirm zu kontrollieren. Wird die Zyste größer, so hat längeres Warten keinen Sinn. Da man bei älteren Kranken bei jeder Lungengeschwulst auch an eine bösartige Neubildung denken muß, zögere man nicht mit der Probefreilegung. Weisen aber Fieber auf Infektion und mehr oder weniger unvermittelt aufgetretener Auswurf auf Durchbruch in die Luftwege hin, so ist unbedingt chirurgisches Vorgehen anzuraten.

Die operative Behandlung der Lungenzysten ist im allgemeinen nicht besonders schwierig. Nicht infizierte Zysten können in einer Sitzung exstirpiert werden. Nach eigener ungünstiger Erfahrung warnen wir aber vor diesem Vorgehen. Eine Kranke starb nach gelungener Ausschälung der kindskopfgroßen Zyste (Abb. 83) nach einem halben Tag an Luftembolie. Sultan und Dax haben Kranke nach Eröffnung der Zysten bei freiem Brustfell an Empyem verloren.

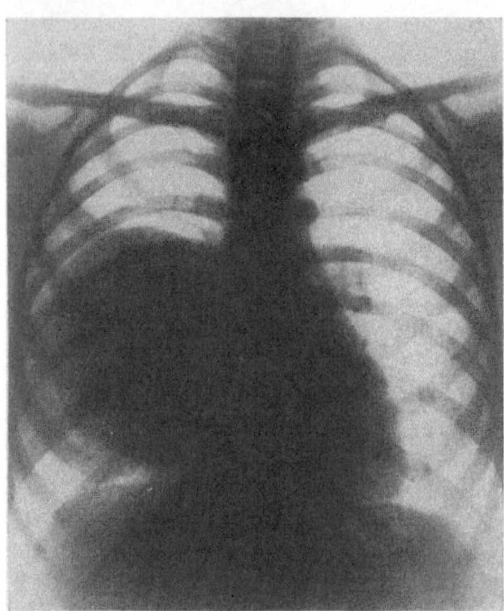

Abb. 83. Kindskopfgroße geschlossene Lungenzyste.

Da die Zysten mit Epithel ausgekleidet sind, erwartet man, daß sie trotz Eröffnung sich nicht durch Schrumpfung ganz verschließen können. Die Erfahrung hat aber gezeigt, daß diese theoretische Annahme nicht immer zu Recht besteht. Die in Abb. 81 dargestellte infizierte Zyste wurde in zwei Zeiten eröffnet, heilte aus und ist seit 2 Jahren geschlossen geblieben. Ähnliche Beobachtungen wurden von v. Eiselsberg, Eloesser, Fromme und Lilienthal mitgeteilt. Bei ganz großen Zysten kommt man aber nach unserer Erfahrung damit nicht zum Ziel.

Wir empfehlen bei Lungenzysten folgendes Vorgehen. Am besten durch stereoskopische Röntgenuntersuchung wird die genaue Lage der Geschwulst festgestellt. Es muß bestimmt werden, an welcher

Stelle die Neubildung am nächsten an die Brustwand heranreicht. Im allgemeinen wird der Brustfellspalt nicht verwachsen sein. Nur bei lange bestehender Infektion großer und oberflächlich gelegener Säcke kann man einzeitig eröffnen. In allen anderen Fällen empfiehlt sich zweizeitiger Eingriff wie bei Lungeneiterungen. Man geht in der auf S. 39 beschriebenen Weise vor. In der ersten Sitzung werden je nach der Größe und Tiefe der Zyste 2—3 Rippen in örtlicher Betäubung reseziert und die Zwischenrippenmuskulatur abgetragen. Bei freiem Brustfellspalt bestreicht man das Rippenfell mit Jodtinktur, legt ein flaches Mullpolster ein und vernäht darüber die Weichteile. Die Paraffinplombe erfüllt den gleichen Zweck, ist aber nach unserer Erfahrung in bezug auf die Erzeugung von Verwachsungen nicht ganz so zuverlässig. Nach Tamponade kann man nach 10—14 Tagen genügend feste Verklebungen erwarten, so daß die Zyste ohne Gefahr eröffnet werden kann, auch wenn sie schwer infiziert ist. Trifft man schon bei der Entknochung der Brustwand verwachsenes Brustfell, so kann man in der gleichen Sitzung die Zyste eröffnen.

Bei oberflächlicher Lage des Sackes kann man in örtlicher Betäubung bzw. Leitungsunterbrechung eingehen. Muß man voraussichtlich eine dickere Schicht Lungengewebe durchtrennen, so geben wir Lachgasnarkose den Vorzug. Auf alle Fälle sind wir beim Arbeiten in der Lunge besorgt, daß etwas Überdruck verabreicht wird. Die Gefahr der drohenden Luftembolie wird dadurch herabgesetzt. Die Zyste wird mit dem elektrischen Messer eröffnet. Kann sie nicht schon durch das freigelegte Rippenfell durchgetastet werden, so wird punktiert. Erscheint in der Spritze Zysteninhalt, so wird die liegende Hohlnadel in der auf S. 38 beschriebenen Weise als Elektrode benützt und der Stichkanal durch Einschalten des Stromes erweitert. Man legt eine möglichst große Öffnung in die Sackwand. Der Hohlraum wird ausgetupft und durch Einlegen eines oder mehrerer dicker Gummirohre offen gehalten. Die Weichteile werden namentlich bei eitrigem Inhalt durch mit Salbe bestrichene Mullstreifen etwas abgedeckt. Mit Nähten sei man zurückhaltend. Es muß ein Wundkanal offen bleiben, bis die Zyste durch Schrumpfung ihrer Wand und durch Ausdehnung der umgebenden Lunge praktisch ganz verschwunden ist. Bei dem oben erwähnten Kranken dauerte dieser Heilungsvorgang 8 Monate.

Zeigt aber ausnahmsweise die weitere Beobachtung, daß vielleicht wegen Größe des Sackes oder starrer Beschaffenheit seiner Wand die Verkleinerung zum Stillstand kommt, so wird man zunächst versuchen, durch Zerstörung des Epithelbelages die Vernarbung zu unterstützen. Man bestreicht die Innenwand mit 30 proz. Silbernitratlösung oder verschorft sie mit dem Glühbrenner oder mit Diathermie. Erst beim Versagen dieser Maßnahmen wird man an die radikale Entfernung des ganzen Balges herangehen. Man muß sich aber bewußt sein, daß bei großen Säcken dieser Eingriff durch Luftembolie bedroht ist. Man operiere unter Überdruck am besten in Lachgasbetäubung.

Wir haben auf diese Weise eine gut nußgroße, mit Flimmerepithel ausgekleidete infizierte Zyste aus einem Lobus accessorius inferior mit dem elektrischen Messer mit Erfolg ausgeschält, nachdem breite Eröffnung nicht zur Ausheilung genügt hatte. Der Zusammenhang mit einem Bronchus war schon dadurch erwiesen, daß jede Berührung der Schleimhaut heftigen Hustenreiz ausgelöst hatte (vgl. Abb. 4 auf S. 8).

Bei großen Zysten, die lange Zeit infiziert waren oder sogar in den Brustfellspalt durchgebrochen sind, können nach ihrer Eröffnung große Höhlen zurückbleiben, die auch nach Zerstörung oder Herausschneidung der eigentlichen Sackwand keine Neigung zu Verkleinerung zeigen. Die Behandlung muß nach den gleichen Grundsätzen, wie sie bei der Behandlung veralteter Empyemresthöhlen in Anwendung kommen, geleitet werden (s. S. 225).

Eine Sonderstellung nehmen die zystischen Lymphangiome ein. Nach einer Beobachtung von Michaelis handelt es sich um vielkammerige, unscharf begrenzte Geschwülste, die

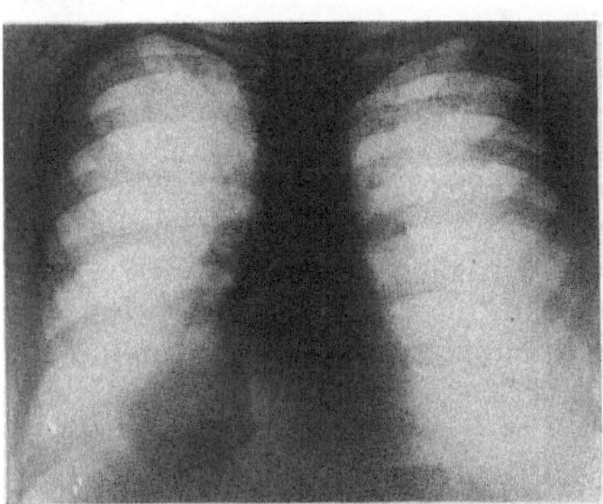

Abb. 84. Myxofibrom im rechten Unterlappen.

sich zugleich in Lunge, Brustfell und Mediastinum ausbreiten können. Bei dem unregelmäßigen Wuchern der zahlreichen kleinen Zysten dürften vollständige Ausschälung der ganzen Geschwulst technisch unmöglich und Rezidive deshalb kaum zu verhüten sein.

Solide gutartige Lungengeschwülste.

Solide, gutartige Lungengeschwülste kommen nicht oft in chirurgische Behandlung, da sie nur selten durch ihre Größe Beschwerden verursachen. Beschrieben sind Fibrome, Lipome, Fibroadenome, Myxome, Chondrome, Angiome und Hamartome. Ausnahmsweise können aber auch gutartige Geschwülste unter besonderen Umständen klinische Bedeutung gewinnen, wie folgende von uns mitgeteilte Beobachtung zeigt:

Der 32jährige Kaufmann H. D. war im Januar 1927 wegen offener Lungentuberkulose nach Arosa gekommen. Schon vorher hatte man in Berlin bei der Röntgenuntersuchung einen rundlichen Schatten im rechten Unterfeld festgestellt, den man wegen seiner Form und scharfen Begrenzung als Echinokokkus ansprach (Abb. 84). Da der Auswurf mehrfach rötlich gefärbt, himbeergeleeartig war, wurde operative Behandlung vorgeschlagen. Der Kranke wurde im März 1927 im Kantonsspital St. Gallen aufgenommen. In der Absicht, den vermuteten Echinokokkus in zwei Zeiten zu operieren, wurde zuerst eine extrapleurale Plombe eingelegt. Als man nach 2 Wochen die Plombe entfernte, war die Pleura aber noch nicht verwachsen. Die Lunge wurde unter Überdruck ans Rippenfell eingenäht, die Wunde breit tamponiert. Nach weiteren 2 Wochen wurde mit dem Glühbrenner in die Lunge eingegangen. Man stieß in einer Tiefe von 3 cm auf solide Geschwulst. Probeexzision ergab Myxofibrom. Der apfelgroße Tumor ließ sich in einer weiteren Sitzung leicht ausschälen. Der Kranke ist seither nach Mitteilung aus der letzten Zeit geheilt geblieben.

Die Geschwulst, die mit ihrem runden Schatten und dem himbeergeleeartigen Auswurf einen Echinokokkus vorgetäuscht hatte, erwies sich bei sorgfältiger mikroskopischer Untersuchung (Prof. Helly) als Myxofibrom ohne maligne Veränderungen. Der rötlich gefärbte Auswurf war offenbar nur durch Druck auf einen Bronchus zustande gekommen. Hätte man gewußt, daß es sich um eine solide Geschwulst handelt, so wäre der Auswurf auf Bösartigkeit sehr verdächtig gewesen. Die offenbar recht seltene Beobachtung zeigt, daß gutartige Neubildungen Symptome hervorrufen können, die man sonst nur bei bösartigen Geschwülsten sieht.

Auch Sauerbruch berichtete über gutartige Lungengeschwülste, die wegen Blutungen operiert werden mußten; er entfernte aus dieser Anzeige ein Hämangiom, ein Adenom und ein Angioneurom der Lunge.

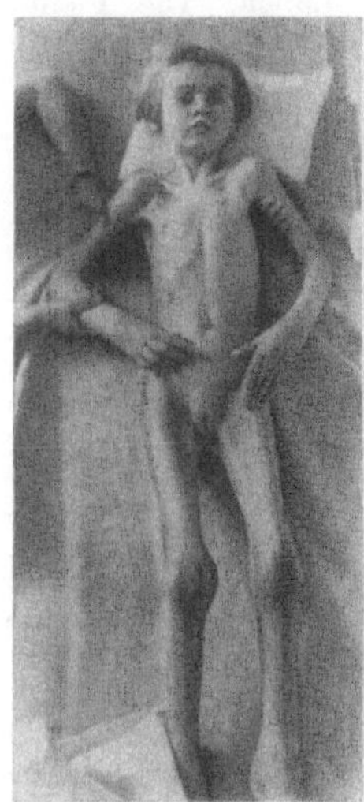

Abb. 85. Kind bei Aufnahme April 1935: Kachexie, spindelförmige Schwellung der Gelenke. Unvermögen zu stehen.

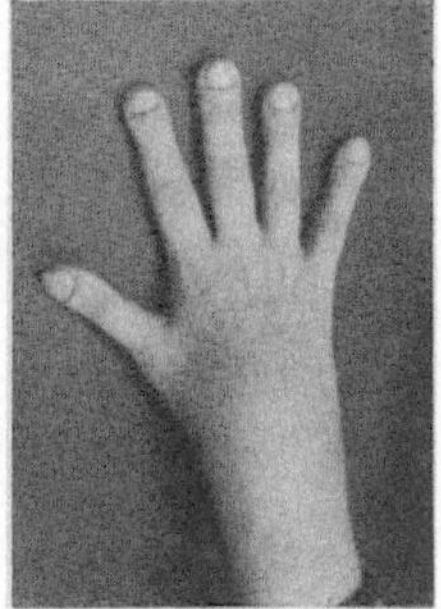

Abb. 86. Rechte Hand April 1935: Schwellung des Handgelenkes, Trommelschlegelfinger, Uhrglasnägel.

Wir verfügen noch über eine zweite Beobachtung einer gutartigen Geschwulst, die sich in ungewohnter Weise klinisch bemerkbar machte.

Die 11jährige J. F. wurde im April 1935 auf die medizinische Abteilung des Kantonsspitals St. Gallen (Chefarzt Dr. R. Zollikofer) aufgenommen. Sie war vor einem Jahr mit heftigem Husten und Schmerzen auf der Brust erkrankt. Ungefähr zu gleicher Zeit traten auch Gelenkschmerzen in den Knien und Hüften auf; die Endglieder der Finger und Zehen nahmen an Dicke zu. Die Kranke magerte ab. Die Gelenkschmerzen nahmen so zu, daß das Mädchen seit 9 Monaten das Bett kaum mehr verlassen konnte. Bei der Aufnahme war es in sehr schlechtem Allgemeinzustand, es konnte kaum stehen. Alle Gelenke, namentlich diejenigen der unteren Gliedmaßen waren geschwollen und schmerzhaft (Abb. 85). Es bestanden ausgesprochene Trommelschlegelfinger und -zehen (Abb. 86).

Die Röntgenaufnahmen zeigten neben ausgesprochener Entkalkung periostale Auflagerung im Sinne der Arthropathia hypertrophicans toxica. (Osteoarthropathie hypertrophiante pneumique (Pierre Marie). Im rechten Lungenfeld fand sich eine scharfbegrenzte, anscheinend vom Mittelfell ausgehende Schattenbildung. Man mußte eine über apfelgroße Geschwulstbildung annehmen (Abb. 87). Da ein ursächlicher Zusammenhang zwischen der Skeletterkrankung und der Lungengeschwulst anzunehmen war, wurde das Kind zur Operation auf die chirurgische Abteilung (Chefarzt Dr. Brunner) aufgenommen.

Am 18. Juni 1935 wurde in Evipan-Äther-Überdrucknarkose nach paravertebraler Resektion der 4. bis 7. Rippe die Pleura freigelegt und eröffnet. Die apfelgroße Geschwulst lag im hinteren Teil der rechten Lunge. Die Pleura mediastinalis war bis zu ihrer Umschlagstelle an der Lungenwurzel frei. Der Tumor ließ sich schrittweise unter Unterbindung einzelner Gewebsstränge aus der Lunge ausschälen. Das Wundbett in der Lunge wurde durch Vereinigung der freien Pleuraränder durch Knopfnähte wieder gedeckt. Unter starker Blähung wurde die Wunde luftdicht verschlossen.

Der 8,5:7,5:6 cm messende eiförmige, zum Teil weiche, zum Teil harte Gewebsknoten zeigte an den weichen Stellen eine gallertige, feuchtglänzende, gelblichfleckige Schnittfläche. Es handelte sich in den weichen Partien um sehr zellreiches, sonst etwas zellarmes und feinfibrilläres, meist spindelzelliges Bindegewebe. Es wies reiche Schaumzellen mit sehr reichlichem doppelbrechendem Lipoid auf. Unter der Kapsel war das Gewebe dichter gefäßreich und durch ziemlich viele Lymphozyten und Plasmazellen infiltriert; es bot hier das Bild des Schaumzellengranuloms dar, entsprach aber im ganzen einem Xanthom. Es wurde die Diagnose gestellt auf „zum Teil granulomartiges Xanthofibrom" (Prof. Helly).

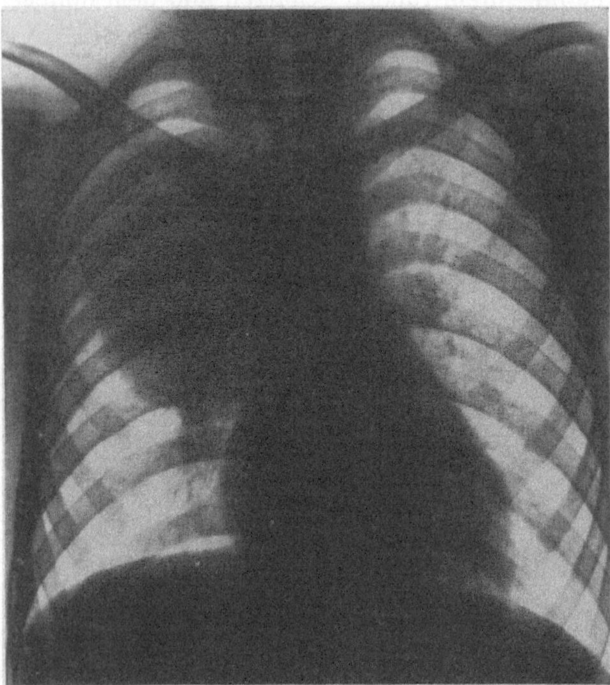

Abb. 87. Faustgroße Geschwulst, anscheinend von der rechten Lungenwurzel ausgehend.

Die Heilung erfolgte ungestört. Es mußte nur zweimal etwas blutiges Exsudat abgesaugt werden.

In den folgenden Monaten trat eine auffallende Veränderung des ganzen Kindes auf. Die schweren Knochen- und Gelenkveränderungen bildeten sich weitgehend zurück. Das Kind, das dreiviertel Jahre hilflos zu Bett gelegen hatte, lernte wieder gehen (Abb. 88). Auf den Röntgenaufnahmen (Abb. 89), die die Befunde der gleichen Knochen vom April 1935 und Februar 1936 einander gegenüberstellen, ist eindrucksvoll die Verbesserung des Kalkgehalts und der ganzen Strukturzeichnung und das Schmalerwerden und zum Teil schon das vollständige Verschwinden der periostalen Auflagerungen zu erkennen.

Die Tatsache, daß die toxische Periostitis proliferans, die schweren schmerzhaften Auftreibungen der Gelenke und die Trommelschlegelfinger (Abb. 90) in einem halben Jahr nach der operativen Entfernung einer gutartigen Lungengeschwulst sich weitgehend zurückgebildet

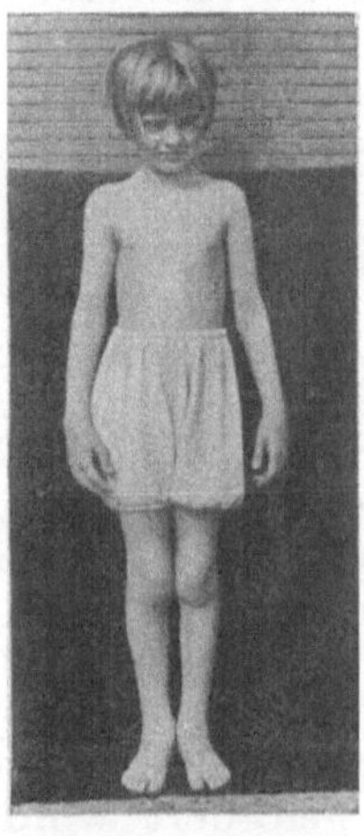

Abb. 88. Kind 4 Monate nach der Operation. Guter Allgemeinzustand, keine Gelenkschwellung.

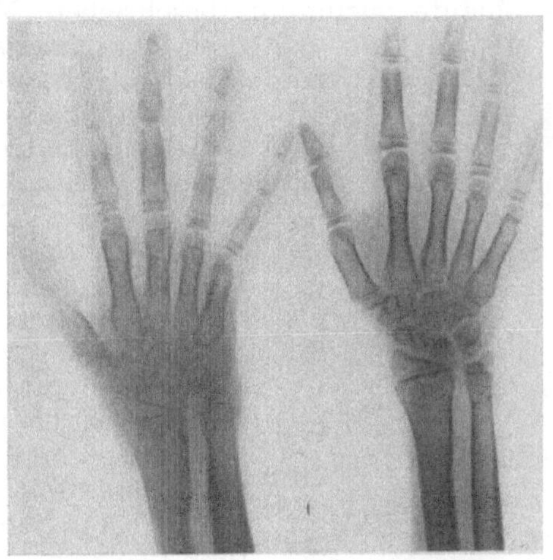

Abb. 89. Arthropathia hypertrophicans toxica vor und halbes Jahr nach der Entfernung der Lungengeschwulst.

haben, beweist einwandfrei ihren ursächlichen Zusammenhang. Wie aus Röntgenaufnahmen hervorging, war die Geschwulst im Laufe eines Jahres verhältnismäßig rasch gewachsen. Die erweichten Stellen und die granulomartigen Teile lassen vermuten, daß von hier aus gewisse toxische Stoffe resorbiert worden sind. Daß eine solche Geschwulst, die so schwere Allgemeinerscheinungen hervorruft, entfernt werden muß, auch wenn sie mikroskopisch nicht bösartig ist, steht wohl außer Zweifel.

Die Beobachtung ist einzigartig[1]). Sie ist sehr wertvoll für die Erkenntnis der Pathogenese der Arthropathia hypertrophicans toxica und damit der Trommelschlegelfinger. Sie beweist, daß eine verhältnismäßig umschriebene Geschwulstbildung, die toxische Zerfalls-

---

[1]) Sie wurde von Zollikofer und Brunner in Fachvereinigungen demonstriert und von P. Nef, dem wir für die Überlassung der Mehrzahl der Abbildungen zu großem Dank verpflichtet sind, ausführlich mitgeteilt.

stoffe an den Kreislauf abgibt, zuerst Veränderungen an Knochen und Gelenken hervorrufen kann, die sich in überraschend kurzer Zeit zurückbilden können, wenn mit der operativen Entfernung der zum Teil entzündlichen Geschwulst die Resorption der schädlichen Stoffe aufhört.

Soweit wir das Schrifttum überblicken, sind sonst keine Fälle von gutartigem Lungentumor in Verbindung mit Osteoarthropathie hypertrophiante pneumique beschrieben. Nef konnte im Anschluß an die Zusammenstellungen von Steckelmacher, Högler, Engelmayer und Blumensaat 19 sicher festgestellte Lungengeschwülste als Ursache der Osteoarthropathie hypertrophiante pneumique finden, wobei es sich bei 7 Fällen um primäre maligne Lungentumoren und in 12 Fällen um Lungenmetastasen handelte. Hierher gehört als weiteres Beispiel ein von Stohr und Sachs beschriebenes Lungensarkom.

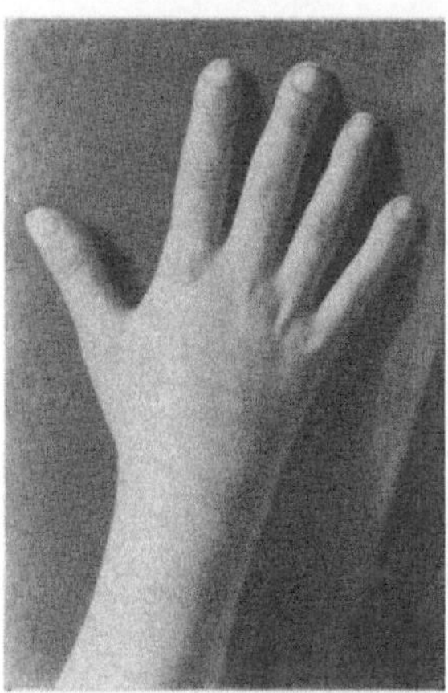

Abb. 90. Rechte Hand Februar 1936: Normale Beschaffenheit.

Zu den gutartigen intrathorakalen Geschwülsten gehören auch noch die Ganglioneurome, deren Kenntnis seit dem ersten von Sauerbruch operierten, von A. Brunner mitgeteilten Falle durch zahlreiche weitere Beobachtungen sehr gefördert worden ist. Da sie vom Grenzstrang des Sympathikus ausgehen, sind sie eigentlich den Mittelfellgeschwülsten zuzurechnen. Sie liegen immer an kennzeichnender Stelle neben der Wirbelsäule im Rippenwinkel. Im Röntgenbild sind sie an dem halbkreisförmigen Schatten, der breit der Wirbelsäule aufsitzt, zu erkennen. Durch stereoskopische oder Schrägaufnahmen muß ihre Lage im hinteren Mittelfellraum nachgewiesen werden. Die Diagnose ist gesichert, wenn Pupillensymptome auf Sympathikusbeteiligung hinweisen.

Wenn die gutartigen Lungengeschwülste durch ihre Größe Beschwerden verursachen, ist operative Entfernung angezeigt. Sie wird unter dem Schutz des Überdruckverfahrens in der Regel in einer Sitzung möglich sein. Je nach Größe und Lage genügt für den Zugang ein einfacher Zwischenrippenschnitt, oder es müssen mehrere Rippen gekürzt werden. Die Neubildung wird unter Umständen unter Zuhilfenahme des elektrischen Messers aus der Lunge ausgeschält. Die Lungenwunde wird nach Möglichkeit durch Naht vereinigt. Die Lunge wird gebläht, die Brustwand wasserdicht durch Naht verschlossen. Ist anzunehmen, daß die Lungennaht nicht ganz luftdicht ist, so empfiehlt es sich, wie bei der einzeitigen Lungenlappenexstirpation

(S. 65) an der tiefsten Stelle ein Gummirohr einzulegen, das mit einer Wasserstrahlpumpe oder einer anderen Saugvorrichtung in Verbindung gesetzt wird.

B. Bösartige Lungengeschwülste.

Die bösartigen Lungengeschwülste verdienen besondere Beachtung, weil einerseits ihre Zahl sich gegenüber früher zweifelsohne vermehrt hat, und weil anderseits durch die Entwicklung der Technik auch die Aussichten der operativen Behandlung etwas besser geworden sind. Man muß sich allerdings darüber klar sein, daß die Zahl der operablen Karzinome und Sarkome wohl immer verhältnismäßig klein bleiben wird, da die von den großen Bronchen ausgehenden, hilusnahen Neubildungen auch mit den eingreifendsten Resektionen wohl nur selten wirklich radikal beseitigt werde können.

Die Lungenkrebse gehen aus vom Epithel der Bronchen, der Schleimdrüsen oder der Alveolen. Vom praktischen Standpunkt aus unterscheidet man zweckmäßig Hiluskrebse, die

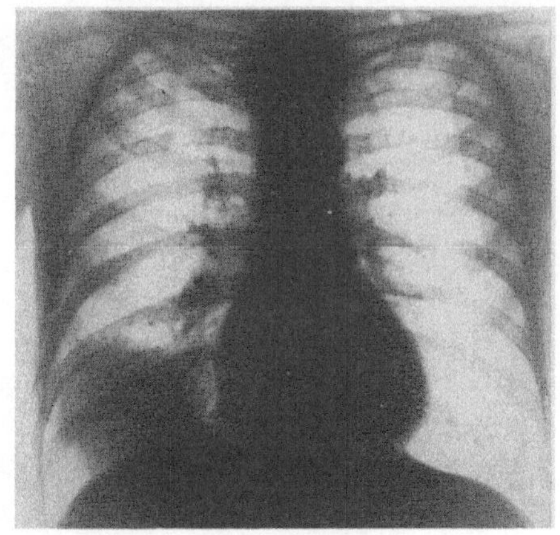

Abb. 91. Solides Karzinom im rechten Unterfeld.

von der Lungenwurzel ihren Ausgang nehmen und Alveolar- oder Parenchymkrebse, die sehr oft auch von einem Bronchus aus entstehen oder mitten im Lungengewebe gelegen sind. Die Hiluskrebse stellen meist keine scharf umschriebenen Geschwülste dar, sondern wachsen den Luftwegen und Gefäßen entlang strahlenförmig in die Lunge vor. Die Parenchymkrebse können scharf begrenzte, rundliche Geschwülste bilden, die mit soliden gutartigen Neubildungen oder Zysten verwechselt werden können. Die Abb. 91 zeigt ein von der Bronchialschleimhaut ausgehendes, kleinzelliges, skirrhöses, solides Karzinom.

Das Röntgenbild stammt von einem 52jährigen Mann, der wegen Rückenmarkschwindsucht und tuberkulösen Harnröhrenfisteln ein halbes Jahr in Behandlung gestanden hatte. Während dieser Zeit hatte die Geschwulst ihre Größe nicht merklich geändert.

Als dritte Form sind die infiltrierend wachsenden Lappentumoren zu nennen, bei denen die oberflächlich gelegenen Lungenteile rasch ausgedehnt atelektatisch werden. Sie können leicht mit tuberkulösen Infiltraten oder chronisch pneumonischen Veränderungen verwechselt werden.

Alle drei Formen der Krebsgeschwülste können durch Gewebszerfall Höhlen entstehen lassen, die auch wegen des eitrigen Auswurfes leicht zu Verwechslung mit Lungenabszeß Veranlassung geben, wie Mitteilungen von Sauerbruch, Krampf, Sonnenfeld und Brunner zeigen.

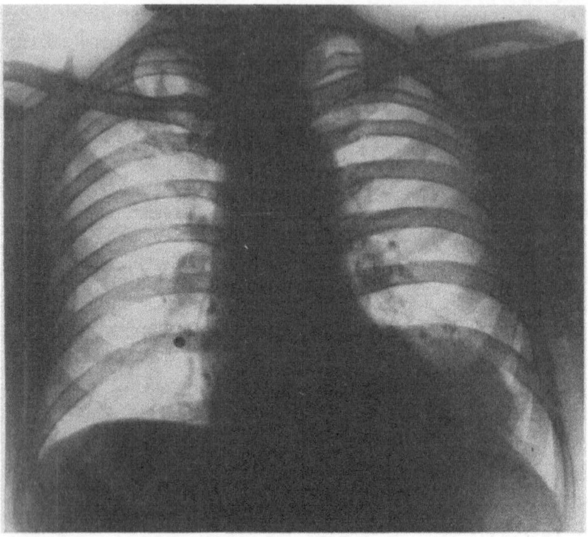

Wenn die Geschwulstbildung sich der Lungenoberfläche nähert, entstehen oft Ergüsse im Brustfellraum, die wegen blutiger Beschaffenheit den Verdacht auf bösartige Neubildung lenken können. Die Diagnose kann durch den Nachweis von Geschwulstzellen gesichert werden. Seltener als Karzinome sind Sarkome der Lunge. Sachs

Abb. 92. Kugeliges, scharf begrenztes Spindelzellsarkom im linken Unterlappen.

konnte beispielsweise 1925 in einer Zusammenstellung unter 46 primären bösartigen Geschwülsten der Lunge 41 Karzinome und nur 5 Sarkome finden. Sie befallen im allgemeinen häufiger jüngere Menschen. Sie sitzen mit Vorliebe im Unterlappen und führen meist rascher zum Tode als die eigentlichen Krebse. Die Abb. 92 zeigt, daß sie sich im Röntgenbild von anderen gutartigen oder bösartigen Neubildungen nicht unterscheiden lassen.

Die Geschwulst wurde operativ im Gesunden entfernt. Leider erlag der Kranke einer zerebralen Embolie, die durch einen Geschwulstthrombus aus einer Lungenvene verursacht worden war.

Daneben gibt es aber noch Sarkome, die sich durch auffallend langsames Wachstum, das sich über 10 Jahre erstrecken kann, durch besonders große Geschwülste und durch das fast vollständige Fehlen von regionären und Fernmetastasen auszeichnen. Eine solche Beobachtung wurde von Stohr und Sachs mitgeteilt. Wahrscheinlich gehört auch der Fall von Scheidegger hierher. Wir verfügen selbst über eine wohl hierher gehörende Beobachtung. Da unsere Geschwulst aber klinisch große Übereinstimmung mit den im Schrifttum beschriebenen Pleura-Riesentumoren aufwies, nehmen wir an, daß das Sarkom nicht vom Bindegewebe der Lunge, sondern von der Pleura pulmonalis seinen Ausgang genommen hatte und beschreiben es deshalb bei den Geschwülsten des Brustfelles (S. 257).

Die Diagnose der bösartigen Neubildung kann namentlich im Beginn sehr schwierig sein. Gar nicht so selten ist trockener Reizhusten das erste Zeichen. Es kann zu äußerst quälenden Hustenanfällen kommen. Sehr verdächtig ist leicht blutige Beimengung im Auswurf; nur selten gelingt im Ausstrich der Nachweis von Geschwulstzellen. Stechende Schmerzen auf der Brust, leichte Kurzatmigkeit bis zu beängstigendem Beklemmungsgefühl, Gewichtsabnahme bis zu ausgesprochener Kachexie sind immer ernst zu nehmende Krankheitszeichen.

Die erkrankte Seite bleibt bei der Atmung zurück. Bei ausgesprochener Atelektase oder Zirrhose kann sie abgeflacht, bei großen Geschwülsten aber auch vorgewölbt und oedematös sein. Die Geschwulst kann durch Druck oder infiltrierendes Wachstum verschiedene Nerven im Innern des Brustkorbes in Mitleidenschaft ziehen. Hornersche Zeichen an den Augen weisen auf Schädigung des Sympathikus hin. Druck auf den Vagus bewirkt über den Rekurrens Stimmbandlähmung oder Störung der Herztätigkeit. Unterbrechung des Phrenikus erzeugt Zwerchfellhochstand und damit unter Umständen Kurzatmigkeit. Von den Zwischenrippennerven können sehr unangenehme Neuralgien ausgehen.

Namentlich bei zerfallenden Geschwülsten stellt sich oft leichtes Fieber ein. In fortgeschrittenen Fällen ergibt die Blutuntersuchung alle Zeichen der Anämie. Die Senkungsgeschwindigkeit der roten Blutkörperchen, auf die heute bei der Krebserkennung vielfach zu großer Wert gelegt wird, ist oft erst bei weit vorgerückter Erkrankung oder bei ausgesprochenem Zerfall beschleunigt.

Die Röntgenuntersuchung ergibt meist eindeutige Bilder beim Hiluskrebs. Unregelmäßig begrenzte, dichte Verschattung im Bereich der Lungenwurzel, die sich gegen die Lunge unscharf, strahlig fortsetzt, ist kennzeichnend. Sehr viel schwieriger ist die Erkennung des Parenchymkrebses und der Sarkome. Scharf begrenzte, rundliche Schatten können ebenso gut gutartigen soliden oder zystischen Geschwülsten entsprechen, wie aus dem Vergleich der Abbildungen 82 und 84 mit Abbildungen 91 und 92 hervorgeht. Diffus-infiltrierende Geschwülste lassen sich von tuberkulösen Infiltraten oder pneumonischen Vorgängen nur schwer abgrenzen. Wie bereits erwähnt, können alle Formen zerfallen und dann durch Höhlenbildung zu Verwechslung mit Abszessen und tuberkulösen Kavernen Veranlassung geben.

Auch das Lymphogranulom kann zu so ausgedehnter Infiltrierung der Lunge führen, daß nach dem Röntgenbild allein Differentialdiagnose nicht möglich ist, wie Abb. 93 zeigt. In der Regel werden allerdings Fieber, Nachtschweiße und Blutbefund den entzündlichen Charakter der Erkrankung erkennen lassen. Im Zweifelsfall muß Probeexzision die Sachlage klären. In der Regel wird man auch am Hals veränderte Drüsen finden, die sich leicht herausschneiden und untersuchen lassen.

Unsere Abb. 93 stammt von einer 24jährigen Kranken H. Sch., bei der das Leiden schon 10 Jahre vorher einwandfrei festgestellt und durch wiederholte Röntgenbestrahlung und Arsengaben während langer Zeit in Schach gehalten worden war.

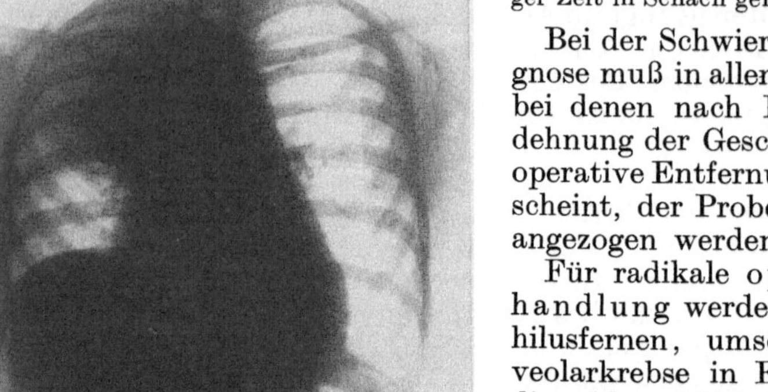

Abb. 93. Ausgedehnte lymphogranulomatöse Infiltrierung der rechten Lunge mit Zwerchfellhochstand durch Unterbrechung des Phrenikus.

Bei der Schwierigkeit der Diagnose muß in allen Zweifelsfällen, bei denen nach Lage und Ausdehnung der Geschwulst radikale operative Entfernung möglich erscheint, der Probeeinschnitt herangezogen werden.

Für radikale operative Behandlung werden vor allem die hilusfernen, umschriebenen Alveolarkrebse in Frage kommen, die zahlenmäßig allerdings gegenüber dem Hiluskrebs stark zurückstehen. Neuhof nimmt an, daß sie etwa ein Zehntel aller Lungenkarzinome ausmachen. Immerhin zeigt die in den letzten Jahren stark ansteigende Zahl erfolgreicher Eingriffe, daß es sich um ein dankbares Feld chirurgischer Betätigung handelt. Bei der Operation des Lungenkrebses wird es sich im allgemeinen darum handeln, den befallenen Lappen nach den bei der Besprechung der Bronchektasien (S. 60) erwähnten Grundsätzen zu exstirpieren. Während Sauerbruch auch hier in mehrzeitigem Vorgehen immer noch den zuverlässigeren Weg erblickt, ist eine ganze Reihe Chirurgen einzeitig vorgegangen. Archibald, Overholt, Rienhoff und Broyles haben bei Karzinomen sogar in einer Sitzung mit Erfolg ganze Lungenflügel herausgenommen.

Eine Sonderstellung nehmen von der Bronchialschleimhaut ausgehende Karzinome ein, die durch polypöses Wachstum schon frühzeitig die Lichtung der Luftwege einengen und Atembeschwerden verursachen. Solche Bronchuskrebse können der Röntgenuntersuchung lange Zeit entgehen. Sie sind anfangs nur durch Bronchoskopie nachweisbar. Sie geben aber eindrucksvolle Bilder, wenn sie durch vollständigen Verschluß der Luftwege in größeren Lungenabschnitten Atelektase entstehen lassen. Abbildung 94 zeigt einen solchen chronischen Lungenkollaps, hervorgerufen durch ein solides Karzinom im linken Hauptbronchus. Es war zu hochgradiger Verlagerung der Luftröhre und des Herzens nach links gekommen. Das Bild erinnert an massiven Lungenkollaps in Form der akuten postoperativen Atelektase; die Verlagerung ist nur noch ausgesprochener. Ganz ähnliche Bilder erhält man in den seltenen Fällen von angeborenem Lungenmangel einer Seite, wie er von Lüdin und Werthemann mitgeteilt worden ist.

Bei länger bestehender Atelektase muß man deshalb an Bronchusgeschwulst denken. Bronchoskopie kann die Sachlage klären; unter Umständen ist sogar endoskopische Zerstörung der Neubildung möglich.

Unsere Beispiele zeigen, daß Sarkome ganz umschriebene Geschwülste darstellen können, die sich verhältnismäßig leicht herausschneiden lassen. Wenn sie bis gegen die Lungenwurzel sich erstrecken, wird vollständige Lappenentfernung die günstigsten Wund-

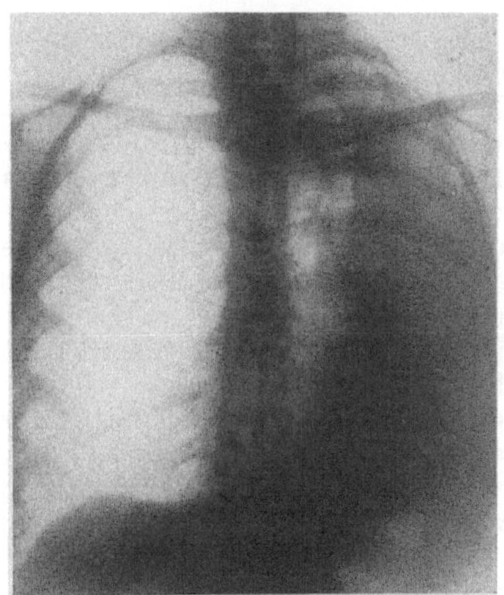

Abb. 94. Chronische Atelektase der linken Lunge infolge polypösem Karzinom im linken Hauptbronchus.

verhältnisse in der Lunge schaffen. Wenn die Tumoren aber von der Pleura pulmonalis ausgegangen sind, wie es bei der auf S. 257 erwähnten übergroßen Geschwulst offenbar der Fall war, muß zu radikaler Entfernung nur wenig Lungengewebe durchtrennt werden. Hier ist die Verwendung des elektrischen Messers ganz besonders zu empfehlen, weil es nicht nur die Blutung, sondern auch die Gefahr der Luftembolie herabsetzt.

VI. Die Brustfellergüsse.

Es sind zu unterscheiden die nichtentzündlichen und die entzündlichen Brustfellergüsse. Die nichtentzündlichen Flüssigkeitsansamm-
lungen in der Brusthöhle gewinnen meist erst chirurgisches Interesse,
wenn sie durch ihre Größe rein mechanisch Beschwerden verursachen.
Dies gilt in erster Linie vom einfachen Hydrothorax. Bei Herz-
und Nierenerkrankungen entstehen auch im Brustraum, wie in anderen serösen Höhlen Transsudate, wässerige Flüssigkeitsan-
sammlungen von niedrigem spezifischen Gewicht unter 1015 und geringem Zellgehalt. Der Hämothorax, die Ansammlung von Blut,
wird im I. Abschnitt über Verletzungen der Lungen und des Brustfelles besprochen. Der Chylothorax ist gekennzeichnet durch
milchige Beschaffenheit des Ergusses. Er entsteht meist im Anschluß
an Verletzungen des Brustlymphganges. Sie sind aber wegen der sehr
versteckten Lage des Ductus thoracicus vor den Wirbelkörpern
zwischen Aorta und Vena azygos und hinter der Speiseröhre sehr
selten. Am ehesten ist der Gang in seinem obersten Abschnitt kurz
vor der Einmündung in die V. anonyma sin. Verletzungen ausgesetzt.
Erguß von Lymphe wird daher fast ausschließlich auf der linken Seite
zu erwarten sein. Verwechslungen mit Eiter sind nicht möglich, wenn
man mikroskopisch kleinste Fettkügelchen nachweisen kann. Nach
transdiaphragmalen Verletzungen kann sich dem Brustfellerguß
Galle beimischen. Der Cholothorax ist durch gelbe Farbe gekennzeichnet.

Bei den entzündlichen Brustfellergüssen unterscheidet man
vom praktischen Standpunkt aus die wässerigen, serösen von den
eitrigen Exsudaten. Diejenigen Ergüsse, die auch bei längerer Beobachtung serös bleiben, sind in der großen Mehrzahl der Fälle auf
tuberkulösen Ursprung verdächtig, auch wenn es nicht immer gelingt, wenigstens im Tierversuch Tuberkelbazillen nachzuweisen. Sie
können aber auch Brustfell- und Lungengeschwülste und Echino-
kokkuserkrankungen der Lunge begleiten. Zeigen die im Sediment
vorhandenen weißen Blutkörperchen einen runden Kern und den
Typus der kleinen Lymphozyten, ist tuberkulöse Grundkrankheit sehr
wahrscheinlich. Bei Ergüssen, welche sich bei bösartigen Neubildungen entwickeln, ergibt die mikroskopische Untersuchung ein
buntes Bild aus Endothelien, Lymphozyten, polymorphkernigen Leu-
kozyten, roten Blutkörperchen und Geschwulstzellen (F. Müller).

Stärkere, auch mit bloßem Auge sichtbare Blutbeimengung ist in allen Fällen auf bösartige Neubildung sehr verdächtig.

Alle diese Brustfellergüsse verlangen im Gegensatz zu den eitrigen Exsudaten meist nur chirurgische Hilfe, wenn sie durch ihre Größe Beschwerden verursachen. Jede Flüssigkeitsansammlung im Brustfellspalt kann rein mechanisch ernste Störungen hervorrufen. In der Regel ist es, abgesehen von doppelseitigen Ergüssen, nicht die einfache Einschränkung der Atmungsoberfläche, die sich bemerkbar macht. Man weiß von der Pneumothoraxbehandlung der Lungentuberkulose, daß die Ausschaltung einer ganzen Lunge meist keine sichtbare Erschwerung des Gasaustausches nach sich zieht, wenn die andere Lunge ungestört arbeiten kann. Auch bei verhältnismäßig großer Luftansammlung kann noch negativer Druck auf der Pneumothoraxseite herrschen. Verdrängungserscheinungen mit allen ihren nachteiligen Folgen treten vielfach erst auf, wenn der Druck im Pneumothorax sich dem äußeren Luftdruck nähert. Bei Flüssigkeitsansammlung sind die Verhältnisse sehr viel ungünstiger, da der hydrostatische Druck namentlich über den unteren Teilen des Ergusses ganz erhebliche Werte erreichen kann, die das Mittelfell verlagern und die Tätigkeit seiner Organe hemmen. Der Druck kann die großen Blutgefäße zusammenpressen und dadurch die Arbeit des Herzens in hohem Maße erschweren. Durch große Ergüsse wird auch das Zwerchfell nach unten gedrückt. Neben der erschwerten Atmung macht sich die behinderte Herztätigkeit oft in eindrucksvoller Weise bemerkbar.

Die Erkennung größerer Brustfellergüsse ist nicht schwer. Die Dämpfung mit der kennzeichnenden oberen Begrenzung durch die Ellis-Damoiseausche Linie, abgeschwächtes und unten aufgehobenes Atemgeräusch und fehlendes Stimmzittern erlauben meist Diagnose ohne Röntgenuntersuchung. Nur ausgedehnte Geschwulstbildung kann die gleichen Zeichen geben. Sie werden sich aber durch die Vorgeschichte unterscheiden lassen. Die äußere Untersuchung ergibt meist keine klare Auskunft über die Art des Ergusses. Hierzu ist die Probeentnahme der Flüssigkeit notwendig.

Probepunktion.

Die Probepunktion ist ein kleiner Eingriff, der praktisch ungefährlich ist, wenn in der Brusthöhle Flüssigkeit vorhanden ist. Die plötzlichen Todesfälle bei einfachen Punktionen, die namentlich früher mehrfach mitgeteilt und als Folge von Pleurareflexen gedeutet worden sind, sind wohl fast immer auf Luftembolien zurückzuführen. Sie kommen namentlich zustande, wenn Lungenvenen angestochen werden, so daß Luft aus den Lungenbläschen in die Blutbahn gelangen kann. Man weiß aus den Erfahrungen bei der Pneumothoraxbehandlung, daß schon ganz oberflächlich gelegene, kleine Lungengefäße zu

diesen unliebsamen Zwischenfällen Veranlassung geben können.
Bei kleinen und unsicheren Ergüssen, bei denen die Gefahr groß ist,
daß die Hohlnadel in Lungengewebe vordringt, ist daher besondere
Vorsicht geboten.

Die Punktion muß schmerzlos sein. Man gewinnt dadurch
das Vertrauen des Kranken, so daß man den kleinen Eingriff ohne
große Umstände wiederholen kann, wenn es sich als notwendig erweist. Vereisung der Einstichstelle mit Chloräthyl ist nicht zu empfehlen. Die Haut wird dadurch so hart, daß man die Nadel nur mit
erheblicher Anstrengung in die Tiefe vorstoßen kann. Bei diesem ruckartigen Vorschieben kann man leicht zu tief einstechen. Wir betäuben
grundsätzlich bei jeder Punktion die Einstichstelle der Haut und den
Stichkanal, indem wir mit einer feinen Hohlnadel etwas 1 proz. Novokainlösung an der Rippe vorbei bis in die Gegend des Rippenfelles
einspritzen. Zur Punktion verwende man keine zu dünnen Hohlnadeln, da sie sich leicht verstopfen und dickflüssige Ergüsse fast
nicht ansaugen lassen. Auch dicke Hohlnadeln lassen sich langsam
und sicher einstechen, wenn vorher die Haut mit einem schmalen
Messer durchtrennt worden ist. Wir legen großen Wert auf diese
Stichinzision, da die Nadel nicht mehr von der enganliegenden Haut
festgehalten wird. Bei ungehemmtem Vorstoßen lassen sich Wider-
stände in der Tiefe leichter fühlen.

Die Punktion wird am besten bei sitzender Stellung des Kranken
ausgeführt. Man setzt ihn an den Rand des Bettes oder eines Unter-
suchungstisches. Die herabhängenden Beine werden auf einen Schemel
oder Stuhl gestellt. Der Kranke wird von vorn gehalten. Wenn ihm
das Sitzen Mühe macht, sorge man für Unterstützung der gesunden
Brustseite und lasse den Kopf gegen die Schulter der haltenden
Pflegerin anlehnen. Der Einstich richtet sich nach Lage und Ausdehnung der Dämpfung; man geht an einer möglichst tiefen Stelle
ein. Die Nadel wird in einem Zwischenrippenraum so eingestoßen,
daß sie nahe dem oberen Rand der unteren Rippe in die Tiefe vordringt. Verletzungen der Zwischenrippengefäße, die zu heftigen
Blutungen, und des Zwischenrippennerven, die zu hartnäckigen
Nervenschmerzen führen können, werden dadurch mit Sicherheit
vermieden, da diese Gebilde am unteren Rand der Rippe verlaufen.

Selbstverständlich wird auch bei diesen kleinen Eingriffen keimfrei
vorgegangen. Spritze und Nadeln sind ausgekocht. Die Haut wird
mit Jodtinktur bestrichen und mit Alkohol abgewaschen. Der Arzt
zieht am besten keimfreie Gummihandschuhe an; er verhütet dadurch
Beschmutzung der Hände für den Fall, daß Eiter vorhanden ist.

Will man Ergüsse weitgehend entleeren, weil sie durch ihre Größe
Beschwerden verursachen oder weil sie nur zögernd vom Körper aufgesaugt werden, so ist die Verwendung der gewöhnlichen Punktions-
spritze umständlich. Die volle Spritze muß zur Entleerung immer

wieder von der Hohlnadel weggenommen werden. Auch wenn man ihre Öffnung immer rasch mit dem durch den Handschuh geschützten Daumen verschließt, läßt sich Eintritt von Luft meist nicht mehr verhüten, sobald nach der teilweisen Wiederausdehnung der Lunge wieder stärkerer negativer Druck im Brustfellspalt auftritt. Die Entstehung eines Pneumothorax ist aber bei der gewöhnlichen Entlastungspunktion unerwünscht, weil er die Wiederausdehnung der Lunge und damit die Rückkehr der Atemtätigkeit verhindert. Der Eintritt größerer Luftmengen ist nur unter ganz besonderen Verhältnissen erwünscht. Der Ersatz des Brustfellergusses durch einen Pneumothorax ist in erster Linie bei tuberkulösen Ergüssen angezeigt, wenn die darunterliegende Lunge auch tuberkulös erkrankt ist und weitgehende Ruhigstellung verlangt. Teilweiser Ersatz der entnommenen Flüssigkeit durch Luft ist außerdem geboten bei Ergüssen, die so lange bestanden haben, daß die Lunge durch Verdickung der Pleura pulmonalis an Ausdehnungsfähigkeit eingebüßt hat. Durch gewaltsame Entleerung der Flüssigkeit kann im Brustfellspalt so starker negativer Druck entstehen, daß lästiges Beklemmungsgefühl auftritt. Das unangenehme Druckgefühl verschwindet, sobald man durch Einströmenlassen von etwas Luft für gewissen Druckausgleich sorgt. Durch die langsame Aufsaugung der Luft wird in der Folge die Lunge in schonender Weise allmählich gedehnt.

Entlastungspunktion.

In der Regel aber ist der Eintritt von Luft bei der Entlastungspunktion nicht erwünscht. Man verwendet deshalb Geräte, welche die Absaugung beliebig großer Flüssigkeitsmengen gestatten, ohne daß Luft eingesaugt wird. Man kann sich mit einer Hohlnadel behelfen, die mit einem Absperrhahn versehen ist, der jeweils zur Abnahme und Entleerung der Spritze geschlossen wird. Bei dickflüssigem Eiter gebraucht man an Stelle einer dicken Hohlnadel vorteilhafterweise einen dünneren Dreikant. Man kann sich damit behelfen, daß man auf die seitliche Abflußöffnung der Dreikanthülse oder über das hintere Ende der Hohlnadel einen dünnen Gummischlauch anbringt, dessen Ende in ein tieferstehendes, mit antiseptischer Flüssigkeit gefülltes Gefäß eintaucht. Es empfiehlt sich, an dieses Schlauchende mit Hilfe eines dazwischengeschalteten kurzen Glasstückes einen weichen, vorn etwas aufgeschnittenen Gummifingerling anzubringen, der als Ventil wirkt und auf alle Fälle Eintritt von Luft oder Flüssigkeit verhütet (Abb. 95e). Die in den Schlauch von oben eintretende Flüssigkeit saugt durch Heberwirkung den Erguß nach. Die Stärke der Saugwirkung richtet sich nach der Fallhöhe.

Sehr viel gebraucht wird eine 100—200 ccm fassende Spritze mit einem Zweiwegehahn nach Dieulafoy (Abb. 95a). Ein Gummischlauch

verbindet den Troikart (Abb. 95 b) oder die Hohlnadel mit der Spritze.
Ist sie durch Zurückziehen des Stempels mit Exsudat angefüllt, so wird
der Hahn umgestellt, so daß der Inhalt durch einen zweiten Schlauch in
ein bereitstehendes Gefäß entleert werden kann. Nach neuer Drehung
des Hahnes ist die Verbindung mit dem Brustraum wieder hergestellt.
Diese Spritze hat den großen Vorteil, daß sie gegebenenfalls auch zur

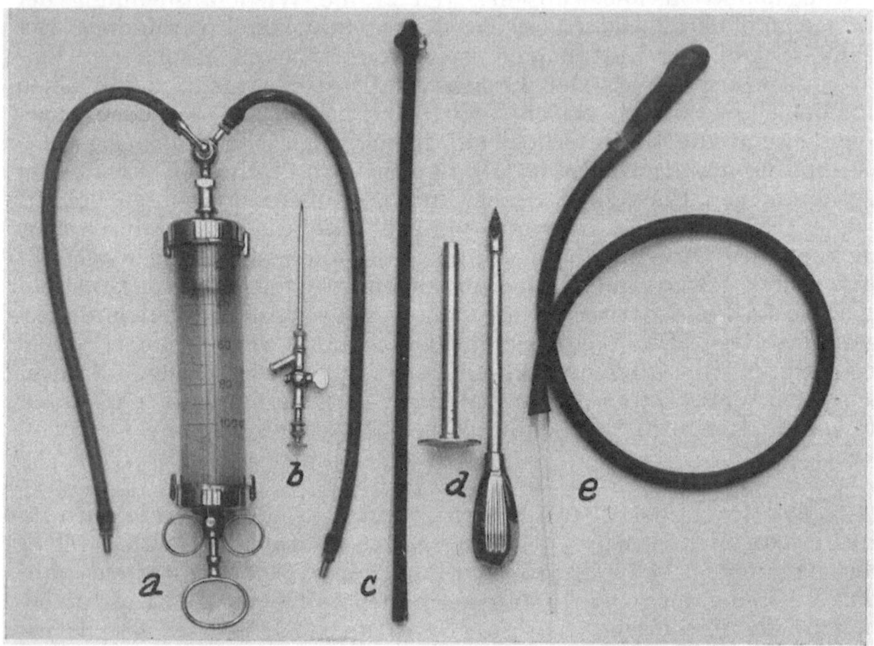

Abb. 95. *a* Spritze nach Dieulafoy, *b* Troikart zur Pleurapunktion, *cde* Geräte
für Heberdrainage nach Bülau, *c* Pezzer-Katheter, *d* Dicker Trokar, Hülse und
Stachel, *e* Schlauchleitung mit Fingerlingventil.

Spülung verwendet werden kann. Wenn eitrige Ergüsse Fibrinflocken
enthalten, können sie die Hohlnadel verstopfen. Durch Einspritzen
von etwas Kochsalzlösung kann der Abflußweg wieder freigemacht
werden. Zähflüssige Ergüsse lassen sich oft erst in befriedigender
Weise entleeren, wenn man sie verdünnt hat. Wenn man nach Entleerung der Spritze den entsprechenden Schlauch in Kochsalzlösung
oder in die gewünschte antiseptische Flüssigkeit eintaucht, kann
man die Spritze damit füllen und nach Umstellung des Hahnes ihren
Inhalt in die Brusthöhle einfließen lassen und nachher wieder ansaugen.
    Zur Entleerung größerer Ergüsse verwendet man auch gern die
Flasche nach Potain. In eine weithalsige Flasche sind durch den

gutverschließenden Kork oben zwei Glasröhren eingeführt. Das eine
Rohr wird durch eine Schlauchleitung an die Hohlnadel angeschlossen.
Das zweite Rohr, das eben den Kork durchbohrt, steht bei der Po-
tainschen Anordnung mit einer Spritze in Verbindung, die als Luft-
pumpe zur Verdünnung der Luft in der Glasflasche verwendet wird.
Durch den auf diese Weise erzeugten negativen Druck wird die
Flüssigkeit aus dem Brustraum angesaugt. Einfacher und müheloser
gestaltet sich die Sache, wenn man zur Luftverdünnung eine Wasserstrahlpumpe oder eine elektrische Absaugvorrichtung, wie sie heute
in vielen Operationssälen vorhanden sind, verwendet.

Auf alle Fälle sei man aber bei der Entleerung größerer Ergüsse
mit der Erzeugung starker Saugwirkung vorsichtig. Bei rascher,
etwas gewaltsamer Entfernung großer Flüssigkeitsmengen kann bei
unnachgiebig gewordener Lunge im Brustraum stark negativer
Druck entstehen, der nicht nur durch Beeinträchtigung der Herztätigkeit zu Herzschwäche und Ohnmachtsanfällen, sondern sogar
zu Blutungen führen kann. Die rasche Entfaltung der Lunge kann
mit Ödem beantwortet werden. Mit Rücksicht auf solche Zwischenfälle muß die Verwendung der Spritze nach Dieulafoy als am
ungefährlichsten empfohlen werden. Da dort der negative Druck
von Hand durch Zurückziehen des Spritzenstempels erzeugt wird,
kommt man nicht in Versuchung, allzu große Kraft anzuwenden,
und man fühlt sofort, wenn der Abfluß vielleicht durch Gerinnsel
erschwert ist.

A. Die eitrige Brustfellentzündung.

Die eitrige Brustfellentzündung, das Pleuraempyem, ist von großer
praktischer Bedeutung. Wir besprechen seine verschiedenen Formen
und ihre Behandlung. Das tuberkulöse Empyem wird gesondert beschrieben.

Die Mehrzahl der eitrigen Brustfellentzündungen entsteht im Anschluß an Lungenerkrankungen. An erster Stelle ist die Lungenentzündung zu nennen. Je nach dem Auftreten des eitrigen Ergusses
während oder erst nach dem Abklingen der Lungenentzündung
spricht man von parapneumonischem oder metapneumonischem
Empyem. Auch das Grippeempyem, das sehr oft durch besonders
eindrucksvolle Beeinträchtigung des Allgemeinbefindens gekennzeichnet ist, gehört hierher. Wenn Lungeneiterungen in der Nähe des
Brustfelles sich abspielen, kommt es zu Ergüssen, die zuerst serös
sein können, meist aber bald in Eiter übergehen. Bedrohlich wird
der Zustand, wenn ein Abszeß oder Gangränherd in den freien Brustfellspalt durchbricht. Die plötzliche Überschwemmung mit meist sehr
infektiösen Massen ruft eine rasch fortschreitende Entzündung hervor,
die das ganze Befinden stark in Mitleidenschaft zieht. Die Entzündung

der Pleura kann so schwer sein, daß sie durch Allgemeinvergiftung den Tod herbeiführt, bevor es zu stärkerer Flüssigkeitsausschwitzung kommt. Sauerbruch bezeichnet diesen Zustand zutreffend als Pleuraphlegmone.

Auch Ergüsse, die Lungeninfarkte oder metastatische septische Bronchopneumonien begleiten, können durch eitrigen Zerfall der Herde oder durch Sekundärinfektion auf dem Blutwege nachträglich in Eiterung übergehen. Selbstverständlich können auch alle Eiterungen in der Nähe des Brustfelles außerhalb der Lunge früher oder später auf die Pleura übergreifen. Zu nennen sind eitrige Entzündungen der Brustwand, des Mittelfellraumes und der Bauchhöhle; durch die Lymphbahnen des Zwerchfelles können sich Entzündungen in beiden Richtungen fortpflanzen.

Von traumatischen Empyemen spricht man, wenn der eitrige Erguß im Anschluß an eine Verletzung oder Operation entstanden ist. Anfangs wässerig-blutige Exsudate können aus verschiedenen Ursachen in Eiterung übergehen.

Das klinische Bild wird nicht nur beherrscht durch die Größe der Flüssigkeitsansammlung, sondern in erster Linie durch die Schwere der Allgemeininfektion. Die Art der Eitererreger ist von großer Bedeutung. Pneumokokken lassen im allgemeinen eine bessere Vorhersage stellen als Streptokokken. Sehr schwerwiegend ist der Nachweis von Streptothrix oder Strahlenpilzen. Aus diesem kurzen Hinweis geht der Wert der Probepunktion und der sorgfältigen bakteriologischen Untersuchung des gewonnenen Eiters hervor.

Von praktisch großer Bedeutung sind die abgekapselten Empyeme. Namentlich wenn sie in einer Zwischenlappenspalte gelegen sind, brechen sie häufig in die Lunge ein und können dann mit Lungenabszessen verwechselt werden. Der Durchbruch nach außen als Empyema necessitatis wird weniger leicht verkannt. Verwechslungen mit Abszessen der Brustwand, namentlich ausgehend von Rippenosteomyelitis kommen bei akuten Empyemen wohl kaum vor, sind aber bei chronischen Brustfelleiterungen nicht ganz ungewöhnlich. Die chronischen Empyeme werden überhaupt nach unserer Erfahrung in ihrer Bedeutung sehr oft nicht richtig eingeschätzt. Die Empyemresthöhlen stellen nicht selten bei operativer Behandlung ganz besondere Anforderungen an die Geduld des Kranken und des Arztes.

Bei der Behandlung der eitrigen Brustfellentzündung hat sich seit der Grippe von 1918 eine auffallende Neigung zu operativer Zurückhaltung bemerkbar gemacht. Man hat immer wieder feststellen müssen, daß die breite Eröffnung namentlich des parapneumonischen Empyems von dem durch die schwere Infektion an sich schon geschädigten Kranken schlecht vertragen wird und mit einer erschreckenden Sterblichkeit belastet ist. Wenn das Brustfell noch zart und das Mittelfell nachgiebig ist, kommt es durch den offenen

Pneumothorax zu Verschiebungen des Mittelfelles und des Herzens, die den Kreislauf schwer schädigen können. Namentlich auf der rechten Seite wird der Pneumothorax oft schlecht vertragen, weil durch die Steigerung des intrapleuralen Druckes die Fortbewegung des Blutes in den großen Venen vor dem Herzen gehemmt wird. Alle diese schädlichen Rückwirkungen werden vermieden, wenn man die breite Brustkorberöffnung möglichst lange hinausschiebt.

Man wird bei jeder eitrigen Brustfellentzündung die Behandlung mit ausgiebigen entlastenden Punktionen beginnen, wie auf S. 199 beschrieben worden ist. Bei der geschilderten Technik vermeidet man den Zutritt von Luft in die Brusthöhle. Es ist zwar auch beim akuten, nicht tuberkulösen Empyem von verschiedenen Seiten Ersatz der abgesaugten Flüssigkeit durch Luft empfohlen worden. Vollständige Entleerung des Ergusses wird auf diese Weise eher möglich. Man rechnet damit, daß mit der langsamen Aufsaugung der Luft die Lunge allmählich wieder ausgedehnt wird. Wir können dieses Vorgehen nicht empfehlen, weil es eher zu Entstehung von Resthöhlen Veranlassung gibt. Wird der Erguß entleert, ohne daß ein Pneumothorax an seine Stelle tritt, so wird die Lungenoberfläche bald mit dem Rippenfell verkleben. Wenn man später doch noch thorakotomieren muß, kann die Lunge nicht mehr vollständig zusammenfallen. Die Verklebungen und Verwachsungen werden die Lunge ausgespannt halten und damit zugleich das Mittelfell stützen, so daß der offene Pneumothorax besser vertragen wird.

Spülung.

Man soll grundsätzlich in jedem Fall die Art der Keime bakteriologisch feststellen. Man wird dadurch nicht nur die Vorhersage besser beurteilen, sondern vielfach auch die Behandlung einstellen können. Handelt es sich um reines Pneumokokkenempyem, so kann man namentlich bei Säuglingen und kleinen Kindern mit Optochinspülungen allein Heilung erzielen. Man geht nach der Vorschrift von Saphra in folgender Weise vor:

Zunächst wird der Eiter durch Ansaugen mit der Spritze möglichst vollständig entleert; dann werden 30—40 ccm frisch hergestellter, körperwarmer ½ proz. Lösung von Optochinum hydrochlorium eingespritzt. Diese wird wieder angesaugt und so oft durch neue ersetzt, bis die Optochinlösung ziemlich klar abfließt. Nach Entfernung der Spülflüssigkeit wird 5 proz. Lösung von salzsaurem Optochin eingespritzt, und zwar 0,5 ccm pro kg Körpergewicht. Mehr als 10 ccm sollen aber auch bei schwereren Kindern nie eingespritzt werden. Diese ganze Maßnahme wird etwa alle 4—8 Tage wiederholt, bis der Kranke fieberfrei ist und der Erguß sich nicht mehr bildet.

Im allgemeinen sei man aber bei der eitrigen Brustfellentzündung in der ersten Zeit mit Spülungen zurückhaltend. Das Brustfell kann dadurch in ungünstiger Weise gereizt werden. Bei zarter Pleura werden antiseptische Mittel in unliebsamer Weise resorbiert; Vergiftungserscheinungen und Nierenschädigungen sind nicht ausgeschlossen. Abgesehen von den Pneumokokkenempyemen kann man von der Wirkung chemischer Mittel nicht viel erwarten. Ganz zu verwerfen ist die Anwendung von Wasserstoffsuperoxyd. Der frei werdende Sauerstoff kann zu unberechenbarer Drucksteigerung führen; Luftembolie ist nicht ausgeschlossen.

Wir verwenden Spülungen meist nur bei älteren Ergüssen, die dickflüssig sind oder Faserstoffetzen enthalten, um sie dünnflüssiger zu machen. Wir machen gern Gebrauch von Pantosept in 1 promill. bis 1 proz. Lösung. Sehr oft kommt man auch mit einfacher Kochsalzlösung zum Ziel. Mit Trypaflavin und Rivanol sind wir zurückhaltend geworden, da sie zu starker Fibrinausscheidung mit lästiger Schwartenbildung führen können. Wir geben der Gentianaviolettlösung, dem Pyoktanin, den Vorzug. Zu Spülungen verwendet man es in 1 promill. Lösung. Wenn man stärkere bakterizide Wirkung erreichen will, entleert man den Eiter möglichst vollständig und füllt nachher 50—100 ccm einer 2 proz. wässerigen Pyoktaninlösung ein. Nach 5—8 Tagen wird das Vorgehen wiederholt. Ist die Höhle keimfrei geworden, so wird der Farbstoff mit Kochsalzlösung nach Möglichkeit ausgespült.

Bei fibrinreichen Ergüssen kann man den Faserstoff durch Verwendung geeigneter Mittel auflösen. Die Pepsin-Salzsäurelösung nach Herrmannsdorfer hat sich öfter bewährt. Die Lösung enthält:

Pepsini 20,0
Ac. hydrochloric.
Ac. carbol. aa 2,0
Aq. dest. ad. 400,0

Sie ist frisch zubereitet zu verwenden und hält sich nur 24 bis 48 Stunden. Die eingespritzte Flüssigkeit wird 6—8 Stunden in der Brusthöhle gelassen. Während dieser Zeit wird das Fibrin verdaut, so daß sich nachher der Erguß leicht absaugen läßt.

Vielversprechend ist auch die Verwendung von ¼ proz. Natronlaugenlösung nach Wagner, die nicht nur in kurzer Zeit Fibrin auflöst, sondern sogar Schwarten allmählich beseitigen kann. Bei geschlossener Brustfellhöhle muß man aber vorsichtig sein, wenn man zu tiefe Laugenwirkung verhüten will. Man spritze 50—100 ccm Natronlauge ein und lasse sie einige Minuten einwirken. Dann wird die Flüssigkeit wieder angesaugt. Man entferne den mit Lauge vermengten Eiter möglichst vollständig und spüle nachher mit Kochsalzlösung nach.

Abgesehen von den Brustfelleiterungen der Kinder wird man mit entlastenden Punktionen, gegebenenfalls in Verbindung mit Spülungen, nur ausnahmsweise Heilung herbeiführen können. Man wird früher oder später für dauernden Abfluß des Eiters sorgen müssen.

Diese Forderung drängt sich auf, wenn plötzlich auftretende große Auswurfmengen darauf hinweisen, daß der Erguß in die Lunge eingedrungen ist und sich Abfluß durch die Luftwege sucht. Man darf auch mit Spülungen keine Zeit verlieren, wenn der Eiter übel riecht und unter hohem Fieber bei schlechtem Allgemeinzustand in gewissem Sinne vergiftend auf den ganzen Körper einwirkt; namentlich Mischinfektionen mit Anaerobiern werden meist schlecht vertragen.

Heberdrainage

Das schonendste Mittel, um Brustfellergüsse nach außen dauernd zu entfernen, ist ohne Zweifel die Heberdrainage nach Bülau, die sich mit Recht wieder großer Beliebtheit erfreut. Sie ist bei jeder eitrigen Brustfellentzündung, bei der entlastende Punktion keine wesentliche Besserung herbeiführen konnte, ernstlich in Erwägung zu ziehen. Namentlich bei kurzdauernden Eiterungen und schlechtem Allgemeinzustand hat sie vor der Eröffnung des Brustkorbes durch Rippenresektion den großen Vorzug, daß sie viel besser vertragen wird, weil die Entstehung des offenen, in seinen Wirkungen auf die Kreislauforgane so unberechenbaren Pneumothorax vermieden wird.

Man wird auf die Heberdrainage nur von vornherein verzichten, wenn es sich um gekammerte und abgekapselte Empyeme handelt, da hier die Einführung des Schlauches in der unten geschilderten Weise technisch sehr schwierig oder sogar unmöglich sein kann. Auch bei sehr faserstoffreichen Ergüssen kommt man damit ab und zu nicht zum Ziel.

Namentlich bei parapneumonischen Eiterungen älterer Leute in schlechtem Allgemeinzustand wird man unbedingt immer zuerst einen Versuch mit Heberdrainage machen. Wenn man damit die Kranken nur über die ersten gefährlichen Tage der Allgemeinintoxikation hinüberbringt, hat man viel gewonnen. Muß man auch später noch eine Rippenresektion anschließen, so hat die Heberdrainage doch ermöglicht, diesen größeren Eingriff noch einige Tage hinauszuschieben. Je später die Thorakotomie beim Empyem vorgenommen wird, desto besser wird sie vertragen.

Die technische Ausführung der Heberdrainage ist sehr einfach; sie läßt sich auch bei Schwerkranken anwenden. Für den Einstich wählt man eine möglichst tiefe Stelle der Eiteransammlung. Es empfiehlt sich aber, nicht am Rücken selbst, sondern etwas seitlich, etwa im Bereich der hinteren Achsellinie, einzugehen, damit nachher der Kranke durch den Gummischlauch beim Liegen nicht belästigt wird. Selbstverständlich wird, wie bei jeder Punktion, der ganze Stichkanal von der Haut bis zum Rippenfell durch Einspritzung von etwas 1proz. Novokainlösung unempfindlich gemacht. In jedem Fall überzeugt man sich noch durch Probepunktion, daß man an der beabsichtigten Stelle ohne Schwierigkeit Eiter ansaugen kann. Die Haut wird entsprechend der Dicke des einzuführenden Instrumentes eingeschnitten. Wir verwenden in der Regel einen kräftigen Troikart von 9 mm Durchmesser (Abb. 95d) und begnügen uns höchstens bei Kindern oder bei ganz dünnflüssigen Ergüssen mit engeren Röhren. Der Dreikant wird entlang dem oberen Rand einer Rippe in die Tiefe vorgestoßen. Nach dem Herausziehen des Stachels wird durch die Hülse ein Pezzer-Katheter oder ein ziemlich starres Gummirohr, das nahe dem vorderen Ende auch eine seitliche Öffnung besitzt, so weit eingeführt, daß nach dem Herausziehen der Hülse das Rohr gerade in das Exsudat eintaucht.

Es empfiehlt sich, grundsätzlich immer Gummirohre von bekannter Länge zu verwenden, z. B. von 50 cm. Man kann dann zu jeder Zeit durch Abmessen des äußeren Teiles feststellen, ein wie langes Stück sich innerhalb der Haut befindet. Wenn der Schlauch sich zufällig etwas verschoben hat oder verstopft ist, ist es wertvoll zu wissen, ob das innere Ende sich immer noch in der Brusthöhle befindet.

Der Katheter oder das Gummirohr müssen in zuverlässiger Weise an der Brustwand befestigt werden. Man zieht über den Schlauch ein kurzes Schlauchstück von etwas größerem Durchmesser, dessen innere Lichtung so klein sein muß, daß es das Rohr fest umfaßt, ohne es einzuengen. Um es an die gewünschte Stelle vorschieben zu können, wird der Gummischlauch in die Länge gezogen und auf diese Weise dünner gemacht. Man sticht durch dieses kurze Gummistück eine Sicherheitsnadel und befestigt sie über einem durchlochten Tupfer oder einer eingeschnittenen Mullkompresse mit Heftpflasterstreifen. Noch einfacher ist die Verwendung einer kleinen Gummischeibe, wie sie an Bierflaschenverschlüssen gebraucht werden.

Der Gummischlauch wird mit Hilfe eines kurzen Glasrohres mit einem längeren Schlauch in Verbindung gebracht, dessen anderes Ende mit einem kurzen Glasverbindungsstück einen dünnen Gummifingerling trägt, in den vorn eine kleine Öffnung geschnitten ist (Abb. 95e). Dieses Ende taucht in ein Gefäß mit antiseptischer Flüssigkeit ein. Durch Änderung der Fallhöhe kann die Saugkraft des Hebers nach Belieben eingestellt werden. Der Gummifingerling wirkt als Ventil, indem er der Flüssigkeit nur den Weg aus dem Innern des Schlauches nach außen freigibt, sich aber durch Aneinanderlegen der weichen Wände sofort schließt, wenn durch plötzlichen Unterdruck in der Leitung Flüssigkeit von außen in sie einzutreten droht.

Die Nachbehandlung ist denkbar einfach. Die kleine Stichwunde braucht keine große Pflege. Wenn nach einigen Tagen etwas eitrige Absonderung neben dem Schlauch austritt, wird der kleine Verband erneuert. Die umgebende Haut wird mit Zinkpaste geschützt. Ist der Eiterabfluß gestört, weil die Leitung sich durch Fibrinflocken verstopft hat, so spült man mit etwas Kochsalz- oder Pantoseptlösung durch. Die Leitung bleibt liegen, bis Durchleuchtungen vor dem Röntgenschirm vollständiges Verschwinden der Brustfellhöhle ergeben haben; bei großen Höhlen sind dazu unter Umständen viele Wochen notwendig. Wird das Gummirohr zu früh entfernt, so kann eine lästige Empyemresthöhle zurückbleiben.

Es kommt aber gar nicht so selten vor, daß die Heberdrainage auf die Dauer nicht befriedigt. Bei faserstoffreichen Ergüssen kann sich die verhältnismäßig enge Leitung trotz Spülungen mit den auf S. 204 erwähnten auflösenden Flüssigkeiten so häufig verlegen, daß sie ihren Zweck nicht erfüllt. Bei engen Zwischenrippenräumen werden durch den Druck des Schlauches auf den benachbarten Zwischenrippennerven oder die Knochenhaut der Rippen so heftige Schmerzen ausgelöst, daß Abhilfe notwendig wird. Die Eröffnung der Brusthöhle durch Rippenresektion läßt sich nicht länger hinausschieben. Sie ist auch notwendig, wenn es sich um verhältnismäßig kleine oder gekammerte Eiteransammlungen in der Brusthöhle handelt. Namentlich bei flachen Höhlen besteht die Gefahr, daß durch die Dreikantspitze die Lunge verletzt wird.

Wenn man sich zur Thorakotomie entschlossen hat, so ist ohne Zweifel die Rippenresektion das beste Verfahren, um dem Eiter zuverlässig Abfluß zu verschaffen. Der einfache Einschnitt im Zwischenrippenraum, der immer wieder als Ersatz empfohlen wird, besitzt einzig den Vorzug, daß er noch etwas rascher ausgeführt werden kann. Er kann deshalb ausnahmsweise bei ganz schlechtem Allgemeinzustand angelegt werden. Er hat aber den Nachteil, daß er auch nur die Einführung eines verhältnismäßig engen Gummirohres erlaubt, weil sonst unangenehme Druckerscheinungen auftreten.

Eröffnung der Brusthöhle durch Rippenresektion.

Die Eröffnung der Brusthöhle durch Rippenresektion läßt sich in örtlicher Betäubung vollkommen schmerzfrei vornehmen. Man lagert den Kranken in der auf S. 112 geschilderten Weise wie zur Thorakoplastik auf die gesunde Seite. Es empfiehlt sich allerdings, den Oberkörper steiler aufzurichten, als es in Abb. 20 auf S. 112 wiedergegeben ist, damit nicht alle Flüssigkeit sich entlang der Wirbelsäule ansammelt. Am besten ist eigentlich vollkommen sitzende Haltung, weil dann der ganze Spalt zwischen Zwerchfell und Rippenfell gleichmäßig bis außen hin sich öffnet und mit Eiter anfüllt. Bei Schwerkranken kann man aber auf eine zweckentsprechende Unterstützung der gesunden Seite nicht verzichten.

Da man die Eiteransammlung an tiefster Stelle eröffnen will, gilt als Ort der Wahl die 10. Rippe etwas außerhalb der Schulterblattlinie. Zur örtlichen Betäubung unterbricht man etwas innerhalb der Operationsstelle in der auf S. 113 angegebenen Weise mindestens drei Zwischenrippennerven, bei dem gewählten Beispiel also an der 9. bis 11. Rippe. Man unterspritzt außerdem den Hautschnitt und durchtränkt die darunterliegenden Weichteile mit der ½ proz. Novokainlösung. Der Hautschnitt wird in der Richtung und genau über der zu resezierenden Rippe schräg von oben innen nach unten außen angelegt. Nach Durchtrennung der hier verhältnismäßig dünnen Schicht des großen Rückenmuskels liegt die Rippe frei. Die Knochenhaut wird eingeschnitten, mit dem Schaber nach Brunner (Abb. 26a, S. 123) auf der Vorderseite, über die Kanten und zum Teil auch von der Hinterfläche abgelöst. Die Abtrennung hinten wird mit dem Schaber nach Doyen (Abb. 26f) vollendet. Mit einer geeigneten Rippenschere (Abb. 27a) wird ein Stück von 3—5 cm Länge aus der Rippe herausgeschnitten. Nun überzeugt man sich noch einmal durch Punktion, daß hier Eiter vorhanden ist, und eröffnet dann das Brustfell durch Einschnitt genau in der Richtung des Rippenverlaufes.

Ist man ausnahmsweise gezwungen, die Eröffnung der Brusthöhle bei einer erst kurz bestehenden Eiterung vorzunehmen, so kann man die schädliche Wirkung des rasch entstehenden offenen Pneumothorax ausschalten oder zum mindesten hintanhalten, wenn man vor dem Einschneiden des Rippenfelles bis zur Fertigstellung eines geeigneten Verbandes den Kranken gegen Überdruck atmen läßt. Steht kein Überdruckapparat zur Verfügung, so kann man sich in der auf S. 12 angegebenen Weise behelfen. Bei Brustfelleiterungen, die schon längere Zeit bestehen, und die mit entlastenden Punktionen oder Heberdrainage vorbehandelt sind, haben sich in der Regel schon genügend feste Verklebungen oder Verwachsungen gebildet, um bedrohliches Mittelfellflattern beim Auftreten des offenen Pneumothorax zu verhüten, so daß Überdruck nicht mehr notwendig ist.

Der Einschnitt im Brustfell soll auf jeden Fall die tiefste Stelle der Höhle erreichen. Wenn man diese Regel nicht beachtet, wird man unerfreuliche Nachoperationen nicht umgehen können. Nach der Eröffnung des Rippenfelles geht man mit dem durch den Gummihandschuh geschützten Zeigefinger in die Höhle ein und tastet die tiefste Stelle. Liegt der Übergang von Zwerchfell zu seitlicher Brustwand nur wenig tiefer, so kann er durch Erweiterung der Rippenresektion nach außen und Verlängerung des Schnittes im Rippenfell in der gleichen Richtung ohne Schwierigkeit erreicht werden. Kann man damit aber nicht zum Ziele kommen, so zögere man nicht, auch noch die nächstuntere Rippe zu kürzen. Die darüberliegende Zwischenrippenmuskulatur wird mit den darin enthaltenen Gefäßen und Nerven mit einem geeigneten Instrument, z. B. mit einer geschlossenen stumpfen Schere oder Knopfsonde, vom Rippenfell abgelöst, mit einer Unterbindungsnadel doppelt unterbunden und dazwischen in genügender Ausdehnung herausgeschnitten. Nun kann man ohne Bedenken und ohne Blutungsgefahr das Rippenfell senkrecht nach unten bis zur Umschlagstelle spalten. Gegebenenfalls muß man auch die Haut in der gleichen Richtung etwas ein-

schneiden, damit die Drainage senkrecht nach außen geleitet werden
kann, und keine ungünstige Wundtasche entsteht.

In die Brusthöhle wird in jedem Fall ein dickes Gummirohr eingelegt. Wir verwenden auch hier einen Gummischlauch von 50 cm
Länge, der nur vorn eine seitliche Öffnung trägt. Er wird nur so
weit eingeführt, daß er einige Zentimeter die Brustwand überragt.
Daneben wird die Öffnung im Rippenfell mit einem Mullstreifen,
den man mit Borvaseline bestrichen hat, möglichst wasserdicht ausgestopft. Die Weichteilwunde wird nach Bedarf durch einige Knopfnähte verkleinert. Wir legen großen Wert darauf, daß das Rohr
wenigstens für einige Tage wasserdicht liegt. Es wird, wie das Rohr
der Bülau-Drainage, an der Brustwand befestigt; der Eiter wird in
der auf S. 206 geschilderten Weise abgeleitet. Solange der Verband
luftdicht schließt, wirkt die Leitung als Heber und sorgt nicht nur
für möglichst vollständige Entleerung des Ergusses, sondern dehnt
zugleich durch Saugwirkung die Lunge aus. Wenn die Lunge auf
diese Weise an das Rippenfell herangebracht wird, bilden sich bald
genügend Verklebungen, um ein stärkeres Zusammenfallen der Lunge
zu verhindern, wenn nach einiger Zeit der Verband undicht wird.
Ist dies der Fall und tritt ein Teil des Eiters neben dem Schlauch in
den Verband, so kann man das Rohr nahe der Brustwand abschneiden
und die ganzen Absonderungen in einem entsprechend dickeren
Verband auffangen.

Je rascher und vollständiger die Lunge ausgedehnt wird, um so
sicherer verhütet man die Entstehung einer Resthöhle. Man darf
diese Tatsache nie vergessen. Solange man die Schlauchleitung als
Heber benützen kann, erzeugt man genügend starken Unterdruck
im Brustraum, um die Lunge zu blähen. Die Anwendung stärkeren
Unterdruckes, z. B. durch Verwendung einer Wasserstrahlpumpe, besitzt keine Vorteile; zu starker negativer Druck kann Blutungen
hervorrufen. Wohl aber hat der Gebrauch von zwei verschieden hoch-
gestellten Flaschen nach Perthes-Hartert den Vorteil, daß man
damit einen gleichmäßigen Unterdruck erzeugen kann, auch wenn
der den Eiter ableitende Schlauch leer gesaugt ist. Im allgemeinen sind
aber solche etwas umständliche Vorrichtungen nicht notwendig. Für
die ersten Tage genügt der oben geschilderte Verband mit Heberwirkung vollständig. Wird er nach einigen Tagen undicht, so verzichte man auf die Dehnung der Lunge durch Absaugen der Brusthöhle, sondern begnüge sich mit Blähung der Lunge, wie sie schon
durch Hustenstöße erfolgen kann. Man muß nur dafür sorgen, daß
durch die Wunde in der Brustwand Eiter und Luft nur austreten,
aber möglichst wenig eintreten können. Ein Ventilverband, der
diesen Anforderungen praktisch genügend gerecht wird, läßt sich
leicht in folgender Weise herstellen. Der Gummischlauch wird nahe
der Brustwand abgeschnitten und mit einer Sicherheitsnadel versehen.

Es wird darum etwas Mull gelegt, damit sie beim Liegen keine Beschwerden verursacht. Dann bestreicht man die Haut in der Umgebung mit einer dicken Lage Zinkpaste und legt darüber ein Stück eines wasserdichten Stoffes, z. B. Billroth-Batist. Er klebt auf dem breiten Salbenring so fest, daß er wohl Absonderungen und Luft aus der Wunde nach außen austreten, aber keine Luft von außen nach innen eintreten läßt. Darüber legt man, namentlich nach unten, eine dicke Lage Zellstoff oder Watte, um die Flüssigkeit aufzusaugen, und befestigt sie mit einer Binde.

Die Wirkung des Ventilverbandes wird unterstützt, wenn man die Blähung der Lunge nicht nur den Hustenstößen überläßt, sondern den Kranken gegen Widerstand ausatmen oder einen Luftring aufblasen läßt. Durch den Überdruck wird die Lunge ausgedehnt. Sie treibt die Luft aus der Brusthöhle durch den Verband nach außen. Bei dem Nachlassen des Druckes in der Lunge kann sie nicht mehr zusammensinken, weil der Verband keine Luft mehr von außen in den Brustfellspalt eintreten läßt.

Mit dem geschilderten, verhältnismäßig einfachen Vorgehen lassen sich Resthöhlen mit großer Sicherheit verhüten. Wichtig ist aber auch, daß die Drainage nicht zu früh abgebrochen wird. Die Wunde in der Brustwand muß durch ein Gummirohr, das man allerdings im Laufe der Behandlung immer dünner wählen kann, offen gehalten werden, bis bei der Röntgendurchleuchtung keine Höhle mehr zu erkennen ist. Gibt das Röntgenbild keine klare Auskunft, so versuche man durch Einspritzen von etwas Flüssigkeit die Größe der Resthöhle zu bestimmen. Faßt sie noch mehr als 10—20 ccm, so darf das Rohr nicht entfernt werden.

Sehr viel schwieriger gestalten sich die Verhältnisse, wenn die eitrige Brustfellentzündung erst in Behandlung kommt, nachdem der Eiter sich durch Einbruch in die Luftwege selbst Abfluß nach außen gesucht hat. Es besteht jetzt eine innere Fistel, die der Blähung der Lunge im Wege steht, weil zu jeder Zeit Luft aus den Bronchen nach der Höhle austreten kann. Die Anwendung von äußerem Unterdruck oder intrapulmonalem Überdruck wird dadurch von vornherein unmöglich. Wenn die Lunge unter einem großen Erguß oder unter der Einwirkung ausgetretener Luft, die im Sinne eines Ventilpneumothorax zu zunehmender Druckerhöhung geführt hatte, weitgehend zusammengefallen ist, wird sich die Entstehung einer ziemlich großen Resthöhle kaum vermeiden lassen. Sie muß nach den auf S. 225 geschilderten Grundsätzen behandelt werden.

Haben aber frühzeitig Verwachsungen entstehen können, so daß die Lunge noch einen gewissen Blähungsgrad beibehalten hat, so wird man Verwachsungen anregen und zugleich den Fistelverschluß zu fördern suchen. In einem solchen Falle empfiehlt es sich, sich nicht mit einer kleinen Rippenresektion zu begnügen, sondern von Anfang an eine große Öffnung in die Brustwand zu legen, indem man mindestens 2 bis 3 Rippen auf etwa 10 cm Länge herausschneidet. Von dieser großen Bresche aus legt man womöglich die ganze Brustfellhöhle mit einem Beuteltampon aus, den man locker mit Mullstreifen füllt. Man regt auf diese Weise nicht nur die Verwachsungen an, sondern verstopft zugleich die innere Fistel. In dem Maße, wie der Mull sich mit den Absonderungen vollsaugt, wird der ganze Tampon kleiner. Die Wiederausdehnung der Lunge wird dadurch gefördert. Nach einigen Tagen wird der Inhalt gewechselt, wobei man aber selbstverständlich die Höhle nie ausstopft, sondern nur locker mit Streifen auslegt. Sobald man bei weiterer Verkleinerung der Höhle feststellen kann, daß die Fistel geschlossen ist, wird der oben geschilderte Ventilverband angelegt.

B. Umschriebene Brustfelleiterungen.

Örtlich begrenzte Eiteransammlungen entstehen im Brustfellspalt, wenn von vornherein gewisse Verwachsungen der ungehemmten Ausdehnung des Ergusses im Wege stehen oder sich im Laufe der Erkrankung bei starker Fibrinausscheidung bilden, bevor es zu einer großen Flüssigkeitsansammlung gekommen ist. Zu trennen sind die abgesackten wandständigen Empyeme von den interlobären Ergüssen. Zu den umschriebenen wandständigen Brustfelleiterungen gehören auch die durch ihre besondere Lage gekennzeichneten basalen, apikalen und mediastinalen Empyeme.

An abgekapselte wandständige Eiterung muß man denken, wenn nach einer Rippenresektion der Kranke nicht in der erwarteten Weise entfiebert, und auffallende Dämpfung und stärkere Verschattung des Lungenfeldes zurückbleiben. Bei Durchleuchtung in verschiedener Stellung wird sich die Lage der umschriebenen Eiteransammlung annähernd bestimmen lassen. Probepunktion muß unter Umständen mehrmals wiederholt werden, bis der Herd erreicht ist. Liegt er in der Nähe der früheren Rippenresektion, so kann der pleurale Abszeß günstigen Falles von der Brustwandöffnung aus durch stumpfes Vorschieben einer Kornzange eröffnet werden. Bei breiteren und festeren Verwachsungen wird man aber auf die Vornahme einer zweiten Rippenresektion nicht verzichten können.

Basale Empyeme liegen zwischen Zwerchfell und Lungenunterfläche. Sie entstehen namentlich im Anschluß an Eiterungen unter dem Zwerchfell. Subphrenische und paranephritische Abszesse und Eiterungen in der Leber können sich auf dem Lymphwege nach oben ausbreiten. Die röntgenologische Abgrenzung eines basalen Empyems von einem subphrenischen Abszeß kann, namentlich auf der rechten Seite, große Schwierigkeiten bereiten, wenn das Zwerchfell im Bild nicht genau zu erkennen ist. Bei der operativen Freilegung wird man in beiden Fällen die Infektion des freien parietalen Brustfellspaltes zu vermeiden suchen. Man geht nach der entsprechenden Rippenresektion möglichst tief im Sinus phrenicocostalis ein. Ist der Brustfellspalt noch frei, so wird man ihn zu verschließen suchen, indem der untere Lungenrand an das Rippenfell durch Knopfnähte befestigt wird. Erst nachher wird man durch stumpfes Vorgehen entlang der Unterfläche der Lunge unmittelbar über dem Zwerchfell den basalen Eiterherd zu eröffnen suchen. Muß man einen Zusammenhang mit einem entzündlichen Herd unterhalb des Zwerchfelles annehmen, so wird man gleichzeitig das Zwerchfell einschneiden und auch diesen tieferen Herd nach außen drainieren.

Spitzenempyeme entstehen vor allem nach Verletzungen; sie sind selten. Sie können mit Geschwülsten und tuberkulösen Spitzenschwarten verwechselt werden.

Praktisch viel wichtiger sind die mediastinalen Empyeme. Sie liegen zwischen der mediastinalen Lungenoberfläche und dem Mittelfell. Sie können nach umschriebenen Lungenentzündungen entstehen. Häufiger nehmen sie aber ihren Ausgang von Eiterungen der Lymphdrüsen der Lungenwurzel oder des Mittelfellraumes. Auch Entzündungen, die sich an Verletzungen oder zerfallende Geschwülste der Speiseröhre anschließen, können zu mediastinalen Empyemen führen. Sicher sind diese umschriebenen Brustfelleiterungen aber nicht so häufig, wie man vor einigen Jahren nach gewissen Mitteilungen im Schrifttum hätte glauben können. Es wurde schon auf S. 6 darauf hingewiesen, daß die basalen, paramediastinalen Dreieckschatten, die öfter als kosto-mediastinale Pleuritiden gedeutet worden sind, überzähligen Lungenlappen entsprechen.

Es liegt auf der Hand, daß man bei Verdacht auf mediastinale Eiteransammlung die Lage durch Punktion zu klären sucht. Wenn die Eiterung sicher bis an die hintere oder vordere Brustwand heranreicht, ist dagegen nichts einzuwenden. Liegt sie aber in der Tiefe und erreicht sie z. B. hinten nicht wenigstens die Querfortsätze, so besteht auch bei einem Punktionsversuch ganz nahe der Wirbelsäule Gefahr, daß die Hohlnadel durch freien Brustfellspalt und Lungengewebe vordringt, bevor sie den Eiterherd erreicht. Nach dem Herausziehen kann dann Eiter entlang dem Stichkanal gesunde Lunge oder freie Pleura infizieren. Ähnlich liegen die Verhältnisse, wenn der erwähnte Dreieckschatten keiner kosto-mediastinalen Pleuritis, sondern einem überzähligen, krankhaft infiltrierten Lungenlappen entspricht. Die Erfahrung hat gezeigt, daß diese Lappen besonders zu eitrigen Entzündungen neigen. Sie können aber trotzdem noch längere Zeit von freiem Brustfell umgeben sein. Ein Punktionsversuch könnte auch hier zu Brustfellentzündung führen.

Wenn man deshalb auf Grund genauer klinischer und röntgenologischer Untersuchung, wobei stereoskopische Aufnahmen wieder besonders wertvoll sind, nicht mit Sicherheit annehmen kann, daß das mediastinale Empyem neben den Querfortsätzen bis an die Rippen heranreicht, sei man mit Probepunktion sehr zurückhaltend. Sicherer und zuverlässiger ist es, in der Höhe der erwarteten Eiterung in örtlicher Betäubung eine Rippe bis hart an den Querfortsatz zu resezieren. Die Betrachtung des auf diese Weise freigelegten Rippenfelles wird Aufschluß darüber geben, ob der Brustfellspalt verwachsen ist. Ist dies der Fall, so ist gegen Probepunktion nichts einzuwenden. Läßt das zarte Rippenfell aber deutlich Bewegungen der darunterliegenden Lunge erkennen, so kann die Pleura von der Resektionsstelle aus, die man bei Bedarf durch Kürzung einer zweiten Rippe vergrößert, von der Innenseite der Rippe bis über ihr Köpfchen hinaus und von der seitlichen Fläche der Wirbelkörper so abgeschoben werden, daß man extrapleural freien Zugang zum hinteren Mittelfellraum gewinnt. Wir haben auf diese Weise mehrfach auch eigentliche Mittelfellabszesse eröffnen können. Bei mediastinalen Empyemen wird der tastende Finger erhöhten Widerstand des Brustfelles fühlen. Jetzt ist Probeeinstich gestattet; fördert er Eiter zutage, so wird entlang der Nadel der Eiterherd eröffnet und drainiert. Damit ist wirksame Behandlung eingeleitet. Das Gummirohr bleibt bis zum Versiegen der eitrigen Absonderung liegen, sofern nicht große Gefäße in der Umgebung wegen Arrosionsgefahr besondere Vorsicht verlangen.

Interlobäre Empyeme.

Interlobäre Empyeme sind praktisch von großer Bedeutung. Sie sind sicher häufiger, als man früher geglaubt hat. Bei Durchbruch in die Luftwege werden sie leicht mit Lungeneiterungen verwechselt. Ihre Erkennung ist durch die Röntgenuntersuchung sehr gefördert worden.

Nach der klassischen Arbeit von Clairmont entstehen sie auf verschiedene Weise. Weitaus am häufigsten treten sie im Anschluß an einen pneumonischen Herd auf. Sie können dabei die Lungenentzündung unmittelbar begleiten oder erst sehr viel später in Erscheinung treten. Interlobäre Pleuritis wird aber auch im Anschluß an Operationen oder im Gefolge eines entfernt liegenden Infektionsherdes, der zunächst mit Lunge oder Brustfell nichts zu tun hat, beobachtet. Die Übertragung erfolgt auf dem Blutwege. Es wird sich nicht immer entscheiden lassen, wie weit die Lunge dabei, z. B. in Form eines Infarktes, miterkrankt ist. Nach Entzündungen in der Bauchhöhle, namentlich im Oberbauch, kann die Infektion auch auf dem Lymphwege durch das Zwerchfell über eine umschriebene basale Pleuritis in der Zwischenlappenspalte nach oben steigen. Selbstverständlich ist nach Verletzungen die Möglichkeit gegeben, daß ein Schuß- oder Stichkanal gerade einen umschriebenen Spaltraum infiziert.

Die interlobäre Pleuritis kann als Teilerscheinung einer allgemeinen Brustfellentzündung bestehen. Sie hat dann praktisch keine Bedeutung, weil sie in der Regel durch die Behandlung des großen Ergusses auch zur Heilung kommt. Nur ausnahmsweise wird die wandständige Entzündung durch Verwachsung der Brustfellblätter ausheilen, während ein Resterguß in der Zwischenlappenspalte zurückbleibt. Meist entsteht aber die interlobäre Entzündung der Pleura isoliert, ohne irgendwelche vorausgehende, begleitende oder folgende Entzündungserscheinungen in den übrigen Teilen des Rippenfelles (Clairmont). Als Beweis für diese Tatsache muß die nicht so seltene Beobachtung angeführt werden, daß bei sicher nachgewiesener interlobärer Pleuritis der äußere parietale Brustfellspalt ganz frei ohne jede Andeutung von Verwachsung sein kann. Auch wir verfügen über eine solche Beobachtung. Sie legen große Zurückhaltung mit Probepunktion nahe.

Die Lage der interlobären Eiterung ist durch den Verlauf der Interlobärspalten gegeben. Die große, schräge Incisura interlobaris zwischen Ober- und Unterlappen liegt hinten in der Höhe der Schultergräte und erstreckt sich in der Seitenansicht bis zum Übergang der 6. Rippe in ihren Knorpel. Linkerseits wird die ganze Vorderfläche durch den Oberlappen gebildet. An der rechten Lunge schneidet eine vorn in der Höhe der 4. Rippe beginnende, fast waagrecht nach hinten verlaufende Ebene vom Oberlappen einen kleineren Mittellappen ab. Aus diesen anatomischen Feststellungen geht schon hervor, daß die Eiterungen in der schrägen Spalte zwischen Ober- und Unterlappen in erster Linie seitlich in der Höhe der 4. bis 6. Rippe zu erreichen sind, während man die Empyeme zwischen Ober- und Mittellappen rechts auch vorn in der Gegend der 4. Rippe erwartet.

Man muß sich aber darüber klar sein, daß der interlobäre Erguß in der Lappenspalte ganz verschieden liegen kann. Am einfachsten sind die Verhältnisse, wenn er wandständig liegt. Die Spalte öffnet sich keilförmig gegen die Brustwand; der übrige parietale Brustfellspalt ist durch Verklebungen und Verwachsungen abgeschlossen. Eine bandförmige Dämpfung wird schon physikalisch die Lage erkennen lassen.

Dieser günstige Fall ist aber keineswegs die Regel. Gar nicht so selten ist der Spalt oberflächlich verklebt, so daß der Erguß nicht mehr wandständig, sondern mehr oder weniger tief liegt. Wenn er in der Nähe des Lungenhilus sich befindet, ist er von außen nur sehr schwer zu erreichen. Gerade diese Fälle geben zu Verwechslungen mit tiefliegenden Lungenabszessen Veranlassung.

Im allgemeinen darf gesagt werden, daß die Ergüsse in dem verhältnismäßig kurzen waagrechten Spalt zwischen Ober- und Mittellappen rechts vorzugsweise wandständig liegen, während man in den schrägen Spalten beider Seiten auch mit tiefer Lage rechnen muß. Die Verhältnisse werden noch dadurch erschwert, daß es gar nicht so selten zu gekammerten, mehrfachen Empyemhöhlen kommt.

Erfahrungsgemäß bleibt der interlobäre Eiterherd auf die Dauer nicht abgekapselt; der Eiter sucht sich früher oder später einen Weg nach außen. Nur selten kommt es zu Durchbrüchen durch die Brustwand. Etwas häufiger ist der Einbruch in den freien Brustfellspalt. Öfters kommt es zu Eiterentleerung durch die Luftwege. Kennzeichnend ist das unvermittelte Auftreten maulvoller Expektoration. Gerade dieser häufige innere Durchbruch, bei dem übler Geruch des Eiters und zeitweise auch Blutbeimengung auf Zerfall von Lungengewebe hinweisen, legt den Gedanken nahe, daß schon bei der Entstehung des ungewöhnlich gelegenen pleuralen Abszesses ein lobulärpneumonischer Herd oder Infarkt eine Rolle gespielt haben.

An Stelle des ausgehusteten Eiters kann Luft aus den Bronchen eintreten. Der interlobäre Pyopneumothorax ist unter Umständen auch im Röntgenbild kaum von einem Lungenabszeß zu unterscheiden.

Die Diagnose der interlobären Brustfelleiterung kann sehr schwierig sein. Die Erkennung ist namentlich schwer, wenn gleichzeitig vorhandene Erkrankungen der Lunge das Bild beherrschen, oder Eiterungen an anderen Stellen des Körpers die Aufmerksamkeit des Untersuchers ablenken. Auf alle Fälle sollte jeder septische Krankheitsverlauf, der durch das bisherige Krankheitsgeschehen nicht restlos geklärt wird, den Verdacht auf interlobäre Eiterung erwecken. Schüttelfrost und unregelmäßige Fieberzacken bei schwer gestörtem Allgemeinbefinden sind nicht ungewöhnlich. Aus der ganz verschiedenen Lage der Krankheitsherde geht hervor, daß ein einheitlicher physikalischer Befund nicht erwartet werden kann. Im Gegenteil, von den verschiedensten Kennern der Erkrankung ist immer wieder darauf hingewiesen worden, daß Dämpfung und Auskultationserscheinungen einerseits ganz fehlen, anderseits ungemein wechseln können, so daß der wechselnde Befund geradezu als kennzeichnend für die interlobäre Eiterung besonders hervorgehoben wird. In auffallendem Gegensatz zu dem geringen Klopf- und Hörbefund steht manchmal früh einsetzende Atemnot. Kommt es bei gewisser Größe des Ergusses im schrägen Spalt zu Schallverkürzung, so ist sie in kennzeichnender Weise an drei Stellen zu erwarten: zwischen den Schulterblättern in der Höhe des 3. bis 6. Brustwirbels; unterhalb der Achselhöhle, entsprechend dem 4. und 5. Zwischenrippenraum, oder vorn in der Gegend der 3. und 4. Rippe. Verdrängung des Herzens ist bei größeren Ergüssen zu erwarten.

Besonders charakteristisch ist plötzlich auftretender heftiger Schmerz innerhalb der Achselhöhle. Diesem Seitenstechen kommt als Frühsymptom ganz besondere Bedeutung zu. Es ist meist verbunden mit ausgesprochener, umschriebener Druckempfindlichkeit der seitlichen Brustwand, die von Ödem begleitet sein kann. Es sind dies die gleichen Zeichen, auf deren große Bedeutung auch schon bei der Besprechung der Lungeneiterungen hingewiesen worden ist. Es ist nicht erstaunlich, daß sie bei beiden Erkrankungen in übereinstimmender Weise vorkommen, handelt es sich doch in beiden Fällen um umschriebene Eiterungen in der Nähe des schmerzempfindlichen Rippenfelles. Auch der eitrige Auswurf, der mit Blut vermengt sein kann, erlaubt oft keine Trennung der verschiedenen

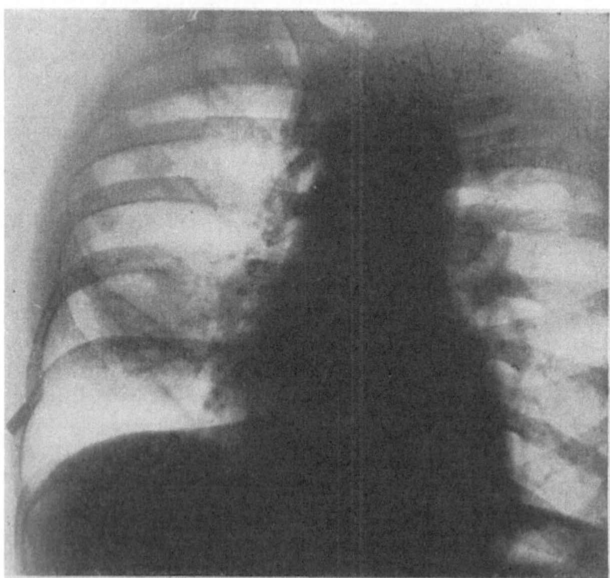

Abb. 96. Unregelmäßige, uncharakteristische verwaschene Verschattung im rechten Unterfeld.

Krankheiten. Abgesehen davon, daß er bei der interlobären Eiterung im allgemeinen später auftritt als bei der richtigen Lungeneiterung. Sehr kennzeichnend ist, daß hier dem richtigen Eiteraushusten oft tagelang übler Geschmack im Munde und unangenehmer Geruch der Ausatmungsluft vorausgehen. Auf alle Fälle sollte zur Sicherstellung der Diagnose beim Zwischenlappenempyem der Einbruch des Eiters in die Luftwege und damit das plötzliche Auftreten von reichlich eitrigem Auswurf nicht abgewartet werden. Man sollte bestrebt sein, beim leisesten Verdacht schon vorher durch Röntgenuntersuchung die Diagnose klarzustellen. Es muß aber mit Nachdruck betont werden, daß die röntgenologische Erkennung des Zwischenlappenergusses nicht ganz einfach ist. Auf keinen Fall genügt zum sicheren Nachweis eine einfache Lungenaufnahme. Schon Holzknecht hat darauf hingewiesen, daß interlobäre Schwarten und Ergüsse nur bei bestimmter Strahlenrichtung sichtbar sind, bei anderen aber ganz weggeleuchtet werden können. Abb. 96 zeigt eine gewöhnliche Lungenaufnahme, auf der im rechten Unterfeld nur

eine verwaschene Verschattung zu sehen ist, während die Schrägaufnahme (Abb. 97) den kennzeichnenden, schräg verlaufenden, verhältnismäßig schmalen Schattenstreifen der interlobären Eiterung erkennen läßt. Es ist des-
halb unbedingt zu for-
dern, daß die Kranken
sorgfältig in allen Rich-
tungen durchleuchtet
werden, wobei man be-
sonders darauf achtet, daß
die schrägen Lappenspal-
ten namentlich bei Be-
trachtung von der Seite
zur Darstellung kommen.
Je nach Lage und Aus-
dehnung der Ergüsse wird
man quer oder schräg ver-
laufende band- oder drei-
eckförmige Verschattun-
gen antreffen. Man wird
ihre Lage durch Drehung
bei der Durchleuchtung
und durch stereoskopische
Aufnahmen genau festzu-
legen suchen.

Die Diagnose kann
durch Probepunktion
gesichert werden. Man
darf sich aber nicht dar-
auf verlassen. Da bei
sicher vorhandener Eiter-
ansammlung zwischen
zwei Lungenlappen der
äußere Brustfellspalt noch

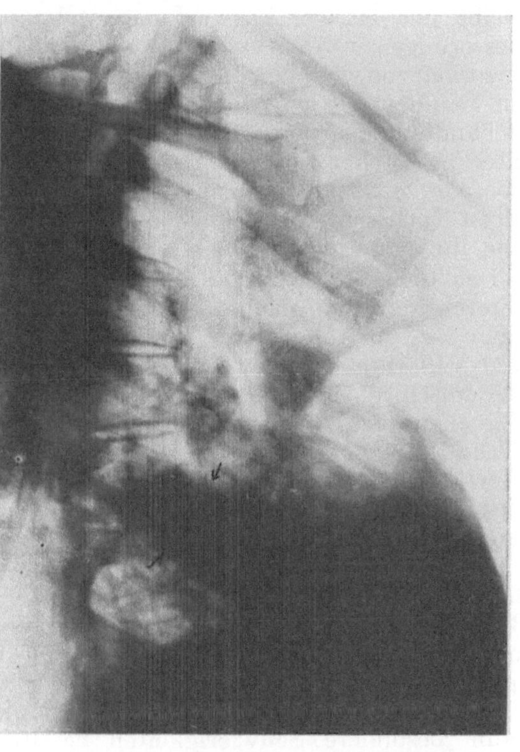

Abb. 97. Quere Aufnahme zeigt den kennzeichnenden schräg verlaufenden Schattenstreifen der
interlobären Eiterung (Pfeile).

frei sein kann, kann das Anstechen des tieferliegenden Eiterherdes
zu unliebsamer Eiterverschleppung führen. Man sollte deshalb den
Probeeinstich beschränken auf die Fälle, bei denen man nach dem
Beklopfungs- und Röntgenbefund damit rechnen kann, daß der Erguß bis ans Rippenfell heranreicht. Bei tieferer Lage sollte man
nur punktieren, wenn man durch Rippenresektion das Brustfell freigelegt und sich überzeugt hat, daß der Brustfellspalt verwachsen ist.
Man muß sich aber stets darüber klar sein, daß bei tiefer Lage und
geringer Ausdehnung der Eiterung negativer Ausfall der Punktion
nicht entscheidend sein kann.

Was die Behandlung des interlobären Empyems anbetrifft, so

ist zunächst zuzugeben, daß einzelne Fälle nach dem Durchbruch des Eiters in die Luftwege durch Aushusten ganz entleert und zur Heilung kommen können. Wenn auch diese Selbstdrainage verhältnismäßig häufig ist, sind wirkliche Heilungen sehr viel seltener. Sehr oft bleibt der eitrige Auswurf monatelang bestehen; vorübergehende Besserungen werden von erneuten Verschlechterungen gefolgt. Durch Arrosion von Gefäßen können Blutungen auftreten. Wenn sich nicht im Laufe weniger Wochen deutliche Besserung zeigt, ist operative Behandlung angezeigt. Sie ist auch geboten, wenn die Zwischenlappeneiterung nachgewiesen wird, bevor es zum inneren Durchbruch gekommen ist. Man wird dem Kranken mit der raschen und vollständigen Entleerung der Eiterhöhle immer einen großen Dienst erweisen und ihn vor unliebsamen Zwischenfällen schützen.

Das Behandlungsverfahren der Wahl ist die breite Eröffnung der Eiteransammlung nach Rippenresektion. Versuch der Dauerdrainage nach Bülau könnte nur bei großem, breit wandständigem Erguß und schlechtem Allgemeinzustand des Kranken in Frage kommen. Bei umschriebenen und namentlich tiefliegenden Eiterungen ist dieses Vorgehen abzulehnen, wenn man Nebenverletzungen vermeiden will.

Die Empyeme im waagrechten Spalt der rechten Seite liegen meist oberflächlich und werden wie gewöhnliche umschriebene, wandständige Rippenfelleiterungen durch einfache Rippenresektion im Bereich der Dämpfung womöglich an tiefster Stelle eröffnet.

Die Eiterungen im schrägen Interlobärspalt werden am besten von der Seite her in der Höhe der 5. Rippe erreicht. Wenn sie bis an das Rippenfell anstoßen, werden sie leicht freigelegt. Bei tiefer Lage sollte man durch den oberflächlich verklebten oder verwachsenen Lappenspalt möglichst stumpf in die Tiefe vordringen. Wenn der äußere Brustfellspalt noch frei ist, wird die Auffindung des Lappenspaltes kaum besondere Schwierigkeiten bereiten. Es empfiehlt sich aber nicht, bei freier Pleura in gleicher Sitzung in die Tiefe vorzugehen, damit unnötige Infektion des Rippenfelles vermieden wird. Man wird, wie bei der Eröffnung eines Lungenabszesses, zweizeitig vorgehen. Läßt sich bei der zweiten Sitzung der Lappenspalt nicht mehr auffinden, so muß der pleurale Abszeß wie ein Lungenabszeß aufgesucht werden. Man wird seine Lage zuerst durch Punktion festzustellen suchen und dann bei liegender Hohlnadel mit Diathermie die Höhle eröffnen. Je dicker die Schicht des Lungengewebes ist, die man dabei durchtrennen muß, um so größer ist naturgemäß die Gefahr der Luftembolie und der Nachblutung. Das Vorgehen durch den Lappenspalt ist ohne Zweifel weniger gefährlich.

Das praktische Vorgehen dürfte sich etwa in folgender Weise gestalten. Der Kranke liegt auf der gesunden Seite. Die Brustwand ist durch Unterbrechung der entprechenden Zwischenrippennerven in der auf S. 113 geschilderten Weise unempfindlich gemacht. Die Lage der 5. Rippe ist unterhalb der Achselhöhle festgelegt. Ist die Lage der tiefen

Eiterung ziemlich genau festgestellt, und kommt man voraussichtlich mit der Resektion von einer bis zwei Rippen aus, so legt man den Hautschnitt entsprechend dem Verlauf der tieferen Rippe an. Muß man aber das Rippenfell in größerer Ausdehnung freilegen, ist der Hautschnitt etwas steiler und die Rippen überkreuzend anzulegen. Man reseziert dann wie bei der Eröffnung eines Lungenabszesses mehrere Rippen, z. B. die 4. bis 6. Rippe auf etwa 10 cm Länge und entfernt die dazwischenliegende Muskulatur nach entsprechender Unterbindung der Gefäße. Ist das Rippenfell zart und der Brustfellspalt frei, so daß man dahinter die Bewegungen der Lunge erkennen kann, so verzichte man auf weiteres Vorgehen. Läßt sich der Lappenspalt durch das durchscheinende Rippenfell erkennen, so wird sein Verlauf mit etwas Gentiana-violettlösung auf dem Rippenfell nachgezeichnet. Um Verwachsungen anzuregen, wird zunächst in der auf S. 39 beschriebenen Weise ein Mullpolster eingelegt; darüber werden die Weichteile locker geschlossen.

Nach etwa 10 Tagen kann man genügend feste Verklebungen erwarten. Man durchtrennt dann wieder in örtlicher Betäubung oder in Lachgasnarkose das Rippenfell entsprechend dem Verlauf des Zwischenlappenspaltes. Wenn die Verklebungen noch nicht allzu fest sind, wird die Auffindung des Spaltes keine besonderen Schwierigkeiten bereiten, und man dringt womöglich stumpf oder wenn nötig mit dem elektrischen Messer in die Tiefe vor, bis der Eiterherd erreicht ist. Ein dickes Gummirohr sorgt für genügend Abfluß. Kann der Spalt nicht gefunden werden, so geht man in der oben geschilderten Weise wie bei der Lungeneiterung vor.

War das Empyem schon in die Luftwege eingebrochen, so bleibt zunächst eine Bronchialfistel. Bei ihrer tiefen Lage kann man damit rechnen, daß sie sich mit der fortschreitenden Heilung des Wundtrichters von selbst schließen wird. Bei der Nachbehandlung hat man nur dafür Sorge zu tragen, daß die Wunde außen offen bleibt, bis sie sich aus der Tiefe heraus verkleinert hat. Sollte ausnahmsweise die Bronchialfistel sich nicht schließen, so verfahre man wie bei den Fisteln nach Lungeneiterungen (s. S. 46).

C. Die chronische Brustfelleiterung.

Chronisches Empyem.

Bei der chronischen, nicht tuberkulösen Brustfelleiterung — die tuberkulösen Ergüsse werden im folgenden Abschnitt gesondert besprochen — unterscheiden wir vom praktischen Standpunkt aus zwei Formen, das eigentliche chronische Empyem und die Empyemresthöhle. Die Brustfelleiterung kann chronisch werden, wenn die akute Erkrankung nicht erkannt und nicht behandelt wird. Meist kommt es zu einer teilweisen Entleerung des Eiters, indem der Erguß seltener durch die Brustwand als Empyema necessitatis nach außen, häufiger nach innen in die Lunge und die Luftwege durchbricht. Verkennungen dieser Durchbrüche sind gar nicht so selten. Die äußeren Eiterungen werden mit Erkrankungen der Rippen, namentlich mit tuberkulösen Entzündungen verwechselt. Der eitrige Auswurf gibt zu Verwechslungen mit Lungenabszeß und Bronchektasien Veranlassung. Wir kennen Beobachtungen, bei denen der wahre Sachverhalt jahrelang nicht erkannt worden ist, und bei denen man unter der Annahme chronischer Lungeneiterung sogar thorakoplastische Eingriffe vorgenommen hatte, ohne jeden Erfolg. Und doch sollte die Erkennung keine Schwierigkeiten bereiten, wenn man nur an die chronische Brustfelleiterung denkt. Vielfach genügt schon genaue Erhebung der Vorgeschichte, um die richtige Diagnose zu stellen. Die Erkrankung begann meist mit den klassischen Zeichen der Lungenentzündung. Früher oder später trat eitriger Auswurf auf. Kennzeichnend ist, daß der Auswurf fast immer schlagartig einsetzt.

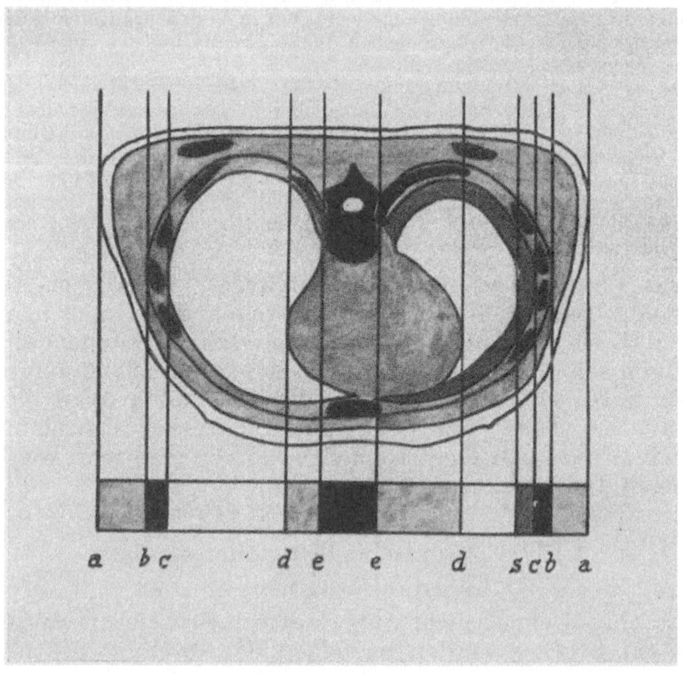

Abb. 98. Schematischer Durchschnitt durch den Brustkorb in der Höhe des 8. Brustwirbels zur Darstellung der Schattenbildung durch Röntgenstrahlen (s. Text).

Schon die große Menge sollte darauf hinweisen, daß eine bemerkenswerte Eiteransammlung vorhanden gewesen sein muß. Beim Lungenabszeß wird meist nicht plötzlich so reichlich Eiter ausgehustet. Verwechslungen mit Bronchektasien dürften kaum vorkommen können, wenn man sich etwas genauer mit der Vorgeschichte beschäftigt. Akuter Beginn in mehr oder weniger unmittelbarem Anschluß an eine Lungenentzündung läßt sich mit Bronchialerweiterung nicht erklären. Ausnahmsweise bleiben die Eiteransammlungen im Brustkorb aber auch geschlossen. Durch teilweise Aufsaugung der Flüssigkeit werden sie eingedickt; das umgebende Brustfell wird verdickt. Die chronische Eiterung führt meist zu Beeinträchtigung des Allgemeinbefindens.

Man sollte erwarten, daß Röntgenuntersuchung immer Klärung ermöglicht. Chronische Empyeme werden häufig verkannt, weil die durch sie bedingten Verschattungen des Lungenfeldes fälschlich als Schwarte gedeutet werden. A. Brunner hat mit Nachdruck darauf hingewiesen, daß die Diagnose „Pleuraschwarte" sicher zu

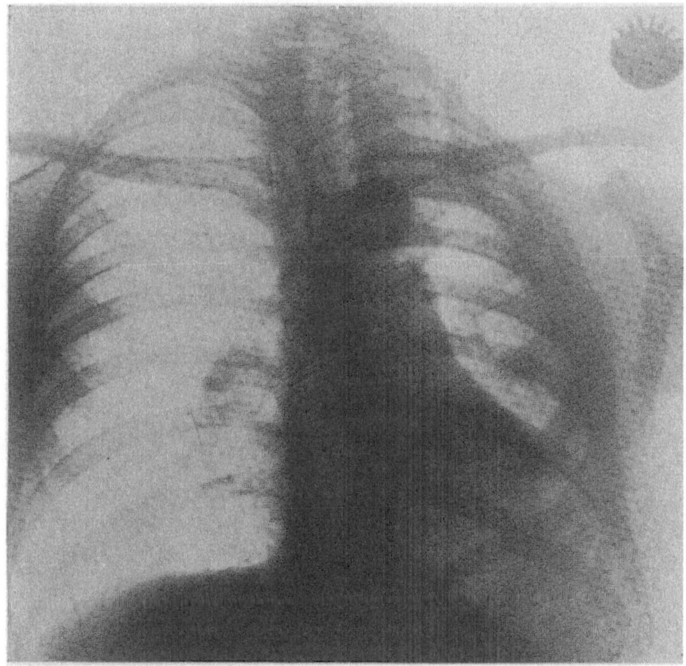

Abb. 99. Durch Sektion nachgewiesene Brustfellverdickung, die im Röntgenbild nur dort zur Darstellung kommt, wo die 2—3 cm dicke Schwarte von den Strahlen tangential getroffen wurde.

oft gestellt wird. Flächenhafte Verschattungen eines Lungenfeldes sind fast nie ausschließlich durch Verdickungen des Brustfelles bedingt. An Hand von Sektions- und Operationsbefunden wurde der Nachweis erbracht, daß krankhafte Verdickungen des Brustfelles im Röntgenbild nur zur Darstellung kommen, soweit sie von den Röntgenstrahlen tangential getroffen werden. Sie erzeugen dann einen schmalen, oft kaum sichtbaren Schattenstreifen entlang der äußeren Rippenbegrenzung des Lungenfeldes. Bei breiten, verwaschenen Verschattungen eines Lungenfeldes denke man in erster Linie an Flüssigkeitsansammlung.

Um über die röntgenologische Darstellbarkeit von Brustfellverdickungen klare
Vorstellungen zu bekommen, müssen folgende Tatsachen beachtet werden. Die Abbildung 98 zeigt einen waagrechten Schnitt durch den Brustkorb in der Höhe des
8. Brustwirbels. In dem ventral gezeichneten Streifen ist schematisch die Schatten-
dichte dargestellt, die die Röntgenstrahlen nach ihrem dorsoventralen Verlauf durch

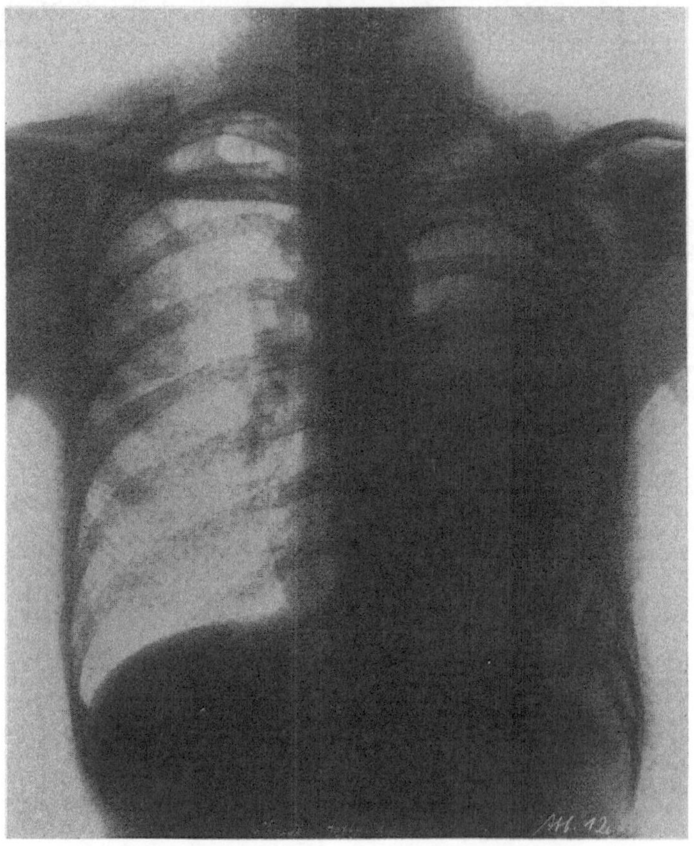

Abb. 100. Verwaschene Verschattung der unteren Hälfte des linken
Lungenfeldes durch chronischen Erguß, der mindestens seit 11 Jahren
bestanden und seit 2 Jahren durch Einbruch in die Lunge Bronchektasien vorgetäuscht hatte.

den Brustkorb auf der Platte erzeugen. Wenn die Strahlen auf größere Knochen-
massen wie Wirbelsäule (*ee*) oder tangential verlaufende Rippen (*bc*) treffen, so kommen
dichte Schatten zustande. Die Weichteile erzeugen auch noch Schatten, wenn sie in
großer Dicke vorhanden sind. Erfahrungsgemäß absorbieren aber die eigentlichen
Lungenfelder, wenn wir von dem sie kreuzenden Rippengitter und den größeren Lungen-
gefäßen absehen, fast keine Röntgenstrahlen. Auf der leicht erkennbaren rechten
Seite ist zwischen *c* und *d* keine Verschattung skizziert. Auf der linken Seite ist eine

sehr erhebliche Pleuraverdickung in Form eines dicken dunklen Streifens eingezeichnet. Die aus Bindegewebe bestehende Schwarte hat in bezug auf die Röntgenstrahlen ungefähr die gleiche optische Dichte wie die Weichteile, bestehend aus Muskulatur, Faszien, Fettgewebe und Haut. Wenn auf der rechten Seite zwischen c und d die Weichteile keinen sichtbaren Schatten hervorzurufen vermögen, so werden sie es auch links

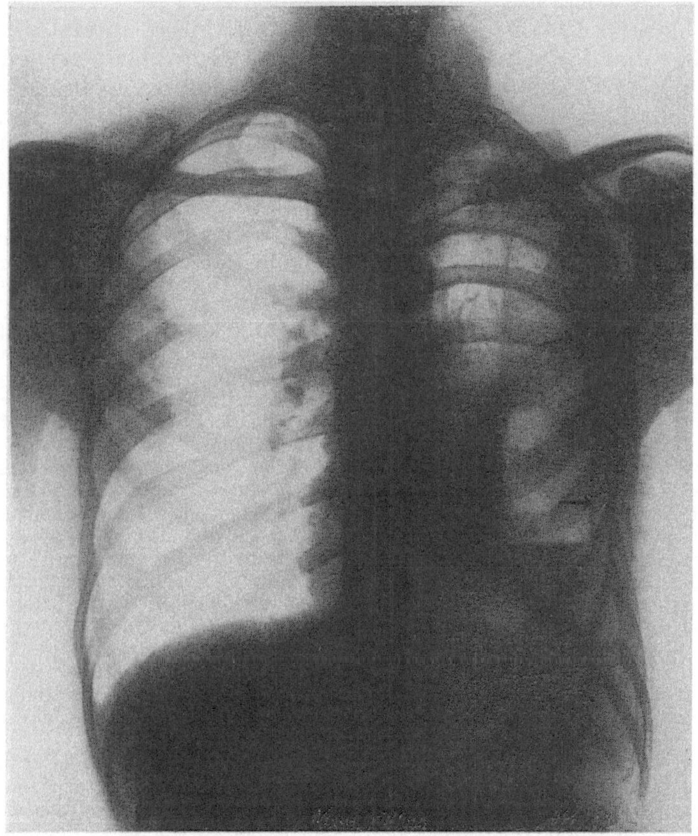

Abb. 101. Empyemhöhle nach Entleerung des Eiters durch Punktion. Die Brustfellverdickung ist nur seitlich den Rippenkrümmungen entlang sichtbar (Pfeile).

zwischen d und s kaum tun. Aus der schematischen Abbildung geht eindeutig hervor, daß die Dicke der Schwarte hinter der Dicke der Weichteile, die an dieser Stelle keinen Schatten zu geben vermögen, sehr stark zurücksteht. Die Schwarte kann nur dort sichtbar werden, wo sie von den Röntgenstrahlen tangential getroffen wird. Dies ist auf der linken Seite zwischen s und c der Fall; die Schwarte wird einen schmalen Schattenstreifen auf der Innenseite der äußeren Rippenbegrenzung entstehen lassen, während die übrigen Teile der Schwarte in der Frontalaufnahme nicht darstellbar sind.

Die Abbildung 99 zeigt in die Wirklichkeit übertragen die Verhältnisse, wie Abbildung 98 sie schematisch darstellt. Sie gibt den Befund bei einem Kranken wieder, bei dem später nach doppelseitiger Pneumonie durch Sektion auf der linken Seite eine ausgedehnte Pleuraschwarte von 2 cm, im Spitzenbereich sogar von 3 cm Dicke gefunden wurde. Sie ist als Schattenstreifen parallel der äußeren Brustkorbbegrenzung zu erkennen. Das übrige linke Lungenfeld wurde durch die erhebliche Brustfellverdickung nur ganz unerheblich getrübt.

Nach unserer Erfahrung können Brustfellergüsse unter Umständen mehr als zehn Jahre vorhanden sein, ohne Krankheitserscheinungen hervorzurufen. Besteht neben der Verschattung im Röntgenbild seit langer Zeit eitriger Auswurf, der eines Tages ziemlich unvermittelt in Erscheinung getreten ist, so denke man in erster Linie an ein chronisches Empyem mit Durchbruch in die Lunge. Wir führen als typisches Beispiel eine Krankengeschichte an.

Ein deutscher Kriegsbeschädigter kam 1929 wegen „Bronchialerweiterung" mit einer täglichen Auswurfmenge von etwa 200 ccm in unsere Behandlung. Der damals 37jährige Kranke erzählte folgende Vorgeschichte. 1918 hatte er viermal „Grippe", wobei er jedesmal 4—5 Wochen zu Bett lag und dabei etwas Blut spuckte. Im Anschluß an die letzte Grippe trat Anfang 1919 eine linksseitige Brustfellentzündung auf, die punktiert wurde und zu ihrer Ausheilung etwa dreiviertel Jahre brauchte. Nach einer Nachkur in einem Lungensanatorium konnte W. wieder arbeiten. Nach 2 Jahren trat Kurzatmigkeit auf, weshalb eine Kur in Bad Reichenhall genehmigt wurde. Im Juli 1927 stellte sich heftiger Husten und reichlich Auswurf ein. In einem größeren Krankenhaus wurde Bronchialerweiterung angenommen und zu deren Behandlung eine untere Thorakoplastik unter Resektion der 7. bis 11. Rippe ausgeführt. Da keine Besserung eintrat, wurde bei einer Nachkur im Schwarzwald noch eine künstliche Zwerchfellähmung vorgenommen. W. kehrte schließlich ungeheilt an seinen schweizerischen Wohnort zurück.

Die Röntgenaufnahme (Abb. 100) ergab eine sehr dichte, gleichmäßige Verschattung der unteren Zweidrittel des linken Lungenfeldes, die von uns nicht als Schwarte gedeutet werden konnte. Durch Punktion wurden zunächst 500 ccm Eiter entleert, worauf der eitrige Auswurf sofort ausblieb. Abbildung 101 gibt den Befund nach der Punktion wieder. Der Flüssigkeitsspiegel läßt die breite Empyemhöhle erkennen. Seitlich ist die Brustfellverdickung in Form eines schmalen Schattenstreifens zu erkennen, soweit eben die Schwarte durch die Röntgenstrahlen tangential getroffen wurde. Bei der späteren Resthöhlenoperation fand sich eine Brustfellverdickung auf 1—2 cm.

Aus der Krankengeschichte verdient hervorgehoben zu werden, daß der Brustfellerguß 11 Jahre bestanden hatte, ohne wesentliche Beschwerden hervorzurufen. Nur in den ersten Jahren verursachte er durch seine Größe gewisses Engigkeitsgefühl. Später behelligte er den Kranken so wenig, daß dieser seiner Arbeit als Seidenweber nachgehen konnte. Die Sachlage änderte sich aber in hohem Maße, als der eitrige Erguß eines Tages in die Luftwege einbrach und nach außen ausgehustet wurde. Das plötzliche Auftreten des Auswurfes ist kennzeichnend für einen solchen Durchbruch. Bronchektasien pflegen nie so schlagartig sich bemerkbar zu machen. Die Verschattung des Lungenfeldes wurde von mehreren Ärzten als Schwartenbildung gedeutet. Man faßte die Bronchektasien als Folge der narbigen Schrumpfung auf.

Der Nachweis der chronischen Brustfelleiterung ist aber nicht immer so leicht. Wenn es sich um verhältnismäßig kleine Ergüsse handelt, die von dicken Schwarten umgeben sind, kann die Punktion recht schwierig sein. Gar nicht so selten führen erst mehrfache Einstiche zum Ziel. Um für die nachfolgende Eröffnung einen Wegweiser zu haben, pflegen wir in solchen Fällen nach der Entleerung des Eiters etwas Lipiodol oder Jodipin in die Eiterhöhle einzuspritzen. Durch stereoskopische Aufnahmen läßt sich dann die tiefste Stelle der Höhle genau bestimmen. Hier wird sie durch Rippenresektion eröffnet. Der eitrige Auswurf hört dann meist schlagartig auf. Die starrwandigen Höhlen, die sehr oft jahrelang bestanden hatten, kommen aber mit der einfachen Eröffnung nicht zur Ausheilung. Sie müssen als Resthöhlen behandelt werden.

Empyemresthöhlen.

Empyemresthöhlen entstehen, wenn Brustfellergüsse erst zur Behandlung kommen, wenn die Lungenoberfläche durch langes Bestehen der Eiterung starr und unnachgiebig geworden ist, oder wenn bei der Nachbehandlung nach frühzeitiger Eröffnung der Brusthöhle die rasche Wiederentfaltung der Lunge nicht durch geeignete Maßnahmen, wie sie auf S. 209 besprochen worden sind, gefördert wird. Die Behandlung der Resthöhlen kann, namentlich wenn sie eine gewisse Größe erreicht haben, recht schwierig sein. Die große Thorakoplastik nach Schede galt lange Zeit als Verfahren der Wahl. Auf die früheren mannigfachen Versuche der operativen Beseitigung solcher Resthöhlen gehen wir nicht ein. Bei der Operation nach Schede wird die Brustwand über der ganzen Ausdehnung der Höhle durch große Rippenresektion entknocht. Man begnügt sich aber nicht mit dieser Beweglichmachung der Brustwand, sondern entfernt auch noch die ganze parietale Schwarte mit der Zwischenrippenmuskulatur, so daß nachher die Weichteile mit der Lungenoberfläche in unmittelbare Berührung kommen. Bei ausgedehnten Höhlen ist dazu eine sehr blutreiche, eingreifende Operation notwendig, die von den durch lange Eiterung geschwächten Kranken nicht immer gut ertragen wird.

Man ist daher heute bestrebt, diese großen Eingriffe nach Möglichkeit einzuschränken. Man wird immer zuerst versuchen, die Höhlen durch übungsgemäße Blähung der Lungen zu verkleinern. Man läßt die Kranken gegen Widerstand ausatmen und setzt die Höhle durch geeignete Verbandanordnung, wie sie S. 209 beschrieben worden ist, unter Unterdruck. Die unnachgiebige pulmonale Pleura wird durch Spülungen mit Pepsin-Salzsäurelösung oder Natronlauge (S. 204) beweglicher gemacht. Alte, anscheinend ganz starre Resthöhlen lassen sich noch verkleinern, wenn sie längere Zeit unter starken Unterdruck mit Hilfe einer Wasserstrahlpumpe gesetzt werden. Sehr zu empfehlen ist die auf S. 65 beschriebene und durch Abb. 13 dargestellte Einstellung des negativen Druckes auf eine gewünschte Tiefe. Man wird mit Werten um —10 cm H_2O beginnen, kann aber unter Umständen bis —50 cm gehen. Man darf den Unterdruck solange fortsetzen, bis es zu blutiger Exsudation kommt.

Es entsteht dadurch offenbar gleichsam eine frische Wunde, die ein Verkleben und Aneinanderwachsen der Brustfellblätter erst wieder möglich macht. Besteht eine innere Fistel, so lassen sich allerdings diese Maßnahmen nicht anwenden.

Bei der operativen Behandlung der Resthöhlen sollten verstümmelnde Eingriffe nach Möglichkeit eingeschränkt werden. Abgesehen davon, daß die Schedesche Operation sehr blutreich ist, kann sie durch die notwendige Unterbrechung mehrerer Zwischenrippennerven im Oberbauch zu lästiger Bruchbildung der Bauchwand führen. Von der Behandlung der tuberkulösen Empyeme weiß man, daß man auch ganz große Resthöhlen durch extrapleurale Entknochung allein zur Ausheilung bringen kann (s. Beispiel auf S. 246). Es empfiehlt sich deshalb, bei jeder Empyemresthöhle zunächst durch extrapleurale Thorakoplastik eine möglichst weitgehende Verkleinerung der Höhle herbeizuführen. Ort und Ausdehnung des Eingriffes müssen selbstverständlich in jedem Fall den besonderen Verhältnissen angepaßt werden. Am besten legt man zunächst durch stereoskopische Aufnahmen Lage und Größe der Höhle fest und bestimmt danach Zahl und Länge der zu entfernenden Rippenstücke. Von der operativen Behandlung der Lungentuberkulose her weiß man, daß die paravertebrale Resektion die wirksamste Einengung des Brustkorbes erlaubt. Die Länge der Rippenstücke richtet sich nach der Ausdehnung der Höhle. Man sei im allgemeinen mit der Entrippung nicht zu zögernd, sondern gehe auch nach oben und unten mindestens um eine Rippe über die Grenzen der Höhle hinaus. Bei Höhlen, die bis ins Obergeschoß der Brusthöhle hinaufreichen, dehne man grundsätzlich die Rippenresektion auch auf die 1. Rippe aus, da erst nach ihrer Unterbrechung die ganze darunterliegende Brustwand weitgehend beweglich wird.

Ist nach der Ausdehnung der Resthöhle eine totale Thorakoplastik (s. S. 136) notwendig, so wird man die Operation vorteilhafterweise in 2 Sitzungen ausführen. Beim ersten Eingriff resezieren wir in der Regel die oberen 7 oder 6 Rippen. Die Operation wird sich streng aseptisch durchführen lassen. Bei der folgenden Resektion der unteren Rippen wird man meist ins Fistelgebiet kommen. Wir benützen die Gelegenheit, um die Höhle unten breiter zu eröffnen, indem wir von der Fistel aus mit dem elektrischen Messer die parietale Schwarte mindestens in der Ausdehnung eines Fünfmarkstückes herausschneiden. Die Höhle wird durch Einlegen mehrerer Gummirohre breit offen gehalten. Darüber kann die Wunde ohne Bedenken durch Schichtnaht in der üblichen Weise weitgehend geschlossen werden. Schwere Störungen des Wundverlaufes treten meist nicht auf.

Bei großen Höhlen wird man die Rippenresektion auch noch von der Achselhöhle oder von vorn her ergänzen müssen.

Axillare Resektion. Am besten legt man bei hochgehobenem Arm einen leicht bogenförmigen Schnitt, der oben in der Achselhöhle beginnt, über die seitliche Brustwand hinter dem äußeren Rand des großen Brustmuskels, der geschont wird (Abb. 52, S. 139). Nach Durchtrennung des lockeren Fettgewebes liegen sofort die Rippen frei. Sie werden nur teilweise überdeckt von Serratuszacken, die nach Bedarf mit der durchtrennten Knochenhaut von den Rippen abgelöst werden. Man gewinnt leicht Zugang bis zur 2. Rippe. Man kann sogar an die 1. Rippe herankommen. In der Regel wird sie aber in einer früheren paravertebralen Operation schon bis zum Knorpel entfernt worden sein. Bei großen Resthöhlen wird man auch den Knorpel der 2. Rippe wegnehmen. Bei den folgenden Rippen überschreitet man besser die Knorpelknochengrenze nicht, weil das Herz eines gewissen Schutzes nicht entbehren kann. Nach hinten werden die Rippen aber womöglich bis zur früheren Resektionsstelle weggenommen, so daß eine weitgehende Entknochung der Brustwand erreicht wird. Bei dieser axillaren Schnittführung kann man die Resektion nach Bedarf nach unten bis zur 6. oder 7. Rippe ausdehnen. Bei der Schnittführung, wie wir sie zur sog. vorderen Ergänzungsoperation brauchen (S. 138), kommt man nur noch an die 3. Rippe heran. Der Zugang von der Achselhöhle ist sehr schonend, da größere Muskeln nicht verletzt werden. Durch einige Nähte im Unterhautzellgewebe und Vereinigung der Haut wird die Wunde geschlossen. In der Regel legen wir auch hier für 1—2 Tage ein dünnes Gummirohr ein, das im unteren Wundwinkel herausgeleitet wird.

Ist auf diese Weise durch ausgedehnte Entknochung die ganze äußere Wand der Resthöhle beweglich gemacht worden, so wartet man zunächst zu und beobachtet durch Röntgendurchleuchtung die fortschreitende Verkleinerung der Höhle. Ist sie nur noch klein oder fistelförmig eng, wird man ihre wirkliche Größe durch Auffüllen mit irgendeiner Spülflüssigkeit, die man mit der Spritze mißt, genau bestimmen können. Stereoskopische Röntgenaufnahmen nach Jodipineinspritzung geben ein klares Bild über Größe und Lage der Resthöhle. Handelt es sich nur noch um einen engen Fistelgang, so wird man versuchen, ihn durch geeignete Einspritzungen zum Verschluß zu bringen. Unter Umständen genügen Spülungen mit irgendeiner antiseptischen Flüssigkeit wie Pantosept. Wir haben mit Erfolg Jodoformglyzerin verwendet, das mit einer vorn konischen Spritze unter leichtem, einige Minuten anhaltendem Druck eingespritzt wurde. Jentzer empfiehlt eine Mischung von gleichen Teilen Alkohol, Formol und Glyzerin, die in mehrtägigen Zwischenräumen in Mengen von 5—10 ccm eingespritzt wird.

Zeigen aber die Röntgenuntersuchung und die Messung des Höhleninhaltes durch Auffüllung, daß die Höhle sich nicht mehr verkleinert, so ist nachmaliger operativer Eingriff angezeigt. Im allgemeinen wird man nach der extrapleuralen Einengung mindestens 6—8 Wochen zuwarten. Es ist aber auch nichts einzuwenden, wenn man bei gutem Allgemeinzustand der Kranken und ausreichendem Abfluß aus der Höhle eine Pause von mehreren Monaten einschaltet. Ist nur eine kleine Höhle zurückgeblieben, so wird sie nach unserer Erfahrung am einfachsten und zuverlässigsten im Sinne der Schedeschen Operation beseitigt.

Wenn in der Nähe der Wirbelsäule keine Rippenregenerate vorhanden sind, kann der Eingriff in örtlicher Betäubung ausgeführt werden. Hat der Kranke keinen Auswurf, so ist aber auch gegen irgendeine Allgemeinnarkose nichts einzuwenden. Wir verwenden gern Evipan und Lachgas. Äther ist nicht zu empfehlen, da der Eingriff zum Teil mit dem elektrischen Messer vorgenommen wird.

Die Weichteile werden in der Längsrichtung der Höhle gespalten. Sind noch Rippenreste in ihrer äußeren Wand vorhanden, so werden sie mit geeigneten Luerschen Zangen und Listonscher Schere entfernt. Die Fistelöffnung wird erweitert, indem mit dem elektrischen Messer ein Teil ihrer äußeren Wand abgetragen wird. Das parietale Rippenfell ist meist ganz erheblich verdickt. Die Öffnung wird auf alle Fälle so groß gemacht, daß man mit dem Zeigefinger in die Höhle eingehen und sie austasten kann. Man wird zuerst feststellen, ob in der äußeren Wand noch Rippenenden liegen. Sie werden so weit gekürzt, daß ihre Enden etwas außerhalb der Höhlenbegrenzung liegen. Nun wird die ganze Wand der Höhle, soweit sie noch aus der Rippenfellschwarte und Zwischenrippenmuskulatur besteht, mit dem elektrischen Messer so abgetragen, daß die Höhle in eine flache Mulde umgewandelt ist. Der Gebrauch der Diathermie ist sehr zu empfehlen, da die Blutung dabei sehr gering ist. Einzelne spritzende Zwischenrippengefäße müssen allerdings gesondert gefaßt und versorgt werden. Wir haben auch den Eindruck, daß der Schock der Operation durch den Gebrauch des elektrischen Messers herabgesetzt wird. In die Wunde werden ein dickes Gummirohr und einige Vioformgazestreifen eingelegt. Die Weichteile werden durch Knopfnähte locker geschlossen. Die Mullstreifen werden nach 5—7 Tagen entfernt. Ein Gummirohr bleibt aber liegen, bis die Höhle mit der fortschreitenden Heilung verschwunden ist.

Folgende Krankengeschichte zeigt, daß man auch jahrelang bestehende Resthöhlen durch extrapleurale Entknochung vollständig beseitigen kann, wenn sie in genügendem Ausmaß vorgenommen wird.

Der 37jährige G. R. trat im März 1936 in unsere Behandlung mit der Angabe, er habe im Januar 1934 eine Lungenentzündung durchgemacht, an die sich ein Empyem anschloß. Es konnte allerdings durch Punktion nur wenig Eiter entleert werden.

Es trat aber bald eitriger Auswurf auf, den man später auf Bronchektasien zurückführte. Der Kranke wurde zur Ausheilung ins schweizerische Hochgebirge geschickt. Ein Arzt in Arosa sah die Nutzlosigkeit der klimatischen Behandlung ein und überwies den Kranken dem Chirurgen.

Bei der Aufnahme ins Kantonsspital St. Gallen zeigte die Röntgenaufnahme (Abb. 102) ausgedehnte Verschattung des rechten Lungenfeldes. Die Verschattung war so dicht, daß man nicht annehmen konnte, daß sie durch einfache Verschwartung hervorgerufen war. Nach der Vorgeschichte konnte man nicht daran zweifeln, daß es sich um ein chronisches Empyem handelte, das in die Lunge durchgebrochen war und regelmäßig teilweise ausgehustet wurde. Auch die massive Dämpfung spiach im Sinne einer Flüssigkeitsansammlung. Durch Punktion in der mittleren Achsel-

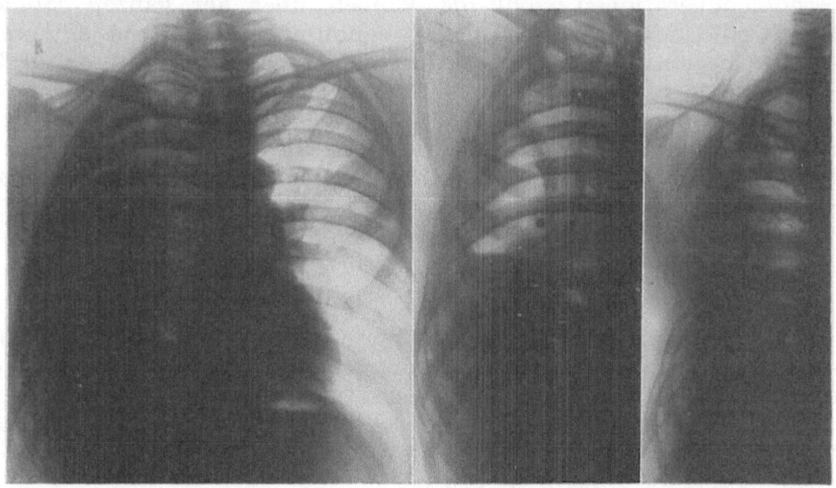

Abb. 102. Ausgedehnte Verschattung des rechten Lungenfeldes durch chronisches Empyem.

Abb. 103. Große Resthöhle nach Entleerung des Eiters. Man beachte die dicke parietale Schwarte.

Abb. 104. Resthöhle durch extrapleurale Einengung beseitigt.

linie gewann man sofort Eiter. Es wurde etwas Gentianaviolettlösung eingespritzt; der Farbstoff wurde prompt nach kurzer Zeit zum Teil ausgehustet. Durch weitere entlastende Punktion wurden 450 ccm Eiter entleert, der zum größten Teil durch Luft ersetzt wurde. Eine erneute Röntgenaufnahme (Abb. 103) zeigte nun einwandfrei eine große Empyemhöhle mit einem Flüssigkeitsspiegel unterhalb der 9. Rippe. Der schmale Schattenstreifen entlang der äußeren Rippenbegrenzung entsprach der dicken parietalen Schwarte. Unter diesen Umständen konnte man nicht erwarten, daß die Lunge sich nach einfacher Drainage der Höhle wieder ausdehnen wird. Es war unbedingt notwendig, durch Entknochung der seitlichen Wand die Höhle von außen her zu verkleinern.

Am 24. März 1936 wurde von einem leicht gebogenen Schnitt aus in örtlicher Betäubung von hinten die 4. bis 9. Rippe in einer Ausdehnung von 4—11 cm Länge reseziert. Unter der 8. und 9. Rippe wurde nach Abtragen der Zwischenrippenmuskulatur die Höhle breit eröffnet; man mußte eine 2,5 cm dicke Schwarte durchtrennen. Am 9. April 1936 wurde wieder in örtlicher Betäubung unter Zuhilfenahme von etwas Evipan in der vorderen Achsellinie die 3. bis 6. Rippe auf 9—13 cm extrapleural reseziert. Die Höhle wurde dadurch so verkleinert, daß die beiden Brustfellblätter in Berührung kamen. Die eitrige Absonderung aus der hinteren Fistel ließ sehr stark nach; Ende April war die Fistel geschlossen. Bei einer Nachuntersuchung im Juni 1936 wurde die letzte Röntgenaufnahme hergestellt (Abb. 104). Sie läßt erkennen, daß die Eingriffe zu keiner nennenswerten Entstellung geführt hatten.

Seitdem wir grundsätzlich vor jeder eigentlichen Resthöhlenoperation extrapleural einengen, haben wir nie mehr große Schedesche Eingriffe ausführen müssen. Die Gefährlichkeit dieser Operationen konnte dadurch ganz erheblich herabgemindert werden.

Bemerkenswert ist auch der Vorschlag von Heller, der bei den Resthöhlenoperationen wohl die Rippen über der ganzen Höhle reseziert, die Schwarte aber nicht wegnimmt, sondern nur entsprechend jeder entfernten Rippe einschneidet. Es entstehen dadurch Weichteilbänder, die Gefäße und Nerven schonen und sich leicht in die Höhle einlegen lassen. Ritter löst die Pleura costalis von der Innenfläche der Rippen ab und drückt sie mit einem Tampon leicht gegen die Lunge. Er erreichte dadurch in seinen Fällen fast ausnahmslos Heilung.

D. Die tuberkulöse Brustfellentzündung.

Die trockene Pleuritis, die im Verlaufe der chronischen Lungentuberkulose gar nicht selten vorübergehend nachgewiesen werden kann, beansprucht kaum chirurgisches Interesse. Der Vorschlag, die durch sie hervorgerufenen heftigen Schmerzen durch die Anlegung eines künstlichen Mantelpneumothorax zu beheben, kann keine allgemeine Billigung finden. Er sollte nur ausgeführt werden, wenn die darunterliegende Lunge so krank ist, daß sie an und für sich auch Pneumothoraxbehandlung verlangt. Wird jetzt keine Luft eingefüllt, so werden die auch im Anschluß an trockene Brustfellentzündung oft auftretenden Verwachsungen spätere Anlegung eines Pneumothorax unmöglich machen.

Bei der exsudativen Pleuritis, die fast ausnahmslos tuberkulösen Ursprungs ist, ist chirurgische Behandlung nicht immer notwendig. Entlastende Punktionen sind erst angezeigt, wenn entweder das Exsudat eine solche Größe erreicht hat, daß es rein mechanisch die Tätigkeit des Herzens in bedrohlicher Weise stört, oder wenn die Wiederaufsaugung des Ergusses nur sehr zögernd vor sich geht. Es genügt dann unter Umständen schon die Entnahme einer verhältnismäßig kleinen Flüssigkeitsmenge, um die Resorption anzuregen und einzuleiten. Die Entleerung ist auch geboten, wenn nach der Entfieberung und der unvollständigen Aufsaugung ein Teil des Ergusses als „Restexsudat" längere Zeit zurückbleibt. In diesen Fällen wird man die Punktion mit Hilfe des Apparates von Dieulafoy oder der Flasche von Potain vornehmen, um die völlige

Wiederentfaltung der Lunge zu ermöglichen und den Eintritt von Luft zu verhindern (s. S. 199).

Teilweiser Ersatz der durch Punktion entnommenen Flüssigkeit durch Luft hat nur einen Sinn, wenn die darunterliegende Lunge tuberkulös erkrankt ist und man sich von der längeren Ruhigstellung eine günstige Beeinflussung der Grundkrankheit versprechen kann. Die Anzeigestellung ändert sich, sobald es sich um eitrigen Erguß handelt.

Das tuberkulöse Empyem ist von großer praktischer Bedeutung. Die Art der Behandlung kann für die Zukunft des Kranken von ausschlaggebender Bedeutung sein. Zu späte Entleerung kann Durchbruch nach innen oder außen mit Mischinfektion und all ihren unangenehmen Begleiterscheinungen nach sich ziehen. Zu frühe Rippenresektion schafft einen Zustand, der nur noch mit großen, oft verstümmelnden Eingriffen unter ernster Gefährdung der Kranken zu beseitigen ist.

Die Vorhersage und die Behandlung des tuberkulösen Empyems hängen einerseits weitgehend davon ab, ob es sich um rein tuberkulöse oder mischinfizierte Ergüsse handelt, anderseits ob der Erguß in der geschlossenen Brusthöhle sich gebildet hat oder ob es infolge Durchbruchs der Flüssigkeit in den Bronchialbaum oder durch die Brustwand zur Entstehung einer inneren oder äußeren Fistel gekommen ist.

Wird bei der Probepunktion eines Brustfellergusses leicht getrübtes oder eitriges Exsudat gewonnen, so ist durch bakteriologische Untersuchung die Art der Erreger festzustellen. Bei länger bestehenden Erkrankungen wird man häufig schon im Ausstrichpräparat Tuberkelbazillen nachweisen können. Bei frischeren Ergüssen aber bleibt sehr häufig auch die Kultur noch keimfrei; nur der Tierversuch wird die Anwesenheit von säurefesten Stäbchen ergeben. Man wird selten fehlgehen, wenn man jedes sterile eitrige Exsudat ohne weiteres als tuberkulös auffaßt, sofern die Vorgeschichte nicht eine spezifische Erkrankung von vornherein als unwahrscheinlich annehmen läßt.

Es muß allerdings erwähnt werden, daß bei jahrelang bestehenden Brustfelleiterungen nichttuberkulöser Art nach unserer Erfahrung Bakteriennachweis auch mißlingen kann; in diesen chronischen Empyemen werden offenbar die Keime durch Autolyse zerstört.

Das sterile tuberkulöse Empyem ist günstiger zu bewerten als die mischinfizierte Brustfelleiterung, der geschlossene Erguß günstiger als das Empyem mit innerer oder äußerer Fistel. Bei Durchbruch nach innen oder außen wird früher oder später Mischinfektion nicht ausbleiben können. Durch die Fistel tritt sehr oft Luft ein. Es entsteht ein Pyopneumothorax. Die Aussichten auf Heilung werden dadurch in hohem Maße verschlechtert. Diese schweren Empyeme sind in Parallele zu setzen mit den infizierten Pneumothoraxergüssen mit sekundärem Durchbruch und finden auf S. 243 eingehende Besprechung.

a) Das geschlossene sterile tuberkulöse Empyem.

Während wir beim gewöhnlichen akuten Empyem bei allen unseren Maßnahmen eine möglichst rasche und vollständige Wiederentfaltung der Lunge als Ziel vor Augen haben, hat dieser Grundsatz beim tuberkulösen Erguß keine allgemeine Gültigkeit. Man hat sich vor allem nach dem Zustand der in der Regel auch erkrankten, durch die Flüssigkeitsansammlung aber weitgehend ruhiggestellten Lunge zu richten. Man hat sich daran zu erinnern, daß schon Toussaint, Forlanini und Spaeth die günstige Wirkung eines Ergusses auf die darunterliegende kranke Lunge erkannt hatten, und wird deshalb nicht durch wahlloses Punktieren ohne Grund darauf verzichten. In allen Fällen, bei denen durch die Entstehung des spezifischen Ergusses eine merkliche Besserung der Grundkrankheit mit Sinken der Temperatur, Verminderung des Auswurfes und Hebung des Allgemeinbefindens herbeigeführt worden ist, muß man auf dem von der Natur gewiesenen Wege weitergehen und die Lunge für längere Zeit eingeengt lassen. Wir werden es auch dann tun, wenn die Entstehung des Empyems mit einer vorübergehenden Verschlechterung des Zustandes und unangenehmer Fiebersteigerung verbunden ist, sofern es sich um eine vorwiegend einseitige und offene Lungentuberkulose handelt. Eine baldige Wiederausdehnung der Lunge durch wiederholte, nicht zu ausgiebige Punktionen ohne Einfüllung von Gas ist nur dann gestattet, wenn vor der Entwicklung des Empyems klinisch keine Lungentuberkulose bestanden hatte, wenn im Auswurf keine Bazillen nachgewiesen werden können und wir zu der Annahme berechtigt sind, daß es sich im wesentlichen um eine mehr oder weniger isolierte tuberkulöse Erkrankung der Pleura handelt. Die baldige, möglichst vollständige Entleerung des Exsudates ist dann geboten, wenn dasselbe — bei bestehender Einengung der einen Lunge durch einen Pneumothorax oder eine Thorakoplastik — auf der anderen, bisher mehr oder weniger gesunden Seite, entstanden ist.

Von diesen Ausnahmen abgesehen, empfiehlt es sich aber, in der ersten Zeit wenig zu punktieren, bis eine gewisse Beruhigung des entzündeten Brustfelles eingetreten ist. Die Entleerung des tuberkulösen Empyems ist erst dann geboten, wenn es eine solche Größe erreicht hat, daß es auf mechanischem Wege durch Verdrängung des Mittelfelles die Herztätigkeit und den Gasaustausch in der anderen Lunge erschwert, oder wenn die wochenlang anhaltende Fiebersteigerung keine Neigung zum Zurückgehen zeigt und das Allgemeinbefinden des Kranken beeinträchtigt. Abgesehen von den schon erwähnten Ausnahmen wird man stets einen Teil der punktierten Flüssigkeit nach dem von Potain schon 1888 ausgesprochenen Vorschlage durch Gas ersetzen, um die miterkrankte Lunge weiterhin ruhigzustellen und um die durch jede rasche Entleerung unter Umständen hervorgerufenen Herzstörungen, Hustenreiz und albuminöse Expektoration zu verhüten.

Es braucht wohl nicht besonders betont zu werden, daß Thorakotomie durch Rippenresektion beim sterilen tuberkulösen Erguß als Kunstfehler bezeichnet werden müßte. Auch die Anlegung einer Heberdrainage nach Bülau ist in diesem frühen Zeitpunkt nicht erwünscht.

Die Entleerung erfolgt nach den auf S. 199 besprochenen Grundsätzen. Da jede Mischinfektion ängstlich vermieden werden muß, ist strenge Asepsis notwendig. Wichtig ist aber auch, daß die Stichkanäle nicht tuberkulös infiziert werden, weil es sonst zu lästiger Fistelbildung kommt. Um sie zu verhüten, wird man nicht hinten an möglichst tiefer Stelle, sondern etwas seitlich punktieren, damit nachher bei Rückenlage nicht Eiter in den Stichkanal eindringen und ihn tuberkulös infizieren kann. Es empfiehlt sich auch, nach dem Vorschlag von L. Spengler am Schluß jeder Punktion etwas Jodtinktur unter langsamem Zurückziehen der Nadel in den Stichkanal einzuspritzen.

Da ein Teil der entnommenen Flüssigkeit durch Luft zu ersetzen ist, verwendet man zur Entleerung zweckmäßig einen dünnen Troikart mit seitlichem Ansatz. Die eine Öffnung wird mit einer Absaugvorrichtung z. B. der doppelläufigen Spritze nach Dieulafoy, die andere mit dem Pneumothoraxapparat durch entsprechende Schläuche in Verbindung gebracht. Man läßt nach Entnahme einer gewissen Ergußmenge eine halb so große Luftmenge einfließen. Die Menge des eingeführten Gases muß immer kleiner sein als das Volumen der entleerten Flüssigkeit, weil es sich bei der Erwärmung auf Körpertemperatur nachträglich noch ausdehnt. Wenn man keinen Troikart mit 2 Ansätzen zur Hand hat, kann man sich aber auch mit einer gewöhnlichen Hohlnadel behelfen, indem man nach Wegnahme der Spritze von selbst etwas Luft einsaugen läßt. Man muß nach Schluß der Entleerung auf alle Fälle mit dem Pneumothoraxapparat den Druck in der Höhle nachprüfen und durch weiteres Einströmenlassen von Luft auf den gewünschten leicht negativen Wert einstellen.

Bei der Nachbehandlung ist, wie bei jedem Pneumothorax, der größte Wert auf eine regelmäßige Druckkontrolle zu legen, die in der ersten Zeit in ein- bis zweiwöchentlichen Zwischenräumen vorgenommen wird. Steigt das Exsudat langsam an, so braucht es nicht sofort wieder punktiert zu werden, sofern keine besondere Indikation für die Entleerung vorliegt. Man hat aber auf alle Fälle unter Umständen durch Absaugen von etwas Gas dafür zu sorgen, daß der Druck leicht negativ bleibt. Ist der Kranke unter der Pneumothoraxbehandlung des Empyems fieberfrei geworden und setzt eine merkliche Besserung des Allgemeinbefindens ein, so haben wir keine Veranlassung, einstweilen mehr zu unternehmen. Da unter dem Pneumothorax eine kranke Lunge ruhiggestellt ist, muß die Behandlung selbstverständlich nach den im IV. Abschnitt dargelegten Grundsätzen so lange fortgesetzt werden, bis mit einer Heilung der Lungenerkrankung gerechnet werden darf.

Man muß sich aber bei der Aufstellung des Behandlungsplanes von vornherein darüber klar sein, daß eitrige Brustfellergüsse, die längere Zeit bestehen, stets zu erheblichen Veränderungen des Brustfelles führen. Es bilden sich durch Ausscheidung von Fibrin schwielige Verdickungen, die vor allem das Lungenfell unnachgiebig machen. Es wird allmählich so starr, daß auch durch hohe negative Druckwerte in der Brusthöhle Wiederausdehnung der Lunge nicht mehr herbeigeführt werden kann. Will man unter diesen Umständen später Verödung der Brusthöhle erreichen, so kann sie nur zustande kommen, wenn man durch ausgedehnte operative Mobilisation das Rippenfell an das Lungenfell heranbringt. Es wird also eine spätere Thorakoplastik nicht zu umgehen sein. Auf Grund dieser Erkenntnis werden wir daher den nach der Entleerung des tuberkulösen Empyems angelegten Pneumothorax nicht jahrelang unterhalten, bis wir mit einer Ausheilung des Lungenprozesses rechnen können, um dann sekundär zur Wiederbeseitigung des Pneumothorax schließlich doch noch eine Thorakoplastik auszuführen, sondern wir werden diesen Eingriff schon früher vornehmen.

Die extrapleurale Thorakoplastik ist bei jedem tuberkulösen Empyem angezeigt, das über einer vorwiegend einseitig erkrankten Lunge entstanden ist. Der günstige Zeitpunkt für die Operation ist dann gegeben, wenn der Kranke unter dem Einfluß der Punktionsbehandlung mit nachheriger Gaseinfüllung fieberfrei geworden ist, und das Allgemeinbefinden eine merkliche Wendung zur Besserung genommen hat.

Bei der Ausführung der extrapleuralen Thorakoplastik über einem mit Pneumothorax behandelten tuberkulösen Empyem gelten im allgemeinen die im IV. Abschnitt S. 136 dargelegten Grundsätze. Vor der Operation muß der Druck in der Brusthöhle durch Absaugen von Gas oder Flüssigkeit auf einen stärker negativen Wert erniedrigt werden, damit nach der Einengung keine Verdrängungserscheinungen auftreten können. Es empfiehlt sich, auf alle Fälle nach Beendigung des Eingriffes den Druck noch einmal zu prüfen und auf negative Werte einzustellen.

Über die Ausdehnung der notwendigen Entknochung geben am besten stereoskopische Aufnahmen Aufschluß. Bei großen Empyemhöhlen muß man möglichst lange Rippenstücke wegnehmen. Reichen die Höhlen bis ins Obergeschoß des Brustkorbes, so entferne man grundsätzlich die 1. Rippe bis zum Knorpelansatz. Muß die Resektion auf mehr als 7 Rippen ausgedehnt werden, so ist die Operation in 2 Sitzungen auszuführen. Man beginnt grundsätzlich mit der oberen Entknochung, damit die Verödung des Brustfellspaltes von oben nach unten vor sich gehen kann. Unter Umständen kann man gezwungen sein, später die Rippen auch noch axillar zu resezieren (s. S. 227). Da jeder positive Druck in der Brusthöhle die Rippen auseinanderdrängt und dadurch Knochenregeneration in unerwünscht gespreizter Stellung begünstigt, muß in den nächsten Wochen durch regelmäßige Kontrolle dafür gesorgt werden, daß der Druck dauernd negativ bleibt.

Es muß ausdrücklich darauf hingewiesen werden, daß die unter dem Einfluß eines chronischen Empyems veränderten Pleuren wenig Neigung zu Verklebung zeigen, auch wenn die beiden Blätter in inniger Berührung miteinander stehen.

Wenn der Erguß sich nach den entlastenden Punktionen immer wieder rasch nachfüllt, sind die Aussichten auf baldige Verödung des Brustfellspaltes gering. Die Verhältnisse ändern sich aber grundlegend, wenn man durch Bülau-Drainage von Anfang an für dauernde, möglichst vollständige Entleerung der Höhle sorgt. Wir sind uns bewußt, daß nach allgemeiner Auffassung beim geschlossenen sterilen tuberkulösen Erguß jede offene Drainage verpönt ist, weil sie die Gefahr der Mischinfektion mit sich bringt. Auf Grund eigener Erfahrung dürfen wir aber sagen, daß auch diese Regel in gewissen Fällen Ausnahmen zuläßt. Handelt es sich um lang bestehende, große Empyemhöhlen mit sich immer wieder rasch bildenden Ergüssen, bei denen an und für sich die Neigung zu Verödung des Brustfellspaltes gering ist, zögern wir nicht, einige Tage vor Ausführung der oberen Teilthorakoplastik eine Bülau-Drainage anzulegen. Bei verhältnismäßig dünnflüssigem Eiter genügt ein ganz dünner Gummischlauch. Die Heberwirkung sorgt dafür, daß im Brustfellspalt immer negativer Druck herrscht. Wenn die zweite, untere Sitzung nach etwa 2 Wochen angeschlossen wird, wird in verhältnismäßig kurzer Zeit eine so weitgehende Einengung der Höhle eintreten, daß es zum Aneinanderlegen der Brustfellblätter kommt, bevor die Höhle entlang der Drainage von außen her ernstlich infiziert wird. Das Gummirohr wird entfernt, sobald die Höhlenwände auch unten sich angelegt haben. Solche Fisteln schließen sich in der Regel in verhältnismäßig kurzer Zeit.

b) Das offene sterile tuberkulöse Empyem.

Das offene sterile tuberkulöse Empyem kommt dadurch zustande, daß der Erguß als Empyema necessitatis durch die Brustwand oder durch Einbruch in die Luftwege sich nach außen entleert. Beim Vorhandensein einer solchen äußeren oder inneren Fistel wird früher oder später Mischinfektion auftreten. Um diese unliebsame Komplikation hintanzuhalten, hat sofort chirurgische Behandlung einzusetzen. Auch wenn der Erguß noch keimfrei ist, wird man deshalb nicht zögern, am Ort der Wahl (s. S. 205) eine Bülau-Drainage anzulegen. Wenn sie gut funktioniert, werden daneben bestehende äußere Fisteln bald versiegen. Bei innerer Fistel ist Ableitung nach außen besonders rasch angezeigt, damit der Kranke von dem quälenden Hustenreiz befreit und Ausbreitung der tuberkulösen Erkrankung durch Aspiration in gesunde Lungenteile vermieden wird.

Auf alle Fälle ist möglichst bald die ausgedehnte extrapleurale Einengung, wie sie oben besprochen wurde, anzuschließen, da die inneren und äußeren Fisteln erst zuverlässig vernarben können, wenn der Brustfellspalt zur Verödung gekommen ist.

Die auf S. 246 eingehend mitgeteilte Beobachtung eines durch die Brustwand nach außen durchgebrochenen Pneumothoraxempyems beweist die Wirksamkeit einer solchen Behandlung.

Bleibt nach ausgedehnter Thorakoplastik noch eine Fistel zurück, die keine Neigung zeigt, sich zu schließen, so geht man in der auf S. 227 geschilderten Weise vor.

c) Das geschlossene mischinfizierte tuberkulöse Empyem.

Tuberkulöse Empyeme können auf dem Blutwege z. B. im Anschluß an Angina oder Grippe infiziert werden. Infektionen nach Punktion sind bei der Beachtung der elementarsten Regeln der Asepsis äußerst selten. Das folgenschwere Ereignis geht wohl immer mit Erhöhung der Körpertemperatur einher, die bei bösartigen Erregern sprunghaft unter dem Bilde eines Schüttelfrostes erfolgen kann. Das Allgemeinbefinden leidet in kurzer Zeit empfindlich unter den toxischen Erscheinungen.

Eine baldige Probepunktion hat uns über die Art der Mischinfektion aufzuklären. Sie gibt nicht nur wertvolle Hinweise für die Vorhersage, sondern ist auch wegleitend für die einzuschlagende Behandlung. Auf alle Fälle ist die frühere Lehre nicht mehr aufrecht zu erhalten, daß jedes tuberkulöse Empyem beim Hinzutritt einer Mischinfektion wie ein gewöhnliches heißes Empyem durch Thorakotomie zu behandeln sei. Die Lungenkranken vertragen erfahrungsgemäß den offenen Pneumothorax sehr schlecht. Die veränderten Atembedingungen wirken ungünstig auf die begleitende Lungentuberkulose; es kommt in der Regel zu raschem Fortschreiten der spezifischen Prozesse. Man wird daher die Rippenresektion mit Eröffnung der Pleura erst dann vornehmen, wenn die Schwere der Infektion jeden anderen Versuch der Behandlung von vornherein als aussichtslos erscheinen läßt, oder wenn die sonstigen Verfahren bereits ohne Erfolg angewendet worden sind.

Die schonendste Behandlung ist auch hier die entlastende Punktion. Wir werden sie namentlich bei Pneumokokken versuchen. Ist das Empyem wenig ausgedehnt und die darunterliegende Lunge

nicht nennenswert erkrankt, so verzichte man nach Möglichkeit auf die Nachfüllung von Luft. Je ausgedehntere Verklebungen zwischen den Brustfellblättern zustande kommen, um so
mehr ist das Empyem an unbeschränkter Ausdehnung gehindert.
Man muß sich stets darüber klar sein, daß die Entwicklung der Eiterung früher oder später doch noch zur Thorakotomie zwingen kann:
je kleiner die Empyemhöhle ist, die man eröffnet, um
so günstiger ist die Vorhersage. Diese Feststellung wird uns
als Leitsatz bei der Behandlung der infizierten tuberkulösen Empyeme
und der Pneumothoraxexsudate den sichersten und erfolgreichsten
Weg zu weisen haben. Sind wir gezwungen, ein sehr großes Exsudat
über einer schwerkranken Lunge zu punktieren, so werden wir auf
den teilweisen Ersatz der entnommenen Flüssigkeit durch Gas nicht
verzichten können. Wir werden aber hier ganz besonders darauf
achten, daß die Menge der eingeblasenen Luft wesentlich kleiner
ist als das Volumen des Ergusses. Der Druck im Pneumothorax soll
ausgesprochen negativ sein. Man wird ihn unter Umständen bei schon
vorher bestehender größerer Gasblase durch Absaugen auf —3 bis
—8 cm erniedrigen, um Wiederausdehnung der Lunge teilweise zu erzwingen. Als besonders günstig darf eine breite Adhäsion der Lungenspitze betrachtet werden, weil von hier aus die
weitere Verklebung und Verwachsung der Brustfellblätter in der
Regel leichter vor sich gehen. Die Punktion des Exsudates wird in der
auf S. 199 geschilderten Weise vorgenommen.

Genügt die einfache Absaugung des eitrigen Ergusses nicht, um
nennenswerten Einfluß auf das Allgemeinbefinden des Kranken und
seine Körperwärme auszuüben, so versuche man zunächst Pleura-
spülungen. Bei wenig virulenter Infektion und mäßigem Fieber
kann man mit gewärmter Kochsalzlösung zum Ziele kommen. Leicht
keimtötend und doch wenig reizend wirken Zusätze von Methylenblau
oder Gentianaviolett, das wir gern verwenden. Nach der Entleerung
des Eiters mit der Spritze nach Dieulafoy wird in der auf S. 200
geschilderten Weise mit dem gleichen Gerät die Farbstofflösung eingefüllt und wieder abgesaugt und so oft gewechselt, bis die Spülflüssigkeit klar wieder zurückfließt. Ulrici empfiehlt Kaliumper-
manganat. Die weinrote Lösung, die vom Eiter reduziert wird, fließt
trübbraun wieder zurück; die Spülung wird fortgesetzt, bis sie klar
rot wieder angesaugt wird. Bei schweren Infektionen mit Trauben-
oder Kettenkokken geben wir Pantosept den Vorzug. Man beginnt
mit 1 promill. Lösung, kann sie aber nach und nach ohne Bedenken
bis auf 2 proz. steigern. Handelt es sich um große Ergüsse in Höhlen,
die über einen Liter Flüssigkeit fassen, so kann man die Spülflüssigkeit bei Verwendung eines doppelläufigen Troikarts aus einem Irrigator einlaufen und durch Heberwirkung abfließen lassen. Man kann
damit leicht auf einmal ½—1 Liter Flüssigkeit einfüllen und für die

ganze Spülung gegebenenfalls in verhältnismäßig kurzer Zeit bis 10 Liter verwenden. Es versteht sich von selbst, daß die Spülflüssigkeit immer auf Körperwärme erhitzt werden muß, wenn man unangenehme Reizerscheinungen von seiten des Brustfelles vermeiden will. Durch vorausgeschickte Morphiumgabe sollen die namentlich früher gefürchteten Pleurareflexe ausgeschaltet werden.

Selbstverständlich muß bei geschlossenem Pneumothorax nach jeder Spülung mit Hilfe des Pneumothoraxapparates der Druck in der Höhle festgestellt und bei Bedarf durch Nachfüllung oder Absaugung auf den gewünschten leicht negativen Druck eingestellt werden.

Handelt es sich um fibrinreiche Ergüsse, so werden sie in der auf S. 204 beschriebenen Weise verdünnt.

Erweisen sich Spülungen beim mischinfizierten geschlossenen tuberkulösen Empyem als unwirksam, so muß dem Eiter dauernder Abfluß verschafft werden. Die Heberdrainage ist auch hier das Verfahren der Wahl (s. S. 205). Da die Lunge bei der tuberkulösen Brustfelleiterung meist auch erkrankt ist, muß dafür gesorgt werden, daß sie nicht durch starke Saugwirkung rasch ausgedehnt wird. Die Fallhöhe der Flüssigkeit in der Schlauchleitung darf nicht zu hoch gewählt werden. Bei Kranken, die viel husten und dadurch die Luft aus der Brusthöhle immer wieder gewaltsam auspressen, muß man von Zeit zu Zeit etwas Luft einfließen lassen, indem man die Leitung am Glasverbindungsstück öffnet.

Für die infizierten tuberkulösen Ergüsse gilt ganz besonders der oben erwähnte Leitsatz, daß nach längerem Bestehen einer eitrigen Entzündung mit der späteren vollständigen Wiederausdehnung der Lunge nicht mehr gerechnet werden kann. Man wird deshalb hier ganz besonders an die operative Einengung des Brustkorbes durch extrapleurale Thorakoplastik denken müssen, sobald der Kranke sich unter der Einwirkung der Heberdrainage erholt hat. Der Behandlungsplan ist der gleiche wie beim mischinfizierten Pneumothoraxerguß (s. S. 243).

d) Das offene mischinfizierte tuberkulöse Empyem.

Besteht beim mischinfizierten tuberkulösen Empyem eine innere oder äußere Fistel, so darf man keine Zeit mit Spülungen verlieren. Man wird auch hier möglichst rasch eine Dauerdrainage anlegen. Genügt sie bei putrider Infektion ausnahmsweise nicht, um das Fieber zu senken und den Allgemeinzustand zu heben, so kann man vorsichtig spülen, indem man eine der oben erwähnten Flüssigkeiten durch den vorhandenen Schlauch einspritzt und wieder abfließen läßt. Bei innerer Fistel muß man aber auf alle Fälle ein Überfließen der Flüssigkeit in die Luftwege verhüten. Man begnüge sich deshalb mit verhältnismäßig kleinen Mengen.

Selbstverständlich wird man auch hier möglichst bald mit der extrapleuralen Einengung beginnen und sie in der auf S. 244 beschriebenen Weise durchführen.

E. Die Pneumothoraxergüsse.

Im Laufe der Pneumothoraxbehandlung treten in den meisten Fällen früher oder später wenigstens vorübergehend Ergüsse auf, die harmlos sind, solange sie serös und umschrieben bleiben. Sie gewinnen meist erst Bedeutung, wenn sie durch ihre Größe mechanisch Beschwerden verursachen. Ernster zu nehmen sind die tuberkulösen Ergüsse, die das Allgemeinbefinden schwer beeinträchtigen können und wegen ihrer Hartnäckigkeit oft besondere Maßnahmen verlangen. Praktisch von größter Wichtigkeit sind die infizierten Ergüsse; sie trüben die Vorhersage in hohem Maße und verlangen sehr oft rasche, zielbewußte chirurgische Hilfe.

a) Transsudate.

Eigentliche Transsudate treten nach längerer Behandlungszeit auf, wenn die Lungenoberfläche unnachgiebig geworden ist und die Wiederausdehnung der Lunge hemmt. Wenn man den Pneumothorax durch seltene und kleine Nachfüllungen allmählich eingehen lassen will, entsteht infolge der natürlichen Aufsaugung des Gases bei starrem Lungenfell unter Umständen stark negativer Druck in der Brusthöhle. Infolge dieses Unterdruckes kommt es zur Ausschwitzung von Flüssigkeit. Die von L. Spengler eingeführte Bezeichnung „Ersatzexsudat" ist sehr treffend. Wird der negative Druck durch Luftnachfüllung herabgesetzt, so geht oft der Erguß von selbst zurück. Damit ist der Beweis erbracht, daß er tatsächlich eine Folge der Druckverminderung im Pneumothorax ist.

Die Transsudate als solche bedürfen meist keiner besonderen Behandlung; sie wirken im Sinne der Einengungstherapie, zeichnen sich aber von den künstlich eingeführten Gasen dadurch aus, daß sie ihr Volumen nur unbedeutend unter der Wiederaufsaugung ändern, und dadurch die infolge der regelmäßig notwendigen Nachfüllungen des künstlichen Pneumothorax entstehenden, nicht immer harmlosen Druckschwankungen wegfallen.

Diese Ergüsse werden deshalb von vielen Ärzten als willkommener Ersatz für die oft unbequemen Nachfüllungen betrachtet. Sie wirken wie ein Ölthorax an Stelle des Pneumothorax und brauchen vermeintlich keine besondere Kontrolle mehr. Wir können uns dieser Auffassung nicht anschließen und verweisen auf unsere Einwände gegen den Ölthorax auf S. 88. Sobald über einem Erguß keine Luftblase mehr vorhanden ist, ist Druckkontrolle erschwert. Wir kennen Beobachtungen, bei denen solche Ersatzexsudate sich bis zu 10 Jahren

ruhig verhalten und dann auf einmal durch Infektion auf dem Blutwege ernste Bedeutung gewonnen haben. Es muß auch hier besonders
darauf hingewiesen werden, daß wandständige Ergüsse, solange sie
symptomlos sind, häufig mit Pleuraschwarten verwechselt werden.

Abbildung 105 zeigt die Röntgenaufnahme einer Kranken, die wegen schrump-
fender, kavernöser Tuberkulose zur Thorakoplastik ins Krankenhaus eingewiesen

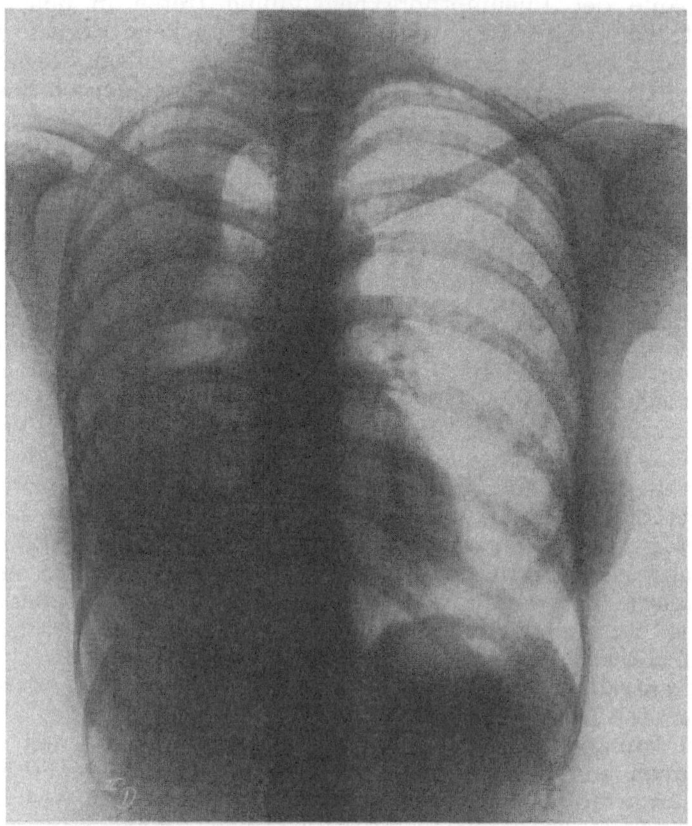

Abb. 105. Mantelförmiges Ersatzexsudat 3 Jahre nach Eingehen
eines rechtsseitigen Pneumothorax.

wurde. Ein Pneumothorax war vor 3 Jahren unter Erguß eingegangen. Annäherung
der Rippen, leichte Verziehung der Luftröhre und des Herzens nach rechts ließen
als Schrumpfungszeichen an Verschwartung der Pleura denken. Mehrere Ärzte waren
sich in dieser Deutung einig gewesen. Durch Punktion und Entleerung von 600 ccm
Eiter unter teilweiser Nachfüllung von Luft änderte sich das Bild (Abb. 106).

Wir empfehlen, auch wässerige Ergüsse nie die ganze Brusthöhle
ausfüllen zu lassen. Sie sollen von Zeit zu Zeit durch Punktion ent-

leert und teilweise durch Luft ersetzt werden. Wenn Wiederausdehnung der Lunge erwünscht ist, wird der Druck durch regelmäßige
Kontrolle auf negative Werte eingestellt. In den meisten Fällen wird
man im Laufe vieler Monate doch langsames Kleinerwerden der
Pneumothoraxhöhle und schließlich Verödung erzielen. Vorübergehende Unterbrechung des Phrenikus kann sich als zweckmäßig
erweisen; die Entspannung von unten her ermöglicht oft weitgehende
Verkleinerung der Höhle.

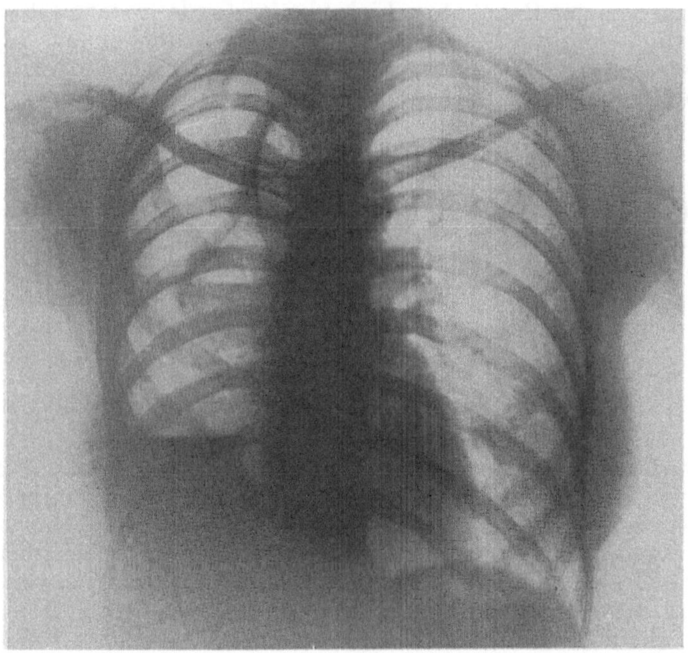

Abb. 106. Exsudat durch Punktion größtenteils entleert und
durch Luft ersetzt.

In seltenen Ausnahmefällen kommt man aber auch damit nicht
zum Ziel. Nach jahrelanger Behandlung kann die Lungenoberfläche
so starr und das Mittelfell so unnachgiebig sein, daß Eingehenlassen
des Pneumothorax praktisch nicht mehr möglich ist. Wenn man das
Ersatzexsudat nicht als Dauerzustand zurücklassen will, wogegen
nach unseren Ausführungen ernste Bedenken bestehen, bleibt nichts
anderes übrig, als durch eine den räumlichen Verhältnissen genau
angepaßte extrapleurale Thorakoplastik das Rippenfell an das Lungenfell heranzubringen und dadurch die Verödung des Brustfellspaltes
zu ermöglichen. Man wird vor dem Eingriff die unnachgiebige Flüssig-

keit zum Teil durch Luft ersetzen, die man nach dem Eingriff wieder entleert. In der Nachbehandlungszeit muß besonders darauf geachtet werden, daß kein größerer Erguß sich neu bildet, der den Erfolg der Einengung vereiteln könnte. Wiederholte Durchleuchtungen und bei Bedarf entlastende Punktionen sind notwendig.

b) **Idiopathische Ergüsse.**

Als idiopathische Ergüsse bezeichnet man kleine, meist in der ersten Zeit der Pneumothoraxbehandlung unter geringen Erscheinungen in der Regel ohne Fieber auftretende, zellarme Exsudate. Die Luftansammlung im Brustfellspalt bedeutet einen unphysiologischen Zustand. Es kommt zu einem Austrocknen des Endothels, das von einer gewissen Entzündung beantwortet wird. Meist werden die Ergüsse zufällig bei einer Durchleuchtung festgestellt. Sie haben praktisch keine Bedeutung, solange sie keine größere Ausdehnung annehmen. Ist der Erguß rascher entstanden, als das Pneumothoraxgas durch die normale Aufsaugung vermindert worden ist, so kann unliebsame Drucksteigerung Folge sein. Sie wird am einfachsten und zweckmäßigsten durch Absaugen von Gas bis zum optimalen Druck behoben. Die Entleerung des Ergusses selbst ist nur dann angezeigt, wenn er infolge seiner Größe einwandfreie Störungen hervorruft. Selbstverständlich wird man nachher durch Gasnachfüllung den Druck bis auf das gewünschte Maß ergänzen.

c) **Die tuberkulösen Pneumothoraxergüsse.**

Die tuberkulösen Pneumothoraxergüsse können in verschiedener Form auftreten. Gar nicht so selten entsteht unter Fieberanstieg ein seröser Erguß, der nach Aussehen und Verlauf mit dem Erguß der exsudativen Pleuritis übereinstimmt. Durch Tierversuch lassen sich in der Regel früher oder später Tuberkelbazillen nachweisen. Bei längerem Bestehen nehmen die Ergüsse eitrige Beschaffenheit an. Namentlich in der ersten Zeit sei man mit entlastenden Punktionen zurückhaltend, um das Brustfell nicht unnötig zu reizen. Selbstverständlich müssen sich die Kranken möglichst ruhig verhalten. Man sorge aber durch Druckkontrolle im Pneumothorax dafür, daß kein schädlicher Überdruck entsteht; bei Bedarf wird Luft abgesaugt. Exsudat wird erst entnommen, wenn es durch hydrostatischen Druck die Herztätigkeit oder die Atmung der anderen Lunge beeinträchtigt. Selbstverständlich wird es teilweise durch Luft ersetzt.

Haben tuberkulöse Herde das Brustfell ergriffen, so entsteht richtige Pleuratuberkulose. Es bilden sich bösartige tuberkulöse Ergüsse von eitriger, dünnflüssiger, grünlichgelblicher Beschaffenheit. Das Allgemeinbefinden ist meist schwer beeinträchtigt.

Auch die Behandlung dieser Exsudate soll möglichst konservativ sein. Namentlich in der ersten Zeit, in der die frisch entzündete Pleura wochenlang anhaltendes Fieber hervorrufen kann, muß jeder unnötige äußere Reiz vermieden werden. Man begnüge sich mit regelmäßigen Prüfungen des Pneumothoraxdruckes und halte ihn durch Absaugen von Gas auf Null. Da die tuberkulösen Ergüsse immer längere Zeit an Größe zunehmen, muß man früher oder später an die Frage der entlastenden Punktion herantreten. Auch hier wird teilweise Luft nachgefüllt, um die Ruhigstellung der Lunge aufrecht zu erhalten.

Namentlich bei faserstoffreichen Ergüssen, die an und für sich Schwartenbildung begünstigen, ist weitgehender Ersatz durch Luft angezeigt. Bilden sich dicke Schwielen auf der Lungenoberfläche, so ist ihre spätere Wiederausdehnung sehr in Frage gestellt.

Mit Spülungen sei man bei den rein tuberkulösen Ergüssen zurückhaltend. Sie kommen nur in Frage bei eitrigen, fibrinreichen Ergüssen, die sich durch Punktion schlecht entleeren lassen, weil sie leicht die Nadeln verstopfen. Neben Kochsalzlösung kommt hier namentlich die von Jessen empfohlene Jod-Jodkalilösung (Jod 0,1, Jodkali 0,2 auf 1 Liter Wasser) in Frage, da sie die Tuberkulose fast spezifisch beeinflußt. Bei größeren Fibrinfetzen sind zur Auflösung Pepsin-Salzsäurelösung oder verdünnte Lauge angezeigt (s. S. 204). Im übrigen sind die Behandlungsgrundsätze die gleichen, wie sie bei der Besprechung des geschlossenen sterilen tuberkulösen Empyems auf S. 232 dargelegt worden sind. Man wird auf die frühere oder spätere Vornahme einer ausgedehnten extrapleuralen Thorakoplastik nicht verzichten können.

d) Mischinfizierte Pneumothoraxergüsse.

Die mischinfizierten Pneumothoraxergüsse sind von großer Bedeutung. Mit dem Auftreten einer Spätinfektion im Pneumothorax verschlechtert sich die Vorhersage in hohem Maße. Die Art der Entstehung der Infektion spielt dabei eine wichtige Rolle. Verhältnismäßig selten werden Eitererreger bei Pneumothoraxnachfüllungen oder bei Punktion keimfreier Ergüsse von außen eingeschleppt. Ab und zu kommt es auf dem Blutwege z. B. im Anschluß an eine Halsentzündung oder Furunkulose zur Mischinfektion. Schwerwiegend ist der Durchbruch einer tuberkulösen Kaverne, die ja fast ausnahmslos neben Tuberkelbazillen die mannigfachsten Keime beherbergt, in den Pneumothorax. War vorher noch kein Erguß vorhanden, so führt die plötzliche Überschwemmung des unberührten Brustfelles mit virulentem Material zu den Erscheinungen schwerster Infektion mit bedrohlicher Verschlechterung des Allgemeinbefindens. Ebenso ernst ist das Ereignis zu bewerten, wenn durch den Kavernendurchbruch ein vorher rein tuberkulöser Erguß infiziert wird. In beiden Fällen können die Erscheinungen der plötzlichen Infektion kompliziert sein durch Spontanpneumothorax, wenn aus der Kaverne nicht nur Kavernen-

16*

inhalt sondern auch Luft in den Pneumothorax sich entleert. Die Behandlung dieser speziellen Komplikation wird im VII. Abschnitt besprochen.

Die Behandlung der mischinfizierten Pneumothoraxergüsse ist in ihren Grundsätzen die gleiche, wie diejenige des mischinfizierten tuberkulösen Empyems (s. S. 236). Mit Punktionsbehandlung wird man nur ausnahmsweise bei verhältnismäßig harmloser Infektion zum Ziel kommen. Wenn man mit energischen Spülungen frühzeitig einsetzt, kann man bei geschlossenen Ergüssen vielleicht einmal den Erguß noch keimfrei bringen. Bei Kavernendurchbruch verliere man damit aber keine kostbare Zeit, sondern sorge möglichst bald durch Heberdrainage für möglichst vollkommenen Eiterabfluß. Breite Eröffnung des Pneumothorax durch Rippenresektion ist aus früher dargelegten Gründen zu vermeiden. Sie wird von den Lungenkranken erfahrungsgemäß sehr schlecht vertragen.

Bei jedem mischinfizierten Pneumothoraxerguß muß man sich von vornherein darüber klar sein, daß die eitrige Entzündung regelmäßig zu einer gewissen Verdickung des Brustfelles führt. Die Lungenoberfläche wird durch Schwartenbildung starr und unnachgiebig, so daß sie sich auch durch starke negative Druckwerte nicht mehr erheblich dehnen läßt. Man wird deshalb möglichst früh mit der operativen Einengung der Brustkorbhälfte durch ausgedehnte extrapleurale Rippenresektion beginnen.

Erfahrungsgemäß wird die Behandlung am besten ungefähr in folgender Weise durchgeführt. Wenn Spülungen sich als unwirksam erweisen, wird in der auf S. 205 beschriebenen Weise am Orte der Wahl in der hinteren Achsellinie an möglichst tiefer Stelle eine Heberdrainage angelegt. Wird dadurch der Kranke nicht in wenigen Tagen entfiebert, oder ist der Eiterabfluß wegen Fibrinreichtum unbefriedigend, so wird alle ein bis zwei Tage durch den Schlauch gespült, bis das Spülwasser klar wieder zurückfließt.

Sobald die Drainage richtig spielt und der Kranke sich etwas erholt hat, beginnt man mit der extrapleuralen Einengung. Ihre Ausdehnung richtet sich naturgemäß nach der Größe des Pneumothorax. Handelt es sich um einen sog. totalen Pneumothorax, kann man nur von weitgehendster Entknochung der Brustwand Verödung der großen Höhle erwarten. Besonders wichtig ist, daß möglichst bald die beiden Brustfellblätter im Bereich der Lungenspitze zur Berührung und Verwachsung gebracht werden. Ist hier einmal Verklebung eingetreten, so schreitet sie meist von selbst nach unten weiter, wenn die beiden Brustfellblätter einander genähert sind.

Da es sich in der Regel um Schwerkranke handelt, denen man allzu große operative Eingriffe nicht zumuten darf, empfiehlt es sich, die Entrippung in mehreren Sitzungen vorzunehmen.

Folgendes Vorgehen hat sich bewährt. In einer ersten Sitzung werden in örtlicher Betäubung extrapleural paravertebral die oberen 7 Rippen reseziert (Technik S. 121). Die 1. Rippe wird grundsätzlich vom Querfortsatz bis zum Knorpel entfernt. Auch von den übrigen Rippen nehme man möglichst große Stücke weg. Im Gegensatz zur gewöhnlichen Siebenrippenplastik wird die Länge der Rippenstücke nach unten nicht verkleinert; auch von den unteren Rippen werden möglichst lange Stücke weggenommen.

Wenn der Kranke den Eingriff gut überstanden hat und die Wunde primär geheilt ist, kann man in 2—3 Wochen die 8. bis 11. Rippe extrapleural kürzen. Kommt man dabei bis ins Gebiet der Heberdrainage, so muß man die Wunde breiter drainieren. Meist heilen aber auch diese Wunden überraschend gut, ohne daß es zu ernsten Störungen des Wundverlaufes kommt.

Handelt es sich um keine allzu große Empyemhöhle, und ist sie durch den ersten Eingriff schon wesentlich verkleinert worden, so zögern wir nicht, bei der zweiten Operation die Höhle zu eröffnen. Wir schneiden mit dem elektrischen Messer ein größeres Fenster in die parietale Pleuraschwarte. Zeigt es sich, daß nur noch eine kleine Höhle zurückgeblieben ist, so tragen wir nach Möglichkeit ihre ganze seitliche Wand ab; es wird also eine richtige Resthöhlenoperation vorgenommen (s. S. 228).

Ist aber nach der Röntgenuntersuchung noch eine größere Höhle vorhanden, so wird die 2. Operation rein extrapleural durchgeführt. Die Heberdrainage bleibt weiter in Tätigkeit. Nach einigen Wochen wird man im Röntgenbild den Erfolg der bisherigen Maßnahmen einigermaßen beurteilen können. Darf man nach dem Verlauf annehmen, daß die Lunge von oben her sich allmählich noch weiter anlegen wird, so kann man ruhig längere Zeit, unter Umständen einige Monate zuwarten. Der Kranke wird am besten wieder in eine Heilstätte verlegt. Wenn es sich um verhältnismäßig frische Pneumothoraxinfektion gehandelt hat, ist es nicht ausgeschlossen, daß es im Anschluß an die extrapleurale Einengung zu vollständiger Verödung des Brustfellspaltes, mit anderen Worten zu zuverlässiger Heilung der eitrigen Brustfellentzündung kommt. Bleiben aber eine Resthöhle oder eine längere Fistel zurück, die bei weiterer Beobachtung keine Neigung zu Verkleinerung zeigen, so wird die auf S. 228 beschriebene Resthöhlenoperation vorgenommen.

Ergibt aber die Röntgenuntersuchung noch das Vorhandensein einer ziemlich großen Höhle, so schiebe man die Resthöhlenoperation noch auf und setze zunächst die extrapleurale Einengung fort, indem man von der Achselhöhle aus eingeht (vgl. S. 227). Wenn man bei hochgehobenem Arm von einem fast senkrechten Schnitt aus eingeht, kann man hinter dem Rand des großen Brustmuskels ohne wesentliche Weichteilverletzung leicht auf die Rippen kommen. Je nach der Größe der Höhle wird man die Rippenresektion nach vorn bis zu den Rippenknorpeln ausdehnen. Man kommt von einem solchen Schnitt aus ohne besondere Mühe bis zur 2. Rippe hinauf. Man wartet nach diesem Eingriff wieder längere Zeit ab. Bleibt dann immer noch eine Resthöhle, so wird sie in der oben geschilderten Weise angegangen.

Die Vermeidung großer Schedescher Operation hat sich als sehr vorteilhaft erwiesen. Die extrapleuralen Eingriffe werden als solche von den Kranken sehr viel besser ertragen. Die Entstellung ist wesentlich geringer. Bleibt am Schlusse noch eine kleine Resthöhle oder Fistel zurück, so ist zu ihrer Beseitigung nur noch ein kleiner

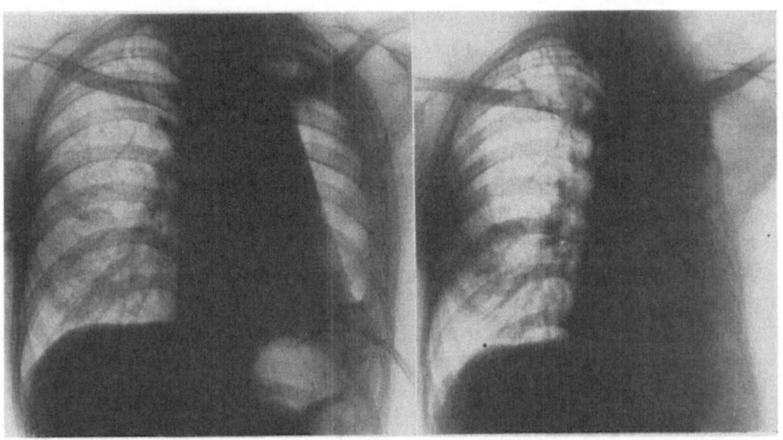

Abb. 107. Große Empyemhöhle nach Entleerung des eitrigen Pneumothoraxergusses.

Abb. 108. Empyemhöhle durch Totalplastik zur Ausheilung gebracht.

intrapleuraler Eingriff notwendig. Die schädlichen Rückwirkungen dieser Operation lassen sich durch den Gebrauch des elektrischen Messers wesentlich herabsetzen. Durch systematisches Vorgehen in dem besprochenen Sinn ist es gelungen, die hohe Sterblichkeit der mischinfizierten Pneumothoraxergüsse doch in erfreulichem Maße herabzusetzen.

Folgende Krankengeschichte zeigt, daß sich auch große Empyemhöhlen bei zielbewußtem Vorgehen durch extrapleurale Einengung allein in kosmetisch sehr befriedigender Weise beseitigen lassen.

Der 28jährige Rechtsanwalt K. G. war seit 4 Jahren krank. Vor 3 Jahren hatte man wegen einer Kaverne im linken Oberlappen künstlichen Pneumothorax angelegt. Im Anschluß an eine Pneumonie entwickelte sich ein steriles Exsudat, das bald die ganze Luft ersetzte. Schon vor einem Jahr hatte man durch Punktion eitrige Beschaffenheit festgestellt. Da das Allgemeinbefinden wenig beeinträchtigt war, arbeitete der Kranke in seinem Beruf weiter, bis sich unter Schmerzen über den untersten Rippen seitlich eine Vorwölbung entwickelte. Vor 2 Wochen machte ein Arzt einen Einschnitt, worauf sich etwa ein Liter Eiter entleerte. Bei der Aufnahme ins Kantonsspital St. Gallen war die ganze linke Seite gedämpft und verschattet. Durch Punktion wurden 900 ccm gelblichrahmiger Eiter entfernt, in dem keine Keime nach-

gewiesen werden konnten. Es wurde trotzdem sofort Bülau-Drainage angelegt.
Abbildung 107 zeigt die große Empyemhöhle nach der Entleerung. Da die Lunge fast
3 Jahre unter dem Erguß eingeengt gewesen war, konnte man mit ihrer Wiederentfaltung nicht mehr rechnen. Die erhebliche Verdickung der parietalen Pleura ist auf
der Röntgenaufnahme schön sichtbar; es ist anzunehmen, daß das Lungenfell ebenso
dick war. Baldige Verkleinerung der Höhle durch extrapleurale Entknochung war
angezeigt. Der verhältnismäßig gute Allgemeinzustand erlaubte radikales Vorgehen.
Am 17. Oktober 1928 wurde in örtlicher Betäubung eine paravertebrale totale Plastik
unter Resektion von 11 Rippen ausgeführt. Der Verlauf war sehr befriedigend. Nach
4 Wochen konnte das Gummirohr aus der Resthöhle entfernt werden; nach weiteren
6 Wochen war die Fistel geschlossen. Abbildung 108 gibt den Befund nach der Heilung
wieder. Die Lichtbilder Abb. 109 u. 110 beweisen, daß die ausgedehnte Einengung der
linken Brustkorbseite kaum eine Entstellung des Körpers zur Folge hatte.

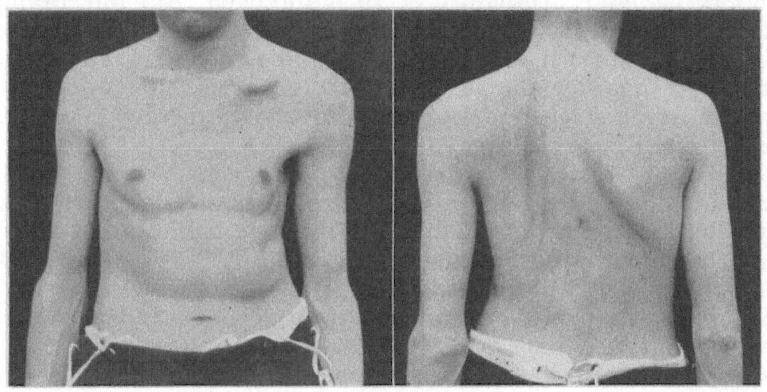

Abb. 109/110. Lichtbilder zeigen die geringe Entstellung des Körpers
trotz der hochgradigen Einengung.

Sind die Empyeme im Anschluß an Kavernendurchbruch entstanden, so ist die Lage besonders kritisch. Gelingt es, die Kranken
über die Folgen der schweren Infektion hinwegzubringen, so wird die
operative Beseitigung der Höhle durch das Vorhandensein einer
inneren Fistel erschwert. Größere Resthöhlenoperationen werden
meist nicht zu umgehen sein. Auch bei aller Sorgfalt ist es nicht immer
möglich, die Lungenfistel, die naturgemäß in sehr schlecht ernährtem
Gewebe liegt, zuverlässig zu verschließen. Wenn keine größere Resthöhle mehr vorhanden ist, die durch die anhaltende eitrige Absonderung ohne Zweifel eine erhebliche Belästigung des Kranken mit sich
bringt, bedeutet eine kleine Lungenfistel mit spärlichem schleimigem
Ausfluß keine schwerwiegende Erkrankungsfolge mehr. Meist genügt
das Aufkleben eines kleinen Tupfers, um Beschmutzung der Wäsche
zu verhindern. Der Genesene wird sich damit abfinden können.

Wünscht der Kranke aber dringend die Beseitigung der Fistel, so
wird man sie nach den auf S. 46 beschriebenen Verfahren zu verschließen suchen.

VII. Der Spontanpneumothorax.

Man versteht unter Spontanpneumothorax das mehr oder weniger rasche Auftreten einer Luftansammlung im Brustfellraum ohne klinisch erkennbare direkte äußere Ursache. Der traumatische Pneumothorax ist im I. Abschnitt S. 19 besprochen. Aus der Definition geht hervor, daß der Spontanpneumothorax immer ein sog. innerer Pneumothorax ist, bei welchem die Luft, abgesehen von ganz seltenen Ausnahmen, aus der Lunge ausströmt. Er tritt mehr oder weniger stürmisch durch stechende Schmerzen, Beklemmungsgefühl und Kurzatmigkeit in Erscheinung.

Die Diagnose ist unter Berücksichtigung der Vorgeschichte auf Grund der physikalischen Untersuchung leicht zu stellen. Der laute, oft tympanitische Klopfschall in Verbindung mit dem stark abgeschwächten oder aufgehobenen Atemgeräusch lassen den Zustand erkennen, ohne daß die klassischen Metallklangzeichen oder amphorisches Atmen nachzuweisen sind. Bei jeder größeren Luftansammlung treten Erweiterung und Stillstand der kranken Brustseite und Verdrängung des Herzens in Erscheinung. Entsteht wegen Verwachsungen nur ein kleiner mantelförmiger Pneumothorax, so kann unter Umständen allein die Röntgenuntersuchung die Diagnose sicherstellen.

Ganz besonderes Interesse beansprucht die Frage nach der Pathogenese des Spontanpneumothorax.

Man weiß aus großen Zusammenstellungen, daß in 80—90 % der Fälle die Perforation der Lunge auf tuberkulöser Grundlage zustande kommt. Es handelt sich dabei keineswegs immer um den Durchbruch kortikal gelegener spezifischer Krankheitsherde oder dünnwandiger Kavernen in den Brustfellspalt. Vielfach spielen umschriebene pleuritische Verwachsungen eine ursächliche Rolle. Es kann bei plötzlichen Hustenstößen in ihrer Umgebung zu Dehnung und Zerrung und sogar zum Einreißen des Lungengewebes kommen. Andererseits ist die Tatsache bekannt, daß neben solchen Pleuraadhäsionen oft ein sog. vikariierendes oder ein teilweise bullöses Emphysem sich entwickelt, das seinerseits beim Platzen einer Blase im Anschluß an intrapulmonale Drucksteigerung zur Entstehung eines Pneumothorax führt.

Neben der Tuberkulose treten andere Erkrankungen der Lunge bei der Ätiologie des Spontanpneumothorax weit zurück.

Lungenabszesse und -gangrän, Bronchektasien, Infarkte, Echino-
kokken, ja sogar Pneumonien und Lungengeschwülste können durch
raschen Gewebszerfall bei fehlender pleuraler reaktiver Verklebung
der Luft den Austritt in den Brustfellspalt ermöglichen.

Unter den verschiedenen Formen des Emphysems gibt das gewöhnliche substantielle Emphysem verhältnismäßig selten zur
Pneumothoraxbildung Veranlassung; wir haben immerhin einen
Mann gesehen, bei welchem es im Laufe von mehreren Jahren dreimal
zu einer Lungenperforation gekommen ist. Bekanntlich führt das
interstitielle Emphysem, wie es namentlich im Verlaufe des Keuch-
hustens nicht so selten auftritt, gern zum Spontanpneumothorax.

Mit dem schon bei der Tuberkulose erwähnten bullösen Emphysem
haben wir uns noch eingehend zu beschäftigen.

Beim Durchbruch eines Pleuraexsudates in die Lunge kann
durch die Fistel im umgekehrten Sinne Luft austreten. Die Entstehung eines Pneumothorax über einem Exsudat unter der Einwirkung gasbildender Bakterien dürfte nur selten vorkommen. Der
Vollständigkeit halber sei der Durchbruch geschwüriger Erkrankungen der Speiseröhre, vereiterter Bronchialdrüsen und von Magen-
karzinomen erwähnt.

Daneben gibt es aber Fälle von Spontanpneumothorax, bei denen
scheinbar eine Grundkrankheit nicht vorliegt, und die man daher als
idiopathische bezeichnet. Es erhebt sich die Frage, ob es bei vollständig gesunder Lunge, beim Fehlen jeglicher krankhafter Veränderung durch eine plötzliche Steigerung des intrapulmonalen
Druckes zum Einreißen des normalen Gewebes kommen kann. Die
Beobachtungen von Cahn, der nach lautem Kommandieren, beim
eiligen Anziehen eines Stiefels in gebückter Stellung und beim Heben
einer schweren Last unter stürmischen Erscheinungen einen Pneumothorax hatte entstehen sehen, der in wenigen Wochen wieder vollständig verschwand, könnten in diesem Sinne sprechen.

Auf Grund eigener autoptischer Befunde möchten wir die
Frage aber verneinen. Selbst bei stärkster körperlicher Anstrengung
tritt in der Lunge keine solche Druckerhöhung ein, wie sie nach
vorliegenden experimentellen Elastizitätsprüfungen notwendig ist,
um das Lungengewebe zum Einreißen zu bringen. Es ist sicher kein
Zufall, daß Cahn bei zweien seiner Kranken bei der Durchleuchtung
durch umschriebene zipfelförmige Ausdehnungen der Lungenschatten
Adhäsionen nachweisen konnte. Wir sind der Überzeugung, daß
stets zum mindesten die Gleitfähigkeit der beiden Pleurablätter gegen
einander durch umschriebene Verwachsungen gestört ist.

Durch die Untersuchungen von A. Brunner und B. Fischer,
die von Kipfer, Pfosi und Sattler bestätigt wurden, ist erwiesen,
daß bei der Entstehung des sog. idiopathischen Spontanpneumothorax
umschriebene Emphysemblasen, die fast immer im Bereich der Lungen-

spitze liegen, eine große Rolle spielen. In ihrer Umgebung finden sich regelmäßig narbige Veränderungen, zum Teil sogar Verwachsungsstränge. B. Fischer spricht deshalb von Spitzennarbenblasen. Er stellt sich die Entstehung der Blasen so vor, daß durch Schrumpfung und Zug der Spitzennarbe Verschiebungen des Gewebes auftreten, die kleine Bronchiolen und Alveolargänge verlegen können. Bei der Vergrößerung der Blasen mag auch noch Ventilbildung mitspielen. Die Frage wird nicht immer zu entscheiden sein, ob bei der Entstehung der Spitzennarbe nicht ursprünglich doch tuberkulöse Erkrankung mitgewirkt hat. Bei den zur Sektion gekommenen Beobachtungen von Brunner, Ranking und Pitt ließ sich kein Anhaltspunkt für eine frühere Tuberkulose gewinnen. In allen gutartig verlaufenden Fällen von Spontanpneumothorax darf man wohl wenigstens aktive Tuberkulose ausschließen.

Seitdem die Pneumothoraxbehandlung der Lungentuberkulose so große Verbreitung gefunden hat, mehren sich auch die Beobachtungen, bei denen es beim Bestehen eines Pneumothorax zur Lungenperforation und damit zum Spannungspneumothorax kommt. Wenn bei der Erstanlage oder einer Nachfüllung durch die Spitze der Pneumothoraxnadel Lungengewebe angestochen wird, kann Luft austreten. Streng genommen sollte man hier eigentlich von einem traumatischen Pneumothorax sprechen. Wurde gesundes Lungengewebe verletzt, so wird sich die Fistel in wenigen Tagen von selbst wieder schließen. Wird aber zufällig ein tuberkulöser Käseherd oder sogar eine Kaverne angestochen, so ist der ungünstige Verlauf des tuberkulösen Spontanpneumothorax kaum aufzuhalten. Besonders schwerwiegend ist das Auftreten eines Spontanpneumothorax bei doppelseitiger Pneumothoraxbehandlung, oder wenn die andere Lunge durch operative Maßnahmen bereits weitgehend eingeengt ist.

Die Prognose des Spontanpneumothorax hängt in erster Linie von der Grundkrankheit und von der Art der Lungenfistel ab. Es ist nicht gleichgültig, ob ein Gangrän- oder Käseherd, eine Kaverne oder ein Abszeß ihren infektiösen Inhalt in die zarte Pleura abstoßen, oder ob nur mehr oder weniger normales Gewebe in der Umgebung einer Verwachsung eingerissen ist. Im ersteren Falle wird ein rasch auftretendes Exsudat den raschen Tod bedingen oder zum mindesten zu einer lange dauernden Brustfelleiterung führen, während im letzteren Falle bei günstiger Lage sich die Fistelränder bald aneinander legen, so daß die Luft im Laufe einiger Wochen durch Resorption wieder vollständig verschwindet. Es kann aber auch ein gutartiger Spontanpneumothorax jahrelang bestehen, ohne daß Infektion eintritt.

Da es sich in der Regel um verhältnismäßig kleine Perforationsstellen handelt, kommt es nur selten zu einem nach innen weit offenen Pneumothorax. Meist entwickelt sich in kurzer Zeit das Bild eines

Spannungs- oder Ventilpneumothorax. Es muß ausdrücklich darauf hingewiesen werden, daß die Annahme einer besonderen lippenförmigen Gestaltung der Lungenwunde zu seiner Erklärung nicht notwendig ist. Wir verweisen auf die Ausführungen auf S. 21. Während nach der Entstehung einer inneren Fistel bei den ersten Atemzügen infolge des Druckgefälles zwischen Lunge und Pleuraraum sowohl bei der Einatmung wie bei der Ausatmung Luft aus den Alveolen entweichen kann, wird mit der zunehmenden Verkleinerung der Lunge bald der Zeitpunkt kommen, in dem die exspiratorische Drucksteigerung die Fistelwandungen aneinander legt, so daß nur noch bei der Einatmung Luft nach außen entweichen kann. Mit der Zunahme des intrapleuralen Druckes wird früher oder später ein weiterer Austritt von Luft unmöglich: der Pneumothorax schließt sich. Wenn das Mittelfell sehr zart und leicht verschieblich ist, kommt es zu hochgradigen Verdrängungserscheinungen mit ihren schädlichen Rückwirkungen auf Herz- und Atemtätigkeit, bevor dieser günstige Zeitpunkt erreicht ist.

Die Vorhersage richtet sich in ausschlaggebender Weise nach der Feststellung, ob der Pneumothorax offen oder geschlossen ist. Für praktische Zwecke genügt die Bestimmung des intrapleuralen Druckes mit Hilfe des Wassermanometers, wie es in der Pneumothoraxbehandlung allgemeine Verwendung findet. Schwankt der Druck entsprechend den intrapulmonalen Werten um Null, so liegt ein offener Pneumothorax vor. Ist der Druck stark positiv und läßt er sich außerdem durch einige tiefe Atemzüge weiter in die Höhe treiben, so haben wir es mit einem Spannungspneumothorax zu tun, während der Druck im geschlossenen Pneumothorax dank der Resorption bald wieder auf negative Werte sinkt.

Im allgemeinen ist zu sagen, daß die Prognose des Spontanpneumothorax im Anschluß an den Durchbruch eitriger Erkrankungen ganz schlecht ist. Auch die Aussichten bei der Tuberkulose sind nicht gut. Am besten sind noch die Verhältnisse, wenn der Spannungspneumothorax während einer Pneumothoraxbehandlung im Anschluß an eine Nachfüllung aufgetreten ist. Darf man annehmen, daß durch die Nadelspitze wenig verändertes Lungengewebe angestochen worden ist, so wird sich die Öffnung bald von selbst schließen. Bleibt der Pneumothorax nach dem Schluß der Lungenfistel trocken oder entsteht höchstens ein steriles seröses Exsudat, so sind die Heilungsaussichten bei sachgemäßer Behandlung verhältnismäßig gut. Bildet sich aber ein eitriges oder sogar mischinfiziertes tuberkulöses Exsudat, so wird die Prognose entsprechend unseren Erfahrungen mit dem Empyem im künstlichen Pneumothorax wenig erfreulich.

Ganz anders gestaltet sich die Vorhersage des Spontanpneumothorax beim Emphysem und den sog. kryptogenetischen Formen. Wenn die Lungenfistel sich von selbst oder unter unseren Maßnahmen schließt, darf man mit vollständiger Heilung in absehbarer Zeit rechnen.

Die Behandlung ist im akuten Stadium in erster Linie eine symptomatische. Bei Atemnot machen wir reichlichen Gebrauch von Morphium. Wir lindern dadurch nicht nur die Beschwerden, sondern setzen in nutzbringender Weise das subjektive Atembedürfnis und die Erregbarkeit des Atemzentrums herab. Das Beklemmungsgefühl und der wachsende Lufthunger veranlassen den Kranken zu immer tieferen Atemzügen. Infolgedessen wird bei der Einatmung immer mehr Luft in den Pneumothorax eingesaugt, die bei der Ausatmung wegen der erwähnten Ventilwirkung des kollabierten Lungengewebes nicht mehr entweichen kann. Zunehmende Verdrängung des Herzens mit Abknickung der großen Gefäße und venöser Stauung sind die Folge; die mechanische Wirkung kann schließlich sogar durch Behinderung der Herzdurchblutung zu einer Erlahmung der Herzkraft führen.

Durch die plötzliche Berührung der Pleura mit Luft kann reflektorischer Hustenreiz ausgelöst werden, der seinerseits wieder unerwünscht tiefe Einatmungen zur Folge hat, welche den Druck im Sinne eines Circulus vitiosus steigern. Durch das Morphium setzen wir die Atemtiefe herab und verhindern damit weiteres Austreten von Luft.

Da die Beschwerden des Kranken in erster Linie durch den hohen Pneumothoraxdruck verursacht werden, liegt der Gedanke nahe, ihn durch Absaugen von Gas in zweckdienlicher Weise zu erniedrigen. Auf Grund physikalischer Überlegungen muß aber vor einer wahllosen Druckentlastung dringend gewarnt werden. Neben der Linderung der subjektiven Beschwerden muß unser Handeln von Anfang an darauf gerichtet sein, den offenen Pneumothorax baldmöglichst in einen geschlossenen zu verwandeln. Damit die Fistel solide verkleben und vernarben kann, müssen ihre Wände dauernd fest aneinander liegen. Wir erreichen dies am besten, wenn wir den Druck im Pneumothorax erhöht lassen und ihn sogar unter regelmäßigen Druckkontrollen durch entsprechende Luftnachfüllungen auf den optimalen positiven Werten während mehrerer Wochen halten. Wir behandeln also den Spontanpneumothorax mit Hilfe eines weitergeführten künstlichen Pneumothorax und folgen damit einem Vorschlage, den Potain schon im Jahre 1888 ausgesprochen hat.

Es war schon in der Mitte des vergangenen Jahrhunderts aufgefallen, daß das Auftreten eines Spontanpneumothorax den Verlauf der tuberkulösen Grundkrankheit günstig beeinflussen kann; ich erinnere an die Namen Stokes, Houghton, Bach, Toussaint und Spaeth. Beim tuberkulösen Spontanpneumothorax folgen wir daher gern dem von der Natur gewiesenen Weg und lassen den Pneumothorax nicht baldmöglichst wieder eingehen, sondern unterhalten ihn mit Absicht nach den bekannten Grundsätzen der Pneumothoraxbehandlung, solange er uns im Hinblick auf die tuberkulöse Erkrankung der Lunge vorteilhaft zu sein scheint.

Wird bei Beklemmungsgefühl der Druck im Pneumothorax durch Absaugen von Gas herabgesetzt, so lassen sich dadurch die Beschwerden wohl für den Augenblick lindern. Bei den nächsten tiefen Atemzügen wird aber so viel Luft aus der Lunge nachströmen, bis der hohe Druck wieder erreicht ist. Dadurch wird nicht nur die schon verklebte Fistel wieder aufgerissen, sondern es besteht auch die Gefahr, daß infektiöse Stoffe aus der Lunge nach der Pleura verschleppt werden.

Bei hochgradigen Verdrängungserscheinungen kann man aber genötigt sein, auf jeden Fall eine gewisse Druckentlastung herbeizuführen. Sie ist gestattet, wenn man vorher durch Morphium die Tiefe der Atemzüge herabgesetzt und allfälligen Hustenreiz unterdrückt hat. Unter Berücksichtigung der Tatsache, daß nur Luft nach dem Pneumothorax austreten kann, wenn während der Einatmung der Druck im Pneumothorax niedriger ist als der intrapulmonale Druck, wird man dies verhindern, indem man nur so viel Gas absaugt, daß der intrapleurale Druck auch während der Einatmung noch deutlich positiv ist.

Es ist verschiedentlich vorgeschlagen worden, die Beschwerden des Spannungspneumothorax zu beseitigen, indem man ihn durch das Einführen einer zweckentsprechenden Kanüle durch die Brustwand in einen offenen verwandelt. Man erreicht damit wohl augenblickliche Erleichterung, läuft aber Gefahr, daß bei langem Liegen der Verbindung nach außen früher oder später entlang dem Stichkanal Infektion eintritt. Damit wird die Vorhersage naturgemäß entschieden verschlechtert.

Nach unserer Erfahrung gibt es aber sicher Fälle, bei denen man auf Dauerdrainage nicht verzichten kann. Hierher gehört namentlich der Spontanpneumothorax, der im Laufe einer Pneumothoraxbehandlung bei Lungentuberkulose durch Kavernendurchbruch entsteht. Bei gewisser Größe der Perforationsöffnung kann so viel Luft austreten, daß nach entlastender Punktion in wenigen Minuten schon wieder bedrohlicher Überdruck zustande kommt. Bei kritischer Lage kann das Einstechen einer Hohlnadel durch die Brustwand lebensrettend wirken. Man verwandelt damit den Spannungspneumothorax in einen nach außen offenen Pneumothorax. Um eine Lungenverletzung durch die Nadelspitze nach Möglichkeit zu vermeiden, empfiehlt es sich, eine seitlich geschlitzte, stumpfe Pneumothoraxnadel nach Deneke zu verwenden.

Es ist eine ganze Reihe von Kanülen angegeben worden, die durch sinnvolle Klappenventile den Durchtritt der Luft nur von innen nach außen erlauben. Sie haben nach unserer Auffassung alle den

Nachteil, daß die starren Rohre die sich wieder ausdehnende Lunge verletzen und schon durch ihr Gewicht Schmerzen in der Brustwand verursachen können. Wir geben folgendem Vorgehen, das sich mehrfach bestens bewährt hat, den Vorzug. Mit Hilfe eines verhältnismäßig dünnen Troikarts führt man wie bei der Bülaudrainage (s. S. 2C5) einen ganz dünnen Katheter in die Brusthöhle ein. Es genügt ein Katheter Nr. 6 oder 7. Je kleiner die Öffnung in der Brustwand ist, um so geringer ist die Gefahr der Fistelbildung nach Wegnahme des Rohres. Für den Einstich wählt man eine Stelle, an der man sicher in den Pneumothorax kommt, weil jede Lungenverletzung ängstlich vermieden werden muß. Damit das Gummirohr nicht abgeknickt wird, wird man es in der Regel vorn oder von der Achselhöhle aus im 3. oder 4. Zwischenrippenraum einführen. Die Spitze des Rohres taucht nur einige Zentimeter in die Brusthöhle ein. Die Bewegungen der Lunge werden dadurch nicht gehemmt. Nach sorgfältiger Befestigung des Rohres an der Brustwand wird durch ein kurzes Glasverbindungsstück ein dünner Gummischlauch angeschlossen, der mit dem auf S. 206 beschriebenen Ventil versehen ist und in ein Gefäß mit Flüssigkeit eintaucht. Die Luft kann, wenn sie etwas unter Überdruck steht, nur von innen nach außen strömen.

Man wird den Katheter liegenlassen, bis die Lungenfistel verklebt ist. Wenn während längerer Zeit keine Luft mehr austritt und Druckkontrolle mit dem Wassermanometer des Pneumothoraxapparates negative Werte ergibt, ist dieses Ziel erreicht. Auch wenn das Rohr einige Tage liegenbleiben mußte, braucht keine Infektion einzutreten, wenn die Brustwandöffnung sorgfältig abgeschlossen wird.

Es gibt aber Fälle von Spontanpneumothorax, die unter den geschilderten Maßnahmen nicht zur Ausheilung kommen. Wir haben einen gutartigen Spontanpneumothorax gesehen, der 4 Jahre bestanden hatte; andere sind beschrieben, die 5, 9 und 15 Jahre verfolgt werden konnten. Wenn die Lungenfistel gebildet wird durch die Öffnung in einer zartwandigen Emphysemblase, so sind die Bedingungen für zuverlässige Verklebung naturgemäß sehr schlecht.

Gestützt auf die Erfahrung, daß der tuberkulöse Spontanpneumothorax mehrfach zur Heilung gekommen ist, sobald ein Exsudat sich bildete, machte Luzius Spengler den Vorschlag, bei solch hartnäckigen Fällen künstlich Exsudat zu erzeugen. Er erwartete davon bei dem häufigen Sitz der Perforationsstelle im Bereich der meist erkrankten Spitze weniger einen Verschluß durch direkte Kompression durch die Flüssigkeit, sondern durch den künstlich hervorgerufenen entzündlichen Reizzustand.

Am besten bewährt hat sich Traubenzuckerlösung. Nach dem Vorschlage von Schott spritzt man am 1. Tage 50 ccm, am 3. Tage der Behandlung 100—125 ccm der 50 proz. Traubenzuckerlösung Merck aus Originalampullen ein. Kommt man damit ausnahmsweise nicht zum Ziel, sei daran erinnert, daß Schott in einem hartnäckigen Falle mit 0,5 ccm Terpentinöl allerdings unter heftiger Reaktion des Kranken Erguß erzeugte und Heilung erreichte.

Kipfer beschrieb einen ganz anderen Weg. Da er durch Thorakoskopie feststellen konnte, daß eine geplatzte Emphysemblase durch eine dicht daneben ansetzende Verwachsung offen gehalten wurde, löste er sie durch Kaustik und erreichte nach mehrmonatiger Unterhaltung des Pneumothorax Genesung.

In gleicher Weise ging Sattler vor. Bei seiner Beobachtung setzte eine strangförmige Verwachsung mitten in einem Narbenblasenfeld ein. Ihre Durchbrennung hatte rasche Schließung der Fistel und Schwinden des Überdruckes zur Folge. Er zeigt, daß die Thorakoskopie aber noch in anderer Weise zur Behandlung des Spontanpneumothorax herangezogen werden kann. An Stelle der erwähnten künstlichen Ergußerzeugung empfiehlt er „gezielte Pleurareizung". Mit Hilfe des Thorakoskopes wird unter Leitung des Auges die Umgebung der Fistel oder der Narbenblase mit einer Mischung von gleichen Teilen Dijozol- und 2 proz. Novokainlösung beträufelt. Sattler spritzte in einem Fall 10 ccm der Lösung ein und erreichte damit in 8 Tagen Anlegen der Lungenoberfläche an die Brustwand. Am einfachsten gestaltet sich die Behandlung bei Verwendung des Thorakoskopes nach Graf; die reizende Flüssigkeit wird mit einem Harnleiterkatheter an die gewünschte Stelle herangebracht.

Sollte ausnahmsweise mit allen diesen Mitteln kein Fistelverschluß erzielt werden, so müßte man durch extrapleurale Pleurolyse das Rippenfell so an das Lungenfell heranzubringen suchen, daß Verklebung der beiden Pleurablätter und damit auch der Lungenfistel eintreten kann. Dieses Ziel wäre sicher nur zu erreichen, wenn zugleich durch Dauerdrainage die Annäherung der Brustfellblätter gefördert würde.

Treten im Spontanpneumothorax infizierte Ergüsse auf, so wird auch zielbewußtes chirurgisches Handeln nur in Ausnahmefällen noch Heilung erzwingen können. Die Behandlungsgrundsätze sind die gleichen, wie bei den Ergüssen im künstlichen Pneumothorax (s. VI. Abschnitt). Von Spülungen wird man nicht viel erwarten können, solange Überdruck die Wiederausdehnung der Lunge verhindert. Man wird möglichst bald durch Heberdrainage für Druckausgleich sorgen. Ist Wiederausdehnung der Lunge auch bei dauernder Druckherabsetzung nicht mehr zu erwarten, so ist weitgehende extrapleurale Einengung angezeigt.

VIII. Die Geschwülste des Brustfelles.

Die gutartigen Neubildungen des Brustfelles spielen praktisch keine große Rolle. Die spärlichen Mitteilungen betreffen zum Teil nur Sektionsbefunde. Es kommt offenbar recht selten vor, daß Fibrome, Lipome, Angiome oder Chondrome so groß werden, daß sie durch ihre Ausdehnung mechanisch Beschwerden verursachen. Sollte dies ausnahmsweise einmal der Fall sein, so müssen sie durch Brustwandresektion entfernt werden. Das Vorgehen ist das gleiche wie bei den bösartigen Geschwülsten.

Große klinische Bedeutung haben die bösartigen Neubildungen des Brustfelles, Endotheliome und Sarkome. Nach Lichtenstein ist das Endotheliom die häufigste Primärgeschwulst des Brustfelles. Das klinische Bild erinnert anfangs an dasjenige der tuberkulösen Pleuritis. Großer Erguß und erhöhte Körperwärme lassen an entzündliche Erkrankung denken. Die Punktion ergibt aber hämorrhagischen Erguß. Die Kranken sind kurzatmig. Im Gegensatz zur tuberkulösen Brustfellentzündung verschafft das Ablassen der Flüssigkeit aber keine Erleichterung. Solange großer Erguß vorhanden ist, läßt die Röntgenuntersuchung die Geschwulst nicht erkennen. Vorgängige ausgiebige Punktion und teilweiser Ersatz der Flüssigkeit durch Luft bringen Form und Ausdehnung der Geschwulst zur Darstellung.

Scheidegger weist darauf hin, daß endotheliomatöse Bildungen und langgeschwänzte Zellformen auch bei Karzinomen der Pleura gar nicht selten beobachtet werden. Als Endotheliome sollten nur solche Tumoren bezeichnet werden, die tatsächlich von den Gefäßen ausgehen.

Die Endotheliome setzen selten Metastasen; doch wird die blastomatöse Natur der Pleuraerkrankung eindeutig durch infiltratives Wachstum in die Umgebung (Thoraxwand, Lunge, Herzbeutel) erwiesen (Lichtenstein).

Sarkome des Brustfelles, die von dem subpleuralen Bindegewebe ausgehen, sind seltene Neubildungen. Lichtenstein konnte im ganzen 31 Fälle von primären echten Pleurasarkomen finden. Es handelt sich meist um Rundzellensarkome; es sind aber auch gemischte Formen beschrieben.

Nach Rosenberger, Lenk und Lichtenstein werden sie klinisch am besten in 3 Gruppen eingeteilt.

Die 1. Gruppe umfaßt flächenhaft ausgebreitete Brustfellgeschwülste, die gewöhnlich mit Exsudation in der Pleura einhergehen, wenig Neigung zu Metastasierung, aber ausgesprochen in die Umgebung vorwucherndes Wachstum zeigen. Das klinische Bild stimmt überein mit demjenigen der Endotheliome.

Die 2. Gruppe enthält die ausgesprochen bösartigen Geschwülste mit stark zerstörendem Wachstum, Bildung von Metastasen und Neigung zu Rezidiven. Im Gewebsbild macht sich die unvollkommene Gewebsreife besonders bemerkbar. Die Geschwülste wachsen oft in die Lunge vor, wodurch Blutungen auftreten können. Die Zerstörung der Rippen ruft heftige Schmerzen durch Ergreifen der Zwischenrippennerven hervor. Das Allgemeinbefinden ist schwer toxisch geschädigt.

Zur 3. Gruppe gehören eigenartige Geschwulstformen von histologisch bösartigem, klinisch aber gutartigem Charakter.

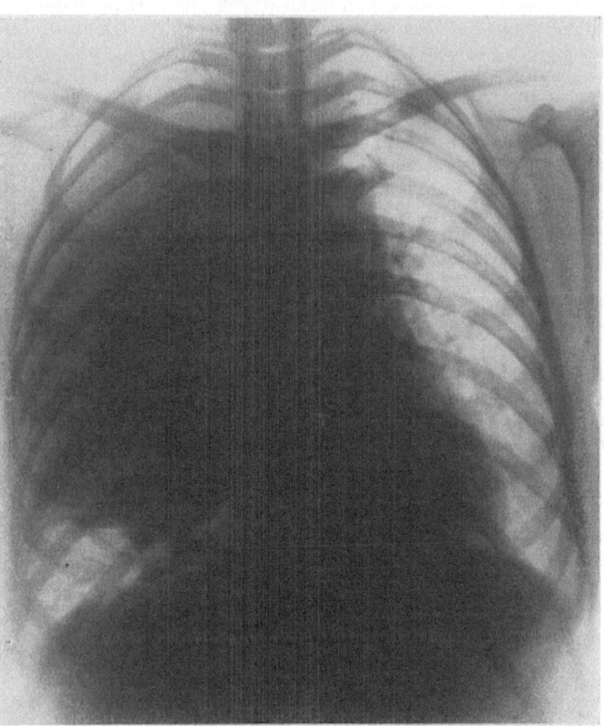

Abb. 111. Kindskopfgroßes Fibrosarkom wahrscheinlich ausgehend von der Pleura pulmonalis. Durch Operation radikal entfernt.

Es handelt sich meist um sehr große, größtenteils solide Geschwülste, die in der Mehrzahl der Fälle von der Pleura diaphragmatica ausgehen. In einigen Fällen waren sie aber nur durch wenige bandförmige, vaskularisierte Stränge mit der Umgebung verwachsen. Diese Geschwülste können sehr langsam wachsen. Der Fall von Lichtenstein konnte 7 Jahre verfolgt werden.

Hierher gehört wohl auch eine eigene Beobachtung.

Die 43jährige Arbeitslehrerin M. V. hatte angeblich schon seit 20 Jahren einen auffallenden Reizhusten, der namentlich bei kleineren Anstrengungen auftrat. Vor

5 Jahren wurde wegen eines großen Myoms die Gebärmutter amputiert. Obwohl sie damals auch über Atembeschwerden klagte, wurde keine Lungendurchleuchtung vorgenommen. Als sie wieder einmal wegen des Hustens sich untersuchen ließ, wurde eine Lungenaufnahme gemacht, die als überraschenden Befund eine große Verschattung des rechten Lungenfeldes ergab (Abb. 111). Wegen des langsamen Wachstums wurde eine gutartige Geschwulst vermutet. Bei der am 2. Dezember 1937 in Lachgasnarkose ausgeführten Operation wurde der Brustkorb durch einen ausgedehnten Schnitt im 5. Zwischenrippenraum eröffnet. Aus der 4. bis 6. Rippe wurden kleine Stücke reseziert. Die Wunde ließ sich dann durch einen Rippensperrer so spreizen, daß man die kindskopfgroße Geschwulst bald herauswälzen konnte. Lockere Verwachsungen mit der Pleura parietalis bzw. mediastinalis wurden größtenteils stumpf gelöst. Zarte Verwachsungen mit dem Unterlappen wurden mit dem elektrischen Messer durchtrennt. Etwas breitere Verbindung bestand mit dem Oberlappen. An drei Stellen war die Geschwulst etwas in die Lunge vorgewachsen. Sie wurde auch mit Diathermie herausgeschnitten. Die 1 cm breite Abtragungsstelle wurde mit fortlaufender Naht verschlossen. Ein erbsengroßes Knötchen im rechten Mittellappen und ein haselnußgroßer vereinzelter Knoten aus der Pleura parietalis wurden zur Untersuchung herausgenommen. Einlegen eines Gummirohres, das sofort mit einer Wasserstrahlpumpe in Verbindung gebracht wurde. Verschluß der Wunde durch 2 perkostale Nähte und sorgfältige Schichtnaht.

Da die Lunge sich rasch ausdehnte und die Leitung durch Absonderungen verlegt war, wurde das Rohr am 5. Tage entfernt. Nach 4 Wochen konnte die Kranke geheilt entlassen werden.

Die 19:10:10 cm große, 1100 g schwere Geschwulst zeigte eine graurote, gelbgefleckte, etwas faserig knollige Schnittfläche. Die Oberfläche war grobknollig, glatt. Mikroskopisch handelte es sich um ein zell- und mäßig mitosenreiches, etwas polymorph- und großzelliges, stellenweise ziemlich faserreiches Fibrosarkom mit einigen myxomatösen Partien. Die isolierten Knoten in der Lunge entsprachen Metastasen. Daneben fanden sich miliare Tuberkel (Prof. Helly).

Der Ausgang der Geschwulst ließ sich leider bei der Operation nicht mit Sicherheit feststellen. Die Verwachsungen mit der Pleura parietalis und mediastinalis ließen sich leicht teils stumpf, teils scharf durchtrennen. Man hatte nirgends den Eindruck einer festen Gewebsverbindung. Mit dem Oberlappen war die Geschwulst allerdings auch nur auf kurze Entfernung verwachsen, aber immerhin so fest, daß sie nur unter Durchtrennung von Lungengewebe frei gemacht werden konnte.

In ihrem Aufbau und nach dem klinischen Bild zeigt unsere Geschwulst aber große Übereinstimmung mit den „Pleurariesentumoren" von Mehrdorf, Garrè, Pick und Dorendorf, die namentlich von der Pleura diaphragmatica ausgingen, so daß wir vermuten, daß unsere Geschwulst nicht von der Lunge, sondern vom subpleuralen Bindegewebe der Pleura pulmonalis ausgegangen war. Das ungemein langsame Wachstum von etwa 20 Jahren drängt den Verdacht auf, daß eine ursprünglich nur fibromatöse Geschwulst sekundär sarkomatös entartet ist. Die Geschwulst von Kahler-Eppinger, die einen Ausguß fast der ganzen rechten Brustkorbhälfte darstellte, und die nur durch derbe Verwachsungsstränge mit dem hinteren unteren Winkel der Brusthöhle verbunden war, war rein fibromatös.

Bei den Sarkomen der 1. und namentlich der 2. Gruppe führen neben hartnäckigen Schmerzen vor allem zunehmende Atembeschwerden die Kranken zum Arzt. Auffallend satte Dämpfung, die man bei der Beklopfung ebenso sehr fühlt wie hört, ist bei großen

Geschwülsten kennzeichnend. Meist stellen sich frühzeitig begleitende Ergüsse ein, die oft blutig gefärbt sind. Sie legen stets den Verdacht auf bösartige Erkrankung nahe.

Um über die Ausdehnung der Neubildung Klarheit zu bekommen, empfiehlt es sich, vor der Röntgenuntersuchung den Erguß nach Möglichkeit durch Punktion zu entleeren. Die Anlegung eines diagnostischen Pneumothorax kann wertvoll sein. Es genügt ein kleiner Mantelpneumothorax, um die Umrisse der Geschwulst besser hervortreten zu lassen und um Aufklärung über vorhandene Verwachsungen zu geben. Den besten Aufschluß über Lage und Ausdehnung solcher Neubildungen geben stereoskopische Aufnahmen. Sie sind für die Festlegung des Operationsplanes von besonderem Wert.

Obwohl diese Geschwülste erfahrungsgemäß eine sehr schlechte Vorhersage haben und Rezidive und Metastasen auch bei anscheinend radikaler Entfernung leider fast die Regel bilden, wird man bei der Unberechenbarkeit aller bösartigen Neubildungen immer wieder versuchen, durch Herausschneiden im Gesunden Heilung zu erzielen. Unter dem Schutze des Druckdifferenzverfahrens lassen sich solche Eingriffe gut ausführen. Da die bösartigen Geschwülste des Brustfelles fast ausnahmslos in den entsprechenden Zwischenrippenräumen so nach außen vorwachsen, daß Trennung von den Rippen nicht möglich ist, muß zu ihrer radikalen Entfernung eine Brustwandresektion vorgenommen werden. Der Eingriff ist der gleiche wie bei den Brustwandsarkomen, die von den Rippen selbst oder den dazwischenliegenden Geweben ausgehen.

An Hand stereoskopischer Aufnahmen wird man bestimmen können, welche Rippen reseziert werden müssen. Da die Geschwülste im Gesunden entfernt werden müssen, sei man mit der Bemessung der Entknochung eher freigiebig. Der Hautschnitt richtet sich nach der Lage der Geschwulst. Bei Neubildungen im hinteren Abschnitt des Brustkorbes gibt ein paravertebraler Schnitt den besten Zugang. An die seitliche Brustwand kommt man von der Achselhöhle aus leicht heran. Man führe den Schnitt aber bogenförmig, damit die Hautnaht nicht unmittelbar vor das Brustwandfenster zu liegen kommt. Vorn bevorzugen wir Schnitte in der Richtung des Faserverlaufes des großen Brustmuskels. Nach Durchtrennung der Muskulatur liegt der Brustkorb frei. Man wird meist schon von außen die Ausdehnung der Geschwulst erkennen können. Die betroffenen Rippen werden sowohl wirbelsäulen- als brustbeinwärts mindestens 2—3 cm von der Geschwulst entfernt in der üblichen Weise durchtrennt. Man erleichtert sich das Vorgehen, wenn man sie an den betreffenden Stellen nicht einfach lineär durchschneidet, sondern auf etwa 2 cm reseziert. Man kann dann zwischen den so geschaffenen Lücken das ganze Zwischenrippengewebe mit den darin enthaltenen Gefäßen mit Hilfe einer Unterbindungsnadel doppelt unterbinden und durchtrennen. Wenn die Knochen in genügender Ausdehnung unterbrochen und die Gefäße versorgt sind, geht man bei Überdruckatmung in die Brusthöhle ein und kann nun fast blutleer die Geschwulst umschneiden; oben und unten führt man den Schnitt entsprechend dem Rippenverlauf.

Es entsteht auf diese Weise eine große Lücke in der Brustwand. Sie muß nicht besonders geschlossen werden. Wenn die Lunge während des ganzen Wundverschlusses so gebläht wird, daß sie sich in die Lücke einlegt, so werden sich rasch Verklebungen und Verwachsungen bilden. Es ist nicht notwendig, die Lunge rings durch Nähte zu fixieren; sie reißen leicht ein. Liegt die Lücke aber unten in der Nähe des Zwerchfelles, so kann man den N. phrenicus über dem Zwerchfell durchtrennen und das gelähmte Zwerchfell am oberen Rand des Brustwandfensters durch Knopfnähte befestigen. Wichtig ist aber, daß Muskulatur, Unterhautzellgewebe und Haut durch Schichtnähte möglichst luft- und wasserdicht geschlossen werden.

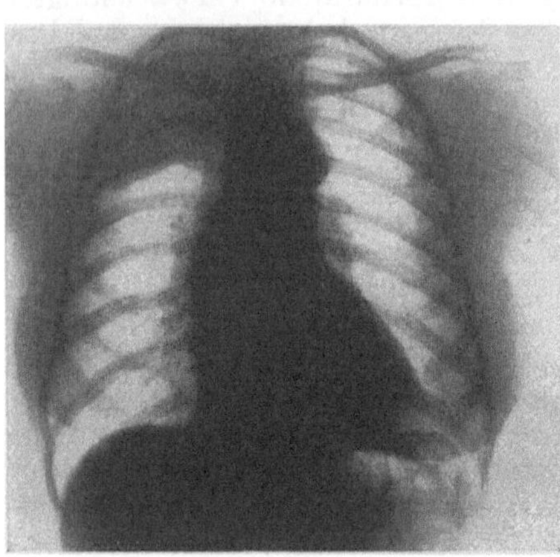

Abb. 112. Sarkom der Pleura.

Bei der Nachbehandlung hat man darauf zu achten, daß sich nach solchen Eingriffen regelmäßig Brustfellergüsse bilden. Man wird sie nicht zu groß werden lassen, sondern durch baldige Entleerung dafür sorgen, daß sich rasch Verklebungen der Lunge mit dem Rippenfell bilden können.

Als Beispiel diene folgende Beobachtung:

Die 52jährige Hausfrau A. H. erkrankte vor einem halben Jahr mit Schmerzen im Rücken, in der rechten Brustseite und im rechten Oberarm. Allmählich stellten sich erhebliche Atembeschwerden ein. Bei der Aufnahme ins Krankenhaus im Juli 1935 zeigte die Röntgenaufnahme (Abb. 112) eine dichte Verschattung im rechten Oberfeld mit breiter Basis an der Außenseite. Es fand sich eine auffallend massive Dämpfung.

Bei der Operation wurde eine ausgedehnte Brustwandresektion unter Wegnahme der 2. bis 5. Rippe ausgeführt. Die Lunge war nur locker adhärent. Die faustgroße Geschwulst ging vom Brustfell aus; sie war oben etwas erweicht, ließ sich aber doch praktisch vollständig entfernen. Es entwickelte sich in der Folge ein blutig-seröser Erguß, der mehrfach abpunktiert wurde. Die mikroskopische Untersuchung ergab ein sehr zell- und mäßig mitosenreiches, mäßig großzelliges Rundzellensarkom (Prof. Helly). Die Kranke wurde mit Röntgen nachbestrahlt. Sie starb nach einem halben Jahr an einem sehr ausgedehnten Rezidiv.

Die Krankengeschichte ist für diese bösartigen Brustfellgeschwülste kennzeichnend. Auch mit ausgedehnten Brustwandresektionen erreicht man meist nur vorübergehende Besserungen.

Prognostisch ganz anders zu bewerten sind die erwähnten Pleura-Riesensarkome. Durch diagnostischen Pneumothorax wird man festzustellen suchen, ob sie breit mit der Brustwand verwachsen sind. Die Beobachtungen von Garrè und Brünner zeigen, daß sich auch große Geschwülste mit Erfolg vollständig entfernen lassen.

IX. Die parasitären Erkrankungen der Lunge und des Brustfelles.

Unter den parasitären Erkrankungen hat der Echinokokkus die größte Bedeutung. Man hat den unilokulären vom multilokulären, alveolären Echinokokkus zu trennen. Nach der Auffassung von Posselt handelt es sich um zwei gesonderte Erkrankungen. Auch nach dem klinischen Bild mit den ganz verschiedenen Erscheinungsformen kann man kaum glauben, daß sie durch den gleichen Parasiten hervorgerufen werden.

Der unilokuläre Echinokokkus kommt in Gegenden vor, in denen der Hundebandwurm endemisch angetroffen wird. Neben gewissen Gebieten von Norddeutschland sind namentlich die südlichen Länder, Spanien, Griechenland und Türkei zu nennen. In Süddeutschland und der Schweiz ist er sehr selten. Es darf nicht jeder kreisrunde Schatten im Lungenfeld als Blasenwurmzyste angesprochen werden.

Die klinischen Erscheinungen wechseln. Kleine Zysten machen meist keine Beschwerden. Leichtes Stechen oder unbestimmtes Druckgefühl auf der Brust können die ersten Zeichen sein. Trockener Reizhusten gibt zu Verwechslung mit Tuberkulose Veranlassung. Große Zysten verursachen Atembeschwerden. Liegen sie in der Nähe des Brustfelles oder im Brustfellspalt selbst, so stellen sich Zeichen der trockenen Brustfellentzündung mit Schmerzen und Reiben oder Erscheinungen der nassen Pleuritis ein. Plötzlicher Hustenreiz mit reichlich dünnflüssigem, zum Teil auch blutigem Auswurf weisen auf Durchbruch der Zyste in die Luftwege hin. Können im Auswurf Tochterblasen oder Skolices und Haken nachgewiesen werden, so ist die Diagnose gesichert. Ist der Sack bereits infiziert und vereitert, so ist die Unterscheidung von Lungenabszeß oder vereiterter kongenitaler Lungenzyste nicht immer leicht. Genaue Aufnahme der Vorgeschichte kann wegleitend sein.

Die Diagnose stützt sich in erster Linie auf die Röntgenuntersuchung. Vereinzelte oder auch mehrfache runde Schatten in den Lungenfeldern sind kennzeichnend für den unilokulären Blasenwurm. Sie genügen aber nicht, um die Diagnose sicherzustellen. Es wurde schon bei der Besprechung der Lungengeschwülste darauf hingewiesen, daß gleiche kreisrunde Schatten nicht nur durch angeborene Lungenzysten, sondern auch durch gutartige und sogar bösartige Neubildungen der Lunge hervorgerufen werden können. Man wird die Diagnose durch Blutuntersuchung auf Eosinophilie, durch die Komplementbindungsreaktion nach Ghedini-Weinberg und namentlich durch die Intrakutanreaktion nach Casoni zu sichern suchen. Die Reaktionen können aber versagen, solange es sich um geschlossene Zysten handelt, deren Inhalt noch nicht in Wechselbeziehungen zum Wirtsorganismus treten konnte. Zu warnen ist vor Probepunktion, da sie zu Entleerung der Zyste in den Brustfellspalt und zu schweren Vergiftungserscheinungen unter dem Bilde eines anaphylaktischen Schocks führen kann.

Kleine Echinokokkusblasen, die keine Beschwerden verursachen, bedürfen keiner Behandlung. Im günstigsten Fall stirbt der Blasenwurm ab; die Zyste wird als Fremdkörper abgekapselt. Selbstheilung ist auch möglich nach Aushusten des Blaseninhaltes. Chirurgische Behandlung ist angezeigt bei allen Zysten, die durch ihre Größe Beschwerden verursachen, und die nach Einbruch in die Luftwege nicht in kurzer Zeit sich schließen. Besonders dringlich ist operatives Vorgehen, wenn sie wiederholte Lungenblutungen verursachen oder nach Infektion das Bild eines Lungenabszesses vortäuschen.

Das Ziel der operativen Behandlung besteht in Entleerung der Zyste und Ausschälung ihrer Wand. Bei nichtinfizierten Zysten empfehlen die Chirurgen aus eigentlichen Echinokokkusländern wie Gerulanos und Nissen auch bei freiem Brustfellspalt einzeitiges Vorgehen.

Gerulanos operiert nur Lungenechinokokken von Kleinfaustgröße an aufwärts, kleinere nur, wenn sie schwerere Blutungen verursachen. Er weist darauf hin, daß in 60% der Fälle Verwachsungen vorhanden sind. Man kann sofort auf die Blase eingehen, wenn man die Brustwandwunde durch Einlegen von nassen Kompressen schützt und dafür Sorge trägt, daß die Verwachsungen nicht durch die meist der Eröffnung folgenden Hustenstöße gelöst werden. Es wird nur eine Rippe in örtlicher Betäubung auf 5—6 cm Länge reseziert. Die Blase wird durch ein spitzes Messer 2—3 cm breit aufgemacht. Der rasch eingeführte Finger und rasch folgende stumpfe Haken sorgen dafür, die Wirtskapsel gegen die Brustwand von innen anzudrücken und festzuhalten. Die Mutterblase kommt meist bei einem leichten Hustenstoß von selbst heraus. Die Wirtskapsel wird vorsichtig und unter Vermeiden jeden Abreibens gereinigt. Die Ränder des fibrösen Wirtssackes, der bisher durch die stumpfen Haken angehalten wurde, werden rings an die Pleura parietalis durch Matratzennähte fest angeheftet. Ein Katheter wird in die Höhle eingeführt, bis darüber Muskulatur und Haut vernäht sind. Durch Husten und Pressenlassen wird die Luft aus der Höhle entfernt und dann der Katheter entfernt.

Sind keine Verwachsungen vorhanden, so verhindern die volle Echinokokkusblase und die kleine Wandöffnung ein weites Zurücksinken der Lunge. Durch einen eingeführten Finger werden Lage und Ausdehnung der Blase festgestellt. Mit Faßzangen, die weitab von der Blase angelegt werden, wird die Lunge fest gefaßt und herangezogen. Durch Einlegen von feuchten Kompressen werden freie Pleura und Wunde sorgfältig abgedeckt. Dann wird die Blase in der oben geschilderten Weise eröffnet und gereinigt. Nachher wird auch hier die fibröse Kapsel sorgfältig an das Rippenfell angenäht.

Nissen beschreibt das Vorgehen bei brustfellnaher Lage der Zyste in folgender Weise: In örtlicher Betäubung werden über der Blase 2 Rippen auf kurze Entfernung reseziert. Eröffnung der Pleura unter Überdruckblähung der Lunge. Die Zyste läßt sich durch das Lungengewebe hindurch abtasten. Die Umgebung wird mit Mull abgedichtet. Der Inhalt der Zyste wird mittels dicker Hohlnadel, die mit einer Absaugevorrichtung in Verbindung steht, nach Möglichkeit entleert. Eindringen von Flüssigkeit in die freie Brusthöhle muß ängstlich vermieden werden; die Wand wird mit Formalin bestrichen. Die Lungenwunde wird in zwei Schichten verschlossen. Die erste faßt das Parenchym; darüber wird zur Sicherung eine sero-seröse Naht gelegt. Die Brustwandwunde wird schichtweise vernäht. Bleibt trotz Überdruckblähung ein kleiner Pneumothorax zurück, so wird er in kurzer Zeit von selbst aufgesaugt.

Nach Erfahrungen, die wir an der Sauerbruchschen Klinik machen konnten, kann einzeitiges Vorgehen aber unter Umständen gefährlich werden, wenn sich Zysteninhalt in den freien Brustfellspalt ergießt. Die Resorption kann tödlich wirken. Solche Zwischenfälle werden bei zweizeitigem Vorgehen vermieden. Es ist auf alle Fälle angezeigt, wenn bei freiem Brustfellspalt die Zyste infiziert ist. Bei Verbindung der Wurmblase mit den Luftwegen muß mit Infektion gerechnet werden, auch wenn der Auswurf nicht deutlich eitrig ist.

Das Vorgehen ist das gleiche, wie bei der Eröffnung einer Abszeß- oder Gangränhöhle (s. S. 39). Die genaue Lage der Zyste wird am besten durch stereoskopische Aufnahmen bestimmt. Je nach der Größe der Zyste werden in örtlicher Betäubung entsprechend lange Stücke von zwei oder drei Rippen reseziert. Das weitere Vorgehen wird erleichtert, wenn man dabei nicht allzu sparsam ist. Die Zwischenrippenmuskulatur wird nach doppelter Unterbindung der Gefäße im Bereich des ganzen Rippenfensters weggenommen, so daß das Rippenfell in größerer Ausdehnung vollkommen frei zutage liegt. Bei freiem Brustfellspalt lassen sich die Atembewegungen der darunterliegenden Lunge leicht erkennen. Da die adhäsionserzeugende Wirkung der Paraffinplombe nach unserer Erfahrung nicht ganz zuverlässig ist, bestreichen wir die Außenseite des Rippenfelles mit Jodtinktur und legen ein flaches Mullpolster ein. Darüber werden die Weichteile locker geschlossen. Nach 8—10 Tagen sind genügend feste Verklebungen vorhanden.

Bei verklebtem oder verwachsenem Brustfellspalt geht man mit dem elektrischen Messer in die Lunge ein, bis die Zyste erreicht ist. Kleine Blasen lassen sich meist leicht geschlossen entfernen. Bei großen und infizierten Zysten empfiehlt es sich, sie zuerst durch Punktion zu entleeren. Die Blasenwand läßt sich in der Regel leicht ausschälen. Nur bei alten vereiterten Zysten sind die Verwachsungen mit der Umgebung so innig, daß die Abgrenzung unmöglich werden kann. Man begnügt sich dann mit der vollständigen Ausräumung der Höhle und ihrer lockeren Tamponade. Konnte eine geschlossene, nicht infizierte Wurmblase entfernt werden, so kann die Höhle in der Lunge durch Naht verkleinert werden. Drainage ist nur notwendig, wenn die äußere Wunde nicht mehr zuverlässig keimfrei ist.

Bei tiefgelegenen Blasen, bei denen auch nach der vorbereitenden Tamponade oder Plombierung noch dicke Lungenschichten durchtrennt werden müssen, wird man zur Vermeidung von Luftembolie grundsätzlich Überdruck anwenden. Wir benützen gern Lachgasnarkose.

Die Röntgenbehandlung des unilokulären Echinokokkus, die in letzter Zeit von ten Doornkaat-Kolman und Walinski wieder empfohlen worden ist, sollte bei ihrer unsicheren Wirkung auf die Fälle beschränkt bleiben, bei denen aus irgendeinem Grunde chirurgisches Vorgehen nicht in Frage kommt, da das Zurücklassen von großen Blasen keiner eigentlichen Heilung entsprechen kann.

Ist eine Echinokokkusblase in den Brustfellspalt eingebrochen, so kann nur frühzeitige Thorakotomie unter Umständen den Kranken noch retten. Waren Tochterblasen vorhanden, so kann rasche Aussaat über das ganze Brustfell erfolgen, die der Behandlung trotzt.

Der Echinococcus alveolaris, der multilokuläre Echinokokkus, soll namentlich in Süddeutschland, der Schweiz und in Tirol vorkommen. Früher war man der Auffassung, daß der alveoläre Echinokokkus das intermediäre Larvenstadium einer Abart des gewöhnlichen Hundebandwurmes darstellt. U. a. vertritt Dévé immer noch die Ansicht, daß es sichere Übergangsformen zwischen dem Echinococcus hydatidosus (unilocularis) und dem Aveolar-Echinokokkus gibt. Posselt dagegen lehnt solche Übergangs- und Zwischenformen ab. Er ist der Meinung, daß der Alveolar-Echinokokkus eine besondere Echinokokkusart ist, die nur in gewissen Gebieten vorkommt. Er hat seinen Sitz zu 75 % in der Leber und zu 7 % in der Lunge. Es können aber auf dem Blut- oder Lymphwege Verschleppungen nach allen Organen vorkommen.

Wenn man als Kliniker die Erscheinungsformen dieser beiden Echinokokkusarten miteinander vergleicht, auf der einen Seite das gutartige Verhalten des zystischen Blasenwurmes, auf der anderen Seite das rücksichtslose, alles durchdringende und zerstörende Wachstum der alveolären Form, kann man nicht glauben, daß es sich um eine einheitliche Krankheit handelt. Auffallend ist doch auch die Feststellung, daß die beiden Formen anscheinend in verschiedenen Gegenden vorkommen.

Es handelt sich beim Alveolar-Echinokokkus um eine sehr seltene Erkrankung, die ohne Probeexzision kaum sicher zu erkennen ist, da die Zysten sehr klein und nur im mikroskopischen Bild einwandfrei zu deuten sind. Durch exogene Sprossung entstehen Geschwulstmassen von infiltrierendem Wachstum, die mit ihrer knolligen Beschaffenheit und den kleinen Hohlräumen auf dem Durchschnitt an Kolloidstruma erinnern.

Die Röntgenuntersuchung erlaubt keine sichere Diagnose, da die Schattenbildungen sich namentlich von denjenigen maligner Neubildungen nicht unterscheiden lassen.

Wir sahen einmal einen alveolären Echinokokkus bei einem Herrn in der Mitte der fünfziger Jahre. Er war vor $3\frac{1}{2}$ Jahren unter den Erscheinungen einer wäßrigen Brustfellentzündung erkrankt. Vor einem Jahr war ein Rückfall aufgetreten mit Durchbruch in die Lunge. Der Erguß wurde seither etwa alle 4—6 Wochen durch Punktion entleert. Er war eigentümlich schleimig, trüb serös. Es fiel auf, daß nach Entleerung von 500 ccm ein ungefähr gleichgroßer Erguß in 3 Tagen wieder vorhanden war. Es bestand Eosinophilie von 1—3%. Die Senkungsgeschwindigkeit der roten Blutkörperchen betrug 86 mm in der ersten Stunde. Bei der Thorakotomie, die wegen des inneren Durchbruches auf alle Fälle angezeigt war, fand sich in der Gegend des Zwerchfelles ein großer knolliger, nicht abgrenzbarer Tumor, der auf die Lunge übergegriffen hatte. Er wurde mit der Diathermieschlinge etwas verkleinert; radikale Entfernung war wegen seiner Ausdehnung von vornherein unmöglich. Die mikroskopische Untersuchung ergab das charakteristische Bild des alveolären Echinokokkus.

Trotz intensiver Röntgenbestrahlung konnte das Wachstum nicht aufgehalten werden. Die Absonderung aus der Höhle wurde später gelblich gefärbt. Der Kranke wurde ungeheilt entlassen. Eine Zeitlang ging es ihm recht befriedigend. Nach einem halben Jahr wurde die Resthöhle operativ verkleinert. Es bestand zuletzt nur noch eine enge Fistel, aus der sich gallige Flüssigkeit entleerte. Die Leber überragte den Rippenbogen schließlich um 3 Querfinger. Ein Jahr nach der Resthöhlenoperation erkrankte der Mann an einer Grippe mit Lungenentzündung. Er schien sich wieder zu erholen, als 3 Wochen nach Krankheitsbeginn plötzlich Erscheinungen einer eitrigen Hirnhautentzündung auftraten, die in 12 Stunden zum Tode führte. Ein Hirnabszeß war nicht vorhanden. Auf eine Öffnung des Wirbelkanals mußte aus äußeren Gründen verzichtet werden.

Es handelt sich wohl zweifelsohne um einen primären Leberechinokokkus, der sekundär durch das Zwerchfell in Brustfell und Lunge durchgewachsen war. Die auffallend reichliche Ergußbildung und die mehr trüb seröse als eitrige Beschaffenheit des Punktates waren für eine chronische Brustfelleiterung ganz ungewöhnlich. Sie könnten in einem ähnlichen Fall an die seltene Erkrankung denken lassen.

Operative Behandlung des alveolären Echinokokkus hätte nur einen Sinn, wenn die Kranken in Behandlung kämen, solange eine umschriebene, wie eine Geschwulst zu entfernende Erkrankung vorliegt. In der Regel wird man sich damit begnügen müssen, durch energische Röntgentiefenbestrahlung eine Abtötung des Parasiten zu versuchen. Unsere Beobachtung zeigt, daß man sich aber auch davon nur Erfolg versprechen kann, solange das Leiden noch verhältnismäßig umschrieben ist. Immerhin lebte unser Kranker nach der Bestrahlung noch fast $1\frac{1}{2}$ Jahre.

Holfelder berichtete von einem Echinococcus multilocularis der Leber, den er zweimal im Abstande von 8 Wochen räumlich homogen mit 110% der HED durchstrahlte. Der Kranke, ein junger Mann, befand sich 4 Jahre nach der Bestrahlung in voller Gesundheit und arbeitsfrisch.

Der Spulwurm Ascaris lumbricoides wurde gelegentlich als Parasit in der Lunge und namentlich in den oberen Luftwegen gefunden. Er ruft dort naturgemäß erhebliche Atembeschwerden bis zu bedrohlichen Erstickungsanfällen hervor. Laryngoskopie kann die Sachlage klären. Durch Entfernung des Wurmes lassen sich die Beschwerden beheben. Auch in Gangränhöhlen wurden Spulwürmer gefunden.

Das Distomum pulmonale, der Lungenegel, ist in östlichen Ländern als Erreger kleinerer Lungenabszesse bekannt.

Die Bilharziose der Lunge, die nach den Untersuchungen von Mainzer in miliaren Herden, die völlig denen der Miliartuberkulose entsprechen, in grobknotigen Herden von etwa Erbsengröße oder durch starke Vermehrung und Vergrößerung der normalen Bronchialzeichnung, in allen Fällen unter Bevorzugung der Unterlappen, im Röntgenbild sich bemerkbar macht, dürfte wohl kein chirurgisches Interesse beanspruchen, da sie mit Fuadin, einem Antimonpräparat geheilt werden kann. Hochgradige Eosinophilie bis zu 80 % weist auf die parasitäre Ursache der Erkrankung hin.

X. Die Pilzerkrankungen
der Lunge und des Brustfelles.

Die Pilzerkrankungen der Lunge und des Brustfelles sind praktisch von großer Bedeutung. Ihre richtige und frühzeitige Erkennung erleichtert nicht nur die Vorhersage, sondern kann auch den Behandlungsplan in ausschlaggebender Weise beeinflussen. Die Strahlenpilzerkrankung ist schon seit langem gehörig gewürdigt worden; die Streptothrixmykose aber hat bisher kaum die Beachtung gefunden, die ihr zukommt. Woytek hat das große Verdienst, in eingehenden klinischen, bakteriologischen und experimentellen Untersuchungen das Krankheitsbild abgegrenzt zu haben. Er wies mit Nachdruck darauf hin, daß die Erkrankung ohne Zweifel häufiger vorkommt, als man früher angenommen hatte. Er zeigt, daß sie von der Strahlenpilzerkrankung sehr wohl zu trennen ist.

Actinomyces und Streptothrix sind beide gekennzeichnet durch Pilzfäden, die echte Verzweigung aufweisen. Nach Woytek unterscheidet sich aber der Strahlenpilz grundsätzlich von Streptothrix durch die Drusen- und Strahlenkranzbildung und durch die Keulenform der Pilzfäden, die in länglichen bis kolbigen Verdickungen an den Fadenendgliedern zum Ausdruck kommt. Die Streptothrixpilze stellen im Gewebe und in der Kultur äußerst feine, zarte, gerade oder leicht gekrümmte Fäden dar, die verschieden lang und zum Teil auch unregelmäßig gewellte Formen zeigen können und in einem dichten Gewirr, wie in einem Haarbüschel, innig miteinander verflochten, angelegt sind (Woytek). Er weist auf die große Variabilität dieser Pilze hin, die nicht nur Form, Länge und Dicke ändern, sondern auch unter aeroben und anaeroben Bedingungen wachsen und Gram-positiv und Gram-negativ sein können, während die Strahlenpilze immer Gram-positiv sind. Es bestehen in morphologischer und kultureller Hinsicht verwandtschaftliche Beziehungen zwischen Streptothrix und Diphtherie- und vor allem Tuberkelbazillen, die namentlich für gewisse Übereinstimmung im pathologisch-anatomischen Geschehen bei der Tuberkulose und der Streptothrichose von Bedeutung sind.

Von den Schimmelpilzen ist der Aspergillus fumigatus bei chronischen Lungenerkrankungen im Auswurf nachgewiesen worden. Es scheint ihm eine gewisse pathogene Bedeutung zuzukommen.

A. Aktinomykose.

Die Strahlenpilzerkrankung der Lunge und des Brustfelles entsteht wohl in der großen Mehrzahl der Fälle primär in der Lunge durch Aspiration von Strahlenpilzen. Es ist sicher nicht notwendig, daß immer grobe Getreidegrannen eingeatmet worden sind. Wir haben Strahlenpilzinfektion bei Leuten gesehen, die zuverlässig angeben konnten, daß sie nie Grashalme in den Mund nehmen, und die auch beruflich nichts mit Getreide zu tun hatten. Es ist bekannt, daß Strahlenpilze in kariösen Zähnen, aber auch sonst in der Mundhöhle und auf den Mandeln der Landbevölkerung anscheinend als Saprophyten gefunden werden können. Ausnahmsweise brechen Krankheitsherde der Speiseröhre in die Brusthöhle ein.

In der Lunge entsteht chronische Entzündung, die große Ähnlichkeit mit Tuberkulose aufweist. Herdförmige Infiltrate fließen allmählich zusammen. Es kommt zu Nekrose und eitrigem Zerfall. Hat die Entzündung das Brustfell erreicht, so entstehen mehr oder weniger umschriebene Empyeme. Besonders kennzeichnend ist, daß die Erkrankung auch auf die Brustwand übergreift. Es bilden sich Abszesse, die an kalte tuberkulöse Abszesse erinnern, die von selbst aufbrechen können und dann zu Fistelbildung führen. Durch Schwielenbildung kann es zu auffallender Abflachung der Brustwand kommen.

Der Auswurf kann schleimig eitrig, aber auch blutig gefärbt sein. Drusen können oft erst nach langem Suchen nachgewiesen werden. Der Beginn des Leidens ist meist wenig charakteristisch. Hartnäckige Bronchitis, Fiebersteigerung und Nachtschweiße, zunehmende Beeinträchtigung des Allgemeinbefindens mit Schwächegefühl und Blässe legen den Verdacht auf tuberkulöse Erkrankung nahe. Die Diagnose wird scheinbar unterstützt durch fleckige Verschattung der Lungenfelder und Vergrößerung der Hilusdrüsen. Zu denken muß aber die Feststellung geben, daß meist die Unterfelder zuerst befallen werden. Wenn in deutlich vermehrtem Auswurf nie Tuberkelbazillen nachgewiesen werden können, muß an Strahlenpilzerkrankung gedacht werden. Die Diagnose ist gesichert, wenn sich im Auswurf oder im Eiter aus Brustwandabszessen oder Fisteln Drusen nachweisen lassen.

Es muß aber darauf hingewiesen werden, daß die Punktion auf Schwierigkeiten stoßen kann. Der Eiter kann so faserstoffreich sein, daß er auch mit dicker Hohlnadel nicht angesaugt werden kann. Wenn Vorwölbung der Brustwand oder sogar Fluktuation Verdacht auf Abszeßbildung nahelegen, so zögere man nicht einzuschneiden. Wir haben auf diese Weise einmal bei einem 10 jährigen Knaben Aktinomykose der Brustwand nachweisen können, da der dicke, fibrinreiche, fetzige Eiter schon bei der gewöhnlichen Besichtigung zahlreiche Drusen erkennen ließ.

Bei allen atypisch verlaufenden Lungen- und Brustfelleiterungen muß man an Pilzerkrankungen denken. Sorgfältige bakteriologische Untersuchung von Auswurf und Punktion können die Sachlage klären. Wir haben zweimal bei Kranken, bei denen die Vorgeschichte und eine wandständige Verschattung des Lungenfeldes an gewöhnliche metapneumonische Empyeme denken ließen, im Eiter Strahlenpilze gefunden. Nach Rippenresektion konnten die Kranken durch große Jodkaligaben und wiederholte Röntgenbestrahlungen geheilt werden.

Im allgemeinen ist die Vorhersage bei der Aktinomykose aber als sehr ernst zu bezeichnen. Es gelingt nur ausnahmsweise die Erkrankung zum Stillstand und zur Ausheilung zu bringen. Wird die wahre

Natur des Leidens erkannt, solange es sich noch um umschriebene Erkrankungsherde handelt, so bildet die möglichst radikale Ausschneidung die besten Aussichten. Bei ausgedehnten Veränderungen muß man sich mit der weitgehenden Spaltung und Eröffnung von Eiterhöhlen und Fistelgängen begnügen. Man wird daneben auf alle Fälle Jodkali in großen Gaben bis zu 6 und 10 g täglich verabreichen. Nach günstigen Erfahrungen bei extrapulmonalen Strahlenpilzerkrankungen würden wir auch einen Versuch mit intravenösen Einspritzungen einer 5proz. Yatren-Lösung in täglichen Gaben von 5—100 ccm nach dem Vorschlag von Eckert machen. Auch Röntgenbestrahlung ist unbedingt heranzuziehen. Payr empfiehlt Autovakzinebehandlung.

B. Streptothrichose.

Die Streptothrixerkrankung der Lunge scheint nach den Erfahrungen von Woytek häufiger zu sein, als man nach den bisherigen spärlichen Veröffentlichungen annehmen zu müssen glaubte. Der Streptothrix ist, wie die Schimmelpilze, in der Natur allgemein verbreitet. Er kommt in der Mund- und Rachenhöhle als Saprophyt vor. Der unversehrten Schleimhaut gegenüber sind die Pilze anscheinend ohne jede pathogene Wirkung. Sie kommen wahrscheinlich durch die Luftwege in die Lunge. Durch die Bronchialwand oder Lungenalveolen können Pilze in die Bronchialdrüsen einwandern und eine käsig-eitrige Lymphadenitis bronchialis hervorrufen. „Dem pyogenen Charakter der Streptothricheen entsprechend ist in den initialen Stadien der Pilzerkrankung mit fibrinös-eitrigen Gewebsreaktionen zu rechnen. Sie äußern sich in der Lunge gewöhnlich unter dem Bilde einer käsig-purulenten Bronchitis bzw. Bronchopneumonie, die von zunächst einzelnen, peribronchitisch angeordneten Herden aus den ganzen Lungenlappen befällt. Mit der mitunter schon im Beginn der Erkrankung auftretenden, ausgesprochen nekrotisierenden Entzündung der Bronchial- bzw. Alveolarschleimhaut unterscheiden sich diese Veränderungen von denen der Aktinomykose" (Woytek). Durch Konfluieren der knötchenförmigen, an Tuberkulose erinnernden Herdentzündungen kommt es im weiteren Verlauf zur Bildung größerer Erweichungs- und Einschmelzungsprozesse im Parenchym, die zur Entstehung typischer bronchektatischer Höhlen und isolierter Kavernen führen können. Namentlich bei rasch verlaufenden Formen kann es in kurzer Zeit zur Bildung großer Gangränhöhlen kommen.

Klinisch verläuft die Streptothrixmykose namentlich unter zwei ganz verschiedenen Formen. Sie kann ganz akut mit hohem Fieber und Schüttelfrösten unter starker Beeinträchtigung des Allgemeinbefindens einsetzen. In wenigen Tagen entwickelt sich das Bild schwerster

ausgedehnter Lungengangrän. Die toxischen Erscheinungen können
so schwer sein, daß die Kranken bei ausgesprochener Zyanose und rasch
sich verschlechterndem Puls bald bewußtlos werden.

Wir haben einen Kranken gesehen, bei dem im Laufe von 3 Wochen durch brandige
Entzündung im Unterlappen eine fast kindskopfgroße Höhle entstanden war. Trotz
breiter Eröffnung konnte der ungünstige Ausgang nicht aufgehalten werden. Der
Kranke starb nach 2 Tagen unter dem Bilde schwerster allgemeiner Intoxikation.

Daneben gibt es aber ausgesprochen chronisch verlaufende Erkrankungen, bei denen Verwechslungen mit Tuberkulose durchaus
möglich sind. Ein eigentümlich fader Schimmelgeruch des Auswurfes
kann Verdacht auf Pilzerkrankung erwecken. Erdfahle Verfärbung
des Gesichtes und der Haut wird von verschiedenen Beobachtern
beschrieben. Im Röntgenbild ist auch hier das hauptsächliche Be-
fallensein der Unterfelder kennzeichnend. Durch die Gewebsein-
schmelzung kommt es zu vereinzelten oder mehrfachen Höhlenbildungen. Sie können an fortgeschrittene Bronchektasien erinnern.
Bei bronchopneumonischen Formen sind die Schatten in der Umgebung der Lungenwurzel am dichtesten.

Im Gegensatz zur Strahlenpilzerkrankung greift die Streptothrichose
seltener auf Brustfell und Brustwand über, dagegen können Ein-
brüche in die Blutbahn zu Streptothrixpyämie führen, die naturgemäß
als ganz ungünstig zu bewerten ist.

Die Diagnose kann durch Intrakutanprobe gesichert werden.
Die Abgrenzung gegenüber der Tuberkulose gewinnt an Zuverlässig-
keit, wenn zur Herstellung des Streptothrichins ein nicht säurefester
Pilzstamm verwendet worden ist.

Die Behandlung soll möglichst frühzeitig operativ sein. Die hohe
Sterblichkeit kann nur durch rasches chirurgisches Eingreifen herabgesetzt werden. Woytek teilte eine eindrucksvolle Beobachtung von
akut verlaufender Lungengangrän mit, bei der wegen schweren Allgemeinerscheinungen der Lungenherd trotz freiem Brustfellspalt einzeitig eröffnet wurde; der Kranke wurde geheilt. Unsere Beobachtung
lehrt aber leider, daß auch breite Eröffnung die schweren Vergiftungserscheinungen nicht immer rückgängig machen kann.

Bei chronischen Formen wird man neben der operativen Behandlung
auch Jodkali geben und Röntgenbestrahlung anwenden. Auch ein
Versuch spezifischer Behandlung mit Streptothrichin ist angezeigt.
Nach einer günstigen Erfahrung von Bötzel bei Streptothrixsepsis
scheinen auch intravenöse Alkoholeinspritzungen, wie sie ja neuerdings zur Behandlung der Lungeneiterungen im allgemeinen empfohlen
worden sind, Erfolg zu versprechen (s. S. 30).

Schriftenverzeichnis.

Allgemeiner Teil.

Barsony, Th. u. E. Koppenstein: Fortschr. Röntgenstr. **41**, 495 (1930). — Brunner, A.: Helvet. med. Acta **3**, 766 (1936). — Chaoul, H. u. K. Greineder: Fortschr. Röntgenstr. **53**, 232 (1936). — Fleischner, F.: Fortschr. Röntgenstr. **47**, 623 (1933). — Gråberger, G.: Acta radiol. **12**, 240 (1931). — Müller, H. in: Henke-Lubarsch, Handb. d. path. Anat. III/1, 566. — Pohl, R.: Fortschr. Röntgenstr. **46**, 583 (1932). — Ratig: Münch. med. Wschr. **1930**, I, 540. — Regenbogen, E.: Klin. Wschr. **1934**, I, 13. — Schaffner, G.: Virchows Arch. **152**, 1 (1928). — Velde, G.: Fortschr. Röntgenstr. **42**, 82 (1930). — Vollmar, F.: Fortschr. Röntgenstr. **51**, 731 (1930).

Spezieller Teil.

I. Verletzungen der Lungen und des Brustfelles.

Brunn, Harold: Surg. etc. **55**, 616 (1932). — Foster jr., John M. and Duval Prey: Ann. Surg. **100**, 422 (1934).

II. Lungenabszeß und Lungengangrän.

Blumberger, Karljosef: Mitt. Grenzgeb. Med. u. Chir. **44**, 141 (1936). — Frey, W.: Schw. med. Wschr. **1937** II, 700. — Lebsche, M.: Dtsch. Z. Chir. **189**, 279. — Landau, A., M. Fejgin et J. Bauer: Presse méd. **1931** I, 523. — Liebesny: Sonderband zur Strahlentherapie XIX. Urban & Schwarzenberg. Berlin und Wien **1935**. — Lucherini, Tommaso: Policlinico Sez. prat. **1933**, 1715. — Magnus-Alsleben, E.: Schw. med. Wschr. **1936** II, 1262. — Nissen, R.: Dtsch. Z. Chir. **212**, 13. — Nissen, R.: Schw. med. Wschr. **1937** I, 6. — Nissen, R.: Dtsch. Z. Chir. **236**, 573. — Sauerbruch, F., u. Rudolf Nissen: Arch. klin. Chir. **127**, 582. — Schliephake, Erwin: Med. Klin. **1936** I, 380. — Singer: D. Kongreß f. inn. Med. **1913**. — Sorge, G., e B. Blasi: Arch. Pat. e Clin. med. **12**, 153 (1932). — Soulas, André: Rev. de Laryng, etc. **54**, 1179 (1933). — Starck, Hugo: Dtsch. med. Wschr. **1934** I, 857. — Tal, E.: Nov. chir. Arch. **30**, 390 (1934) (Russisch). Ref. Z. Org. **74**, 89. — Thursz: Z. Krebsforschg **1928**, 260. — Vaccarezza, Rodolfo A.: Semana méd. **1933** II, 1657 (Spanisch). Ref. Z. Org. **66**, 372. — Wamsteker, H.: Nederl. Tijdschr. Geneesk. **1935**, 2756 u. dtsch. Zusammenfassung 2770 (1935) (Holländisch). Ref. Z. Org. **74**, 469. — Woytek, Georg: Dtsch. Z. Chir. **247**, 1.

III. Bronchektasien.

Alexander, John: Ann. Surg. **101**, 393 (1935). — Brunn, Harold: Arch. Surg. **18**, 490. — Brunner, A.: Schw. med. Wschr. **1937**, II, 616. — Edwards, A. Tudor, and C. Price Thomas: Brit. J. Surg. **22**, 310 (1934). — Janes, Robert M.: Brit. J. Surg. **21**, 257 (1933). — Kartagener, Manes: Verh. 4. internat. Kongr. Radiol. **2**, 230 (1934). — Kirschner, Martin: Arch. klin. Chir. **186**, 407 (1936). — Krampf, Fr.: Zbl. Chir. **1929**. — Löffler, W.: Schw. med. Wschr. **1937** I, 2. — Lossow, O. v.: Dtsch. Z.

Chir. **212**, 71 (1928). — Nissen, R.: Münch. med. Wschr. **1930** II, 1849. — Nissen, R.: Chirurg. **1930**, 361. — Roberts, J. E. H., and H. P. Nelson: Brit. J. Surg. **21**, 277 (1933). — Sauerbruch: Arch. klin. Chir. **180**, 312 (1934). — Zaaijer, J. H.: Dtsch. Z. Chir. **200**, 170 (1927).

IV. Die chirurgische Behandlung der Lungentuberkulose.

A. Der künstliche Pneumothorax.

Brauer: Dtsch. Z. Nervenheilk. **45** (1912). — Brunner, A.: Beitrag zur Frage der Pleurareflexe: Diss. Zürich 1917. — Deneke: Dtsch. med. Wschr. **1907**, 1412. — Graß: Beitr. Klin. Tbk. **47**, 160 (1921). — Jessen, H.: Münch. med. Wschr. **1924**, 1611. — Nitsch: Beitr. Klin. Tbk. **18**, 1 (1911). — Schlaepfer, Karl: Surg. etc. **37**, 510. — Wever, E.: Beitr. Klin. Tbk. **31**. — Wiedemann: Münch. med. Wschr. **1919**, 355. — Würtzen, C. H., u. R. Kjer-Petersen: Hosp. tid. (dän.) Nr. 18 (1908).

B. Die künstliche Zwerchfellähmung.

Baer, Gustav, u. Balder Kattentidt: Münch. med. Wschr. **1933** I, 415. — Berlin, N.: Gruźlica **6**, 173 (1931) (Polnisch). Ref. Zbl. Tbk.forschg **35**, 706. — Blask, Willi: Beitr. Klin. Tbk. **78**, 638 (1931). — Brunner, A.: Dtsch. Z. Chir. **247**, 663 (1936). — Brunner, A.: Schw. med. Wschr. **1931**, 1205. — Curti, Eugenio: Riv. Pat. Appar. respirat. **1**, 145 (1932). — Felix, Walther, in: Sauerbruch, Chirurgie der Brustorgane (3) I/1 (1928). — Felix, Willy: Dtsch. Z. Chir. **171**, 283 (1922). — Friedrich: Arch. klin. Chir. **105**. — Goetze: Arch. klin Chir. **121**, 224 (1922). — Gravesen, J.: Zbl. Tbk.forschg **37**, 298 (1932). — Hecht, P.: Zbl. Tbk.forschg **29**, 396. — Iselin, Marc: Revue de la Tbc. III. s. **12**, 572 (1931). — Oekonomopoulo, N. B.: Beitr. Klin. Tbk. **86**, 381. Parade: Z. Tbk. **53**, 378. — Rautureau, Lionel: La collapsothérapie par alcoolisation du nerf phrénique etc (Paris 1932). — Sauerbruch: Münch. med. Wschr. **1913**, Nr. 12. — Stuertz: Dtsch. med. Wschr. **1911**, Nr. 48. — Uebelhoer, O.: Dtsch. Z. Chir. **211**, 266. — Weber, H. H.: Helvet. med. Acta **1**, 325. — Wirth, Amandus, u. Gertrud Köhn v. Jaski: Beitr. Klin. Tbk. **73**, 1 (1929). —

C. Die extrapleurale Thorakoplastik.

Alexander, John: Ann. Surg. **81**, 748 (1925). — Brunner, A.: Schw. med. Wschr. **1933** II, 930. — Brunner, A.: Dtsch. Z. Chir. **247**, 663 (1936). — Coryllos, Pol. N.: Dtsch. Z. Chir. **246**, 513 (1936). — Graf, W.: Beitr. Klin. Tbk. **75**, 300 (1930); Dtsch. med. Wschr. **1930** II, 1647; Z. Tbk. **60**, 449; Chirurg. **1936**, 469. — Lebsche, Max: Dtsch. Z. Chir. **243**, 530 (1934). — Schmidt, Walter: Beitr. Klin. Tbk. **88**, 689 (1936). — Semb, Carl: Chirurg. **1937**, 81 u. 121. — Spohr, Erich, u. Heinrich Lampert: Münch. med. Wschr. **1930** I, 430 u. 491.

D. Die extrapleurale Pneumolyse.

Baer, G.: Berl. klin. Wschr. **1913**, Nr. 3; Münch. med. Wschr. **1913**, Nr. 29. — Brunner, A.: Schw. med. Wschr. **1938** I, 729. — Graf, W.: Dtsch. med. Wschr. **1936** I, 632, **1937** I, 4; Chirurg. **1936**, 469. — Jessen: Münch. med. Wschr. **1913**, 1591. — Mayer, A.: Dtsch. med. Wschr. **1913** II, 2347. — Sattler, Anton: Mitt. Grenzgeb. Med. u. Chir. **43**, 189 (1933). — Schmidt, Walter: Beitr. Klin. Tbk. **88**, 689 (1936). — Szelöczey, Dénes: Tuberkulozis **1**, 42 u. dtsch. Zusammenfassung 55 (1933). Ref. Zbl. Tbk.forschg **39**, 384 (1933).

V. Lungengeschwülste.

Archibald, Edward: Ann. Surg. **100**, 796 (1934). — Blumensaat: Röntgenprax. **1931**, H. 3. — Brunner, A.: Arch. klin. Chir. **129**, 364 (1924). — Brunner, A.: Helvet. med. Acta **3**, 766 (1936). — Dax s. Eigler: Dtsch. Z. Chir. **199**, 133. — v. Eiselsberg: Arch. klin. Chir. 71. — Eloesser, L.: Surg. etc. **52**, 747 (1931). — Engelmayer (ungar.): Ref. Fortschr. Röntgenstr. **39**. — Fromme, A.: Zbl. Chir. **1927**, 3191. — Högler: Wien. Arch. inn. Med. **1** (1920). — Krampf, Fr.: Dtsch. Z. Chir. **194** (1925). — Krampf, Fr.: Dtsch. Z. Chir. **220**, 239 (1929). — Lilienthal, Howard: Arch. Surg. **18**, 292 (1929). — Lüdin, M., u. A. Werthemann: Fortschr. Röntgenstr. **53**, 273 (1936). — Michaelis, Oscar: Dtsch. Z. Chir. **242**, 250 (1934). — Nef, Paul: Helvet. med. Acta **4**, 446. — Neuhof, Harold: Surg. Clin. N. Amer. **13**, 365 (1933). — Overholt, Richard H.: J. thorac. Surg. **4**, 196 (1934). — Rienhoff jr., William Francis, and Edwin Nash Broyles: J. amer. med. Assoc. **103**, 1121 (1934). — Sachs, J.: Schw. med. Wschr. **1925**. — Sauerbruch, F.: Chirurgie der Brustorgane I/2 (1930). — Sauerbruch, F.: Arch. klin. Chir. **189**, 533 (1937). — Scheidegger: Z. Krebsforschg **35**, 172 (1932). — Steckelmacher: Dtsch. Arch. klin. Med. **127**. — Stohr, R., u. W. Sachs: Dtsch. Z. Chir. **249**, 481 (1937). — Sultan, G.: Zbl. Chir. **52**, 869 (1925).

VI. Brustfellergüsse.

Brunner, A.: Helvet. med. Acta **1**, 306. — Clairmont, P.: Arch. klin Chir. **111**, 335 (1918). — Heller, E.: Chirurg. **6**, 297 (1934). — Herrmannsdorfer: Münch. med. Wschr. **1923**, 1219. — Jentzer etc.: Helvet. med. Acta **3**, 798. — Ritter: Arch. klin. Chir. **177**, 259 (1933). — Saphra: Z. ärztl. Fortbildg **1928**, Nr. 19. — Wagner, Wilhelm: Arch. klin. Chir. **183**, 171 (1935).

VII. Der Spontanpneumothorax.

Brunner, A.: Mitt. Grenzgeb. Med. u. Chir. **33**, 124 (1921). — Cahn: Dtsch. med. Wschr. **1917**, Nr. 47. — Fischer, Bernh.: Z. klin. Med. **95**, 1 (1922). — Kipfer, Rob.: Verh. dtsch. Ges. inn. Med. **1932**, 193. — Pfosi, Hans: Z. klin. Med. **120**, 734 (1932). — Pitt: Trans. of the clin. Soc. of London **33** (1900). — Ranking: Brit. med. J. **1860**, 665. — Sattler, R.: Beitr. Klin. Tbk. **89**, 395. — Schott, E.: Münch. med. Wschr. **1935**, 1751. — Spengler, L.: Beitr. klin. Chir. **49**, 80 (1906); in Hdb. d. Tuberk. III. (Leipzig 1919).

VIII. Die Geschwülste des Brustfelles.

Dorendorf, H.: Dtsch. med. Wschr. **1914**, 225. — Garrè-Quincke: Lungenchirurgie 2. Aufl. (Jena 1912). — Kahler-Eppinger: Prag. med. Wschr. **1882**, Nr. 26/27. — Lenk: Röntgendiagnostik intrathorakaler Tumoren (Berlin 1929). — Lichtenstein, H.: Dtsch. Z. Chir. **233**, 29 (1931). — Mehrdorf: Virchows Arch. **193**, 92 (1908). — Pick s. Schneider, J.: Virchows Arch. **252**, 706 (1924). — Rosenberger: Inaug.-Diss. Berlin **1916**. — Scheidegger: Z. Krebsforschg **35**, 172 (1932).

IX. Die parasitären Erkrankungen der Lunge und des Brustfelles.

Dévé, F.: Ann. d'Anat. path. **10**, 1155 (1933). — ten Doornkaat Kolman, Menna, u. Franz Walinski: Münch. med. Wschr. **1930** II, 1852. — Gerulanos, M.: Dtsch. Z. Chir. **227**, 198 (1930). — Mainzer, Fritz: Schw. med. Wschr. **1937** I, 495. — Nissen, R.: Helvet. med. Acta **3**, 295 (1936). — Posselt, Adolf: Erg. Path. **26**, 423 (1932). — Posselt, Adolf: Frankf. Z. Path. **47**, 194 (1934).

X. Die Pilzerkrankungen der Lunge und des Brustfelles.

Eckert, A.: Klin. Wschr. **1922** II, 1788. — Payr, E.: Münch. med. Wschr. **1933** I, 1001. — Woytek, Georg: Dtsch. Z. Chir. **247**, 1 (1936).

Autorenregister.

18*

Sachregister.

Die Erkrankungen der Gallenwege und ihre chirurgische Behandlung.

Von Geheimen Sanitätsrat Prof. Dr. **Werner Körte**, Berlin. XII, 183 Seiten. 26 Abbildungen. (1928). RM. 9.—, geb. RM. 10.30.

Kein anderer wäre so wie Körte in der Lage gewesen, die Aufgabe zu erfüllen, den Klinikern und den praktischen Ärzten eine moderne Darstellung dieses wichtigen Kapitels der Medizin zu geben.
Medizinische Klinik.

Unterstützt durch die Abbildungen, kann die Monographie Körtes dem praktischen Arzt, aber auch dem Chirurgen und Internen als vorzüglicher und sicherer Ratgeber in allen Fragen der Gallenwegschirurgie nur auf das wärmste empfohlen werden.
Deutsche Zeitschr. f. Chirurgie.

Grundzüge der Neurochirurgie.

Von Dr. **Walter Lehmann**, Professor an der Universität Frankfurt a. M. *(Medizinische Praxis, Bd. 8.)* XII, 197 Seiten. 23 Abb. (1930). RM. 12.15, geb. RM. 13.50.

Verf. hat es ausgezeichnet verstanden, dieses auch für den Fachchirurgen nicht ganz einfache Gebiet der Neurochirurgie auf 397 Seiten so markant herauszuarbeiten, daß in der Tat nur das für die Allgemeinpraxis Wichtige zu Worte kommt ... Auch für den Chirurgen dürfte das Büchlein ein glänzendes Kompendium und Nachschlagebuch bilden, das sehr schnell über Symptomatologie, Technik, Erfolge und Mißerfolge bei verschiedenen neurochirurgischen Krankheiten orientiert. **Deutsche Zeitschr. f. Chirurgie.**

Anleitung zur Schmerzbetäubung.

Kurzes Lehrbuch der Lokalanästhesie, Allgemeinnarkose und sonstiger Anwendung der Betäubungsverfahren. Von Professor Dr. **Fritz F. Härtel**, Direktor der Chirurg. Abt. des Oskar-Ziethen-Krankenhauses Berlin. Unter Mitwirkung von Dr. **Horst Jencio**. *(Medizinische Praxis, Bd. 21.)* X, 106 S., 17 z. T. farb. Abb. (1936). RM. 10.—, geb. RM. 11.50.

In gedrängter Übersicht, prägnanter und doch ausreichender Kürze gibt H. eine, insbesondere für den praktischen Arzt gedachte Anleitung zur Schmerzbetäubung, bei der der Leser sofort mit der praktischen Durchführung der Betäubungsverfahren in der kleinen, Unfall- und großen Chirurgie an Hand von Beispielen bekannt gemacht wird. Die an verschiedenen Körpergebieten anzuwendenden Betäubungsverfahren werden jeweils aufgezeigt ... Überall wird das Wesentliche hervorgehoben, die Gefahren im Einzelfall besonders erörtert und besonders praktische Handgriffe erwähnt. Die große persönliche Erfahrung des Autors wird in der ganzen Abhandlung merkbar. Klare Abbildungen unterstützen den Text. Mit Hilfe eines angefügten Schrifttumsverzeichnisses findet der Leser die Möglichkeit, sich weitere Aufklärung zu verschaffen.
Therapie der Gegenwart.

Mehr als in irgendeiner anderen Abhandlung über Schmerzbetäubung wird die Kunst der Schmerzbetäubung umrissen. Hier kommt der große, erfahrene Praktiker zu Wort.
Zentralorgan f. d. ges. Chirurgie u. i. Grenzgebiete.

Das Kropfproblem.

Von Dr. **Eugen Bircher**, Spitaldirektor und Chirurg. Chefarzt des Kantonspitals Aarau/Schweiz. *(Medizinische Praxis, Bd. 23.)* XII, 144 Seiten. 41 Abb. (1937). RM. 12.—, geb. RM. 13.—.

Aus seiner reichen Erfahrung heraus hat der bekannte Schweizer Arzt und Chirurg in knapper und leichtverständlicher Form das Kropfproblem bearbeitet, dessen Erforschung er die Hauptarbeit seines Lebens gewidmet hat. So vielseitig und ungewöhnlich interessant das ganze Problem ist, ebenso schwierig ist es auch, ihm beizukommen und eine einigermaßen befriedigende Lösung zu finden. Verfasser ist es gelungen, unter Vermeidung zu weitgehender Diskussion alle wichtigen Fragen herauszuschälen und möglichst auch dem Praktiker klarzumachen ... Den Praktiker werden besonders auch die Abschnitte über die chirurgische Behandlung und ihre Erfolge interessieren. **Fortschritte der Therapie.**

Chirurgie und rheumatische Erkrankungen.

Von Dr. **A. Fonio**, Chefarzt des Kantonspitals Langnau/Schweiz und Privat-Dozent für Chirurgie an der Universität Bern. *(Der Rheumatismus, · Bd. 14.)* Etwa 120 S., mit zahlr. Abb. Erscheint 1938. Preis etwa RM. 7.—.

Der Verfasser behandelt in diesem Buch die rheumatischen Erkrankungen und zeigt insbesondere die chirurgischen Heilungsmöglichkeiten auf. Ausgangspunkt der Darstellung ist der akute Rheumatismus, im Anschluß daran wird der chronische Rheumatismus einer Betrachtung unterzogen, und den Schluß bilden die sogenannten „rheumatischen Krankheiten", die z. T. mit Rheumatismus nichts zu tun haben. Ein besonderer Abschnitt ist dem Blutergelenk gewidmet.

Differentialdiagnose in der Chirurgie.

Bearbeitet von Prof. Dr. **August Brüning**, Gießen, Sanitätsrat Dr. **Franz Honigmann**, Breslau, Chefarzt Dr. **Paul Kayser**, Dillenburg. *(G. Honigmann, Praktische Differentialdiagnostik, Bd. IV.)* X, 419 Seiten. 14 Abb. auf 7 Tafeln. (1928). RM. 20.—, geb. RM. 22.—.

Die Chirurgie des Land=, Schiffs= und Kolonialarztes.

Von Prof. Dr. **Walter v. Oettingen**, Rio Grande do Sul (Brasilien). XX, 388 Seiten. (1928). RM. 15.—, geb. RM. 16.50.

Verlag von Theodor Steinkopff • Dresden und Leipzig